全国高等医药院校药学类规划教材

微生物学与免疫学

（供生物制药和药学专业用）

主　编　周长林

副主编　徐　威

编　委　（以姓氏笔画为序）

尹　辉（广东药学院）

陈向东（中国药科大学）

周长林（中国药科大学）

周丽娜（沈阳药科大学）

胡立勇（广东药学院）

徐　威（沈阳药科大学）

窦　洁（中国药科大学）

中国医药科技出版社

内 容 提 要

本书为全国高等医药院校药学类规划教材，共分为3篇、15章。第一篇微生物学，阐明各类微生物的生物学特性及其与人类的关系，其中包括细菌、放线菌、螺旋体、立克次体、衣原体、支原体、真菌和病毒；微生物的营养和代谢、微生物的生长与控制和微生物遗传变异的原理及其应用。第二篇免疫学，简要阐明免疫学的基本原理及其应用，其中包括抗原、免疫系统、免疫分子、免疫应答、超敏反应和免疫学的应用。第三篇微生物学在药学中的应用，包括微生物制药、抗菌药物的体内外药效学和药物的微生物检查。

本书是药学类四年制本科微生物学和免疫学教材，可供高等医药院校生物制药和药学等专业学生使用，也可作为药物研究和药物检验人员的参考书目。

图书在版编目（CIP）数据

微生物学与免疫学/周长林主编．—北京：中国医药科技出版社，2013.7
全国高等医药院校药学类规划教材
ISBN 978 – 7 – 5067 – 6152 – 9

Ⅰ. 微⋯ Ⅱ. 周⋯ Ⅲ. 微生物学 – 高等学校 – 教材 ②免疫学 – 高等学校 – 教材 Ⅳ. ①R37 ②R392

中国版本图书馆 CIP 数据核字（2013）第 088932 号

美术编辑　陈君杞
板式设计　郭小平

出版　中国医药科技出版社
地址　北京市海淀区文慧园北路甲 22 号
邮编　100082
电话　发行：010 – 62227427　邮购：010 – 62236938
网址　www. cmstp. com
规格　787 × 1092mm $^1/_{16}$
印张　25 $^1/_2$
字数　538 千字
版次　2013 年 7 月第 1 版
印次　2024 年 1 月第 8 次印刷
印刷　三河市万龙印装有限公司
经销　全国各地新华书店
书号　ISBN 978 – 7 – 5067 – 6152 – 9
定价　**62.00 元**
本社图书如存在印装质量问题请与本社联系调换

全国高等医药院校药学类规划教材常务编委会

出 版 说 明

　　全国高等医药院校药学类专业规划教材是目前国内体系最完整、专业覆盖最全面、作者队伍最权威的药学类教材。随着我国药学教育事业的快速发展，药学及相关专业办学规模和水平的不断扩大和提高，课程设置的不断更新，对药学类教材的质量提出了更高的要求。

　　全国高等医药院校药学类规划教材编写委员会在调查和总结上轮药学类规划教材质量和使用情况的基础上，经过审议和规划，组织中国药科大学、沈阳药科大学、广东药学院、北京大学药学院、复旦大学药学院、四川大学华西药学院、北京中医药大学、西安交通大学医学院、华中科技大学同济药学院、山东大学药学院、山西医科大学药学院、第二军医大学药学院、山东中医药大学、上海中医药大学和江西中医学院等数十所院校的教师共同进行药学类第三轮规划教材的编写修订工作。

　　药学类第三轮规划教材的编写修订，坚持紧扣药学类专业本科教育培养目标，参考执业药师资格准入标准，强调药学特色鲜明，体现现代医药科技水平，进一步提高教材水平和质量。同时，针对学生自学、复习、考试等需要，紧扣主干教材内容，新编了相应的学习指导与习题集等配套教材。

　　本套教材由中国医药科技出版社出版，供全国高等医药院校药学类及相关专业使用。其中包括理论课教材 82 种，实验课教材 38 种，配套教材 10 种，其中有 45 种入选普通高等教育"十一五"国家级规划教材。

全国高等医药院校药学类规划教材

编写委员会

2009 年 8 月 1 日

前　言

在培养药学创新人才和构建药学特色教育体系的大背景下，考虑到药学微生物学的特点和药学与医学的紧密联系，我们组织了国内三所具有药学教育特色的高校——中国药科大学、沈阳药科大学和广东药学院作为参编单位，并由具有多年微生物学和免疫学教学经验及科研背景的老师参加本教材的编写工作，以期教材具有鲜明的药学特色。

本书系药学类专业微生物学和免疫学规划教材。根据药学类本科专业人才的培养要求，我们确立了基础性、系统性、科学性、先进性和药学应用性的编写宗旨，使学生在掌握普通微生物学基本理论、基本知识、基本技能的基础上，明确微生物学在医药工业中的地位和重要性。通过学习，使学生了解微生物学科的发展现状及其发展趋势，并能运用微生物学知识解决创新药物发现、研究和药物生产中的实际问题。

本书共分为 3 篇 15 章。绪论部分重点介绍了微生物学和免疫学基本概念、微生物学和免疫学发展史，力求使学生对微生物学的背景有所了解。

第一篇微生物学，阐明各类微生物的生物学特性，其中包括细菌、放线菌、螺旋体、立克次体、衣原体、支原体、真菌和病毒，每章均对微生物在药学中的应用和常见病原性微生物及其致病性做了简要叙述，以使学生了解微生物与医药的紧密联系。同时，对微生物的营养和代谢、生长与繁殖、遗传与变异的基本知识也做了相应的介绍。

免疫学在药学研究中占有重要地位，第二篇免疫学则简要阐明了免疫学的基本原理及其应用，其中包括抗原、免疫系统、免疫分子、免疫应答、超敏反应和免疫学在药学中的应用。

第三篇微生物学在药学中的应用，包括微生物制药、抗菌药物的体内外药效学和药物的微生物检查，重点介绍了药物的微生物生产方法、抗生素的效价测定方法和体内外药效学研究方法以及灭菌制剂和非灭菌制剂的微生物学检查方法。

本书由中国药科大学周长林负责编写绪论、第一章（第二节）、第三章（第一、二、三节）、第十四章、第十五章；沈阳药科大学徐威编写第一章（第二、三节）、第二章、第三章（第四、五、六节）；沈阳药科大学周丽娜编写第四章、第五章；中国药科大学陈向东编写第六章；中国药科大学窦洁编写第七章、第八章、第九章、第十二章（第四节）；广东药学院尹辉编写第十章、第十一章、第十二章（第一、二、三节）；广东药学院胡立勇编写第十三章。

由于编者水平有限，书中错误在所难免，恳请读者和同行批评指正。

编者

2013 年 6 月

目录 CONTENTS

第二篇　免疫学

6

绪　　论

一、　微生物学基本概念

（一）微生物与微生物学

微生物（microorganism）是指一类体积微小、结构简单，大多数为单细胞，必须借助光学显微镜放大千倍或电子显微镜放大数万倍才能肉眼可见的一类微小生物的统称。

微生物学（microbiology）是研究微生物的形态结构、分类、生理代谢、遗传变异、生态分布和微生物与人类、动植物关系等的一门学科。研究的目的是更好地开发微生物资源，充分利用微生物有利于人类生活的方面，控制微生物的有害方面，使之更好地为人类服务。

（二）微生物的特征

1. 个体微小

微生物个体微小，大多数在微米（μm）级，需用光学显微镜放大数百倍和千倍才能看到，如细菌和真菌；有些微生物的大小为纳米（nm）级，则需用电子显微镜放大几万倍才能观察到其形态结构，如病毒。

2. 具有一定的形态结构

各种微生物细胞具有其特定的形态结构，常见的有球形、杆形和螺旋形等。微生物多以独立生活的单细胞或细胞群体而存在，细胞没有明显的分化。

3. 体积小、面积大、新陈代谢旺盛、生长繁殖速度快

某一物体单位体积所占有的表面积称为比表面积。微生物体积小、面积大，有巨大比表面积。一般情况下，生物的比表面积越大，细胞代谢越旺盛。微生物巨大的比表面积使其吸收营养和排泄代谢废物的速度大增，所以微生物具有新陈代谢旺盛和生长繁殖速度快的特点。

4. 易变异

微生物多以独立的单细胞存在，细胞与外界的接触可导致低频率的变异。由于微生物细胞代谢旺盛、繁殖快，在短时间内可产生大量的变异后代。变异使微生物细胞子代的特性不同于亲代，从而产生具有各种不同性状的微生物细胞。

5. 分布广、种类多

微生物在自然界广泛分布。土壤、湖泊、矿层、人体、动植物体中都有微生物的存在。微生物的种类多，有细菌、放线菌、立克次体、衣原体、支原休、螺旋体、蓝细菌、古细菌、病毒、真菌、藻类等，且每种微生物都有许多种，如真菌已发现的有10万多种，估计自然界实际存在的真菌 100 万 -150 万种。

（三）微生物的作用

首先，微生物可引起人及动植物病害，威胁人体健康和农牧业生产。其次，微生物在自然界的物质循环中起着重要的作用，参与自然界物质循环（碳、氮、磷等）。微生物在自然界碳循环中所起的作用如图绪－1所示。生长在豆科植物根部的根瘤菌能将无机氮转化为有机氮。

微生物可用于食品、药物、化工原料、饲料等的大规模生产，它在石油开采、天然气和煤的综合利用以及污水处理等方面也有重要的应用价值。

寄生在人体各部位的微生物与人体相互协调、相互依赖，与人体共生，对正常的生命活动起着重要的作用。

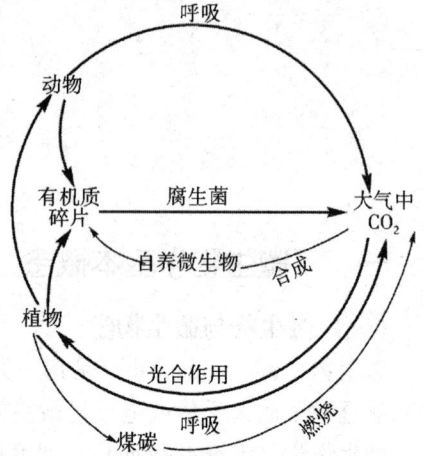

图绪－1　微生物在自然界碳循环中的作用

（四）微生物的分类

1970年以后，有人将生物分为两大类，即有细胞结构和无细胞结构，再进一步分为六个界，即动物界、植物界、原生生物界、真菌界、原核生物界和病毒界，如图绪－2所示。本教材将对真菌界、原核生物界和病毒界作较详细的介绍。

按照有无细胞及细胞组成结构不同，可将微生物分为三种细胞类型。

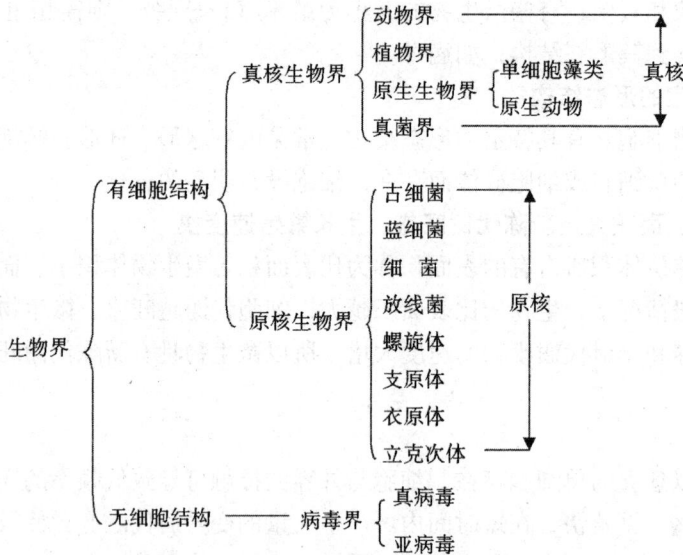

图绪－2　微生物在自然界的分类地位

1. 原核细胞型

原核细胞型即原核生物（procaryotes）。由单细胞组成，没有典型的核，无核仁核膜，仅有裸露的DNA，不进行有丝分裂，没有细胞器，70S核糖体游离在胞浆中，细胞壁由肽聚糖组成。原核细胞型微生物有细菌、放线菌、螺旋体、支原体、衣原体、立克次体、蓝细菌、古细菌八类。

2. 真核细胞型

真核细胞型即真核生物（eukaryotes）。大多数为多细胞，少数为单细胞，具有典型的细胞核结构，即有核膜和核仁，多个染色体由 DNA 与组蛋白组成，有线粒体、内质网等细胞器，通过有丝分裂进行细胞分裂。细胞壁由纤维素、几丁质构成。真核细胞型微生物有真菌、原虫和单细胞藻类。原核微生物和真核微生物的主要区别如图绪 -3 和表绪 -1 所示。

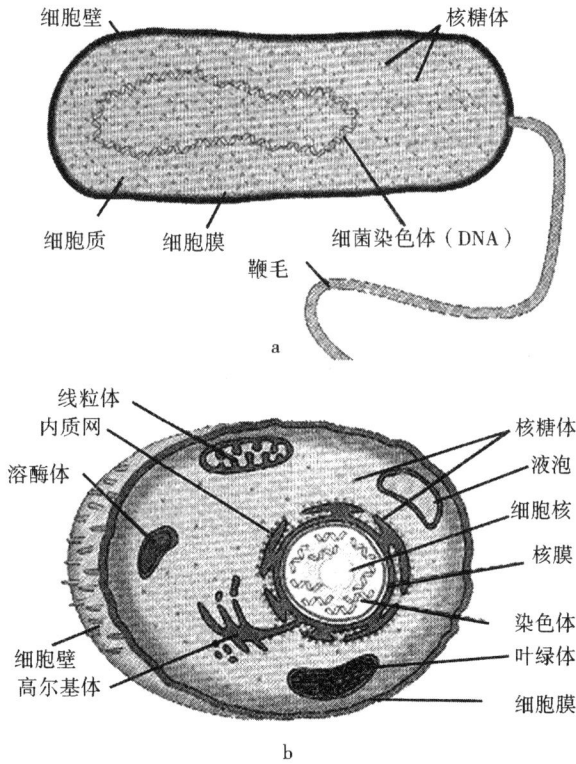

图绪 -3　原核生物与真核生物的区别

a. 原核生物　b. 真核生物

3

表绪 -1　原核生物与真核生物的区别

生物学特性		原核生物	真核生物
细胞结构	细胞核	无核膜、核仁，单个染色体，无组蛋白	有核膜、核仁，多条染色体，DNA 与组蛋白结合
	细胞壁	大多数含肽聚糖	无肽聚糖
	细胞膜	一般无甾醇	常含甾醇
	内膜	简单，有中介体	复杂，有内质网
	核糖体	70S（50S + 30S）	80S（胞浆），70S（线粒体）
	线粒体	无	有
	其他细胞器	无	多种
	鞭毛结构	简单	复杂（"9 + 2"型）

	生物学特性	原核生物	真核生物
遗传特性	细胞分裂方式	横二分裂	有丝分裂或减数分裂
	繁殖方式	横二分裂	无性或有性,方式多种
	遗传重组方式	接合、转化或转导	有性方式
生理生化	氧化磷酸化部位	细胞膜	线粒体
	固氮作用	有些有	无
	胞吞/胞吐作用	无	有

3. 非细胞型

无细胞结构,结构比原核生物更简单,即病毒。病毒一般由蛋白质外壳和核酸基因组组成,且仅含有一种核酸,DNA 或 RNA。病毒的酶系统不完全,自身不能进行生长繁殖,必须寄生在活细胞内,以核酸复制方式增殖。

(五) 微生物的命名

同一种微生物在不同国家和地区常有不同的名称,即俗名 (vernacular name),如引起结核病的细菌中文称作"结核杆菌"。俗名的最大缺点是不便于国际和地区间的交流,所以必须有一个统一的命名原则,给每种微生物取一个大家所公认的科学名称,这就是学名 (scientific name)。

微生物的命名采用林奈 (Linneaus) 的"双名法"。其学名由二部分所组成,前面为属名,字首字母要大写,后面是种名,字首字母要小写。通常属名是拉丁字的名词,用以描述微生物的主要特征,种名是一个拉丁字的形容词,用以描述微生物的次要特征。但有时需添加人名或地名来表示菌的名称。例如金黄色葡萄球菌的学名是 *Staphylococcus aureus* Rosenbach (1884),前一个字是属名,斜体,开头大写,表示葡萄球菌属;后一个字是种名,斜体,开头小写,是拉丁字形容词,意思是"金黄色的",总称就叫金黄色葡萄球菌;属名和种名的后面是命名人和命名时间,可以省略;金黄色葡萄球菌可缩写为 *S. aureus*。又如 *Aspergillus niger* 称黑曲霉等。

亚种的命名是在学名的后面加"subsp."和表示其差异特征的亚种名,如蜡状芽孢杆菌的蕈状亚种可命名为:*Bacillus cereus* subsp. *mycoides*。

有时只泛指某一属的微生物,而不特指某一具体的种 (或未定种名) 时,可在属名后加 sp. (species 的单数) 或 spp. (复数) 表示,如 *Streptomyces* sp. 表示一种链霉菌,*Bacillus* spp. 表示一些芽孢杆菌等。

菌株的命名通常在学名后面用数字编号、字母、人名、地名等表示。例如,*Bacillus subtilis* AS 1.398 表示可生产蛋白酶的枯草杆菌,而 *Bacillus subtilis* BF7658 表示可生产 α-淀粉酶的枯草杆菌。

另外,具有典型特征的菌株称为标准菌株,其学名后常标有国家菌种保藏中心的名称和编号,如 ATCC 为美国模式培养物保藏中心 (American Type Culture Collection),如 *S. aureus* ATCC25923;CMCC (B) 为中国医学菌种保藏中心 (细菌),如 *Bacillus subtilis* CMCC (B) 63501;CMCC (F) 中国医学菌种保藏中心 (真菌),如 *Candida albi-*

cans CMCC（F）98001。微生物的命名如表绪 – 2 所示。

表绪 – 2　微生物命名举例

学名	缩写	中文名称
Staphylococcus aureus	*S. aureus*	金黄色葡萄球菌
Escherichia coli（Migula）Castellani et Chalmers	*E. coli*	大肠杆菌
Escherichia coli var. *acidilactici*（Topley et wilson）*yale*	*E. coli* var. *acidilactici*	大肠杆菌（产乳酸变种）
Psendomonas aeruginosa Migula 1920	*P. aeruginosa*	铜绿假单胞菌
Salmonella typhimurium	*S. typhimurium*	鼠伤寒沙门菌
Pasteurella pestis	*P. pestis*	鼠疫杆菌
Salmonella sp. , *Salmonella* spp.		沙门菌
Saccharomyces cerevisiae Hansen	*S. cerevisiae*	酿酒酵母

二、免疫学基本概念

免疫学（immunology）是研究机体免疫系统的组成和功能，探讨免疫应答机制及免疫相关疾病，阐述免疫学在临床预防、诊断、治疗中的应用的一门独立学科。

（一）现代免疫的概念

传统免疫学诞生于传染病研究过程，起源于人类对"抗感染的研究"，可被称为抗感染免疫，关注的焦点是宿主对病原微生物再感染的防御作用。所以传统免疫的概念一直被理解为机体对传染病的抵御能力，对人体是有利的，是排除外来异物的过程。

随着医学与生物学的不断发展，人类对免疫的概念有了更多认识。发现机体不仅对进入体内的病原微生物，而且对许多非病原微生物类的异物也能发生生理性识别和排除；同时抗原性异物不仅来自于体外，有些也是自身物质；有些抗原能够被机体排除，也有些抗原不能引起机体的排除反应（免疫耐受）；免疫应答对抗原的排除机制能够使机体保持稳定，但有些情况下也会造成机体组织的损伤，甚至可引起免疫性疾病。现代免疫学认为，免疫（immune）是机体识别"自己"（self）和"非己"（nonself），发生有针对性的免疫应答排除非己物质，或处于对这种非己物质的不活化状态的功能。

（二）免疫的生理功能

根据免疫识别对象及机制，可将免疫系统履行的生理功能概括为免疫防御、免疫监视及免疫自稳。

1. 免疫防御

免疫防御（immune defence）指机体免疫系统防止外界病原体入侵及清除已侵入病原体及其毒性产物的功能。若免疫防御功能低下或缺失，可导致机体发生免疫缺陷病，出现反复感染；若反应过强或持续时间过长，则会在清除病原体的过程中引起机体组织损伤和功能障碍，发生超敏反应。

5

2. 免疫监视

免疫监视（immune surveillance）指免疫系统能随时发现和清除体内突变细胞（如肿瘤细胞）的功能。免疫监视功能低下的机体，易发生肿瘤和持续性病毒感染。

3. 免疫自稳

免疫自稳（immune homeostasis）指免疫系统对自身正常组织细胞处于耐受状态，但能够识别衰老和死亡的自身细胞，并把它从体内清除出去，从而保持人体的稳定。该功能异常时，免疫系统对正常组织细胞发生排除反应，导致自身免疫病发生。

（三）免疫应答的类型

机体存在两类免疫，根据其获得途径和作用特点的不同，分为固有免疫和适应性免疫。

1. 固有免疫

固有免疫（innate immunity）是个体出生时就具有的，机体在种系发育和进化过程中形成的免疫防御功能。固有免疫是机体抗御病原微生物等抗原性异物入侵的第一道防线。因该类免疫与生俱有、受遗传控制、有种属特征和相对稳定性，故称固有免疫，也可称之为天然（先天）免疫。固有免疫对识别排除的抗原没有严格针对性、作用范围广、效应发挥快，又可称为非特异性免疫。固有免疫主要由天然屏障结构、固有免疫效应细胞和正常体液中的多种固有免疫应答成分组成的固有免疫系统完成。

2. 适应性免疫

适应性免疫（adaptive immunity）是个体出生后接触了病原微生物等抗原性异物才建立的免疫功能。该类免疫不能遗传，因此称其为适应性免疫或获得性免疫；因这种免疫对抗原的识别清除有严格特异性，所建立的免疫只针对诱发抗原发挥效应，故也称为特异性免疫。特异性免疫主要是由 T 淋巴细胞和 B 淋巴细胞介导，但参与固有免疫的效应细胞与效应分子也在适应性免疫应答的诱导、效应及调节等重要环节发挥作用。因此适应性免疫是机体免疫系统为应对抗原性异物所发起的由多分子、多细胞同时参与的复杂反应。

三、微生物学和免疫学发展历程

（一）史前期

公元前 17 世纪，我国就有酿酒的记载，公元 386 ~ 534 年（北魏）则有制醋的记载。在医药方面，我国很早就有中草药治疗疾病的记载。公元 998 ~ 1022 年，我国就发明了种痘预防天花的方法，直至 16 世纪中期种痘才在世界上得到普遍应用，也是免疫学发展的开始。

（二）微生物的发现和"生命自然发生说"的否定

1676 年，荷兰人吕文虎克（Leeuwenhock）（图绪 -4）首先用自制的显微镜观察到了微生物的存在，并对细菌和原虫的形态作了描述。他使用放大倍数为 200 ~ 300 倍的显微镜，观察到了球形、杆形和螺旋形的细菌和原虫，为微生物学的发展奠定了基础。图绪 -5 所示为吕文虎克从口腔中发现的微生物的形态结构。

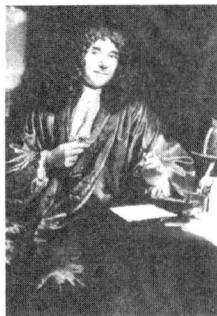

（Antony van Leeuwenhock，1632～1723 年）

图绪 -4　吕文虎克

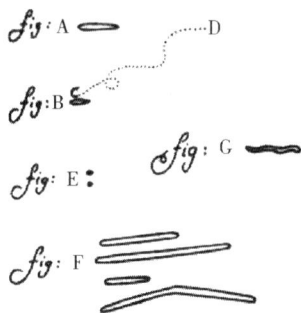

图绪 -5　吕文虎克从人口腔中发现的微生物

　　长期以来，有人认为无生命的物质可生长出有生命的生物体来，如生肉上长蛆、肉汤中含有微生物的现象，据此提出了生命体是自然产生的理论（theory of sponta-neous generation）。被誉为"微生物学之父"的法国科学家巴斯德（Pasteur）（图绪 -6）设计了著名的曲颈瓶试验（swan - necked flasks），有力地否定了生命的"自然发生理论"，如图绪 -7 所示，当无菌肉汤暴露于空气中时，肉汤变质，说明有细菌生长，空气中存在微生物；如烧瓶封口，则肉汤中无细菌生长，肉汤不变质，细菌的生长并非是自然产生的；如果无菌肉汤与空气连通，但侧管采用加热方法，空气进入时经过侧管加热处理，则肉汤不变质，即无细菌生长，说明加热杀灭了微生物；

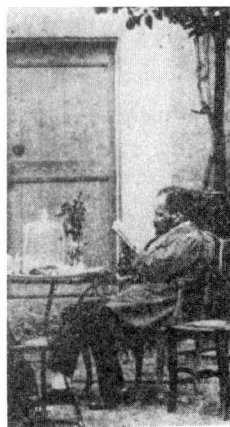

图绪 -6　巴斯德

如果曲颈瓶的颈部弯曲且较长，即使与空气连通，但还是无菌生长，这是因为空气中的微生物在侧管沉积而不能进入烧瓶之故。所以，曲颈瓶中的肉汤变质是由于细菌生长的缘故，生命不是自然发生的。

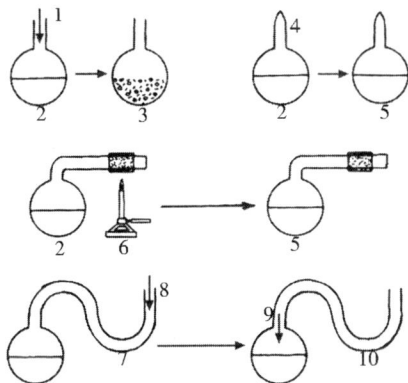

图绪 -7　曲颈瓶试验

1. 烧瓶暴露空气中；2. 无菌肉汤；3. 出现生命体；4. 烧瓶封口；5. 无生命出现；
6. 加热空气；7. 侧管；8. 空气和微生物进入；9. 空气进入；10. 微生物被捕获

（三）病原微生物的研究

巴斯德在病原微生物研究方面也为人类作出了杰出的贡献，他发现微生物是病原性疾病发病的起因。除了研究家蚕的病原体外，他对人类疾病投注了大量精力，发明并使用了狂犬病疫苗，同时还研究了炭疽杆菌的免疫方法。

德国乡村医生柯赫（Koch，1843～1910年）（图绪-8）是伟大的微生物学创始人之一。他分离到了各种致病性微生物，并确定了微生物是一切疾病的根源。他从患炭疽的动物血液中分离到了炭疽杆菌，并证明它能引起人畜共患的炭疽病（an-

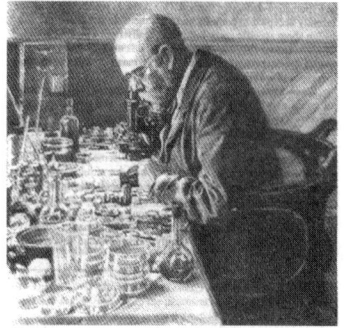

图绪-8 柯赫
（Robert Koch，1843～1910年）

thrax）。Koch通过对炭疽杆菌的深入研究，于1876年首先提出了疾病的微生物致病学说（germ theory of diseases），他的经典实验被誉为Koch定理（图绪-9）。Koch定理的具体内容为：①可以从患病原性疾病的动物体内分离到病原性微生物，并能获得该微生物的纯培养，且能传代；②将该纯培养物接种健康动物可引起相同的疾病；③从实验感染动物体内可以分离到相同的病原性微生物，并能获得纯培养。

1882年，Koch发现了结核杆菌（Tubercle bacilli）。在以后的几年，Koch又研究了细菌的染色方法和固体培养基的制备，建立了微生物纯培养技术（pure culture technique），为微生物的分离和病原微生物的研究开创了新纪元。

（四）病毒的发现

1892年，俄国学者伊万诺夫斯基（Иваиовский）首先发现了烟草花叶病毒（TMV），创立了病毒学研究的里程碑。

（五）微生物生理学发展时期

随着对微生物的进一步了解，巴斯德在曲颈瓶试验的基础上，继而提出了巴斯德消毒法（Pasteurization），解决了当时困扰人们的牛奶、酒类的变质问题。巴斯德还做了酒类发酵的试验，发现酵母和细菌

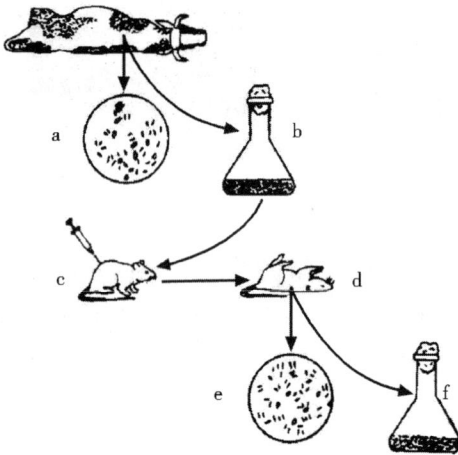

图绪-9 Koch定理

a. 组织切片上观察到的从死亡动物分离的微生物 b. 纯培养分离 c. 纯培养物接种健康动物 d. 动物出现疾病症状 e. 从死亡动物分离到的微生物 f. 纯培养再分离

能引起基质重要的化学变化。酵母可以使葡萄汁发酵产生好酒（乙醇），而细菌使之产生酸味。巴斯德的研究很好地解释了当时酒类变酸的问题，从而揭示了初步的发酵理论，为微生物生理学奠定了重要的基础。

（六）现代微生物学和免疫学发展时期

1929年弗莱明（Fleming）从污染了霉菌的金黄色葡萄球菌平板上发现并分离到了

产青霉素（penicillin）的产黄青霉，1940 年 Florey 和 Chain 对 Fleming 的发现进行了系统研究，提纯了青霉素，并用于临床抗感染的治疗，满足了二次大战期间抗感染治疗的急需。1944 年瓦克斯曼（Waksman）发现了链霉素（streptomycin），随后，氯霉素和四环素等一系列抗生素相继被发现。同时，在人类与病原性疾病的斗争中，1935 年杜马克（Domagk）发现的磺胺药的问世、半合成抗生素和氟喹诺酮类等抗菌药物的研究都为人类作出了巨大的贡献。

微生物学的发展为生物化学、微生物生理学和微生物遗传学奠定了基础，微生物学研究已发展到了分子时代，它对人类疾病的治疗研究、遗传学和免疫学等学科的发展具有重要的意义。

1798 年，英国外科医生琴纳（Edward Jenner，1749～1823 年）发明了预防天花的现代免疫接种法，他从乡村的挤奶农妇经常接触牛痘因而获得了对天花的免疫力这一事实得到了启发，自感染的小脓疱中取出脓汁，接种另一男孩，从而避免了这一疾病的发生。

19 世纪末，对机体免疫机制的认识存在两种不同的观点。以俄国学者梅契尼科夫为代表的细胞免疫学说认为，机体的免疫是吞噬细胞的吞噬作用，即细胞免疫；而德国学者欧立希等则认为免疫是血清中的抗体的作用，即体液免疫。1903 年，Whrlich 和 Douglas 证明免疫动物的血清能加速吞噬细胞对细菌的吞噬作用，从而确立了机体免疫是细胞免疫和体液免疫的统一理论。

随着生物学的发展，免疫研究已深入到分子水平。特别是随着基因组学的发展，药物与蛋白质分子的相互作用研究将会对人类作出重要的贡献。

微生物学

原核微生物

第一节 细　　菌

一、细菌的形态学

（一）细菌的大小

细菌（bacteria）个体一般都很小，细菌的长度单位为微米（μm）。如用电子显微镜观察细胞构造或更小的微生物时，要用更小的单位纳米（nm）来表示。

球菌的大小以其直径表示，杆菌、螺旋菌的大小以"宽度×长度"来表示。螺旋菌的长度是以其自然弯曲状的长度来计算，而不是以其真正的长度计算。

影响细菌形态变化的因素、代谢产物的积累或培养基中渗透压变化同样也影响细菌个体的大小。

虽然细菌的大小差别很大，但一般都不超过几个微米，大多数球菌的直径为0.20～1.25μm。杆菌一般为（0.20～1.25）μm×（0.30～8）μm，螺旋菌一般为（0.30～1）μm×5.0μm。细菌细胞大小见表1－1。

表1－1　细菌细胞的大小

细菌		宽×长或直径（μm）
大肠杆菌	（*Escherichia coli*）	（0.5×1）～3
普通变形杆菌	（*Proteus vulgaris*）	（0.5～1）×（1～3）
伤寒杆菌	（*Salmonella typhi*）	（0.6～0.7）×（2～3）
枯草杆菌	（*Bacillus subtilis*）	（0.7～0.8）×（2～3）
乳链球菌	（*Streptococcus lactis*）	0.5～1
化脓链球菌	（*Streptococcus pyogenes*）	0.6～1
金黄色葡萄球菌	（*Staphylococcus aureus*）	0.8～1
霍乱弧菌	（*Vibrio cholerae*）	（0.3～0.6）×（1～3）
迂回螺菌	（*Spirillum volutans*）	（1.5～2）×（10～20）

（二）细菌的基本形态

细菌具有三种基本形态，即球状、杆状和螺旋状，分别称为球菌、杆菌和螺旋菌。另外，细菌还存在不规则形态。

1. 球菌

球菌（coccus，复数 cocci）指球形或近似球形的细菌。有的单独存在，有的连在一起。球菌分裂之后产生新的细胞常保持一定的排列方式（图1-1）。球菌的形态可分为以下几种。

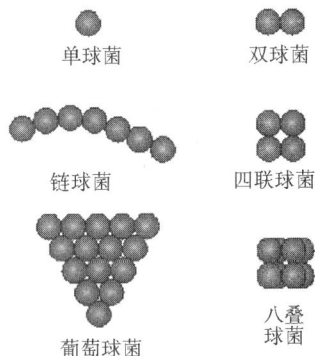

图1-1 球菌的排列方式

（1）单球菌（single coccus）分裂后的细胞分散而单独存在的为单球菌，如尿素微球菌（*Micrococcus ureae*）。

（2）双球菌（diplococcus）细胞分裂后两个球菌成对排列，如淋病奈瑟球菌（*Neisseria gonorrhoeae*）（图1-2）。

（3）链球菌（streptococcus）细胞分裂沿一个平面进行，分裂后细胞排列成链状，如肺炎链球菌（*Streptococcus pneumoniae*）（图1-3）、酿脓链球菌（*Streptococcus pyogenes*）（图1-4）。

（4）四联球菌（tetracoccus）沿两个相垂直的平面分裂，分裂后每四个细胞在一起呈田字形，如四联微球菌（*Micrococcus tetragenus*）（图1-5）、藤黄微球菌（*Micrococcus leteus*）（图1-6）。

（5）八叠球菌（sarcina）按3个互相垂直的平面进行分裂后，每8个球菌在一起成立方形，如藤黄八叠球菌（*Sarcina leteus*）（图1-7）。

（6）葡萄球菌（staphylococcus）分裂面不规则，多个球菌聚在一起，像一串串葡萄。如金黄色葡萄球菌（*Staphylococcus aureus*）（图1-8）、表皮葡萄球菌（*Staphylococcus epidermidis*）（图1-9）。

13

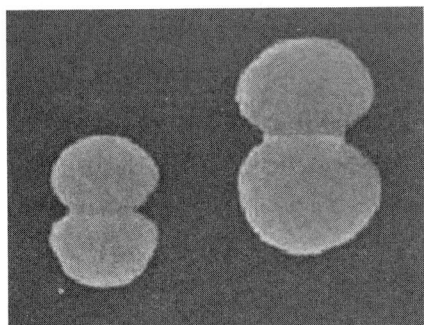

图1-2 淋病奈瑟球菌电镜照片

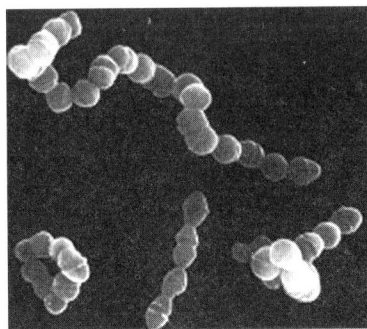

图1-3 肺炎链球菌电镜照片

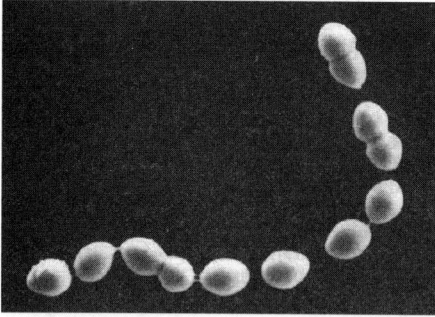

图 1-4 酿脓链球菌电镜照片

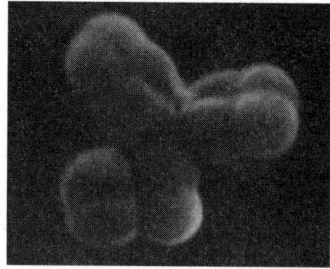

图 1-5 四联微球菌电镜照片

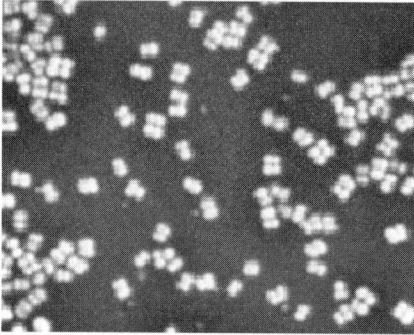

图 1-6 藤黄微球菌标本片

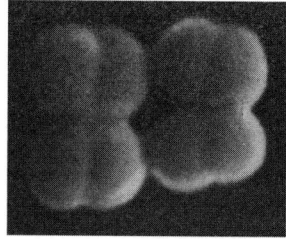

图 1-7 藤黄八叠球菌电镜照片

14

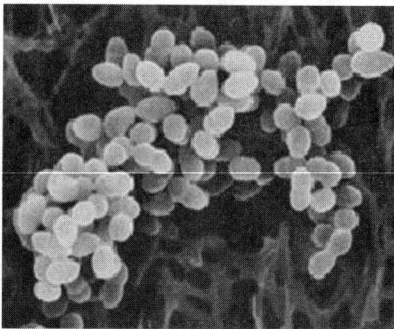

图 1-8 金黄色葡萄球菌电镜照片

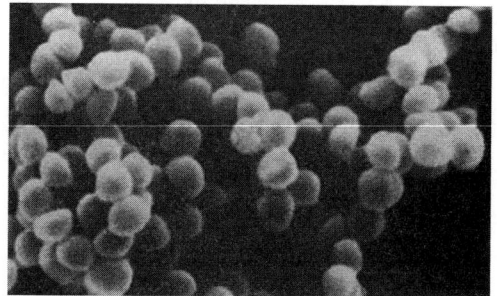

图 1-9 表皮葡萄球菌电镜照片

2. 杆菌

杆菌（bacillus，复数 bacilli）是细菌中最多的类型，杆菌细胞是长形，其长度大于宽度，由于比例不同，往往杆菌的长短差别很大，杆菌的排列方式如图 1-10 所示。长的杆菌呈圆柱形，如枯草芽孢杆菌（*Bacillus subtilis*）、炭疽芽孢杆菌（*Bacillus anthracis*）和干酪乳杆菌（*Lactobacillus casei*）（图 1-11，图 1-12，图 1-13）；有的杆菌较长，甚至呈丝状，如两歧双歧杆菌（*Bifidobacterium bifidum*）（图 1-14）；短的杆菌有时接近椭圆形，几乎和球菌一样，称为短杆菌，如大肠杆菌（*Escherichia coli*）（图 1-15，图 1-16），在光学显微镜下观察时，其易与球菌混淆。杆菌的形态根据种的不同有所差异，有的菌体呈纺锤状，有的杆菌有明显分枝。杆菌的两端常呈各种不同形状，有半圆形、钝圆形、平截或略有尖，杆菌两端的不同形状，常作为鉴别菌种的依据。有些杆菌一端膨大，另一端细小，形如棒状的称为棒状杆菌，如谷氨酸棒状杆菌（*Corynebacterium glutamicum*）（图1-17）；形如梭状的称为梭状杆菌，如破伤风梭菌（*Clostridium tetani*）（图1-18）。此外，菌体排列的形式也有不同，排列成对的称双杆菌，形成链状的称链杆菌。还有些杆菌可以产生芽孢称为芽孢杆菌，而不产生芽孢的亦称无芽孢杆菌。杆状菌的形状与排列有一定的分类鉴定意义。生产中用到的细菌大多数是杆菌，例如用来生产谷氨酸的谷氨酸北京棒状杆菌（*Corynebacterium pekinense*），生产淀粉酶与蛋白酶的枯草杆菌（*Bacillus subtilis*），乳品工业中保加利亚乳杆菌（*Lactobacillus bulgaricus*）等。

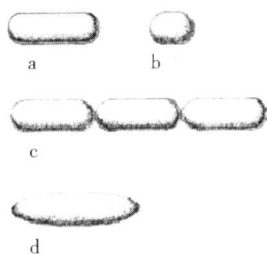

图1-10　杆菌的排列方式
a. 典型杆菌 b. 球杆菌
c. 链杆菌 d. 梭杆菌

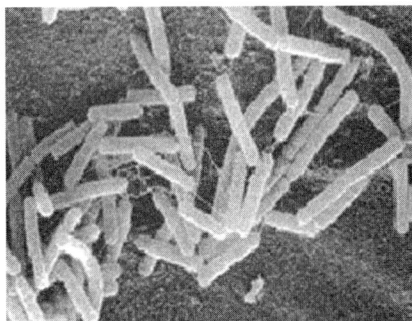

图1-11　枯草芽孢杆菌电镜照片

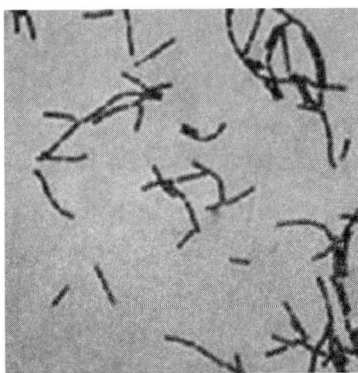

图1-12　炭疽芽孢杆菌标本片

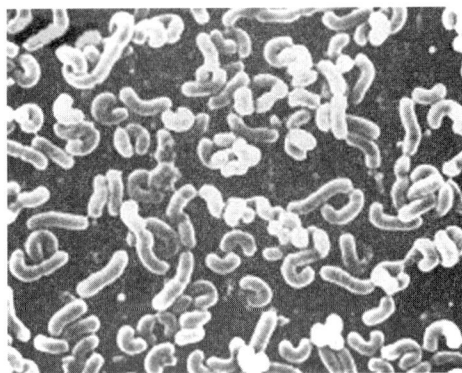

图1-13　干酪乳杆菌电镜照片

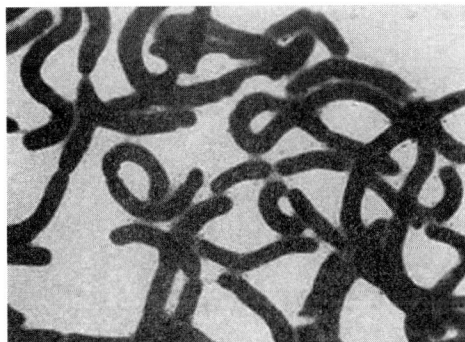

图1-14　两歧双歧杆菌电镜照片

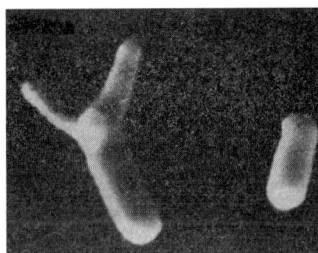

图1-15　大肠杆菌电镜照片

15

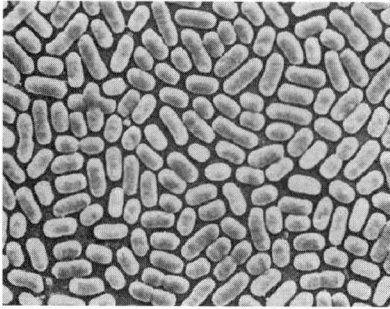

图1－16　大肠杆菌菌落表面随机
排列的细菌细胞

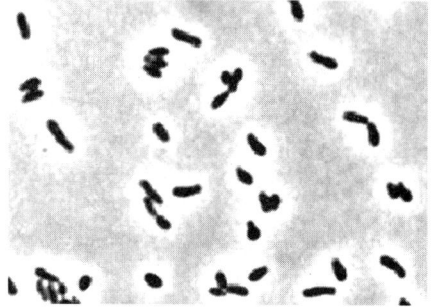

图1－17　谷氨酸棒状杆菌标本片

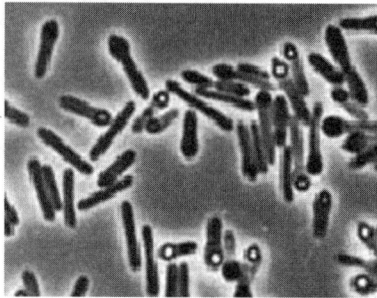

图1－18　破伤风梭菌标本片

3. 螺旋菌

螺旋菌（spirillum，复数spirlla）细胞呈弯曲状，根据其弯曲程度不同而分为弧菌和螺旋菌。

（1）弧菌（vibrios）菌体弯曲呈弧形或逗号形，如霍乱弧菌（*Vibrio cholerae*）、拟态弧菌（*Vibrio mimicus*）和脱硫弧菌（*Desulfovibrio desulfuricans*）（图1－19、图1－20和图1－21）。

（2）螺旋菌（spirilla）菌体回转如螺旋，螺旋的多少及螺距随菌种不同而异。螺旋菌的形态如图1－22所示。

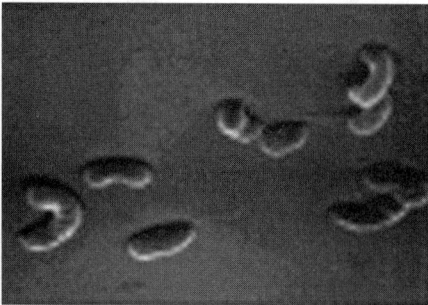

图1－19　霍乱弧菌电镜照片

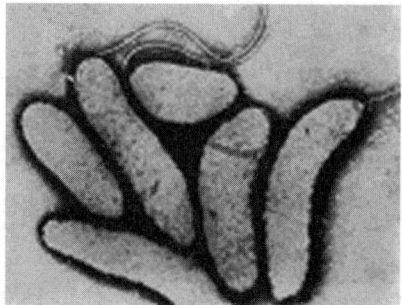

图1－20　拟态弧菌电镜照片

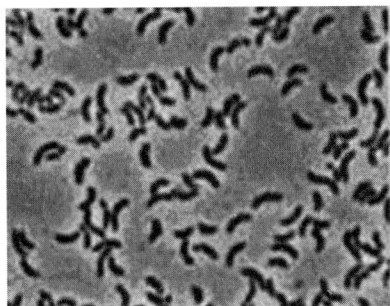

图 1-21 脱硫弧菌标本片

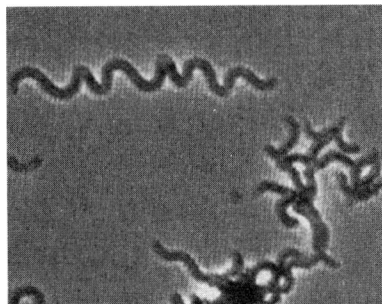

图 1-22 深红红螺菌

（三）细菌的异常形态

细菌的形态与环境因子有关，例如与培养温度、培养基的成分与浓度和培养时间等。各种细菌在幼龄时和适宜的环境条件下表现出正常形态，当培养条件变化或菌体变老时，常常引起形态的改变。尤其是杆菌，有时菌体显著伸长呈丝状、分枝状或呈膨大状，这种不整齐形态称为异常形态。异常形态中又依其生理功能的不同分为畸形和衰颓形两种。畸形就是由于化学或物理因素的刺激，阻碍细胞的发育引起形态的异常变化，如巴氏醋酸杆菌（*Acetobacter Pasteurianus*）正常情况下为短杆菌，由于培养温度的改变而成纺锤形、丝状或链锁状。衰颓形是由于培养时间过久，养分缺乏，细胞衰老或由于自身代谢产物积累过多等原因而引起的异常形态，此时细胞繁殖终止，形体膨大构成液泡，染色力弱，有时菌体虽然存在而实际上已死亡，如乳酪芽孢杆菌（*Bacillus casei*）普通正常情况培养为长杆菌，老熟时变成无繁殖力的分枝状的衰颓形，若再将它们转移到新鲜培养基上，并在合适的条件下生长，它们又将恢复其原来的形状。

（四）细菌染色法

细菌一般均需采用染色方法后方能在光学显微镜下观察其形态。细菌的染色方法一般可分为单染色法、复染色法和特殊染色法三种。

1. 单染色法

先将标本经涂片和干燥固定后，加上一种染料，如亚甲蓝或石炭酸复红等染色，即可在光学显微镜下观察其形态。此法优点是操作简单，在工业生产中经常采用此法观察生产菌的菌体生长情况，缺点是只能观察菌体形态和大小，无法鉴别于其他的细菌。

2. 复染色法

此法一般经初染、脱色、复染等过程，需用两种或两种以上染料，经染色后，由于细菌结构的不同而染成不同的颜色，从而使两种细菌区别开来，故又称鉴别染色法。常用的有革兰染色法和抗酸染色法等。

（1）革兰染色法（Gram stain）　经涂片干燥固定后，在标本上先加草酸铵结晶紫染色，然后加路哥碘液媒染，再加95%乙醇脱色，最后用沙黄或稀释石炭酸复红复染，结果显示出2种不同颜色，凡细菌呈紫色的称革兰阳性细菌（G^+细菌），呈红色的称革兰阴性细菌（G^-细菌）。革兰染色法是最常用的鉴别细菌的染色方法，它在细菌分类、新抗筛选、临床选药等方面均具有重要的意义。

（2）抗酸染色法（acid-fast stain）　此法主要用于抗酸性细菌（如结核分枝杆菌、

麻风分枝杆菌）染色，其染色方法是先用石炭酸复红加温染色，再用盐酸乙醇脱色，后用吕氏亚甲蓝复染，凡能保留红色的细菌即为抗酸性细菌，而呈蓝色的细菌即为非抗酸性细菌，此法对临床医学诊断具有一定意义。

3. 特殊染色法

此法主要用来观察细菌细胞的各种结构，常用的特殊染色法有荚膜染色法、鞭毛染色法、芽孢染色法、富尔根核质染色法和细胞壁染色法等。

二、细菌细胞的结构与功能

细菌细胞的结构主要可分为基本结构和特殊结构两部分，由于细菌个体微小，所以研究其一般结构可采用染色法在光学显微镜下观察，而对细菌的超显微结构则需采用超薄切片法及电子显微镜技术（测量细胞结构以纳米为单位）。细菌细胞结构模式如图1-23所示。

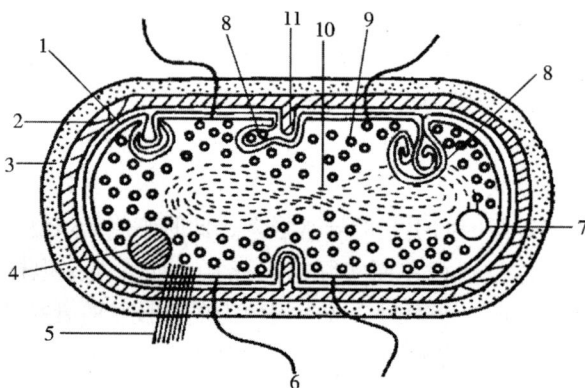

图1-23 细菌细胞结构示意图

1. 细胞质膜 2. 细胞壁 3. 荚膜 4. 异染颗粒 5. 菌毛 6. 鞭毛
7. 脂质颗粒 8. 中介体 9. 核糖体 10. 核物质 11. 横隔壁

（一）细菌的基本结构

细菌的基本结构是指各种细菌都具有的细胞结构，包括细胞壁、细胞膜、细胞质、核物质和一些细胞内含物等。

1. 细胞壁

细胞壁（cell wall）是包在细胞表面较为坚韧而又略具弹性的结构，采用质壁分离和适当的染色方法，可在光学显微镜下观察到。

细菌细胞壁的化学组成与真核生物的细胞壁有明显的不同。如高等植物细胞壁的主要成分是纤维素，霉菌细胞壁主要由几丁质组成，而构成细菌细胞壁的主要成分为肽聚糖（peptidoglycan），而肽聚糖是由 N-乙酰葡糖胺（N-acetylglucosamine，G）、N-乙酰胞壁酸（N-acetylmuramic acid，M）和短肽侧链聚合而成的多层网状结构的大分子化合物。通过革兰染色后可将细菌分为革兰阳性细菌和革兰阴性细菌两大类。革兰阳性细菌和革兰阴性细菌的细胞壁结构与化学组成具有明显的差异。

（1）革兰阳性细菌细胞壁的结构与化学组成 革兰阳性细菌细胞壁位于细胞膜外，

其化学组成是由致密的肽聚糖层和磷壁酸组成。G^+ 细菌细胞壁结构如图 1 – 24 所示。G^+ 细菌细胞壁较厚，20 ~ 80nm，其主要成分为肽聚糖，占细胞壁干重的50% ~ 80%。

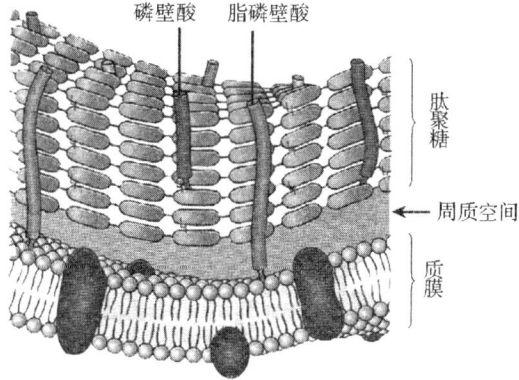

图 1 – 24　G^+ 细菌细胞壁结构示意图

　　金黄色葡萄球菌肽聚糖的结构如图 1 – 25 所示。它由 N – 乙酰葡糖胺和 N – 乙酰胞壁酸通过 β – 1，4 – 糖苷键连接成聚糖链，短肽侧链依次由 L – 丙氨酸、D – 谷酰胺、L – 赖氨酸、D – 丙氨酸组成（图 1 – 26）；相邻的肽聚糖链通过五聚甘氨酸肽桥相连接，即一条聚糖链上首位 L – 丙氨酸的氨基连接在 N – 乙酰胞壁酸的乳酸残基的羧基上，而该链第三位的 L – 赖氨酸的 ε – 氨基再通过五聚甘氨酸肽桥连接到相邻肽糖链四肽末端的 D – 丙氨酸的羧基上，从而将肽聚糖亚单位交叉连接成重复结构（图 1 – 27，图 1 – 34）。金黄色葡萄球菌肽聚糖分子中 90% 的亚单位纵横交错连接，从而形成了结构紧密、机械强度较大的多层网络结构。

19

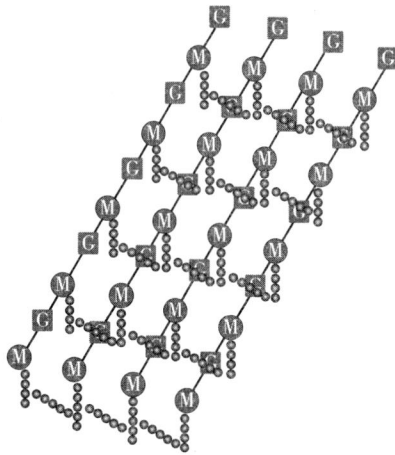

图 1 – 25　革兰阳性细菌（*S. aureus*）的肽聚糖结构

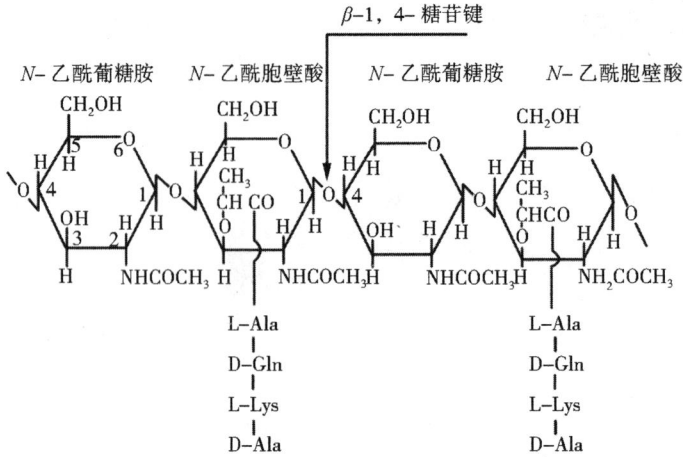

图 1 - 26　革兰阳性细菌（*S. aureus*）的肽聚糖化学组成

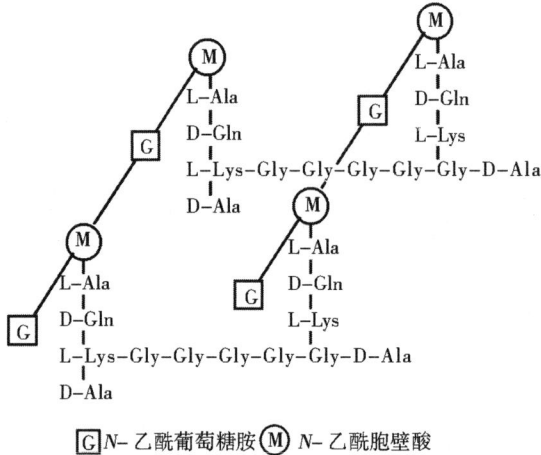

图 1 - 27　革兰阳性细菌（*S. aureus*）的肽聚糖的交联方式

革兰阳性细菌细胞壁中所含的磷壁酸（teichoic acid）又称为垣酸或菌壁酸，它是革兰阳性细菌细胞壁中含有的含磷丰富的化合物，根据其化学组成可分为两类，即以磷酸核糖醇为基本单位的多聚物核糖醇磷壁酸（ribitol teichoic acid）和以磷酸甘油醇为基本单位的多聚物甘油磷壁酸（glycerol teichoic acid）。核糖醇磷壁酸是以磷酸二酯键把两个相邻的核糖醇第一和第五位的碳原子连接起来，大多数核糖醇残基在第二位碳原子上可由不同的糖（葡萄糖、半乳糖或 N - 乙酰葡糖胺）取代，而第三位或第四位碳原子上连接一个 D - 丙氨酸，如图 1 - 28 所示。甘油磷壁酸是在相邻的两个磷酸甘油第一与第三位碳原子间，通过磷酸二酯键连接，第二位碳原子上的羟基则与 D - 丙氨酸或糖相连接，如图 1 - 29 所示。根据磷壁酸与细菌细胞连接方式不同又可将磷壁酸分为膜（脂）磷壁酸和壁磷壁酸，前者与细菌细胞膜相连，后者与细菌细胞壁连接。

磷壁酸的主要功能有：① 是 G^+ 细菌重要的表面抗原，与血清学分型有关；② 有保存和运送 Mg^{2+} 的作用；③ 是某些噬菌体的吸附受体，与噬菌体感染有关；④ 已发现 A 族链球菌的脂磷壁酸黏附到人细胞表面，其作用类似于细菌的普通菌毛，推测具有一定的致病作用。

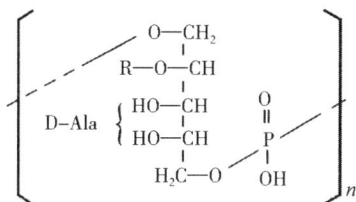

图 1 - 28 核糖醇型磷壁酸结构
R：糖；Ala：丙氨酸

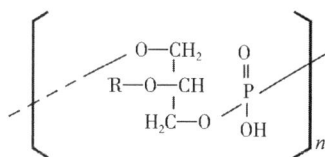

图 1 - 29 甘油型磷壁酸结构
R：Ala、糖类（葡萄糖、葡萄糖胺）或 H

（2）革兰阴性细菌细胞壁的结构与化学组成 革兰阴性细菌细胞壁的结构和化学组成与革兰阳性细菌细胞壁有显著的差异，它是由薄而疏松的肽聚糖层和外膜层（outer membrane）组成。细胞壁肽聚糖层厚 10 ~ 15nm，占细胞壁干重的 5% ~ 15%；外膜层则由脂多糖（lipopolysaccharide，LPS）、磷脂和脂蛋白等组成，如图 1 - 30 所示。

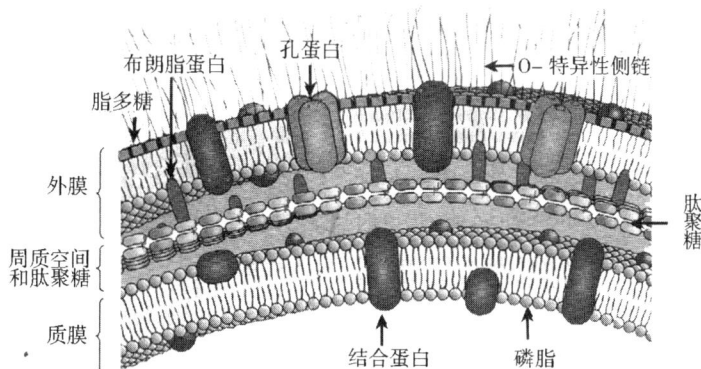

图 1 - 30 G^- 细菌细胞壁结构示意图

大肠杆菌肽聚糖的结构如图 1 - 31 所示。它由 N - 乙酰葡糖胺和 N - 乙酰胞壁酸通过 β - 1，4 - 糖苷键连接成聚糖链，短肽侧链依次由 L - 丙氨酸、D - 谷氨酸、内消旋二氨基庚二酸（meso - DAP）和 D - 丙氨酸组成；相邻的肽聚糖链由一条侧链上的 DAP 的 D 中心氨基和另一条侧链上的 D - 丙氨酸羧基通过肽键直接相连，从而将肽聚糖亚单位交叉连接成重复结构（图 1 - 32，图 1 - 34）。

21

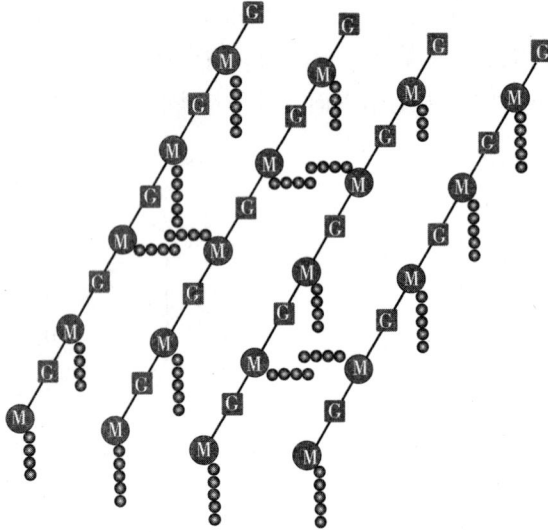

图 1 - 31　G⁻细菌（*E. coli*）细胞壁肽聚糖的结构

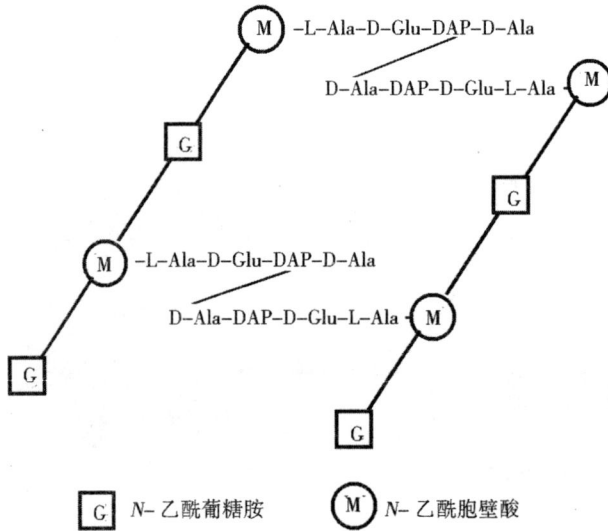

图 1 - 32　G⁻细菌（*E. coli*）细胞壁肽聚糖的交联方式

革兰阴性细菌脂多糖的结构如图 1 - 33 所示，它由类脂 A、核心多糖和多糖 O 抗原组成。多糖 O 抗原是由若干个低聚糖的重复单位组成的多糖链，即革兰阴性细菌的菌体抗原（O 抗原），具有种的特异性；核心多糖由庚糖、半乳糖、2 - 酮基 - 3 - 脱氧辛酸（2 - keto - 3 - deoxyoctonkacid，KDO）等组成；脂类 A 是以脂化的葡萄糖胺二糖为单位，通过焦磷酸酯键组成的一种独特的糖脂化合物，具有致热作用，故是革兰阴性细菌内毒素的毒性成分。LPS 的主要功能有：① 是 G⁻细菌内毒素的主要成分；② 与磷壁酸相似，具有吸附 Mg^{2+}、Ca^{2+} 等阳离子的作用；③ 决定了 G⁻细菌细胞表面抗原决定簇的多样性；④ 是噬菌体的吸附受体。

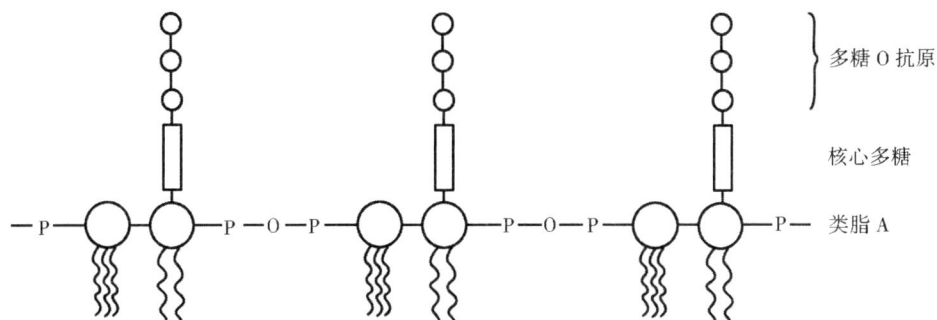

图1-33 脂多糖的结构

革兰阳性细菌和阴性细菌其细胞壁的结构和组成，存在较大的差异，如表1-2所示。

表1-2 G⁺细菌和G⁻细菌细胞壁组成的比较

	比较项目	G⁺细菌	G⁻细菌
结构	厚度（nm）	20～80	10～15
	层数	多（可达50层）	少（1～3层）
	肽聚糖结构	90%亚单位交联，致密网状，交联度高	35%亚单位交联，疏松网状，交联度低
	相邻多糖链连接方式	肽桥连接	直接连接
组成	肽聚糖（占细胞干重,%）	50～80	5～15
	磷壁酸	有	无
	脂多糖	无	有
	脂蛋白	无	有
	脂类含量	少，1%～4%	多，11%～22%
	对青霉素敏感性	敏感	不敏感

（3）革兰染色的原理 革兰阴性细菌细胞壁中脂类物质含量较高，肽聚糖含量较低，大多认为革兰染色过程中脂溶剂乙醇的处理，溶解了脂类物质，结果使革兰阴性细菌细胞壁增加通透性，结晶紫－碘复合物亦被乙醇抽提出，于是革兰阴性细菌细胞被脱色，而呈复染液的红色。革兰阳性细菌由于细胞壁肽聚糖含量高，层数多，交联度高，脂类含量低，乙醇处理中被脱水引起细胞壁肽聚糖层中的孔径变小，通透性降低，结晶紫－碘复合物被保留在细胞内而呈紫色。同时要指出的是，革兰染色还和菌龄、染色时的操作等有关，所以在进行革兰染色时要特别注意，以免假阳性的出现。

（4）细胞壁的功能 细胞壁主要具有保护细胞及维持细胞外形的功能。细菌细胞在一定范围的高渗溶液中，原生质收缩，但细胞仍可保持原来形状；在一定的低渗溶液中，细胞则会膨大，但不破裂，这些都和细胞壁具有一定坚韧性及弹性有关。

细胞壁的化学组成也与细菌的抗原性、致病性以及对噬菌体的敏感性有关。另外，细胞壁还为细菌鞭毛运动提供可靠的支点，从而协助鞭毛运动。细胞壁是多孔性的，可允许水及一些化学物质通过，但对大分子物质有阻拦作用，故与细胞内、外的物质交换有关。同时，细菌细胞壁是细胞正常分裂所必需的。革兰阴性细菌具有外膜层，其功能是抗吞噬作用和对药物等的屏障作用，可阻止分子量700以上的分子通过，所以细菌细胞壁与细菌细胞对药物的敏感性有关。

（5）L型细菌及溶菌酶和青霉素对细菌细胞壁的作用　20世纪30年代，K. Nobel在Lister研究所从大白鼠体内分离出没有细胞壁的念珠状链杆菌变异株，称之为L型细菌。

由于肽聚糖是细菌细胞壁的主要成分，凡能破坏肽聚糖结构或抑制其合成的物质均能损伤细胞壁而杀死细菌。如溶菌酶（lysozyme）能裂解N-乙酰胞壁酸C-1和N-乙酰葡糖胺C-4之间的β-1，4-糖苷键，破坏肽聚糖骨架，引起细菌裂解。许多抗生素抑菌或杀菌的原因，也是由于它们作用于肽聚糖合成的某个阶段。如青霉素的作用是抑制肽聚糖合成最后阶段的交联作用转肽反应，不论G^+菌还是G^-细菌都是一样，只不过具体作用位点不同。这样，细菌不能形成完整的细胞壁而裂解死亡。由于G^-细菌外膜的通透屏障作用，使青霉素不易达到它的作用靶位，从而使G^-细菌对青霉素不敏感（图1-34）。

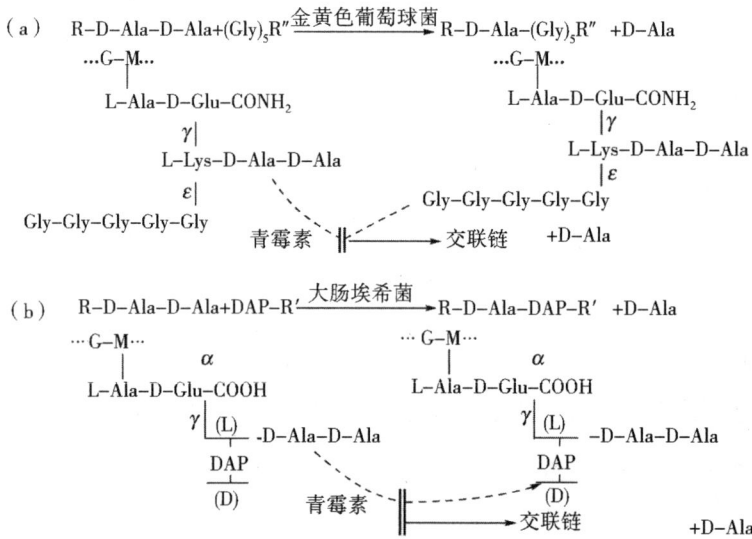

图1-34　青霉素抑制细菌细胞壁肽聚糖合成的作用位点

革兰阳性细菌用溶菌酶酶解或青霉素诱导处理可破坏或抑制细菌细胞壁的合成，可获得的无细菌细胞壁的部分称为原生质体（protoplast）。G^-细菌以溶菌酶和乙二胺四乙酸（EDTA）处理除去肽聚糖层和部分脂多糖，得到细胞壁部分缺陷的圆形结构，称为圆球体（spheroplast）（图1-35）。目前，细菌原生质体和圆球体统称为L型细菌。L型细菌呈高度多样性，由于不具坚韧性的细胞壁，对环境因素尤其是渗透压非常敏感，任何形态的菌体均呈球状，必须在高渗溶液，如在15%～30%蔗糖中才能保持原生质体状态；但其他生物活性并未发生改变，在适宜条件下和普通培养基上照样生长繁殖，形成"油煎蛋"样小菌落，可用低倍镜观察到。除去诱导因子，L型细菌仍能恢复原来的细菌形态。研究表明，L型细菌也具有致病作用，对一些用药后反复发作，有临床症状，但常规培养菌检呈阴性的可考虑是 L 型细菌感染的结果。

原生质体的获得给微生物学工作者提供了一种有效的生物学材料，原生质体融合技术现被广泛用于微生物的菌种的选育。

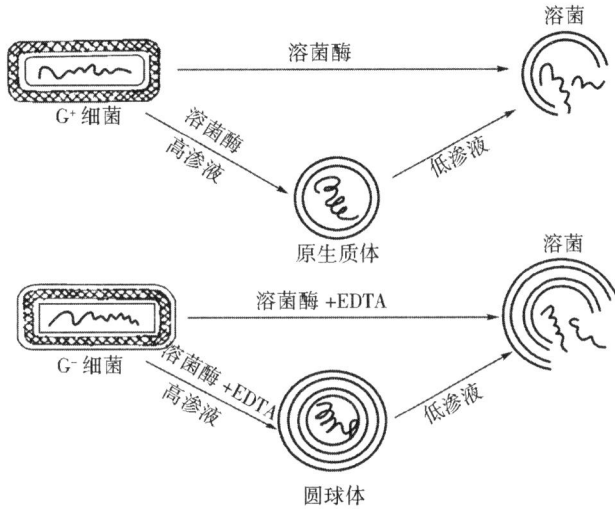

图 1 - 35　溶菌酶对细菌细胞壁的作用

2. 细胞膜

细胞膜（cell membrane）又称细胞质膜（cytoplasmic membrane），是紧靠在细胞壁内侧，柔软而富有弹性的薄膜，在电子显微镜下观察，可见细胞膜厚 7 ~ 8nm，由两层厚约 2nm 的电子致密层中间夹着一透明层构成。细胞膜约占细胞干重的 10%，它主要由蛋白质、磷脂和少量多糖组成，细胞膜中的蛋白质与膜的渗透性及酶活性有关。磷脂由磷酸、甘油和脂肪酸及含氮碱基组成，它既具有疏水性的非极性基团，又具有亲水性的极性基团，在水溶液中形成具有高度定向性的双分子层，即亲水的极性基朝外，疏水的非极性基朝内，这样就形成了膜的基本结构。蛋白质或结合于膜表面上，或者可以由外侧伸入膜的中部，有的甚至可以从膜一侧穿透两层磷脂分子而暴露于另一侧之外，这些蛋白质或酶和糖类物质在膜上的位置不是固定不变的，而是处于一种不断运动的状态，这就是 Singer 于 1972 年提出的所谓流动镶嵌学说。细胞膜的镶嵌结构模式如图 1 - 36 所示。

细菌细胞膜具有重要生理功能，它是细胞正常的渗透性屏障，选择性控制细胞内、外物质的运输和交换，即具有选择通透性，控制营养物质及代谢产物进出细胞，使细菌能吸取所需要的营养物质，排出过多的或废弃的物质；细菌细胞膜上还具有丰富的酶系，如脱氢酶系、电子传递系统及氧化磷酸化酶系，它与细胞代谢时能量的产生、储存和利用有关；细胞膜还是细胞壁各种组分（肽聚糖、磷壁酸和 LPS 等）和荚膜等大分子合成的场所；细胞膜是细菌鞭毛的着生点，为细菌鞭毛的运动提供能量。

中介体（mesosome）又称间体，是细胞膜向胞浆内陷折叠而形成的管状或囊状物结构，图 1 - 37 所示是在电子显微镜下观察到的细菌的中介体。间体的生理功能至今还不甚了解，推测它可能与细菌 DNA 复制、细胞分裂以及芽孢的形成有一定关系。

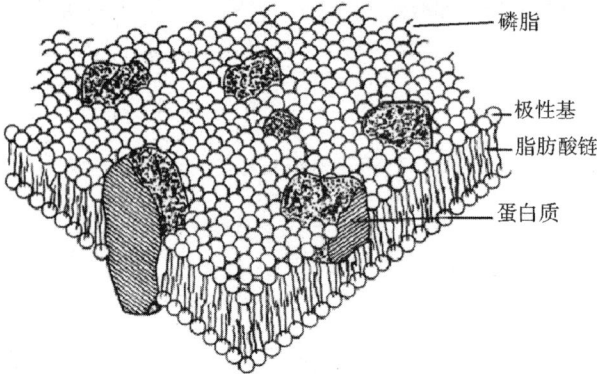

图 1－36　细胞膜的镶嵌结构模式

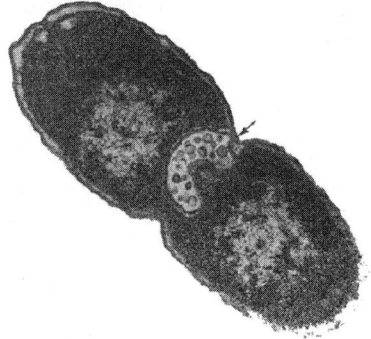

图 1－37　细菌的中介体

3. 细胞质

细菌细胞膜内除核质以外的物质，统称为细胞质（cytoplasm）或原生质。细胞质为无色透明黏稠的胶状物，其主要成分为水、蛋白质、核酸和脂类，并含有少量的糖和无机盐。由于细胞质含有较多的核糖核酸，可占菌体固形物的 15% ~ 20%，因而其嗜碱性强，生长旺盛的幼龄细菌细胞的核糖核酸含量更高。细胞质是细菌的内环境，含丰富的酶类，是细菌合成代谢和分解代谢的主要场所。细胞质中还存在下列多种重要的结构。

（1）核糖体（ribosome）　核糖体是分散存在于细菌细胞质中沉降常数为 70S 的颗粒，它由 RNA 和蛋白质组成，在电镜下可见细菌细胞中的核糖体直径约为 20nm，由大小不同的二部分（50S 和 30S）构成。在生长旺盛的细胞中，核糖体成串联在一起组成聚核糖体发挥作用。核糖体是细胞合成蛋白质的场所。

（2）颗粒状内含物（inclusion body）　很多细菌细胞中含有各种较大的颗粒，大多是细菌的贮藏物。

①异染（颗）粒（metachromatic granules）　又称迂回体（volutin），主要成分为多聚磷酸盐，是正磷酸通过酯键连接形成的线状多聚体，嗜碱性强，如用蓝色染料（甲苯胺蓝、亚甲蓝）可染成紫红色，用特殊染色法可染成与细菌其他部位不同的颜色，故名异染（颗）粒。多聚磷酸盐可作为磷酸盐的储存体，在反应中可作为能量来源。白喉杆菌和鼠疫杆菌具有特征性的异染颗粒，在菌种鉴定中有一定意义。

②脂肪颗粒　由聚 β － 羟基丁酸（poly － β － hydroxybutyric acid）组成，易被脂溶性染料如苏丹黑着色，是细菌碳源和能源性贮藏物（图 1－38）。

③肝糖粒和淀粉粒　肝糖粒为糖原（glycogen），用稀碘液可染成红褐色，淀粉粒可用碘液染成深蓝色，它们均为细菌碳源和能源性贮藏物。

4. 核质

细菌的细胞核没有核膜、核仁，没有固定形态，这是原核生物和真核生物的主要区别。由于细菌的核比较原始，故一般细菌的核称原始形态的核（primitive form fnucleus）或称拟（类）核（nucleoid）。细菌核物质的主要成分是 DNA，它实际上是与高等生物细胞核功能相似的核物质，故又称染色质体（chromatin body）或细菌染色体（bacterial chromosome）。由于细菌核物质比其周围的细胞质电子密度低，因而在电子显微镜下呈现透明的核区域（图1-39），用高分辨力电镜可观察到细菌的核为丝状结构，这是DNA分子折叠缠绕的表现。细菌的核实际上是一巨大的连续的环状双链DNA分子，其长度可大于1mm，例如大肠杆菌的细胞长约2μm，而它的DNA丝的长度却是1100～1400μm。细菌核质与其他生物细胞的细胞核一样，含有细胞生长繁殖所必需的遗传信息。

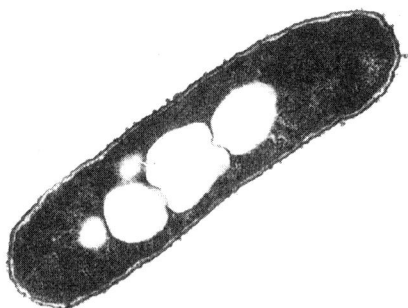

图1-38 细菌的PHB颗粒

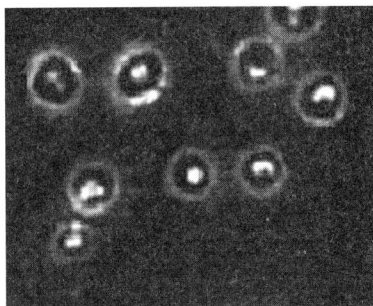

图1-39 细菌细胞的核区

5. 质粒

质粒（plasmid）是细菌染色体外闭环双链的DNA分子。在很多细菌细胞质中，除染色体DNA外，还存在核外遗传物质——质粒，它们是一些较染色体小的DNA分子，可以脱离染色体而单独存在。质粒能独立进行复制，亦能整合到染色体上随细菌染色体同时复制，并随细胞分裂而分配到子代细胞中。通过细胞的接触质粒可由一个细胞转移到另一个细胞，而且还能把一个细胞的一部分染色体基因转移到另一个细胞中去，从而改变后一个细胞的遗传性状。质粒的种类很多，携带有细菌不同的遗传信息和控制细菌的各种遗传性状，如抗药性、性菌毛的产生等。但是，质粒并非细菌细胞所必需，有时亦会从一个细胞中消失，但它的消失一般并不造成细菌的病变或死亡。目前，质粒以广泛用于遗传工程的载体，在生命科学领域具有重要的应用价值。

（二）细菌的特殊结构

某些细菌除具有上述基本结构以外，还具有特殊结构，如荚膜、鞭毛、菌毛、芽孢等。

1. 荚膜

某些细菌在一定营养条件下可向细胞壁表面分泌一层松散透明、黏度极大的胶状物质即为荚膜（capsule）。根据荚膜在细胞表面存在的状况，可分为三种情况：如这些黏液性物质具有一定外形，相对稳定地附着于细胞壁外，叫做荚膜；如这些物质没有明显的边缘，而可扩散到周围环境中的，叫做黏液层（slime layer）；有些细菌的荚膜很薄（<200nm）称为微荚膜（microcapsule）。图1-40所示是肺炎链球菌（*Streptococcus pneumoniae*）荚膜的电镜照片。荚膜不易着色，可采用负染色法使暗色背景与折光性很强的菌体之间形成一透明区而观察到（图1-41）。

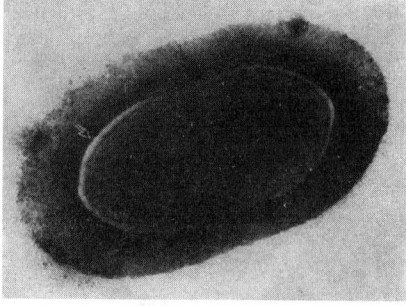

图 1-40 肺炎链球菌荚膜电镜照片

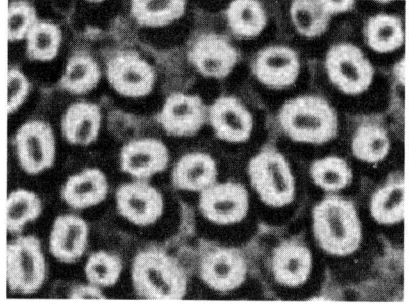

图 1-41 肺炎链球菌的荚膜

具有荚膜的细菌在琼脂培养基上形成的菌落表面湿润、光滑，具有光泽，黏液状，称为光滑型（S 型）菌落，不具荚膜的细菌所形成的菌落表面干燥、粗糙，称为粗糙型（R 型）菌落，S 型菌落可因失去荚膜而转化为 R 型菌落。

荚膜的组成随细菌种类而异，大多为多糖或多肽物质，如肺炎链球菌Ⅲ型的荚膜为葡萄糖与葡糖酸的高分子聚合物，炭疽杆菌的荚膜是由 D-谷氨酸聚合而成的多肽。

荚膜并非细菌细胞必不可少的结构，因失去荚膜的细菌仍能正常生长，荚膜对细胞的功能主要有：① 保护细胞，免受干燥的影响，故有荚膜的细菌抗干燥能力强，荚膜可保护细菌抵抗吞噬细胞的吞噬和消化作用，免受溶菌酶和补体以及其他杀菌物质的杀菌作用；② 是细菌体外的贮藏物质，当缺乏营养时可作为碳源利用；③ 堆积某些代谢废物；④ 可使菌体附着于适当的物体表面，如某些链球菌的荚膜物质黏附于人的牙齿，可引起龋齿。

2. 鞭毛

鞭毛（flagella）是指一些杆菌、螺旋菌和极少数球菌从细胞内向菌体表面伸出的细长、波曲的丝状物。鞭毛的化学组成主要是蛋白质。细菌鞭毛用适当的物理化学方法处理时，可降解成蛋白质亚单位即鞭毛蛋白（flagellin），鞭毛蛋白的分子量为 30 000 ~ 60 000，它是一种很好的抗原物质，可用作细菌的分类。鞭毛的长度 2 ~ 5 μm，最长可达 50 μm，直径很细，一般为 10 ~ 20 nm，在电子显微镜下可观察到细菌的鞭毛。如果采用特殊的鞭毛染色法，亦可在光学显微镜下观察到鞭毛。鞭毛极易脱落，故在进行鞭毛染色时应特别注意鞭毛的脱落。

鞭毛的功能主要是作为细菌运动的"器官"，可采用悬滴法和暗视野映光法观察细菌的运动状况，还可以采用半固体琼脂法穿刺培养，从细菌生长扩散情况就可以初步判断细菌能否运动。由于鞭毛着生的位置、数目和排列是细菌种的特征，故其具有分类学意义，根据鞭毛的位置、数目与排列情况（图 1-42），可将细菌分为以下几种类型。

（1）偏端单毛菌 在菌体一端着生一根鞭毛，如霍乱弧菌（图 1-43）。

（2）两端单毛菌 在菌体两端各生一根鞭毛，如空肠弯曲菌。

（3）偏端丛毛菌 在菌体一端着生一束鞭毛，如铜绿假单胞菌。

（4）两端丛毛菌 在菌体两端各生一束鞭毛，如红色螺菌（*Spirillum rubrum*）。

（5）周毛菌 在菌体周围都生有鞭毛，如伤寒杆菌、变形杆菌等（图 1-44，图 1-45）。

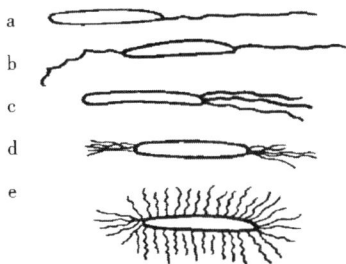

图 1-42　细菌鞭毛的各种着生方式
a. 端生单鞭毛　b. 端生双鞭毛　c. 端生多鞭毛
d. 丛生鞭毛　e. 周生鞭毛

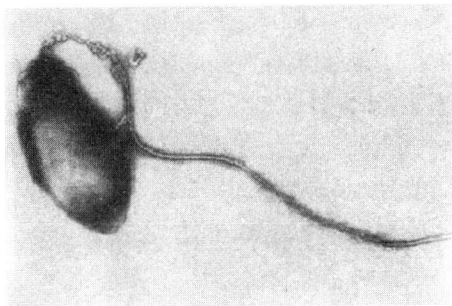

图 1-43　霍乱弧菌鞭毛电镜照片

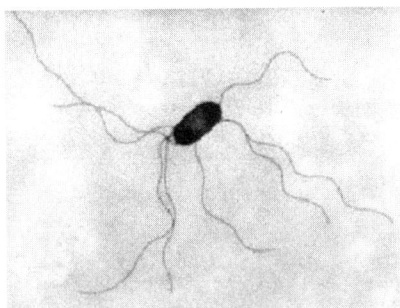

图 1-44　普通变形杆菌的鞭毛

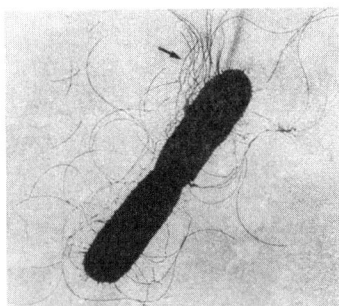

图 1-45　破伤风梭菌的周身鞭毛

3. 菌毛

细菌菌毛（pilus 或 fimbriae）是比鞭毛纤细、短而直的丝状物，细菌菌毛的数目很多，遍布菌体表面。大多数 G⁻ 细菌和少数 G⁺ 细菌，如肠道细菌、假单胞菌和霍乱弧菌等的菌体表面都遍布着菌毛，菌毛必须借助电子显微镜才能观察到，图 1-46 所示为奇异变形杆菌（*Proteus mirabilis*）的菌毛。菌毛与细菌运动无关，菌毛可分为普通菌毛和性菌毛两类。

29

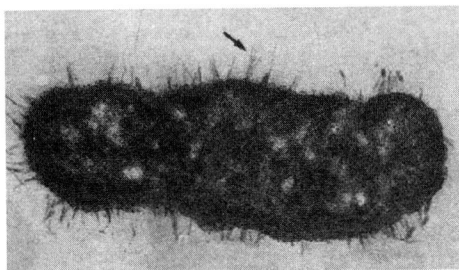

图 1-46　奇异变形杆菌菌毛电镜照片

（1）普通菌毛（common pilus）　广泛存在于肠道细菌中，遍布于细菌细胞表面，每个细胞有 50~400 根菌毛，具有普通菌毛的细菌能通过菌毛黏附在多种细胞上，由此获得立足点，进而侵入黏膜引起感染，所以普通菌毛的黏附作用与致病菌的致病性有关。

（2）性菌毛（sex pilus） 性菌毛比普通菌毛稍长而粗，数量较少，一个细菌细胞只有 1~4 根性菌毛。带有性菌毛的细菌具有致育性，称 F⁺ 菌株，它在细菌的接合中与遗传物质的传递有关；同时，性菌毛也是某些噬菌体吸附的受体。

4. 芽孢

某些细菌，特别是 G⁺ 杆菌，生长到一定阶段，在细胞内形成一个圆形或椭圆形的、折光性强的特殊结构称为芽孢（spore），又称内生孢子（endospore）。芽孢对不良环境条件具有特殊抗性，能否形成芽孢是细菌种的特性，产生芽孢的杆菌中有需氧型芽孢杆菌属（Bacillus）和厌氧型梭状芽孢杆菌属（Clostridium）。细菌芽孢具有各种不同的类型，如图 1-47 所示，各种细菌芽孢着生的位置、形状、大小因菌种而异，故芽孢具有分类学意义，如枯草芽孢杆菌、炭疽芽孢杆菌、蜡状芽孢杆菌（Bacillus cereus）的芽孢位于菌体中央，卵圆形，比菌体小（图 1-48）；破伤风梭菌（Clostridium tetani）的芽孢却位于菌体一端，正圆形，直径比菌体大，呈鼓槌状（图 1-49）。

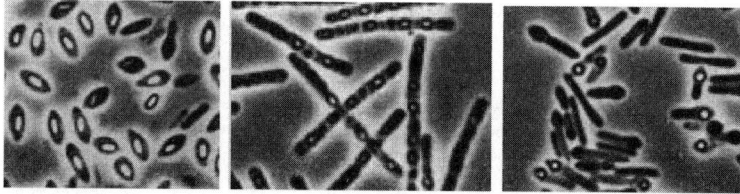

图 1-47 细菌芽孢的各种类型

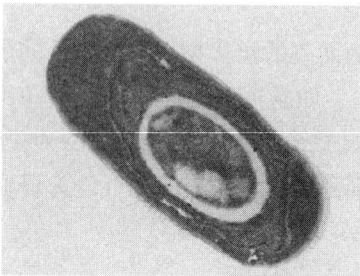

图 1-48 蜡状芽孢杆菌芽孢电镜照片

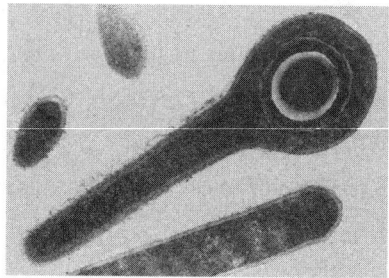

图 1-49 破伤风梭菌芽孢电镜照片

细菌芽孢的结构如图 1-50 所示，由芽孢外壁、芽孢壳、皮层、芽孢壁和核心组成，芽孢核心含有核糖体和类核。芽孢具有厚而致密的芽孢壳，不易着色，必须采用特殊的芽孢染色法着色，才能在光学显微镜下观察到。在电子显微镜下，观察各种细菌的芽孢表面，可见到不同的形态，有的光滑，有的表面有脉纹或沟嵴，脉纹一般纵向。

芽孢的特点是具有较强的耐热性，如枯草芽孢杆菌的芽孢，在沸水中能存活 1h，而肉毒梭状芽孢杆菌的芽孢，即使在 180℃ 的干热中，仍可存活 10min，这对医疗卫生、发酵工业和食品工业都带来严重危害。芽孢耐热的主要原因可能与下列因素有关：① 芽孢含水量低，蛋白质受热不易变性；② 芽孢壳致密且厚，通透性低，能阻止化学药品等的渗入；③ 芽孢形成时合成了一些较繁殖体具有更强耐热性的酶类；④ 芽孢皮层中含有 2，6 - 吡啶二羧酸钙（dipicolinic acid，DPA）盐，可增强其耐热性。

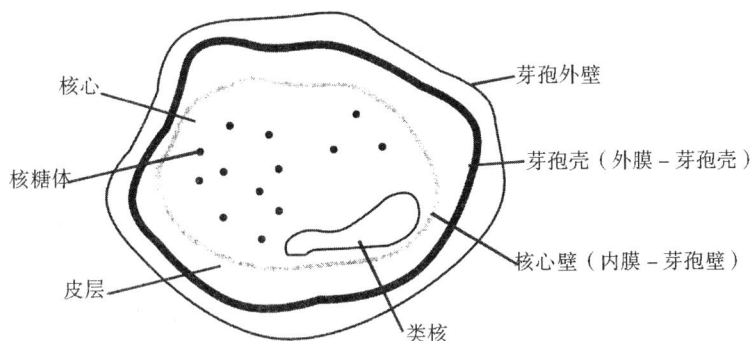

图 1 - 50　细菌芽孢的结构示意图

芽孢多形成于细菌对数生长期末期，与营养的消耗、代谢产物的积累等环境因素有关，但能否形成芽孢是由细菌基因组决定的。芽孢具有菌体的酶和核质等成分，故能保持细菌生命活动的延续。细菌芽孢形成时，细菌染色体首先发生构型变化，两条染色体凝集成束状，通过中介体与细胞膜相连；细胞质膜藉中介体内陷、延伸，形成双层膜，构成芽孢的横隔壁，将核质与一部分细胞质包围，形成细胞不对称分裂，从而形成小体积部分的前芽孢（forespore）；前芽孢合成 DPA 并累积钙离子，堆积成皮层，并以外膜包围；再在外膜的外面形成芽孢壳和芽孢外壁。

值得注意的是：一个细菌的营养细胞只能形成一个芽孢，而一个细菌芽孢只萌发成一个细菌营养体。所以，芽孢与细菌的繁殖体不同，一般认为它是细菌的休眠体。

芽孢杆菌属中有些种如苏云金芽孢杆菌、杀螟杆菌等在形成芽孢的同时，在细胞内产生一种晶状多肽类内含物称伴孢晶体（spore - companioned crystal），一个细菌一般只产生一个伴孢晶体，它呈斜方形、方形或不规则形。伴孢晶体是一种毒性晶体，对很多昆虫主要是鳞翅目的昆虫有毒害作用，而这种毒素对人畜的毒性却很低，故国内外均将苏云金杆菌、杀螟杆菌以工业化方式大量生产菌粉，以杀死某些农业害虫，是一种较为理想的杀虫剂，亦是生物防治的主要手段之一。

三、细菌的生长与繁殖

细菌是非常微小而又原始的生物，所以它们的繁殖方式及在培养基上的生长情况与高等动、植物细胞有较大的差异。

（一）细菌的繁殖方式

细菌主要以无性二分裂方式繁殖（裂殖），即细菌生长到一定时期，在细胞中间逐渐形成横隔由一个母细胞分裂为两个大小相等的子细胞。细胞分裂是连续的过程，分裂中的两个子细胞形成的同时，在子细胞的中间又形成横隔，开始细菌的第二次分裂。有些细菌分裂后的子细胞分开，形成单个的菌体，有的则不分开，形成一定的排列方式，如链球菌、链杆菌等。

采用电子显微镜研究细菌的分裂过程表明，细菌细胞分裂大致可经过核物质与细胞

31

质分裂，横隔壁形成和子细胞分离等过程。细菌细胞分裂时，核质 DNA 与中介体或细胞膜相连，首先 DNA 复制并向细胞两端移动，与此同时，细菌细胞膜向内凹陷并形成一垂直于细胞长轴的细胞质隔膜，使细胞质和核质均匀分配到两个子细胞中。其次细胞形成横隔壁，在细胞膜不断内陷，形成子细胞各自的细胞质膜同时，母细胞的细胞壁也从四周向中心逐渐延伸。最后，逐渐形成子细胞各自完整的细胞壁。接着，子细胞分裂，形成两个大小基本相等的子细胞。

细菌繁殖速度快，一般细菌 20~30min 便分裂一次，即为一代。接种于肉汤培养中的细菌在适宜的温度下迅速生长繁殖，肉汤很快即可变浑浊，表明有细菌的大量生长。有些细菌，如结核分枝杆菌的繁殖速度较慢，需 15~18h 才能繁殖一代。

（二）细菌的菌落特征

当细菌划线接种到固体平板培养基上后，在适宜的培养条件下，细菌便迅速生长繁殖。由于细菌细胞受固体培养基表面或深层的限制，故不能像在液体培养基中那样自由扩散，因此繁殖的菌体常聚集在一起，形成了肉眼可见的细菌集落，通常称之为菌落（colony）。由于平板划线的分散作用，单个菌落来源于细菌的一个细胞，生长一定时间后便肉眼可见，挑选一个菌落移种到另一固体斜面培养基上，即可获得细菌的纯培养。

各种细菌在一定条件下形成的菌落均具一定的特征（图 1-51），包括菌落的大小、形状、光泽、颜色、硬度、透明程度等，所以细菌菌落特征是细菌菌种鉴定的重要依据，在细菌分类学上具有重大意义。

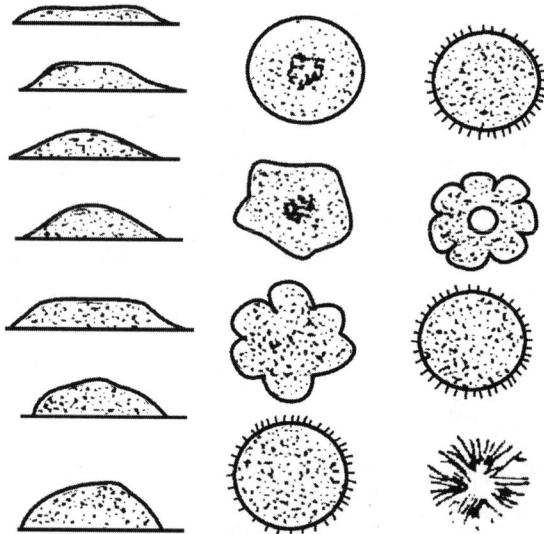

图 1-51 细菌的菌落特征

菌落特征决定于组成菌落的细胞结构与生长行为，如细菌的荚膜，它的存在与否和菌落形态等有直接关系。肺炎链球菌因具有荚膜就形成光滑型菌落，其表面光滑黏稠，不具荚膜的菌株形成的菌落为粗糙型，菌落表面干燥、有皱折，表明菌落特征和细菌细胞的结构密切相关。

菌落的形状和大小不仅决定于菌落中细胞的特性，而且也受到周围菌落的影响，菌落靠得太近，由于营养物质有限，有害代谢物的分泌和积累，因而生长受到抑制。所以在平板分离菌种时，常可看到平板上互相靠近的菌落都较小，而那些分散开的菌落均较大。即使在同一菌落中，由于各个细菌细胞所处的空间位置不同，在营养物的摄取及空气供应等方面亦都不一样，所以在生理上、形态上亦或多或少会有所差异。

在平板培养基上形成的菌落往往有 3 种情况，即表面菌落、深层菌落和底层菌落，上面所介绍的菌落特征都是指表面菌落。某些细菌在明胶培养基中生长繁殖时，能产生明胶酶水解明胶。如果将这些菌种穿刺接种在盛有明胶培养基的试管中，则由于明胶被水解形成不同形状的溶解区，由于一定的细菌形成一定形状的溶解区，所以是细菌分类的项目之一。

四、细菌的应用

细菌种类繁多，和人类有着密切的关系，表现在有害和有益两个方面。微生物药学工作者的任务是要利用微生物为药物生产服务，寻找有效的药物来杀灭或抑制病原性微生物，更好地为人类服务。

（一）细菌在制药工业中的作用

细菌在医药工业上具有重要的作用。首先，细菌可用于药物抗生素、氨基酸、维生素的生产。如多黏芽孢杆菌产生的多黏菌素能抑制革兰阴性菌（如铜绿假单胞菌）的生长，具有抗菌作用的杆菌肽也是由细菌产生；细菌可合成一系列药用的氨基酸，如 L-谷氨酸、L-赖氨酸、L-苯丙氨酸和 L-丙氨酸等，它们都是氨基酸输液的重要原料；细菌可合成维生素 B_2、维生素 B_{12} 和维生素 C 等，故可用于维生素的生产，目前临床上使用的一些益生菌微生物制剂（如乳酸链球菌、乳酸乳杆菌和双歧杆菌等）具有改善人体肠道功能和合成某些维生素的作用；细菌可作为某些酶的来源而用于酶制剂的生产和甾体化合物等的微生物转化，如枯草芽孢杆菌用于 α-淀粉酶的生产，采用微生物来源的酶可合成一系列新的药物及其中间体。

现代基因工程技术已进一步拓展了细菌在药物研究和生产领域的应用范围。将目的基因克隆到细菌宿主细胞可生产一系列基因工程蛋白质药物，如干扰素、白细胞介素、胰岛素、人生长因子、肿瘤坏死因子和链激酶等；同时，通过基因工程技术，可获得一系列的高产菌株，大幅度提高细菌生产药物的能力和降低药物生产成本。

代谢工程研究表明，可根据需要改变细菌的代谢途径，从而大规模培养细菌细胞并积累所需的代谢产物。

（二）细菌的致病性

细菌虽然在医药工业上具有重要作用，但它又能使动物和人类致病，而且相当部分人畜疾病是由细菌引起的，所以它对人类的健康带来严重的危害。凡能引起人体或动物疾病的细菌称为致病菌或病原菌（pathogenic bacteria）。而传染（infection）是指病原菌侵入机体后，在一定的部位生长繁殖，进一步表现出临床症状。病原菌的致病作用取决于它的毒力、入侵数量和入侵途径。

1. 毒力

毒力（virulence） 是指病原菌致病性的强弱程度，具有菌株或型的差异，一般以

33

半数致死量（LD_{50}）表示，即采用一定途径感染实验动物使其半数死亡所需的最小细菌量。毒力与细菌的侵袭力和细菌毒素有关。致病菌首先需借助于其表面结构，如菌毛、鞭毛或荚膜等黏附到宿主细胞表面，并侵入宿主细胞。有些病原菌可产生一些侵袭性酶类，如血浆凝固酶、透明质酸酶、链激酶、胶原酶、SIgA（分泌型免疫球蛋白 A）酶等，病原菌借助于这些酶类感染宿主并进行大量繁殖并产生内毒素或外毒素，对机体产生致病作用。

（1）侵袭力 是病原菌破坏机体防御功能而在体内迅速生长繁殖和扩散蔓延的能力，它主要包括三个方面，即病原菌的吸附与侵入能力、繁殖与扩散能力和对宿主细胞防御功能的抵抗力。

①吸附与侵入能力 病原菌可通过外伤、蚊虫叮咬或与宿主细胞直接吸附而侵入机体。G^-细菌通常借助于菌毛，G^+细菌则常借助于其细胞表面的毛发样突出物（如 A 族链球菌的膜磷壁酸）。细菌吸附具有组织特异性，如痢疾杆菌吸附于结肠黏膜上，A 族链球菌吸附于咽喉部，吸附作用的组织特异性与宿主细胞表面致病菌的特异性受体有关，它是致病菌感染机体的开始。

②繁殖与扩散能力 由于机体的自我保护作用，细菌由侵入部位向周围和深层组织扩散必须破坏机体组织屏障，这是通过细菌产生的一些侵袭性酶类来实现的。

血浆凝固酶（coagulase）：使血液凝固成纤维蛋白屏障，保护病原菌免受宿主吞噬细胞的吞噬和抗体的中和作用，如金黄色葡萄球菌。

透明质酸酶（hyaluronidase）：又称扩散因子（spreading factor），可水解机体结缔组织中的透明质酸，使组织疏松并增加通透性，有利于病原菌的扩散如产气荚膜杆菌和乙型溶血型链球菌。

链激酶（streptokinase）：激活血浆中纤维蛋白酶原并形成纤维蛋白酶，酶解血浆中的纤维蛋白凝块，即凝血成分，便于病原菌在机体内扩散，如乙型溶血型链球菌。

胶原酶（collagenase）：水解肌肉和皮下结缔组织中的胶原蛋白，便于细菌在组织中扩散，如产气荚膜杆菌。

SIgA（分泌型免疫球蛋白 A）酶：破坏黏膜表面的 SIgA，有利于病原菌的黏附和扩散，如淋病奈瑟菌。

（2）对宿主细胞防御功能的抵抗力 病原菌借助其表面结构或细菌细胞产生的毒性物质等对抗宿主细胞的吞噬作用。如肺炎链球菌表面的荚膜、大肠杆菌的 K 抗原、金黄色葡萄球菌的 A 蛋白、沙门菌的 Vi 抗原、链球菌的 M 蛋白等均可对抗吞噬细胞的吞噬作用。

（3）毒素 细菌的毒素（toxin）可分为外毒素（exotoxin）和内毒素（endotoxin）。外毒素是细菌细胞在生长繁殖过程中分泌到胞外培养液中的毒性蛋白，主要由 G^+ 细菌产生，如白喉杆菌产生的白喉毒素、破伤风梭菌产生的破伤风毒素等。少数 G^- 细菌如痢疾杆菌、霍乱弧菌等也能产生外毒素。内毒素是 G^- 细菌细胞壁成分中的脂多糖（LPS），细菌自溶或裂解后，脂多糖释放出来。内毒素无组织和细胞特异性，可引起机体发热。注射药品须按《中国药典》规定进行细菌内毒素检查。细菌外毒素和内毒素的区别如表 1-3。

表 1 – 3　细菌外毒素和内毒素的比较

	细菌外毒素	细菌内毒素
细菌来源	G^+ 细菌和部分 G^- 细菌分泌到胞外	G^- 细菌细胞壁成分，菌体自溶或裂解时释放
化学成分	蛋白质	脂多糖
热稳定性	60～80℃、30min 被破坏	耐热性强，250℃、30min 被破坏
抗原性	强，刺激机体产生抗毒素（抗体）	弱，刺激机体产生抗菌性抗体
类毒素	0.4% 甲醛处理可除去毒性制备类毒素	不能制备类毒素
毒性	强，具组织特异性，引起特殊病变，不引起机体发热	弱，不具组织特异性，病理作用大致相同，引起机体发热
编码基因	常为质粒	细菌染色体

2. 病原菌的侵入数量

正常机体对病原菌的侵入有一定的抵抗力，只有当病原菌侵入机体的数量足够多时才能使机体致病。致病菌的毒力越强，致病所需的细菌细胞就越少。如具有强毒力的鼠疫杆菌只需数个菌侵入便可感染致病，而伤寒沙门菌则需摄入几亿至几十亿细菌细胞才能致病。

3. 病原菌的侵入途径

常见的病原性细菌的某些生物学特性、致病性等列表介绍（表 1 – 4）。病原菌感染宿主菌需通过适当的感染途径，它与细菌的种类有关。细菌感染途径主要有：① 消化道感染，如伤寒沙门菌、痢疾杆菌只有侵入消化道才能引起肠道传染病；② 深部创口，如破伤风梭菌为厌氧菌，只有侵入深部创口才能致病，而经口则不引起疾病；③ 呼吸道感染，如肺炎链球菌、脑膜炎奈瑟菌均可经呼吸道感染致病；④ 有些细菌可通过多种途径感染，如结核分枝杆菌和炭疽杆菌可通过呼吸道、消化道及皮肤伤口均可引起感染。

4. 病原菌的感染类型

病原菌的感染类型包括隐性感染（inapparent infection）和显性感染（apparent infection）。隐性感染是指机体抵抗力较强且侵入的病原菌数量少和致病菌毒力较弱，病原菌的感染对机体不产生明显的临床症状。显性感染即传染病，是指病原菌感染机体并出现了明显的临床症状，如：① 毒血症，病原菌在机体局部生长繁殖，不侵入血流，其产生的毒素进入血流引起特殊的毒性症状，如白喉和破伤风等；② 菌血症，病原菌由局部侵入血流，但不在血流中大量繁殖，无明显中毒症状，如伤寒早期可发生菌血症；③ 败血症，病原菌侵入血流并在血液中大量繁殖，使机体严重损伤并产生明显的全身中毒等临床症状，如铜绿假单胞菌等引起的败血症；④ 脓毒血症，化脓性细菌引起败血症时，病原菌通过血流扩散至机体组织和脏器并引起多发性化脓性症灶，如金黄色葡萄球菌可引起脓毒血症。另外，经隐性感染或传染病痊愈后，病原菌可能在机体内继续存在，并不断向体外排出致病菌，称为带菌状态。处于带菌状态的人称为带菌者，带菌者也是重要的传染源。

五、常见的病原性细菌

能致病的细菌种类很多，现将常见的病原性细菌的某些生物学特性、致病性等列表介绍如下（表 1 – 4）。

表1-4 常见的病原性细菌

		菌名（属名）	毒力	传染途径	主要所致疾病
G⁺球菌		金黄色葡萄球菌（葡萄球菌属）	血浆凝固酶 肠毒素 溶血素 杀白细胞素	创伤、消化道	疖、痈、伤口化脓、败血症、脓毒血症、食物中毒
		乙型溶血性链球菌（链球菌属）	透明质酸酶 链激酶 链道酶 溶血酶	创伤、呼吸道	淋巴管（结）炎 蜂窝织炎 猩红热 扁桃体炎
		肺炎链球菌（链球菌属）	荚膜	呼吸道	大叶性肺炎
G⁻球菌		淋球菌（奈瑟菌属）	菌毛、外膜蛋白等	性接触	淋病
		脑膜炎双球菌（奈瑟菌属）	内毒素	呼吸道	流行性脑脊髓炎
G⁻杆菌		大肠杆菌（埃希菌属）	K抗原 菌毛 内毒素 肠毒素	消化道、泌尿道	（条件性致病菌）肠道感染、泌尿系统感染、胆囊炎、腹膜炎、败血症等
		伤寒杆菌 副伤寒杆菌 肠炎杆菌（沙门菌属）	Vi抗原 内毒素	消化道	腹泻 肠热症（伤寒、副伤寒） 食物中毒
		志贺痢疾杆菌 福氏痢疾杆菌 宋内痢疾杆菌（志贺菌属）	菌毛 内毒素	消化道 细菌性痢疾	
		铜绿假单胞菌（假单胞菌属）	内毒素、外毒素	继发性创面感染	（条件性致病菌）化脓性炎症 败血症
		百日咳杆菌（包特菌属）	荚膜 内毒素 外毒素	呼吸道	百日咳
G⁻弧菌		霍乱弧菌 ELTor弧菌（弧菌属）	肠毒素	消化道	霍乱、副霍乱
G⁺杆菌		白喉杆菌（棒状杆菌属）	外毒素	呼吸道	白喉
	抗酸菌	结核杆菌（分枝杆菌属）	胞壁	消化道 呼吸道 皮肤、黏膜	结核
		麻风杆菌（分枝杆菌属）		呼吸道黏膜 破损皮肤	麻风

续表

	菌名（属名）	毒力	传染途径	主要所致疾病
G⁺厌氧芽孢杆菌	破伤风梭菌（梭状芽孢杆菌属）	外毒素（痉挛毒素）	深部创伤感染	破伤风
	产气荚膜梭菌（梭状芽孢杆菌属）	荚膜透明质酸酶胶原酶卵磷脂酶	创伤	气性坏疽
	肉毒梭菌（梭状芽孢杆菌属）	外毒素	消化道	食物中毒
G⁺需氧芽孢杆菌	炭疽杆菌（芽孢杆菌属）	荚膜、炭疽毒素	皮肤黏膜呼吸道消化道	炭疽

第二节 放 线 菌

放线菌（Actinomycetes）是一类呈分枝状生长，主要以孢子繁殖，革兰染色多为阳性的单细胞原核细胞型微生物。放线菌是细菌中的一种特殊类型，Cohn（1875 年）自人泪腺感染病灶中分离到一株丝状病原菌，即链丝菌（*Streptothrix*），其菌落中的菌丝常从一个中心向四周辐射状生长，并因此而得名。1877 年，Harz 从牛颚肿病病灶中分离得到类似的病原菌，并命名为牛型放线菌（*Actinomyces bovis*），该种类型病原菌属于专性寄生的厌氧型微生物。后来又相继发现了许多需氧型的腐生型放线菌。

放线菌在自然界分布广泛，主要以孢子或菌丝状态存在于土壤、空气和水中，特别以含水量低、有机质丰富、中性偏碱性的土壤中数量最多，每克土壤中孢子数高达 10^7 个。泥土所特有的"泥腥味"主要由放线菌产生的代谢产物土腥味素（geosmin）所引起。

放线菌与人类的生产和生活关系极为密切，最突出的特性是能产生大量的、种类繁多的抗生素，其中许多具有重要的医用价值而被应用于临床，广泛应用的抗生素中约70% 是各种放线菌所产生。一些种类的放线菌还能产生各种酶制剂、维生素 A、维生素 B_{12} 和有机酸等。弗兰克菌属（*Frankia*）为非豆科木本植物根瘤中有固氮能力的内共生菌。此外，放线菌还可用于甾体转化、烃类发酵、石油脱蜡和污水处理等方面。随着放线菌生物多样性的研究进展，放线菌仍然具有产生新的生物活性物质的潜在能力，如近年来筛选到的许多新的生化药物多数是放线菌的次级代谢产物，包括抗癌剂、酶抑制剂、抗寄生虫剂、免疫抑制剂和农用杀虫（杀菌）剂等。少数放线菌也会对人类构成危害，引起人和动植物病害，如人和动物的皮肤病、肺部和足部感染、脑膜炎及马铃薯和甜菜的疮痂病等。因此，放线菌与人类关系密切，在医药工业上有重要意义。

一、放线菌的分类地位

放线菌在形态上呈分枝状的菌丝体和孢子，在固体培养基上的生长状态很像霉菌，

37

19世纪以前人们曾将放线菌归于真菌中。随着科学的发展和新技术的应用，近代生物学手段的研究结果表明，放线菌是属于一类具有分枝状菌丝体的细菌。主要根据为：①菌丝直径与细菌直径基本相似；②细胞结构和化学组成与细菌相似，细胞壁主要成分为肽聚糖，并含有DAP，细胞质中缺乏各种细胞器，有原始核结构，无核膜和核仁，其核由缠绕的DNA组成，核蛋白体同为70S；③生长最适酸碱度与细菌相似，均是中性偏碱性；④对抗生素的敏感性与细菌相似，放线菌对溶菌酶和抗生素敏感，对抗真菌抗生素不敏感；⑤繁殖方式与细菌相似，均为无性繁殖；⑥核酸含量接近，DNA重组方式相同。多数放线菌中都含有核以外的遗传物质——质粒，DNA的序列分析及核酸杂交结果表明，两者的DNA特别是16S rRNA有一定的同源性。

　　Strackebrandt和Woese根据16S rRNA相似性，DNA – RNA杂交和DNA – rRNA杂交的结果，认为放线菌是高（G + C）mol%（一般在60% ~ 72%）、革兰阳性细菌的一个分支。1987年，Woese通过对500多种生物的16S rRNA序列的系统发育学分析，提出了生命的三域（Domain）学说，即真细菌域（Eubacteria）、古细菌域（Archaebacteria）和真核生物域（Eucaryota）。其中放线菌被归于真细菌域的第14门，该门只有放线菌纲。

二、放线菌的形态学

　　放线菌的种类很多，多数具有发育良好的菌丝体，少数为杆状或原始丝状的简单形态。下面以种类最多、分布最广、形态特征最典型的链霉菌属为例阐述其形态构造。链霉菌主要由菌丝（mycelium）和孢子（spore）两部分结构组成。

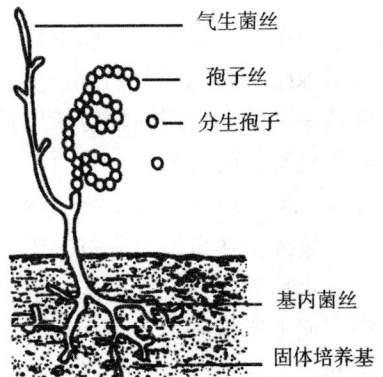

图1 – 52　链霉菌的形态结构模式图

（一）菌丝

　　链霉菌的细胞呈丝状分枝，不同发育阶段的菌丝分化程度不同，根据菌丝的着生部位、形态和功能可分为基内菌丝（substrate mycelium）、气生菌丝（aerial mycelium）和孢子丝（sporebearing filament），见图1 – 52。

1. 基内菌丝

　　基内菌丝是生长在培养基内的菌丝，是最早发育成熟的，其主要生理功能是吸收营养，又称初级菌丝（primary mycelium）或营养菌丝（vegetative mycelium）。

　　基内菌丝的长度差异较大，短的不足$100\mu m$，长的可达$600\mu m$以上。基内菌丝较细，直径$0.5 \sim 0.8\mu m$，多分枝。

　　基内菌丝颜色较浅，有的基内菌丝能产生白、黄、橙、红、绿、紫、蓝、褐、黑色等不同颜色的水溶性和脂溶性色素。若是脂溶性色素，则使其菌落或菌苔的背面呈现相应色素的颜色；若是水溶性色素，则可以扩散到培养基内，使培养基呈现相应色素的颜色。基内菌丝的颜色及是否产生水溶性色素在放线菌的分类鉴定上是定种的重要依据。

2. 气生菌丝

气生菌丝是基内菌丝发育到一定阶段，向空气中生长的菌丝体，又称为二级菌丝（secondary mycelium）。

在显微镜下观察，气生菌丝直径比基内菌丝直径粗，直径为 $1.0 \sim 1.5 \mu m$，长度相差悬殊，呈直形或弯曲形。

气生菌丝颜色一般比基内菌丝的颜色深，气生菌丝同样可以分泌一些色素，多数为脂溶性色素，使菌落或菌苔的表面呈现该色素的颜色。

3. 孢子丝

孢子丝是气生菌丝生长发育到一定阶段分化成的可产孢子的菌丝。孢子丝的主要功能是产生孢子进行繁殖，又称繁殖菌丝或产孢菌丝。

孢子丝的形态和在气生菌丝上的排列方式随菌种而异，孢子丝形状有直形、波曲形、螺旋形。螺旋形的孢子丝较为常见，其螺旋的松紧、大小、螺数和螺旋方向因菌种而异。孢子丝着生方式有互生、轮生或丛生等，见图 1 - 53，孢子丝的这些特征是放线菌分类鉴别的重要依据。

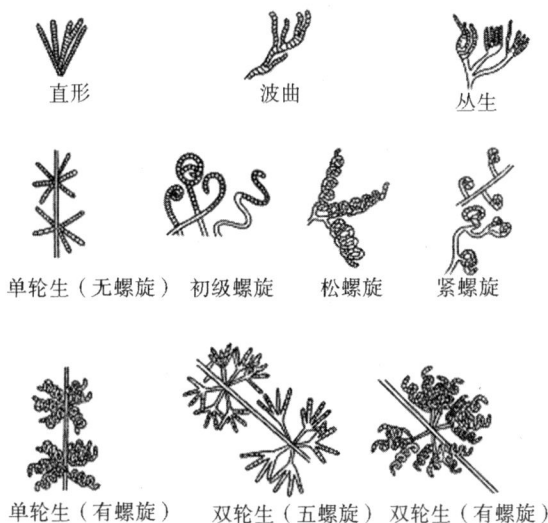

图 1 - 53 放线菌孢子丝的各种形态和着生方式

（二）孢子

孢子丝生长到一定阶段即可分化形成孢子，形成无性孢子是放线菌的主要繁殖方式。

1. 孢子的形态特征

在光学显微镜下，放线菌的孢子呈圆形、椭圆形、杆形、梭形等。即使从同一孢子丝上分化出来的孢子，其形状和大小可能也有差异，因此，孢子的形态和大小不能笼统地作为分类鉴定的依据。

在扫描电子显微镜下还可看到孢子的表面结构（图 1 - 54），有的光滑、有的带有疣状或毛发状突起。孢子的表面结构与孢子丝的形状有一定关系，一般直形或波曲形的孢子丝形成的孢子表面光滑；而螺旋形孢子丝分化形成的孢子，其表面一般带刺或毛发状突起。

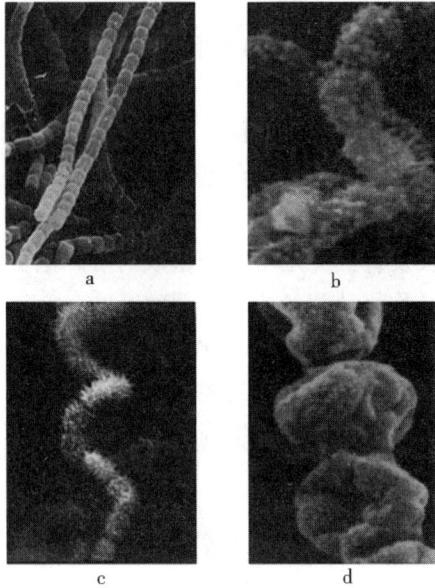

图1-54 放线菌孢子的表面结构特征

a. 表面光滑呈竹节状　b. 表面呈短刺状　c. 表面呈毛发状　d. 表面呈疣状

放线菌的孢子成熟后一般能分泌脂溶性色素，使带有孢子堆的菌落表面呈现一定的颜色。孢子的颜色与其表面结构也有一定的关系，白色、黄色、淡绿色、灰黄色、淡紫色的孢子表面一般都是光滑型的；粉红色孢子只有极少数带刺或疣状突起；黑色孢子绝大部分都带刺或疣状突起。

孢子的颜色和其表面特征在一定条件下比较稳定，故可以作为菌种鉴定的依据之一。

2. 孢子的形成过程

利用电子显微镜对放线菌超薄切片观察，结果表明孢子丝形成孢子采用横隔分裂方式。该分裂方式的主要特征是在孢子丝中出现横隔膜，每两个横隔膜之间形成孢子。横隔分裂有两种方式：①细胞膜内陷，再由外向内逐渐收缩形成横隔膜，将孢子丝分割成许多分生孢子；②细胞壁和质膜同时内陷，再逐渐向内缢缩，将孢子丝缢裂成一串分生孢子。

3. 孢子的萌发

孢子成熟后散落在周围环境中，遇到合适的条件萌发，孢子首先长出芽管，由芽管进一步延长，长出分枝，越来越多的分枝密集成营养菌丝体，最后发育为成熟的菌丝体。

放线菌也可借菌丝断裂的片段形成新的菌体，起到繁殖作用，液体发酵一般都是由菌丝体断裂繁殖的。

（三）放线菌的细胞结构

放线菌细胞的结构与细菌相似，都具备细胞壁、细胞膜、细胞质、核物质等基本结构。个别种类的放线菌也具有细菌鞭毛样的丝状体，但一般不形成荚膜、菌毛等特殊结构。放线菌的孢子在某些方面与细菌的芽孢有相似之处，都属于内源性孢子，但细菌的芽孢仅是休眠体，不具有繁殖作用；而放线菌孢子则是一种无性繁殖方式。

1. 细胞壁

放线菌细胞壁的结构、组成与革兰阳性细菌相似，含有肽聚糖、胞壁酸、多糖等，但不同种属的成分并不相同。1976 年 Lechevalier 夫妇根据菌丝形态和细胞壁化学组成将需氧放线菌分为 9 个细胞壁类型，放线菌细胞壁类型的主要构成见表 1 – 5。

表 1 – 5　放线菌细胞壁类型的主要构成

细胞壁类型	主要组分	代表菌属
I	L – 二氨基庚二酸（DAP），甘氨酸	链霉菌属
II	meso – 二氨基庚二酸（DAP），甘氨酸	小单孢菌属
III	meso – 二氨基庚二酸（DAP）	马杜拉放线菌属
IV	meso – 二氨基庚二酸（DAP），阿拉伯糖，半乳糖	诺卡菌属
V	赖氨酸，鸟氨酸	放线菌属
VI	赖氨酸，天冬氨酸，半乳糖	厄氏菌属
VII	2，4 – 二氨基丁酸（DAB），甘氨酸	农壤霉菌属
VIII	鸟氨酸	双歧杆菌属
IX	meso – 二氨基庚二酸（DAP），多种氨基酸	枝动菌属

在不同种类的放线菌中，短肽侧链上的氨基酸组成略有差异，这些差异常用于对放线菌的分类及鉴定。

2. 细胞膜

放线菌的细胞膜是紧贴细胞壁包含细胞质及拟核的一层膜状结构。该膜与细菌的细胞膜在结构、化学组成及生物学功能上都极为相似。细胞膜最重要的作用就是选择性地进行营养物质的运输及排除代谢废物，特别是营养菌丝，其细胞膜上种类丰富的载体蛋白，在放线菌从周围环境吸收营养物质过程中发挥着重要作用。此外，膜上的各种极性类脂、非极性类脂及细胞色素和醌类等物质在组成细胞膜结构、参与能量代谢及对放线菌的化学分类中都有重要意义。

与细菌相似，放线菌的细胞膜也能特化形成中介体。由于放线菌是丝状菌丝体，其细胞膜形成的中介体数目较多。中介体的形成，有效地扩大了细胞膜的比表面积，丰富了酶的种类和数量，更有利于在细胞膜上进行电子传递。

3. 细胞质及内含物

放线菌是单细胞丝状体，菌丝无横隔，整个细胞质是贯通的。细胞质主要是由蛋白质、核酸、糖类、脂类、无机盐和大量的水所组成的半透明胶状物，其中水的含量为60% ~80%，尤其是基内菌丝的含水量更高。放线菌细胞质中的糖和其细胞壁中的糖合称为全细胞糖。不同种类放线菌的全细胞糖类型不同，1976 年 Lechevalier 夫妇根据菌丝化学组成将需氧放线菌分为 4 个糖型，细胞壁的 4 个糖型，见表 1 – 6。

表 1 – 6 放线菌全细胞糖型

糖型	特征性糖	代表菌属
A	阿拉伯糖，半乳糖	诺卡菌属，红球菌属，假诺卡菌属
B	马杜拉糖	马杜拉放线菌属，嗜皮菌属，弗兰克菌属
C	无特征性糖	嗜热单胞菌属，链霉菌属，束氏放线菌属
D	阿拉伯糖，木糖	小单孢菌属，游动放线菌属

全细胞糖型在放线菌的传统分类中常作为分类指标。

4. 核物质

放线菌的核物质同细菌的核物质一样，都为一条共价、闭合、环状、以超螺旋形式存在的双链 DNA 分子，又称核质体（nuclear body）或拟核。由于放线菌菌丝的细胞质是连通的，故其核质体的数目较多，为典型的多核细胞。菌丝中所含的核质体数一般与菌丝的生长速度有关，在快速生长的菌丝中，核质体 DNA 可占细胞总体积的 15% ~ 20%。

三、放线菌的生长和繁殖

放线菌适应环境能力强，能在相对短时间内生长繁殖、延续后代。

（一）放线菌的培养与生长

除致病类型放线菌外，放线菌多为需氧菌，生长最适温度为 28 ~ 30℃，最适 pH 7.0 ~ 7.6。自然环境中的放线菌多属于化能异养型微生物，营养要求不高，利用的碳源主要是葡萄糖、麦芽糖、淀粉和糊精，由于多数放线菌分解淀粉能力较强，故培养基中大多加有一定量的淀粉。氮源以鱼粉、蛋白胨、玉米浆和一些氨基酸为宜。由于放线菌对无机盐要求较高，一般培养基中需要加入多种无机盐及微量元素，如钾、钠、硫、磷、镁、铁和锰等。

放线菌的培养可采用固体培养和液体培养两种方式。固体培养一般可以积累大量的孢子；液体培养常可获得大量的菌丝体。在抗生素生产中，一般采用液体培养，并在发酵罐中通入无菌空气，以增加发酵液的溶氧。

（二）放线菌的繁殖方式和生活史

1. 繁殖方式

放线菌的繁殖方式简单，只有无性繁殖，即由菌丝细胞自身完成。多数放线菌通过形成无性孢子（asexual spores）和菌丝断裂（mycelium break）两种方式进行繁殖，以前者最为常见。

（1）无性孢子　放线菌产生的无性孢子类型主要有三种：①由气生菌丝特化的孢子丝发育形成，也称为分生孢子，多数放线菌如链霉菌属的微生物普遍采用这种方式；②由高度特化的孢囊发育形成，当孢囊成熟后，孢囊破裂并释放大量的孢子，孢子囊可在气生菌丝上形成，如链孢囊菌属，也可在基内菌丝上形成，如游动放线菌属，或二者均可生成；③由基内菌丝特化的孢子囊梗发育形成，孢子一般单个着生，如小单孢菌属的放线菌采用这种方式。

（2）菌丝断裂　菌丝断裂即菌丝断裂的片段形成新菌体的繁殖方式，常见于液体培养中，由于震荡、机械搅拌等因素作用，常常导致菌丝断裂成小的片段，每个菌丝片段又重新生长为新的菌丝体。如在实验室进行摇瓶培养和工厂的发酵罐中进行深层液体搅拌培养时，主要以此方式大量繁殖。

2. 生活史

放线菌为原核生物，其生活史比真核生物简单得多，只有无性世代。图1-55所描绘的是链霉菌的生活史：从链霉菌的无性孢子开始，孢子萌发、生长形成基内菌丝；基内菌丝向培养基外部生长成为气生菌丝；气生菌丝成熟、特化成孢子丝；孢子丝分化、发育产生孢子。简单来说就是孢子→菌丝→孢子的循环过程。

（三）放线菌的菌落特征

放线菌菌丝较细且生长缓慢，一般需要3~7d才能形成菌落。多数菌落为圆形，略大于或接近普通细菌菌落，但比真菌菌落小得多。由于不同种类放线菌的气生菌丝发育程度不同，产孢子的能力不同，其菌落特征也有较大差异，放线菌菌落可分为两种类型。

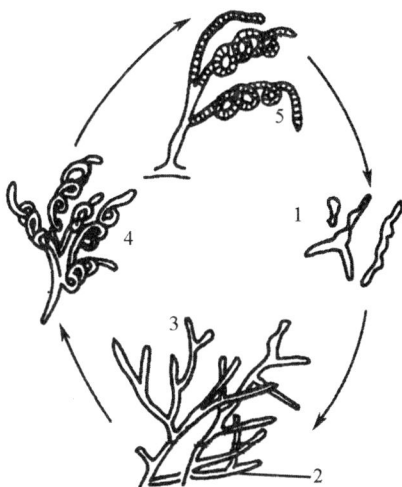

图1-55 链霉菌的生活史
1. 孢子萌发　2. 基内菌丝　3. 气生菌丝
4. 孢子丝　5. 孢子丝分化为孢子

1. 气生菌丝型

链霉菌属的菌落为此类型的典型代表。其突出特点是基内菌丝深入培养基内，与培养基结合紧密，不易被接种针挑起。气生菌丝发达，大量的气生菌丝交织在一起，形成质地紧密的菌落。菌落圆形，不扩散，有时呈同心环状。幼龄菌落表面光滑，很像细菌菌落，当孢子丝成熟时，大量孢子布满菌落表面，菌落表面干燥，呈较致密的粉末状或颗粒状。菌落在没有形成孢子之前颜色较浅，多为气生菌丝的颜色，当大量孢子成熟时，菌落呈孢子堆的颜色，菌丝体和孢子分泌的色素常不同，故菌落正面与背面常呈现不同色泽。

产生色素是气生菌丝型菌落的突出特征，基内菌丝、气生菌丝及孢子都能分泌一些色素。其中基内菌丝即能分泌水溶性色素，也能分泌脂溶性色素；气生菌丝和孢子主要分泌脂溶性色素。

2. 基内菌丝型

基内菌丝型主要指气生菌丝不发达或无气生菌丝的菌落类型。诺卡菌属的放线菌菌落为该型的典型代表。该菌属中的多数种类几乎不生成气生菌丝，基内菌丝紧贴培养基表面，在生长一定时间后基内菌丝很快断裂为杆状，因此，该类型菌落较小，与培养基结合不紧密，粉状，用接种针挑取易粉碎。

四、放线菌的代表属

（一）链霉菌属

链霉菌属（*Streptomyces*）是放线菌的代表属，是放线菌目中最大的一个属。链霉

43

菌形态上的突出特点是有发育良好的分枝状菌丝体，菌丝无横隔，分化为营养菌丝、气生菌丝、孢子丝，孢子丝再分化成孢子。链霉菌孢子对热的抵抗力比细菌芽孢弱，但强于营养体细胞。对链霉菌的保藏一般采用沙土管保藏法，在4℃的冰箱中可存活1～3年。

链霉菌属胞壁类型为Ⅰ型，全细胞糖型C，DNA的（G＋C）mol%含量为67%～78%。

已知的链霉菌属微生物有1000多种，为了分类方便，我国学者根据气生菌丝（孢子堆）的颜色、基内菌丝的颜色、可溶性色素、孢子丝的形状、孢子的形状和表面结构等特征，将本属分为14个不同的类群，每个群又包括许多不同的种。14个类群中除吸水类群和轮生类群外，其他12个类群完全是根据色素颜色的差异来划分的。在种类的鉴定中，以形态和培养特征为主、生理生化特性为辅，并结合其细胞壁组分和核酸分析的结果进行判断。

链霉菌主要分布于含水量较低、有机质丰富的中性或微碱性的土壤中，多数为腐生需氧型异养菌。链霉菌的次级代谢产物种类丰富，最重要的是产生抗生素。在微生物产生的抗生素中，来源于放线菌的占60%～65%，而其中已经发现由链霉菌产生的抗生素有近千种，应用于临床的有近百种，如灰色链霉菌（S. griseus）产生的链霉素；卡那霉素链霉菌（S. kanamycetius）产生的卡那霉素；龟裂链霉菌（S. rimosus）产生的土霉素等。此外，临床应用的井冈霉素、丝裂霉素、博来霉素、制霉菌素、红霉素等，也来源于此属的微生物。在链霉菌中也有极少数与动植物疾病有关，如疮痂链霉菌（S. scabies）能引起马铃薯和甜菜的疮痂病；索马里链霉菌（S. somaliensis）是已知的人类致病链霉菌。

（二）诺卡菌属

诺卡菌属（Nocardia）又名原放线菌属（Proactinomyces）。该属典型的特征是只有营养菌丝，气生菌丝发育不好，有的甚至不能形成气生菌丝，仅少数菌产生一薄层气生菌丝，可以产生杆状或椭圆形的孢子。基内菌丝纤细，直径为0.3～1.2μm，基内菌丝培养15h至4d，产生横隔膜，断裂成长短不一的杆状或带有部分分叉的杆状体（图1－56），以此生长成新的多核菌丝体。

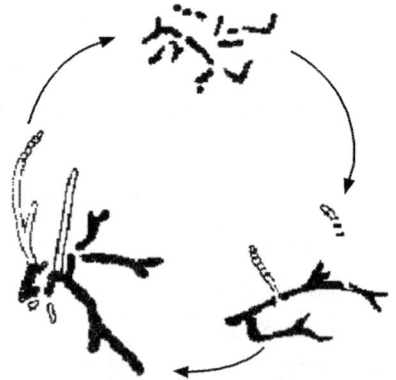

图1－56　诺卡菌的菌丝断裂现象

诺卡菌属微生物胞壁类型Ⅳ型，全细胞糖型A，DNA的（G＋C）mol%含量为64%～72%。由于细胞内含有诺卡菌酸（nocardomycolic acid），故此属微生物抗酸或部分抗酸。

诺卡菌属主要分布在土壤中，多数为需氧型腐生菌，少数为厌氧型寄生菌。繁殖速度较慢，一般需5～7d方可形成菌落，菌落比链霉菌菌落小，表面多皱，致密、干燥或湿润，用接种环一触即碎。多数诺卡菌能产生类胡萝卜色素，使菌落呈现各种颜色，如黄、黄绿、橙红色等。

本属可产生约 30 多种抗生素，如地中海诺卡菌（*N. mediterranei*）产生抗结核分枝杆菌（*Mycobacterium tuberculosis*）和麻风杆菌（*M. leprae*）的利福霉素（Rifomycin），抗革兰阳性菌的瑞斯托霉素（Ristocetin）。此外，该菌属的一些种类分解能力强，在石油脱蜡、烃类发酵、污水处理等方面发挥着重要作用。

少数诺卡菌如星形诺卡菌（*N. asteroides*）和巴西诺卡菌（*N. brasiliensis*）可引起外源性感染。星形诺卡菌常由呼吸道或创口侵入机体，引起化脓性感染。免疫力低下者，如 AIDS 患者、肿瘤患者以及长期使用免疫抑制剂的人易感。此菌侵入肺部可引起肺炎、肺脓肿，表现与肺结核和肺真菌病类似，且易通过血行播散。巴西诺卡菌可因外伤侵入皮下组织，引起慢性化脓性肉芽肿，但很少播散，表现为肿胀、脓肿。

（三）小单孢菌属

小单孢菌属（*Micromonospora*）多数种类在固体培养基上只形成基内菌丝，深入培养基内，不形成气生菌丝。基内菌丝纤细，直径 $0.3 \sim 0.6\mu m$，菌丝有分枝、无横隔，不断裂，在基内菌丝上长出短孢子梗，顶端着生一个球形或椭圆形孢子，由于孢子是单个着生的，故称为小单孢菌，见图 1-57。

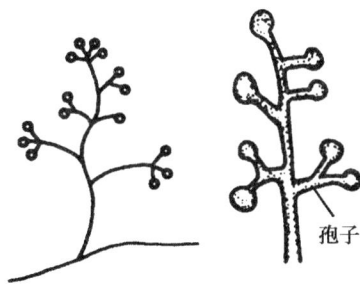

图 1-57 小单孢菌的基内菌丝及孢子

小单孢菌属微生物胞壁类型Ⅱ型，全细胞糖型 D，DNA 的（G+C）mol% 含量为 71.4% ~72.8%。

小单孢菌属一般为需氧型或微需氧型腐生菌，常分布于土壤、湖底泥土及盐地等自然环境中，该菌属的最适生长温度为 32 ~37℃，菌落较小，与培养基结合紧密，表面凸起，常呈橙黄、红、深褐或黑色。

小单孢菌属的放线菌是一类非常重要的药物微生物资源。目前从该属发现的抗生素种类仅次于链霉菌，达 450 种以上。如绛红小单孢菌（*M. purpurea*）和棘孢小单孢菌（*M. echinospora*）产生的庆大霉素（Gentamycin）；相模原小单孢菌（*M. segamiensis*）产生的小诺霉素（Segamicin，即相模湾霉素）；伊尼奥小单孢菌（*M. inyoensisycin*）产生的西索米星（Sisomycin，即紫苏霉素）等氨基糖苷类抗生素。此外，此属有的微生物还积累维生素 B_{12}，腐生型的小单孢菌还具有较强的分解纤维素、几丁质和毒物的能力，具有一定的开发价值。

（四）链孢囊菌属

链孢囊菌属（*Streptosporangium*）的突出特征是具有发育良好的菌丝体，菌丝直径 $0.5 \sim 1.2\mu m$。气生菌丝多为丛生、散生或呈同心环排列。在气生菌丝上可以特化形成孢囊，孢囊内形成孢囊孢子，又称为孢囊放线菌，在放线菌中属于产孢方式比较复杂的类型。孢囊一般着生在气生菌丝的顶端或其侧枝的顶端，由气生菌丝上的孢子丝盘卷形成的，数量为 1 个或多个，形状呈球形，直径为 $7 \sim 9\mu m$（图 1-58）。

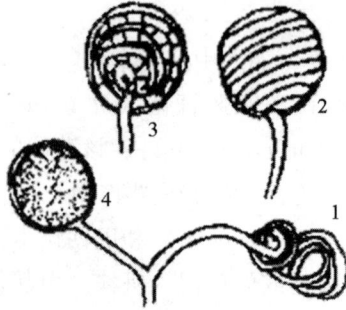

图 1 - 58　链孢囊菌孢囊及孢囊孢子的形成过程

1. 菌丝高度盘旋　2. 孢囊形成初期　3. 孢囊内形成大量横隔　4. 孢囊孢子形成

孢囊形成初期体积较小，基本为无色，随着孢囊的逐渐成熟，颜色加深，体积增大，并在孢囊内开始出现大量的横隔，进而分化为排列不规则的孢子团。孢子完全成熟后通过孢囊上的小孔释放至周围环境。孢囊孢子为球形，直径为 1.8 ~ 2.0μm，无鞭毛不能游动。值得注意的是气生菌丝的特化程度是不一样的，并不一定都能形成孢囊，有时在同一气生枝上既有结构复杂的孢囊，同时也有结构比较简单的螺旋状孢子丝。因此，产生的无性孢子既有孢囊孢子，也有分生孢子。

本菌属微生物胞壁类型Ⅲ型，全细胞糖型 C 型，DNA 的（G + C）mol% 含量为 69.5% ~ 71%。

该菌属菌落特征与链霉菌相似，表面呈绒状、粉状或茸状，颜色较淡，多数为淡粉色。

链孢囊菌属的部分种类也能产生一些抗生素，特别是一些广谱抗生素，如多霉素（Polymycin）可抑制革兰阳性菌、革兰阴性菌和病毒等，对肿瘤也有一定抑制作用；绿菌素（Sproaviridin）对细菌、霉菌、酵母菌都有作用；两性西伯利亚霉素对肿瘤有一定的抑制作用。

（五）游动放线菌属

游动放线菌属（*Actinoplanes*）一般不形成气生菌丝，基内菌丝纤细，直径为 0.2 ~ 2.0μm，不断裂。当菌丝发育成熟后，在菌丝顶端及侧枝上可特化成孢囊梗，孢囊梗直形并可形成分枝，顶部发育成一至数个孢囊。孢囊呈瓶状、球型或不规则型，见图 1 - 59a、图 1 - 59b，孢囊内产生孢囊孢子，大部分有鞭毛能游动。孢囊孢子可借助孢囊壁上的小孔或通过孢囊壁的破裂释放到周围环境中，见图 1 - 60。

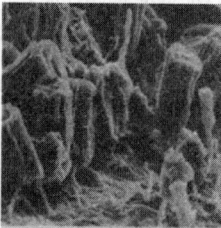

a. 瓶型孢囊

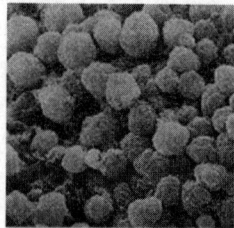

b. 球型孢囊

图 1 - 59　孢囊形状

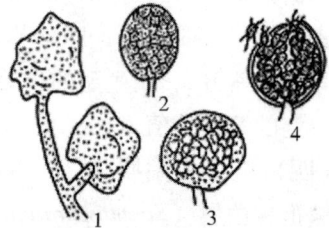

图 1 - 60　游动放线菌属的形态特征

1. 年幼孢囊　2，3. 孢囊孢子形成

4. 孢囊孢子释放

本属微生物胞壁类型 Ⅱ 型，全细胞糖型 D 型，DNA 的（G + C）mol% 含量为 72% ~ 73%。

本属微生物适于在腐烂的植物和湿度较大的土壤中生长，生长缓慢，需 2 ~ 3 周培养才形成菌落，菌落湿润发亮。

本属能产生多种抗细菌和抗肿瘤的抗生素。目前从该属发现的新抗生素至少有 150 种，如我国济南游动放线菌（*A. jinanensis*）产生的创新霉素和萘醌类的绛红霉素（purpuromycin）等。创新霉素对大肠杆菌引起的尿路感染有一定疗效；绛红霉素对肿瘤、细菌、部分真菌等有一定作用。

（六）放线菌属

放线菌属（*Actinomyces*）的突出特征是只形成基内菌丝，无气生菌丝，不形成孢子。基内菌丝有横隔，断裂为 V、Y、T 型（图 1 – 61）。

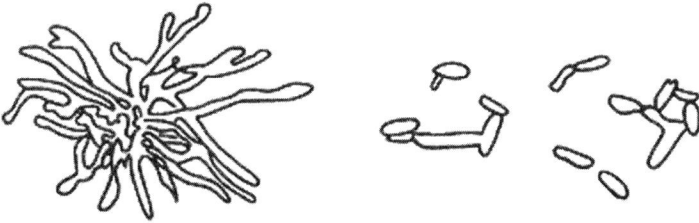

图 1 – 61 致病性放线菌的形态

本属多数为厌氧或兼性厌氧的微生物，一般在固体或液体培养基中培养 18 ~ 48h 后，即出现发育不完全的基内菌丝，在 CO_2 气体存在的条件下易生长。通过在培养基中加入动物血清或心、脑浸汁等特殊营养物质，可以人工培养该菌属的一些种类。

本属微生物细胞壁含赖氨酸，不含 DAP，胞壁类型 V 型，DNA 的（G + C）mol% 含量为 57% ~ 69%。

本属微生物在自然界分布广泛，正常寄居在人和动物口腔、上呼吸道、胃肠道及泌尿生殖道黏膜表面，多为条件致病菌，在一定条件下，可引起内源性感染。对人和动物致病的主要有衣氏放线菌（*A. israelii*）和牛型放线菌（*A. bovis*）。

牛型放线菌可引起牛颚肿病，对人无致病性。衣氏放线菌存在于正常人口腔、齿龈、扁桃体与咽部等与外界相通的腔道内，为条件致病菌。当机体抵抗力减弱或拔牙、口腔黏膜损伤时，可引起内源性感染，导致软组织慢性化脓性炎症。疾病多发于面、颈部，胸部、肺部，称为放线菌病。病变部位常形成瘘管，排出硫磺颗粒。近年来临床大量使用广谱抗生素、皮质激素、免疫抑制剂或进行大剂量放疗，造成机体菌群失调，使放线菌引起的二重感染发病率急剧上升。

第三节 其他原核微生物

除细菌和放线菌外，原核微生物还包含支原体、立克次体、衣原体和螺旋体，它们各有特点。

一、螺旋体

螺旋体（Spirochetes）简称钩体，是一类细长、柔软有弹性、螺旋状、运动活泼的原核细胞型微生物。螺旋体在自然界和动物体内广泛存在，种类繁多，其中部分螺旋体可引起人类疾病。对人和动物致病的螺旋体主要有3个属：密螺旋体属（*Treponema*）、疏螺旋体属（*Borrelia*）和钩端螺旋体属（*Leptospira*）。

疏螺旋体属（*Borrelia*）有3~10个稀疏、不规则的螺旋。对人致病的有回归热螺旋体、伯氏螺旋体（Lyme病螺旋体）等。

密螺旋体属（*Treponema*）有8~14个细密、规则的螺旋。对人致病的主要是梅毒螺旋体和雅司螺旋体。

钩端螺旋体属（*Leptospira*）螺旋数目较多，且更加细密和规则，菌体一端或两端弯曲呈钩状。其中有许多群和型能引起人类钩端螺旋体病。

（一）钩端螺旋体

钩端螺旋体属可分为问号钩端螺旋体（*L. interrogans*）和双曲钩端螺旋体（*L. biflexa*）两个种，前者常引起人和动物的钩端螺旋体病（钩体病），后者一般为无致病性的腐生性微生物。

1. 生物学性状

（1）形态结构与染色　钩端螺旋体菌体细长，大小为（0.1~0.2）μm×（6~12）μm，具有细密而规则的螺旋，菌体一端或两端弯曲呈钩状，常为C型或S型（图1-62）。革兰染色阴性，但不易着色，一般用Fontana镀银染色，菌体呈棕褐色。在暗视野显微镜下可见钩体像一串发亮的微细珠粒，运动活泼。

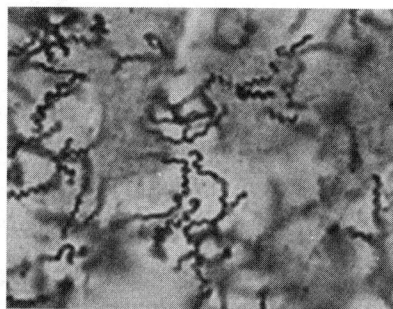

图1-62　钩端螺旋体（镀银染色法×1000）

（2）培养特性　钩端螺旋体是惟一可用人工培养基培养的螺旋体，培养温度为28~30℃，pH 7.2~7.5，需氧，常用Korthof液体培养基培养。钩端螺旋体生长缓慢，接种后3~4d开始繁殖，培养1~2周后，在液体培养基中呈半透明云雾状浑浊。在固体培养基上，培养2周左右，可形成透明、不规则、直径小于2mm的扁平菌落。

（3）抗原性　钩端螺旋体主要有属特异性蛋白抗原、群特异性抗原和型特异性抗原。属特异性抗原可能是菌体表面的外膜蛋白，群特异性抗原为类脂多糖复合物，型特异性抗原为菌体表面的多糖与蛋白质复合物。应用显微镜凝集试验（microscopic agglutination test，MAT）和凝集吸附试验（agglutination absorption test，AAT）可将钩端螺旋体至少分成25个血清群，273个血清型。其中我国至少存在18个血清群、75个血清型。

（4）抵抗力　钩端螺旋体对理化因素抵抗力弱，56℃、30min即可杀死，用0.2%甲酚或1%苯酚处理10~30min可被杀灭。但在水或湿土中可存活数周或数月，这对本菌的传播有重要意义。钩体对青霉素、金霉素等抗生素敏感。

48

2. 致病性与免疫性

（1）致病性　钩端螺旋体病是一种典型的人兽共患病，我国已从50多种动物中检出钩端螺旋体，其中以黑线姬鼠和猪为主要传染源和储存宿主。动物感染后多不发病，少数家禽感染后可引起流产。钩端螺旋体在被感染的动物肾中长期繁殖，并随尿排出，污染水源和土壤，人类因接触污染的水或土壤而被感染。

钩端螺旋体的致病物质包括毒素如溶血毒素、细胞致病变作用物质（cytopathic effect，CPE）、细胞毒性因子及内毒素样物质（endotoxin-like substance，ELS）等。此外，还包括在宿主体内产生的代谢产物如脂质或某些酶类。

钩端螺旋体通过破损的皮肤或黏膜侵染人体，迅速穿过血管壁进入血流引起钩端螺旋体血症，患者出现发热、头痛、腓肠肌痛、全身酸痛、眼结膜充血和浅表淋巴结肿大等症状。钩端螺旋体随血流进入组织器官，能引起肝、肾、肺、脑等各脏器损伤。随着钩端螺旋体的型别不同，临床表现轻、重各异。较轻的症状如感冒；严重的可引起弥散性肺出血，黄疸出血；还有的可引起胃肠炎、脑膜炎或肾功能衰竭等。孕妇感染钩端螺旋体后可通过胎盘感染胎儿导致流产。

（2）免疫性　钩端螺旋体的免疫主要以特异性的体液免疫为主。发病后1~2周，机体可产生特异性抗体，迅速清除血液中钩端螺旋体。但特异性抗体对侵入肾的钩端螺旋体无明显作用，故尿中可以较长时间排菌，其机制迄今不明。

3. 微生物学检查与防治原则

（1）微生物学检查　①直接镜检：将标本差速离心集菌后，弃上清液取沉淀物进行暗视野显微检查；或用Fontana镀银法染色后用普通光学显微镜检查，也可用免疫荧光法检查。②分离培养与鉴定：将血液标本接种到Korthoff液体培养基，28℃培养2周。若培养液呈轻度混浊，再用暗视野显微镜检查又无钩端螺旋体。若有钩端螺旋体，可进一步用MAT或ATT进行血清群、型的鉴定。③动物接种：是分离钩端螺旋体的敏感方法，特别适用于有杂菌污染的标本，将标本接种于幼龄豚鼠或金地鼠腹腔，每日测体温，观察发病状况，可疑者取血液或腹腔液作暗视野镜检和分离培养，并进一步进行血清学鉴定。若动物发病后死亡，可解剖检查。④分子生物学检测法：采用PCR或标记DNA探针技术可检测标本中钩端螺旋体的DNA，其特异性和敏感性好；应用限制性内切核酸酶指纹图谱法可用于钩端螺旋体的鉴定、分型和变异的研究。

（2）防治原则　钩端螺旋体是一种典型的自然疫源性疾病，其预防主要是开展综合性预防措施，如防鼠、灭鼠，加强对带菌病畜的管理，进行粪、尿无害化处理，保护水源，对易感人群接种钩端螺旋体多价疫苗等。

抗菌疗法是治疗钩体病的基本措施。首选青霉素，青霉素过敏者可用强力霉素等。四环素族、庆大霉素、羧苄西林等广谱抗生素也有效。脑膜脑炎型用甲硝唑，疗效优于青霉素。

（二）梅毒螺旋体

梅毒螺旋体（Treponema pallidum，TP）是梅毒的病原体，因其透明、不易着色，又称苍白密螺旋体。梅毒是一种广泛流行的性传播疾病，近几年在我国的发病率又有所回升。

1. 生物学性状

（1）形态染色与结构　梅毒螺旋体细长，大小为 $(0.1 \sim 0.2)\mu m \times (5 \sim 15)\mu m$，形似细密的弹簧，有 $8 \sim 14$ 个致密而规则的螺旋，两端尖直，在暗视野显微镜下运动活泼。梅毒螺旋体有细胞壁和细胞膜，有外膜，细胞膜和其所包含的细胞质和核质被称作柱形原生质体。柱形原生质体表面有 $3 \sim 4$ 根内鞭毛紧紧缠绕，为其运动提供动力。一般染料不易着色，Fontana 镀银染色呈棕褐色（图 1-63），可用暗视野显微镜观察梅毒螺旋体的形态和运动方式。

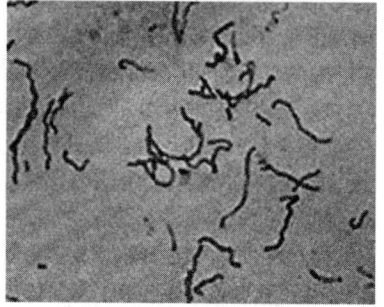

图 1-63　梅毒螺旋体（镀银染色）

（2）培养特性　梅毒螺旋体在体外不易培养，有毒力的 Nichols 株只能在家兔睾丸和眼前房内繁殖并保持毒力，但繁殖速度缓慢，$30 \sim 33h$ 分裂 1 次。用动物组织块加腹水或细胞培养虽可生长，但毒力活力减低。若将其转种到含有多种氨基酸的兔睾丸组织碎片中，在厌氧条件下培养，可以生长繁殖，但失去致病能力，此种菌株称做 Reiter 株。Nichols 株和 Reiter 株已广泛用作多种梅毒血清学诊断的抗原。

（3）抗原性　目前发现梅毒螺旋体有 20 余种膜蛋白抗原，主要是 34kD、44kD 和 47kD 等外膜蛋白，其中 47kD 外膜蛋白含量最高且抗原性强。

（4）抵抗力　梅毒螺旋体抵抗力极弱，对温度和干燥尤为敏感，离体后干燥 $1 \sim 2h$ 或 $50℃$、$5min$ 即死亡。血液中的梅毒螺旋体 $4℃$ 放置 $3d$ 可死亡。对常用各种消毒剂敏感，对青霉素、四环素、红霉素等广谱抗生素或砷剂、汞剂均敏感。

2. 致病性与免疫性

（1）致病性　梅毒螺旋体具有很强的侵袭力，致病因素可能与其荚膜样物质、外膜蛋白和透明质酸酶等有关。梅毒螺旋体的免疫抑制也是其在体内繁殖的重要因素。

在自然情况下，人是梅毒的惟一传染源。梅毒螺旋体经母体经过胎盘传递给胎儿，引起先天性梅毒；梅毒螺旋体经性接触传染，引起性病梅毒；输入含有梅毒螺旋体的血液，可引起输血后梅毒。

①先天性梅毒　又称胎传梅毒，梅毒螺旋体经孕妇胎盘进入胎儿，造成流产、早产、死胎或出生梅毒患儿。梅毒患儿可有皮肤梅毒瘤、锯齿形牙、间质性角膜炎、先天性耳聋、鞍形鼻等特殊体征。

②性病梅毒　按照病程可分为Ⅰ、Ⅱ、Ⅲ期梅毒。

Ⅰ期梅毒：梅毒螺旋体经皮肤黏膜侵入机体后约 3 周，局部出现无痛性硬结及溃疡，称硬性下疳。病变多发生于外生殖器，溃疡渗出物含有大量梅毒螺旋体，传染性极强。下疳常可自然愈合，经过 $2 \sim 8$ 周的无症状的潜伏期后进入第Ⅱ期。

Ⅱ期梅毒：全身皮肤黏膜出现梅毒疹，主要出现于躯干和四肢。全身淋巴结肿大，亦可累及骨、关节、眼及其他器官。在梅毒疹和淋巴结中含有大量梅毒螺旋体。不经治疗，梅毒疹一般可在 3 周到 3 个月后自然消退而痊愈。二期梅毒可因治疗不及时，经过 5 年或更久的反复发作，而进入Ⅲ期。

Ⅲ期梅毒：一般在Ⅰ期梅毒 10 年后发生，亦称晚期梅毒，病变波及全身组织和器官，主要表现为皮肤黏膜的溃疡性损害或内脏器官的慢性肉芽肿样病变，严重者在经过10～15年后引起心血管及中枢神经系统损害，导致动脉瘤、脊髓痨及全身麻痹等，此期的病灶中螺旋体很少，不易检查，传染性小但破坏性大，可危及生命。

③输血后梅毒　主要出现发热及Ⅱ期梅毒的症状和体征。

（2）免疫性　机体对梅毒螺旋体的免疫属于感染性免疫，即有梅毒螺旋体感染时才有免疫力，以细胞免疫为主，体液免疫有一定的辅助意义。当机体内梅毒螺旋体被清除，其免疫力随之消失。患者血清中有两类抗体：一类是特异性抗体，参与免疫防御作用；一类是针对类脂抗原的反应素，主要用于血清学诊断。

3. 微生物学检查与防治原则

（1）微生物学检查

①直接检查法　取梅毒硬性下疳、梅毒疹的渗出物等，用暗视野显微镜直接检查梅毒螺旋体。

②血清学诊断　第一种方法：用正常牛心肌的心类脂作为抗原，检测患者血清中的反应素，常用方法有不加热血清素试验（unheated serum reagin，USR）和快速血浆反应素（rapid plasma reagin，RPR）纸片试验。反应素在第Ⅰ期梅毒病变出现后1～2周就可检出，阳性率为70%，第Ⅱ期阳性率几乎达到100%，第Ⅲ期阳性率较低。本试验所用抗原时非特异性的，所以应排除假阳性反应。

第二种方法：以梅毒螺旋体Nichols株为抗原，检查血清中特异性抗体，方法有荧光密螺旋体吸收试验（fluorescent treponemal antibody-absorption，FTA－ABS）和梅毒螺旋体制动试验（treponermal pallidum immobilizing，TPI）。

（2）防治原则　梅毒是一种危害严重的性传播疾病，预防上应加强性卫生教育和性卫生并严格社会管理。对确诊的梅毒患者应用青霉素彻底治疗，治疗3个月至1年后，血清中抗体转阴视为治愈。

51

二、立克次体

立克次体（Rickettsia）是一类严格细胞内寄生、革兰染色阴性的原核细胞型微生物。1910年，首先是由美国青年医师H. T. Ricketts从389例斑疹伤寒患者血液中发现的；1913年，Prowazekii从患者中性粒细胞中也找到了病原体。两人在研究斑疹伤寒中牺牲，为纪念他们，流行性斑疹伤寒的病原体被命名为普氏立克次体（*Rickettsia prowazekii*）。

立克次体种类多，对人致病的立克次体可分为五个属，包括立克次体属（*Rickettsia*）、柯克斯体属（*Coxiella*）、东方体属（*Orientia*）、埃里希体属（*Ehrlichia*）和巴通体属（*Bartonella*）。立克次体属又分为两个生物群：斑疹伤寒群、斑点热群。

（一）生物学性状

1. 形态染色与结构

立克次体大小为（0.3～0.6）μm×（0.8～2.0）μm，具多形性，多为球杆状。在结构上与革兰阴性菌很相似。革兰染色为阴性但不易着色，常用Macchiavello染色（呈红色）或Giemsa染色（呈紫色或蓝色）。细胞壁类似于革兰阴性菌，主要由肽聚糖和脂多糖构成。细胞壁外有一层黏液层。但恙虫病立克次体的细胞壁不含无肽聚糖和脂多糖。

2. 培养特征

立克次体的酶系统不完整，除巴通体外，其他立克次体都为严格的活细胞内寄生。

培养立克次体常用的方法有动物接种、鸡胚接种和细胞培养等。立克次体以二分裂方式繁殖，6~10h 繁殖一代。动物接种最常用豚鼠和小鼠，鸡胚卵黄囊接种常用于立克次体的传代培养，而 L929 细胞和 Vero 细胞常用于立克次体的分离培养。

多种致病性立克次体在豚鼠、小鼠等动物体内可有不同程度的繁殖，但五日热巴通体可在无细胞培养基中生长。

3. 抗原性

立克次体有两类抗原：①群特异性抗原为可溶性抗原，与细胞壁中的脂多糖有关，耐热；②种特异性抗原，与外膜蛋白有关，不耐热。斑疹伤寒等立克次体的脂多糖与变形杆菌某些菌株（如 OX19、OX2、OXk）的菌体抗原（O 抗原）有共同成分（表 1 - 7），因为变形杆菌的抗原比较容易制备，因此利用变形杆菌 OX19、OX2、OXk 的 O 抗原代替立克次体抗原，建立了一种交叉凝集反应，即外斐反应（Well - Felix reaction），用以检测人或动物血清中是否有抗立克次体抗体，用于立克次体病的辅助诊断。

表 1 - 7　主要立克次体与变形杆菌菌株抗原间交叉现象

立克次体	变形杆菌菌株		
	OX19	OX2	OXk
普氏立克次体	+ + +	+	−
莫氏立克次体	+ + +	+	−
Q 热柯克斯体	−	−	−
五日热巴通体	−	−	−
恙虫病东方体	−	−	+ + +

4. 抵抗力

除贝纳（Q 热）柯克斯体外，其他立克次体对热的抵抗力一般不强，56℃、30min 可杀死立克次体，室温放置数小时也可使之丧失活力。对低温及干燥的抵抗力强，在干燥虱粪中能存活数月。对一般消毒剂敏感，0.5% 石炭酸、0.5% 甲酚皂、75% 乙醇数分钟即可将其杀灭。对四环素和氯霉素敏感，磺胺药物可促进立克次体生长，此类药物不能用于治疗立克次体病。

（二）致病性与免疫性

1. 致病性与致病物质

除 Q 热柯克斯体可通过呼吸道和消化道感染人外，其余立克次体均经带菌节肢动物，如虱、鼠蚤、蜱等吸血昆虫的叮咬或其粪便污染伤口所致。

立克次体的致病物质主要有内毒素和磷脂酶 A 两类。立克次体内毒素成分为脂多糖，可刺激单核 - 巨噬细胞产生 IL - 1 和 TNF - α。IL - 1 具有致热性，引起机体发热；TNF - α 可引起血管内皮细胞损伤、微循环障碍、出现中毒性休克等。磷脂酶 A 能溶解宿主细胞膜或细胞内吞噬溶酶体膜，有利于立克次体进入宿主细胞并在其中生长繁殖。另外，立克次体表面的黏液层结构有利于黏附到宿主细胞表面，并具有抗吞噬作用，增强立克次体对易感细胞的侵袭力。立克次体所致的主要疾病如下。

（1）流行性斑疹伤寒 又称虱型斑疹伤寒，由普氏立克次体引起，传播媒介是人虱，患者是惟一的传染源，传播方式为虱－人－虱。潜伏期为 10～14d，发病急，常有高热，少数患者有头痛、头晕、畏寒、乏力等前驱症状，可伴有神经系统、心血管系统的损伤。病后获得持久的免疫力。

（2）地方性或鼠型斑疹伤寒 由莫氏立克次体引起。主要储存宿主是鼠类，家鼠如褐家鼠、黄胸鼠等为本病的主要传染源，传播媒介是鼠虱或鼠蚤，由鼠蚤和鼠虱在鼠间传播，传播方式为鼠－鼠蚤－鼠，鼠蚤将立克次体传给人而使人感染。经过 1～2 周的潜伏期出现发热和皮疹，发病缓慢，其临床症状与流行型斑疹伤寒近似，但病情较轻、病程较短，很少累计中枢神经系统和心血管系统。

（3）恙虫病 由恙虫病立克次体引起，恙螨是恙虫立克次体的寄生宿主、储存宿主和传播媒介。人类通过恙螨幼虫叮咬而感染，经 7～10d 的潜伏期，突然发病，常有高热、剧烈头痛，可出现耳聋。叮咬处出现红斑样皮疹、水疱，水疱破裂形成周围红润，上覆黑色痂皮的溃疡，是恙虫病的特征之一。病原菌在局部繁殖后经淋巴系统进入血循环而产生立克次体血症。病原体释放的毒素，可引起各内脏器官的炎症和变性病变，病后可获得持久免疫力。

（4）Q 热 由贝纳柯克斯体又称 Q 热柯克斯体引起。Q 热立克次体在蜱体内可长期存活，并可经卵传代，随粪便排出，蜱既是寄生宿主和储存宿主，又是动物间的传播媒介。人类主要经消化道（偶尔经呼吸道）感染，潜伏期一般为 14～28d，突然发病，高热、寒战，常有剧烈头痛、肌肉疼痛和食欲减退，很少出现皮疹。部分严重患者可并发心包炎、心内膜炎和神经等症状，病后有一定免疫力，以细胞免疫为主。

2. 免疫性

立克次体的抗感染免疫包括体液免疫和细胞免疫，以细胞免疫为主。立克次体感染后，产生的群与种特异性抗体，可促进吞噬细胞的吞噬作用。特异性细胞免疫产生的细胞因子，有激活、增强吞噬细胞清除立克次体的作用。患立克次体病恢复后，一般可获得较强的免疫力。

（三）微生物检查与防治原则

1. 微生物学检查

应取患者血标本进行动物接种，分离到立克次体后再做血清学鉴定。血清学实验中，常用外斐反应协助诊断。还可作补体结合试验、微量凝集实验等特异性血清学试验，进行诊断。

2. 防治原则

灭虱、灭蚤、灭螨、灭鼠和注意个人卫生与防护是预防立克次体病的重要措施。特异性预防主要是接种灭活疫苗。治疗可选用氯霉素、四环素等抗生素。

53

三、衣原体

衣原体（Chalmydiae）是一类严格真核细胞内寄生、有独特发育周期、能通过细菌滤器的原核细胞型微生物。衣原体广泛寄生于人类、哺乳动物及禽类，这些生物成为衣原体的自然宿主，只有少数衣原体引起人类沙眼、呼吸道和泌尿生殖系统感染等疾病。

衣原体的共同特点是：①大小介于细菌与病毒之间；②具有细胞壁，但无肽聚糖，只含微量的胞壁酸，由二硫键连接的多肽作为支架；③含有 DNA 和 RNA 两类核酸；④缺乏能量来源，靠宿主细胞提供；⑤可在宿主胞质内形成包含体；⑥对多种抗生素敏感；⑦有独特发育周期，仅在活细胞内以二分裂方式繁殖。

根据抗原组成和 DNA 的同源性等，将衣原体分为 1 属 4 种：即沙眼衣原体（*C. trachomatis*）、鹦鹉热衣原体（*C. psittaci*）、肺炎衣原体（*C. pneumoniae*）和兽类衣原体（*C. pecorum*）。前三种对人致病，引起沙眼、泌尿生殖系统感染、包含体结膜炎、呼吸系统感染等疾病，其中沙眼衣原体除引起沙眼外，目前还是性传播疾病的重要病原体之一。

（一）生物学性状

1. 发育周期与形态结构

衣原体在宿主细胞内生长繁殖时，有特定的发育周期，呈现为两种形态；原体（elementary body，EB）和始体（initial body）。在光学显微镜下观察衣原体，原体小而致密，直径 0.2 ~ 0.4μm，有细胞壁，Giemsa 染色呈紫色，Mocchiavello 染色呈红色。电镜下可见致密的核质和少量核糖体，无繁殖能力，主要存在于细胞外，具有高度感染性。始体亦称网状体（reticulate body，RB），大而疏松，直径 0.5 ~ 1.0μm，缺乏细胞壁，Giemsa 和 Macchiavello 染色成蓝色，无致密核质，但有纤维网状结构，主要存在于细胞内，代谢活泼，在细胞外很快死亡，故始体不具感染性，是衣原体的繁殖型。

在易感细胞内含增殖的网状体和子代原体的囊泡即包含体（inclusion body），经 Giemsa 染色呈深蓝色，经碘液染色呈褐色，包含体的形态、位置以及染色性等对衣原体的鉴别很有意义。

衣原体细胞的结构组成类似于革兰阴性菌。外膜含有 LPS 和膜蛋白，不含肽聚糖。具有 DNA 和 RNA 两种类型核酸，基因组小，为大肠杆菌的 1/3，缺乏产生能量的酶系统，具有严格的细胞内寄生性。

2. 培养特征

衣原体有独特的发育周期，种间无差异。原体与易感细胞接触，通过受体介导的吞饮作用进入细胞内，由宿主细胞膜包围原体而形成空泡，并在空泡内逐渐增大变成始体。始体在空泡内以二分裂形式繁殖，在空泡内形成众多的子代原体，构成各种形态的包含体。包含体成熟后空泡膜破裂，将有感染性的子代原体释放出来，再感染新的易感细胞，开始新的发育周期，整个发育周期需 48 ~ 72h。由于发育时期不同，包含体的形态和大小都有差别。

大多数衣原体能在 6 ~ 8d 龄鸡胚或鸭胚卵黄囊中生长繁殖，并可在卵黄囊膜内找到包含体及特异性抗原。在某些原代或传代细胞株（如 HeLa - 299、McCoy、BHK - 22、或 HL 细胞株）中生长良好。此外，有些衣原体可以做动物接种，使小鼠感染。

3. 抗原结构

衣原体有属特异性抗原、种特异性抗原和型特异性抗原等三种。

（1）属特异性抗原 所有衣原体都具有共同的属抗原，主要指的是存在于细胞壁中的脂多糖。

（2）种特异性抗原 位于主要外膜蛋白上。

（3）型特异性抗原 根据主要外膜蛋白可变区氨基酸序列的变化，可将衣原体分成为不同的血清型。

4. 抵抗力

衣原体耐冷不耐热，60℃仅能存活 5～10min，在 −70℃可保存数年，冷冻干燥可保存数 30 年以上仍可复苏。对常用消毒剂敏感，如 0.1%甲醛溶液、0.5%石炭酸溶液经 30min 可将其杀死。2%甲酚皂溶液 5min，75%乙醇 30s 或 2%甲酚 5min 均可灭活衣原体。紫外线照射可迅速使其灭活。对大环内酯类和四环素等抗生素敏感。

（二）致病性与免疫性

1. 致病性

不同种的衣原体其致病性不同。有些只引起人类疾病，如肺炎衣原体；有些只引起动物疾病，如兽类衣原体；而有些则是人畜共患病的病原体，如鹦鹉热衣原体中的部分菌株。

衣原体通过微小损伤侵入机体后，原体吸附于易感的柱状或杯状黏膜上皮细胞并在其中繁殖，也可被单核‐吞噬细胞吞噬并在胞内繁殖。细胞膜围绕原体内陷形成空泡，称吞噬体。原体在空泡内发育成网状体，完成其繁殖过程。细胞内溶酶体如能与吞噬体融合，溶酶体内的水解酶则可将衣原体杀灭。衣原体能产生类似革兰阴性菌内毒素的毒性物质，抑制宿主细胞代谢，直接破坏宿主细胞，有些衣原体的主要外膜蛋白能阻止溶酶体与吞噬体结合，使衣原体在吞噬体内得以生长繁殖。衣原体的外膜蛋白易发生变异，从而使衣原体逃避机体免疫系统对其的清除作用，使病程延长。

人类感染衣原体后出现的衣原体病主要有沙眼、包含体结膜炎、泌尿生殖系统感染、性病、淋巴肉芽肿以及肺炎等。

（1）沙眼 由沙眼生物亚种 A、B、Ba 和 C 血清型引起，主要通过眼‐眼或眼‐手‐眼途径进行直接或间接接触传播。沙眼衣原体侵袭眼结膜上皮细胞引起炎症，早期主要出现眼睑结膜急性或亚急性炎症，表现为流泪、有黏液脓性分泌物、结膜充血等症状与体征。后期转为慢性，出现结膜瘢痕、眼睑内翻、倒睫、角膜血管翳引起的角膜损害，影响视力甚至导致失明。

（2）包含体结膜炎 由沙眼生物亚种 B、Ba、D、Da、E、F、G、H、I、Ia、J 及 K 血清型引起。病变类似沙眼，但不出现角膜血管翳，也无结膜瘢痕形成。一般经数周或数月痊愈，无后遗症。临床上分新生儿包含体结膜炎和成人包含体结膜炎两种。前者经产道感染，后者经眼‐手‐眼途径或者接触污染的游泳池水引起。

（3）泌尿生殖道感染 由沙眼生物变种 D～K 血清型引起，经性接触传播。男性多表现为尿道炎，未经治疗者多数转变成慢性，周期性加重，并可合并附睾炎、前列腺炎。女性可引起尿道炎、宫颈炎、输卵管炎、盆腔炎等，孕妇感染后可引起胎儿或新生儿感染，偶尔引起胎儿死亡。

55

（4）性病淋巴肉芽肿　由性病淋巴肉芽肿亚种 L1、L2、L2a、L3 血清型引起，经性接触传播，主要侵犯淋巴组织。与沙眼生物亚种 E 型和 C 型有交叉抗原存在。人是性病淋巴肉芽肿衣原体的自然宿主，无动物储存宿主。在男性侵犯腹股沟淋巴结，引起化脓性淋巴结炎和慢性淋巴肉芽肿，常形成瘘管。在女性侵犯会阴、肛门和直肠，可形成肠皮肤瘘管，也可引起会阴 - 肛门 - 直肠狭窄。

（5）呼吸道感染　由肺炎衣原体及鹦鹉热衣原体引起。肺炎衣原体是衣原体属中的一个新种。寄生于人类，无动物储存宿主。可引起肺炎、支气管炎、咽炎、扁桃体炎和鼻窦炎等；鹦鹉热衣原体原是鸟类肠胃道及呼吸道感染的病原体，可从鸟类传染给人，引起人的肺炎及眼、呼吸道、尿路感染。

2. 免疫性

衣原体感染后能诱导机体产生特异性细胞免疫和体液免疫，以细胞免疫应答为主，但免疫力不强，持续时间短，因此，衣原体的感染常表现为持续感染、反复感染。

（三）微生物学检查与防治原则

1. 微生物学检查

多数衣原体病可根据临床表现即可作出诊断。对疾病早期或临床表现不典型患者可进行直接涂片检查、分离培养及血清学诊断等微生物学检查辅助诊断，亦可采用 PCR 技术检测衣原体核酸从而进行诊断。

2. 防治原则

预防应注意个人卫生，不使用公共毛巾、浴巾和脸盆，避免直接或间接接触传染源，治疗可选用磺胺类、大环内酯类和喹诺酮类抗菌药物。

四、支原体

支原体（Mycoplasma）是一类无细胞壁，呈高度多态性，能通过除菌滤器，能在无生命培养基中生长繁殖的最小原核细胞型微生物。由于它们能形成有分支的长丝，故称之为支原体。支原体在自然界分布广泛，也可存在于人类、家禽、家畜等动物体内，多数不致病，对人类致病的主要有支原体属（*Mycoplasma*）和脲原体属（*Ureaplasma*）。

（一）生物学性状

1. 形态与结构

支原体大小为 0.2 ~ 0.3μm，结构简单，没有细胞壁，呈多形性，有球状、环状、丝状、星状和哑铃状等（图 1 - 64）。革兰染色阴性，但着色困难，一般以吉姆萨法染色，呈淡紫色。电镜观察可见细胞膜的三层结构，内、外层由蛋白质和多糖组成，中间层为含胆固醇的脂质成分，约占 36%，胆固醇在维持细胞完整性方面发挥着类似细菌细胞壁的作用。因此凡能作用于胆固醇的物质，如两性霉素 B、毛地黄苷、

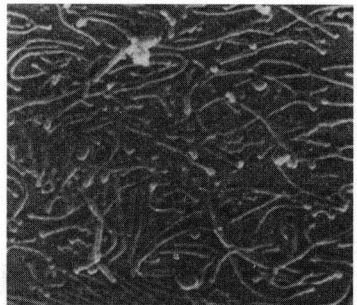

图 1 - 64　肺炎支原体（扫描电镜 ×5500）

皂素等均可破坏细胞膜，引起支原体死亡。某些支原体在细胞膜外还有多聚糖构成的荚

膜，往往与毒力有关。

支原体基因组为环状双链 DNA，仅为 $0.8 \sim 1.1Mb$（为 *E.coli* 的 $1/4 \sim 1/5$），因所含有遗传信息少，其合成与代谢能力有限，生长速度较慢。支原体细胞质中含有 70s 的核糖体。

2. 培养特征

支原体的营养要求较高，在培养基中，需要额外加入 $10\% \sim 20\%$ 人或动物血清，以提供胆固醇和长链脂肪酸等，并需添加酵母浸膏，组织浸液、辅酶等才能生长。大多数需氧或兼性厌氧，$5\% \sim 10\% CO_2$ 可促进其生长。一般培养温度为 $36 \sim 37℃$，合适 pH 为 $7.6 \sim 8.0$。支原体以二分裂、出芽、分枝和断裂等方式繁殖，繁殖较慢，$3 \sim 4h$ 繁殖一代，$2 \sim 3d$ 后在固体培养基表面形成特有的"油煎蛋"状菌落。

3. 抗原结构

支原体抗原性主要来自细胞膜。胞膜外层的蛋白质是支原体的主要型特异性抗原，能刺激机体产生型特异性抗体。依据其抗原性，通过补体结合试验、生长抑制试验（growth inhibition test，GIT）和代谢抑制试验（metabolism inhibition test，MIT）可对支原体进行鉴定与分型。

4. 抵抗力

支原体没有细胞壁，其生长不受抑制细胞壁合成的抗生素，如青霉素、环丝氨酸等的作用，对理化因素敏感，$50℃ 30min$ 或 $55℃ 5 \sim 15min$ 可致死亡。但对干扰蛋白质合成的抗生素（红霉素、四环素等）和破坏含甾醇的细胞膜结构的抗生素（两性霉素 B、制霉菌素）都很敏感。

（二）致病性与免疫性

支原体致病性较弱，一般不侵入血液，但可通过黏附作用与宿主细胞结合，从细胞膜获取脂质和胆固醇，使细胞膜损伤。有的支原体可产生外毒素样物质或 H_2O_2，损伤细胞膜。溶脲脲原体可分解尿素放出大量的氨，对细胞有毒害。

1. 常见致病性支原体

（1）肺炎支原体（*M. pneumoniae*） 是下呼吸道重要的致病性支原体，主要通过飞沫传播，引起人支原体肺炎，又称原发性非典型性肺炎（primary atypical pneumonia）。肺炎支原体依靠其顶端结构中的黏附蛋白，使其黏附于宿主呼吸道黏膜上皮细胞受体上，释放有毒代谢产物，导致宿主细胞损伤。临床症状有不规则发热（$39℃$，$1 \sim 3$ 周）、头痛、刺激性咳嗽等，也可见心血管症状、神经症状和皮疹等并发症。

（2）溶脲脲原体（*U. urealyticum*） 也称解脲脲原体，是人类泌尿生殖系统最常见的寄生菌之一，可通过性接触或母婴传播，是性传播疾病（sexually transmitted disease，STD）的重要病原体之一。主要致病机制可能与侵袭性酶和毒性产物有关。溶脲脲原体吸附宿主细胞后，可产生磷脂酶分解细胞膜中的磷脂，影响宿主细胞合成。临床症状有引起非淋菌性尿道炎、自然流产、盆腔炎、阴道炎等，甚至导致不孕等，还可通过胎盘感染给胎儿，引起早产或死胎等。

（3）穿透支原体 具有黏附和穿入细胞的作用，感染 2h 就能穿入人和动物的红细胞、单核 - 吞噬细胞和淋巴细胞，并在细胞质中大量增殖，导致宿主细胞损伤死亡。艾滋病患者和 HIV 感染者对穿透支原体易感，而穿透支原体的感染可能又促进 HIV 的复制，加速病情进展。

2. 免疫性

支原体感染的免疫机制较为复杂，其抗原成分主要有蛋白质和糖脂两类，前者主要引起体液免疫，后者主要诱导细胞免疫，SIgA 在防止再感染中有保护作用。

（三）微生物学检查与防治原则

1. 微生物学检查

主要依靠病原学分离和血清学试验进行检测，如生长或代谢抑制试验、补体结合试验、非特异性冷凝集试验等，也可用 ELISA 和免疫印迹进行检测。

2. 防治原则

目前尚无有效疫苗可供使用，治疗可选用红霉素、四环素、林可霉素、氯霉素等抗生素进行治疗。

值得强调的是，L 型细菌缺乏细胞壁，生物学性状与支原体相似，也可引起间质性肺炎、泌尿生殖系统感染，在进行支原体的分离鉴定时应注意两者的主要区别，见表 1-8。

表 1-8　支原体与细菌 L 型生物学性状的区别

生物学性状	L 型细菌	支原体
细胞壁缺失的原因	细菌在一定条件下诱导形成的细胞壁缺陷型，属于表型变异，可恢复	在自然界中广泛存在的一种微生物
菌落	"油煎蛋"状，0.5~1.0mm	"油煎蛋"状，0.1~0.3mm
形态与大小	多种形态，0.6~1.0μm	多种形态，0.2~0.3μm
细胞壁	缺乏或无	无
细胞膜	不含胆固醇	1/3 为胆固醇
液体培养	有一定的浑浊度	浑浊度很低

真核微生物

细胞核有核膜，能进行有丝分裂，细胞质中存在线粒体或同时存在叶绿体等细胞器的微小生物，统称为真核微生物。真核微生物包括真菌、显微藻类和原生生物（图2-1）。本章主要讨论真菌。

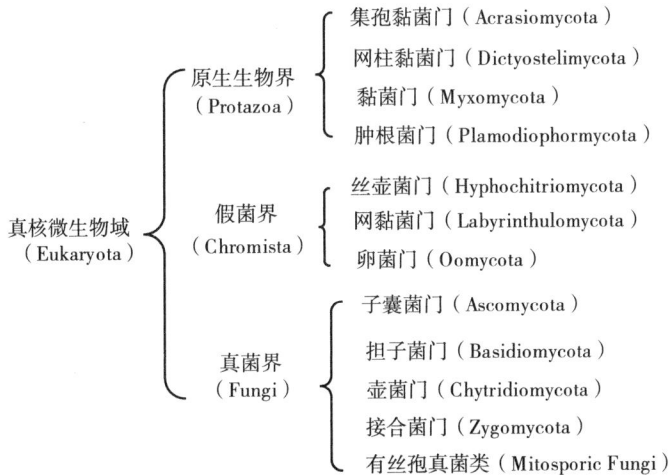

$$
\text{真核微生物域}\ (\text{Eukaryota})
\begin{cases}
\text{原生生物界}\ (\text{Protazoa})
\begin{cases}
\text{集孢黏菌门（Acrasiomycota）}\\
\text{网柱黏菌门（Dictyostelimycota）}\\
\text{黏菌门（Myxomycota）}\\
\text{肿根菌门（Plamodiophormycota）}
\end{cases}\\
\text{假菌界}\ (\text{Chromista})
\begin{cases}
\text{丝壶菌门（Hyphochitriomycota）}\\
\text{网黏菌门（Labyrinthulomycota）}\\
\text{卵菌门（Oomycota）}
\end{cases}\\
\text{真菌界}\ (\text{Fungi})
\begin{cases}
\text{子囊菌门（Ascomycota）}\\
\text{担子菌门（Basidiomycota）}\\
\text{壶菌门（Chytridiomycota）}\\
\text{接合菌门（Zygomycota）}\\
\text{有丝孢真菌类（Mitosporic Fungi）}
\end{cases}
\end{cases}
$$

图2-1　真核微生物分类

真菌（fungi）是一类不含叶绿素，无根、茎、叶分化，具有细胞壁的真核细胞型微生物。与原核细胞型微生物相比，真菌的主要特征是：①细胞核分化程度高，有核膜、核仁，染色体由DNA和组蛋白结合而成；②细胞质中已发展出内质网、高尔基体、线粒体、溶酶体等多种由膜包裹的细胞器；③能进行有丝分裂和减数分裂；④少数类型为单细胞，多数为多细胞；⑤在形态上出现不同程度的分化，既有单细胞球形的酵母菌，也有多细胞高度分化的霉菌菌丝体及大型真菌的子实体；⑥大多数真菌有无性繁殖和有性繁殖两个阶段，由此构成其独特的生活史。

真菌在自然界分布广泛，种类繁多，约有10万余种，与人类的关系非常密切。多数真菌对人体无害，甚至有益，如有的真菌能产生抗生素、有机酸、维生素等，被广泛应用于制药工业、酿造、食品、化工和农业生产等；有的真菌能产生有益的胞外酶，广泛应用于蛋白质水解、淀粉糖化及生物转化等方面。少数真菌（约有300余种）能感染人、动物及植物，导致疾病的发生，这些真菌被称为病原性真菌。真菌一般营化能异养生活，多数腐生，少数寄生或共生。有一些真菌可以引起食品、衣物、药材、药物制剂及一些工农业产品腐败变质。

真菌的有性繁殖方式有很大的不同，是真菌分类的主要依据。目前为学术界广泛采用的是 Ainsworth 分类系统（《真菌字典》，第八版，1995年）。

真菌中的主要类型有酵母菌、霉菌和大型真菌。这些名称都不属于系统进化的分类单元，只是一个无分类学意义的普通名称。

由于酵母菌、霉菌和大型真菌等微生物在医药工业中的应用最为广泛，因此本章将以酵母菌、霉菌和大型真菌作为代表，介绍真菌的形态、结构、生长繁殖方式及其应用。

第一节　酵　母　菌

酵母菌（yeast）是一类呈球形或卵圆形，以芽殖或裂殖方式进行无性繁殖的单细胞真菌。在真菌分类中，酵母菌大多数归类于子囊菌门。

酵母菌在自然界分布广泛，主要分布在含糖质较高的偏酸性环境中，如果品、蔬菜、花蜜和植物叶子表面，特别是果园和葡萄园的土壤中最为常见，空气中也有少量存在。酵母菌生长周期较短，繁殖迅速，细胞内含有丰富的蛋白质、核酸、氨基酸、维生素、酶和辅酶等，并含有细胞色素 C、麦角固醇等药用生理活性物质，因此通过大量培养酵母菌体，可从中提取丰富的代谢产物，因此被广泛应用于制药工业。

酵母是第一个被测定全基因组序列的真核微生物，遗传背景清晰，在发酵工程中酿酒酵母（*S. cerevisiae*）作为模式真核微生物而被用作表达外源蛋白的优良"工程菌"。此外，巴斯德毕赤酵母（*Pichia pastoris*）成为一种新型的基因表达系统，具有高表达、稳定、高分泌、高密度生长等表达优点。

大多数酵母菌属于腐生菌，极少数为寄生菌。某些酵母菌能引起食物、纺织品及其他原料腐败变质；少数耐高渗透压酵母可导致蜂蜜、果酱等变质；在发酵工业中，因某些酵母菌污染，使发酵液的黏度增加，导致发酵单位降低，影响产品质量；一些寄生类型的酵母菌还能感染人、动物和植物等，例如，白假丝酵母可引起皮肤、黏膜、呼吸道、消化道以及泌尿系统等多种疾病，危及人类健康。

一、酵母菌的形态学

（一）大小与形态

大多数酵母菌是单细胞，细胞直径约为细菌的10倍，细胞的形态一般呈圆形、卵圆形或圆柱形，大小为$(1 \sim 5)\mu m \times (5 \sim 30)\mu m$，显微镜高倍镜下即可看清楚。热带假丝酵母（*Candida tropicalls*）等酵母菌在无性繁殖过程中子细胞和母细胞不脱离，连成丝状，称为假菌丝（pseudomycellium）（图2-2）。

不同种类的酵母菌大小、形态差异都很大，随菌龄变化或环境条件不同，酵母的形态大小也有所变动。最典型的酵母菌是 *Saccharomyces cerevisiae*（酿酒酵母）。

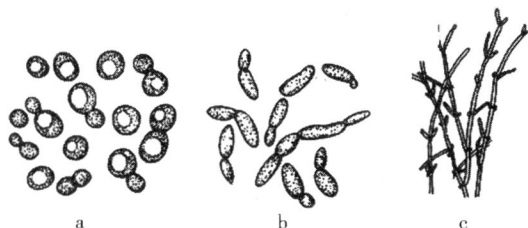

图 2-2　酵母菌的形态
a. 圆形　b. 圆柱形　c. 假菌丝

（二）细胞结构

酵母菌的细胞具有真核细胞的典型结构，包括细胞壁、细胞膜、细胞质及细胞核等基本构造，细胞质中可见各种细胞器和若干个液泡（图 2-3）。

1. 细胞壁

酵母菌的细胞壁厚度为 25～70nm，质量约占细胞干重的 18%～25%。主要成分为酵母纤维素，此外还含有少量几丁质。酵母纤维素呈三明治状（图 2-4），外层为甘露聚糖，内层为葡聚糖，中间夹着一层蛋白质，包括多种酶，如葡聚糖酶、甘露聚糖酶、蔗糖酶、碱性磷酸酶及脂酶等。其中葡聚糖是赋予酵母菌细胞壁机械强度的主要物质基础。

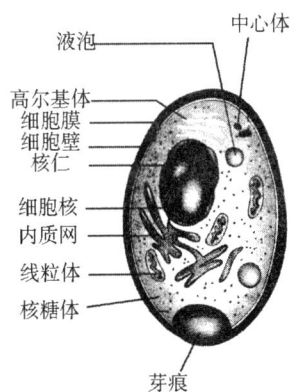

图 2-3　酵母菌的细胞结构

61

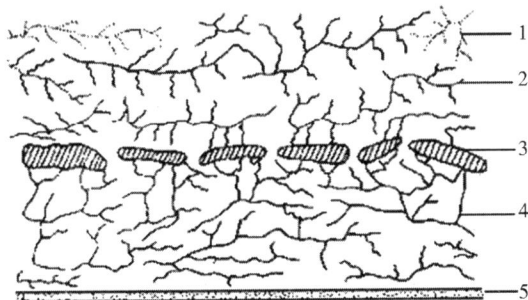

图 2-4　酵母菌细胞壁的结构
1. 磷酸甘露聚糖　2. 甘露聚糖　3. 蛋白质
4. 葡聚糖　5. 细胞膜

酵母菌去壁后同样可以成为原生质体。常用玛瑙螺（Helix pomatia）胃液制成的蜗牛消化酶（内含甘露聚糖酶、葡糖酸酶、纤维素酶、几丁质酶等）水解酵母菌细胞壁，制备酵母原生质体。此外，蜗牛消化酶还可以水解酵母菌的子囊壁，以释放其中的子囊孢子。

2. 细胞膜

酵母菌的细胞膜与其他生物的细胞膜结构相似，都是由双层磷脂分子和蛋白质构成。一些酵母菌的细胞膜中含有麦角甾醇和酵母甾醇，这两种成分在其他真核细胞膜中是少有的，如发酵性酵母（*Saccharomyces fermentati*）的细胞壁总甾醇含量可达细胞干重的22%，麦角甾醇占9.66%。麦角固醇是维生素D的前体，经紫外线照射后能转化成维生素D_2，因此，可作为维生素D的来源。

3. 细胞质和内含物

酵母菌的细胞质主要是由蛋白质、核酸、糖类、脂类及盐类组成的胶状溶液，其中不仅含有线粒体、内质网、核糖体等细胞器，还有多种颗粒样的贮藏物质，如异染颗粒、肝糖粒、脂肪粒等，可通过适当染色的方法来观察这些颗粒的存在。

细胞质中各种细胞器功能专一，线粒体的主要功能是进行能量代谢，内含丰富的酶，参与电子传递和氧化磷酸化过程。在无氧状态时，酵母菌以发酵方式产生能量，细胞内的线粒体数量明显减少；内质网主要作用是参与核糖体的翻译和蛋白质的合成及修饰；滑面型内质网上没有核糖体颗粒，主要参与脂类的合成及运输等；酵母菌的核糖体与原核细胞的核糖体有一定的差异，细胞质核糖体由40S和60S两个亚基组成，在合成蛋白质时两个亚基组合形成80S的起始复合物，然后在mRNA的指导下完成蛋白质的翻译。

4. 细胞核

酵母菌属于真核细胞型微生物，它的核与高等动、植物细胞的核结构相似，包括核仁、核孔和核膜。利用吉姆萨染色或碱性品红染色都可以观察到细胞核。在电子显微镜下可清楚地看到由双层单位膜组成的核被膜（nuclear envlope），在膜上大量分布着用于核内外信息传递和物质交流的孔道。

酵母菌细胞内的只有一个核，当细胞处于分裂间期时，是以染色质状态存在，核物质的主要成分是DNA、组蛋白及非组蛋白，由此构成染色质的基本单位——核小体。当细胞进行分裂时，染色质丝折叠、盘绕、浓缩形成光学显微镜下可见的染色体（chromosome）。啤酒酵母共有17条染色体，它们即能以单倍体形式存在，也能以二倍体形式存在。细胞核的主要功能是携带遗传物质，控制细胞内遗传物质的转录和信息的传递。

5. 其他成分

在成熟的酵母菌细胞质中还有液泡和由细胞膜内陷形成的微体等结构，近年来发现某些酵母菌和丝状真菌中有质粒存在。酵母的线粒体和环状的"2μm质粒"中也含有DNA，其结构和功能类似于原核生物细胞中的质粒。该遗传单位是一个双链环形的DNA分子，2μm质粒可以作为基因工程中的载体，常应用于酵母菌等真核细胞的基因操作。

二、酵母菌的生长繁殖方式与生活史及培养

（一）繁殖方式

多数酵母菌具有无性繁殖和有性繁殖两种繁殖方式。无性繁殖主要有芽殖和裂殖两

种类型，有时可产生厚垣孢子（chlamydospore）、掷孢子或节孢子。

1. 无性繁殖

（1）芽殖（budding） 又称出芽繁殖，是酵母菌无性繁殖的主要形式。在生长旺盛的酵母菌中，可发现大量的正在出芽的酵母细胞（图2-5）。

有些酵母菌的芽体成熟后并不脱离母体细胞，在成熟的芽体上还可进一步出芽，形成藕节状的细胞连接体，期间以狭小的面积相连，称之为假菌丝（pseudohyphae）（图2-6），如假丝酵母属（*Candida*）。

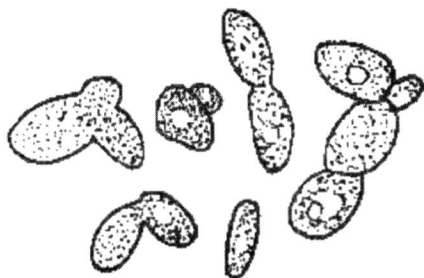

图2-5 酵母菌的芽殖情况（示母子细胞群）

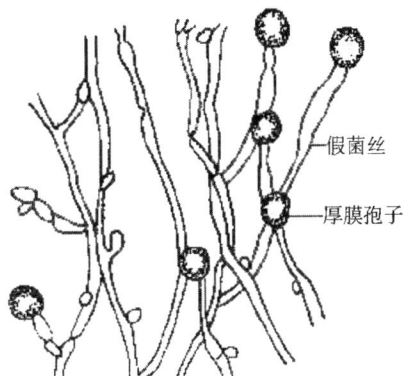

图2-6 假丝酵母菌的假菌丝和厚膜孢子

出芽的基本过程为：①母细胞出芽部位的细胞壁经水解酶作用变薄、突起并形成小的芽体；②大量新合成的细胞物质包括核酸、蛋白质及细胞质中的一些细胞器等涌入芽体并在芽体起始部位堆积，使芽体逐渐长大；③芽体成熟时，芽体与母体细胞的连接部位开始缢缩并出现横隔壁；④横隔壁处断裂，芽体脱离母细胞，并在母细胞上留下一个芽痕（bud scar），而在子细胞上相应地留下一个蒂痕（birth scar）。一般细胞上的蒂痕只有一个，而芽痕可以有一个到几十个，根据其多少可估测菌细胞菌龄。

（2）裂殖（fission）是裂殖酵母属（*Schizosaccharomyces*）等少数酵母菌所特有的类似于细菌的分裂繁殖方式。裂殖的基本过程是细胞伸长，核分裂为两个，然后细胞中间出现横隔将母细胞分成两个具单个细胞核的子细胞。

（3）无性孢子 有些种类的酵母菌能产生无性孢子，如掷孢酵母属（*Sporobolomyces*）可在卵圆形营养细胞上长出小梗，在其上产生肾型的掷孢子（ballistospore）。此外，假丝酵母菌属中的白假丝酵母（*Candida albicans*）在假菌丝顶端及菌丝中间都能形成具有较厚壁的厚垣孢子，又称厚膜孢子（图2-6），该孢子对不良环境有一定的抗性，既是一种无性孢子，又是一种休眠体。

2. 有性繁殖

酵母菌是以形成子囊（ascus）和子囊孢子（ascospore）的方式进行有性繁殖的。

子囊孢子的形成过程是：①两个不同遗传型的细胞相互接触、细胞壁融合，称为质配（plasmogamy）；②两个细胞的核进行融合，称为核配（karyogamy）；③二倍体的核进行减数分裂（meiosis），形成4个或8个子核，然后它们各自与周围的原生质结合在

63

一起，再在其表面形成一层孢子壁，从而形成成熟的子囊孢子。与此同时，营养细胞外壁分化、加厚，形成特定结构的子囊。子囊孢子成熟后，借助一定的方式释放到周围环境中，每个子囊孢子都可萌发、独立生长发育成新的酵母细胞。

（二）生活史

生活史又称生命周期（life cycle），指上一代生物个体经过一系列生长、发育而产生下一代的全部过程。酵母菌的生活史可分为 3 种类型，即单倍体型、双倍体型和单－双倍体型。

1. 单倍体型生活史

八孢裂殖酵母（*S. octosporus*）是这一类型生活史的典型代表。在其生活史中，营养细胞为单倍体，无性繁殖方式为裂殖，双倍体营养阶段很短，生活周期中的绝大部分时间都是以单倍体形式存在的，生活史见图 2-7。

2. 双倍体型生活史

路德酵母（*S. ludwigii*）是这一类型生活史的典型代表。在其生活史中，营养细胞为二倍体，无性繁殖方式为芽殖，二倍体细胞可不断进行芽殖，此营养阶段较长，单倍体阶段仅以子囊孢子的形式存在，存在时间短且不能进行独立生活。生命周期中的大部分时间都是以二倍体形式存在的。生活史见图 2-8。

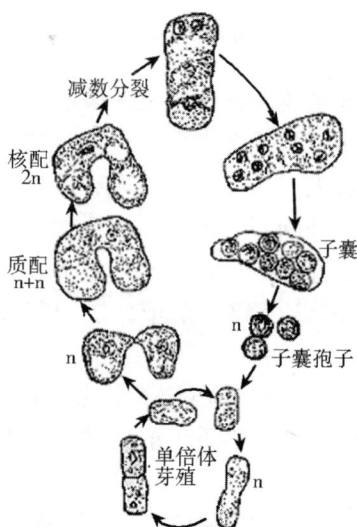

图 2-7 八孢裂殖酵母的生活史

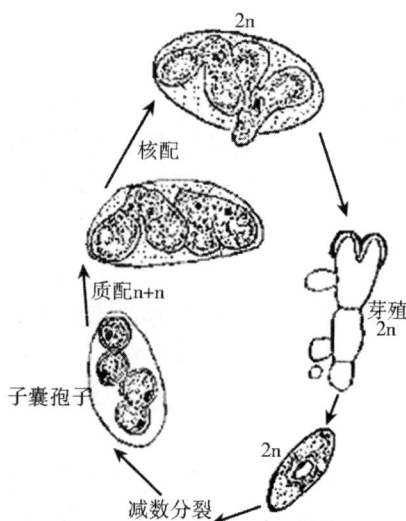

图 2-8 路德酵母的生活史

3. 单－双倍体型生活史

啤酒酵母是这一类型生活史的典型代表。在其生活史中，一般以营养体状态进行出芽繁殖，营养细胞既可以单倍体形式存在，也可以二倍体形式存在。单倍体营养阶段和二倍体营养阶段的存在时间大体相当。在特定条件下进行有性生殖。因此，在其生活周期中，无性世代和有性世代共存，世代交替现象十分明显。生活史见图 2-9。

由于 *S. cerevisiae* 二倍体含有两套染色体，细胞体积比单倍体大，发酵能力强并且比较稳定，故常广泛应用于发酵工业、科学研究或遗传工程实践中。如在生产啤酒时，一般利用二倍体的啤酒酵母进行乙醇发酵。

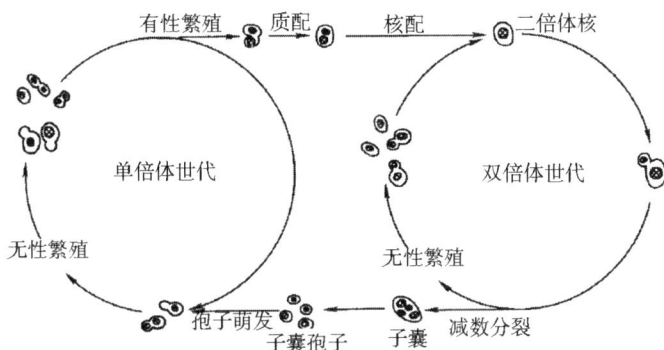

图 2 - 9　啤酒酵母的生活史

（三）培养特征

1. 固体培养

将酵母菌接种至固体培养基表面，28℃经 24～48h 培养后就可观察到长出的菌落。多数菌落与细菌菌落相似，但比细菌菌落大而且厚。菌落表面湿润、光滑，一般较黏稠，易被挑起。菌落的形状一般为圆形，呈乳白色或乳黄色，个别呈红色。若培养时间过长，菌落表面会出现皱缩。

2. 液体培养

在液体培养基中进行培养，一般出现明显的沉淀；个别能在培养基中均匀生长或在培养基表面生长并形成菌醭。液体培养基中的生长情况与酵母菌对氧的利用有关，当需氧生长时，菌体生长旺盛，常使培养基出现浑浊状态；而当厌氧生长时，由于不需要氧，菌体一般集中在培养基的底部并能形成很厚的一层沉淀。

三、酵母菌的代表属

（一）酵母属

酵母属的微生物营养体多呈球形、卵圆形、椭圆形或腊肠形等，很少形成假菌丝。无性繁殖产生芽生孢子，有性繁殖产生子囊孢子，子囊孢子一般为 1～4 个，圆形或短圆形，具有典型的单－双倍体型生活史。

啤酒酵母是酵母属中的代表类型。啤酒酵母能发酵葡萄糖、麦芽糖、半乳糖和蔗糖，不能发酵乳糖和蜜二糖。发酵产物主要有乙醇及一些有机酸，并能产生 CO_2 气体。由于麦芽汁中含有丰富的麦芽糖，因此它是培养啤酒酵母的天然培养基。除可以酿造啤酒、乙醇及其他饮料酒外，啤酒酵母还可用于发酵制作面包。啤酒酵母菌体内维生素、蛋白质含量高，可作食用、药用和饲料酵母。通过大量培养，可提取细胞内的核酸、谷胱甘肽、细胞色素 c、凝血质、辅酶 A 和腺苷三磷酸等，具有重要的药用价值。

少数酵母菌，如蜂蜜酵母（*S. mellis*）常可引起蜂蜜、果酱变质，在酱油、腌制食品表面形成灰白色粉末；异常汉逊酵母（*Hansenula anomala*）能在饮料表面生长并形成干而皱的菌醭，引起食品发酵污染。

（二）假丝酵母属

假丝酵母属的微生物未发现有性繁殖，属于半知菌类。细胞呈圆形、卵圆形或圆柱形，主要以无性的多边出芽方式进行繁殖，能形成假菌丝。该菌属微生物广泛分布在贮藏谷物、乳制品及果汁中，分解糖的能力很强。

（1）产朊假丝酵母（candida utilis）　细胞中的蛋白质和维生素 B 含量均比啤酒酵母高，故常被用于生产蛋白饲料。产朊假丝酵母能利用造纸工业的亚硫酸废液，或食品厂的糖蜜、土豆淀粉等废料及木材水解液等来生产人、畜可食用的蛋白质，对减少工业废水对环境的污染有积极意义。

（2）热带假丝酵母（C. tropicalis）　利用烃类的能力强，是生产石油蛋白质重要菌种，利用生产味精的废液能大量培养热带假丝酵母作为饲料，既扩大了饲料来源，又减少了工业废水对环境的污染。

本属的有些种类能感染人和动物，导致机体发病，被称为病原性酵母菌。白假丝酵母又名白色念珠菌（Canidia albicans），单细胞，细胞形态类似酵母菌，呈圆形或卵圆形，以芽生孢子方式出芽繁殖，孢子延长成芽管，不与母细胞脱离，形成假菌丝（图 2 - 10），不能进行有性繁殖。该菌在玉米粉琼脂培养基上常可形成典型的假菌丝，在假菌丝上长有许多芽生孢子，菌丝的顶端或侧枝上可形成厚壁孢子（图2 - 10）。

白假丝酵母是一种条件致病菌，通常存在于正常人口腔、上呼吸道、肠道及女性阴道的黏膜上，参与正常菌群的构成，一般不引起疾病。当正常菌群失调、抵抗力下降或因肿瘤、艾滋病、器官移植及糖尿病患者长期使用广谱抗生素或进行放疗、化疗等治疗过程时，机体的免疫力减弱，白假丝酵母可导致机体内源性感染。

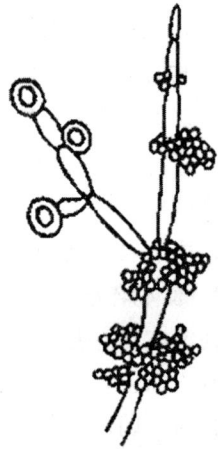

图 2 - 10　白假丝酵母的假菌丝和厚壁孢子

近年来，由于皮质激素、抗生素和免疫抑制剂在临床上的大量使用，白假丝酵母引起的感染也日益增多。治疗白假丝酵母感染，局部可涂 1% 甲紫或克霉唑软膏、益康唑霜；内脏白假丝酵母病可选用两性霉素 B、氟康唑（Fluconazole）、酮康唑（Ketoconazole）、制菌霉素等治疗。

（三）隐球菌属

隐球菌属（Cryptococcus）为单细胞真菌，其细胞外常被一层由糖蛋白构成的凝胶状荚膜包围。新生隐球菌（Cryptococcus neoformans）是本属的代表类型。

新生隐球菌又名溶组织酵母菌（Torula histolytica），细胞为圆形，直径可达 4 ~ 6μm，因细胞壁外有一层由多糖组成的厚厚的荚膜，常规染料不易着色，故得名隐球菌。用墨汁负染后，于显微镜下可见到透明荚膜包裹着的菌体细胞。

新生隐球菌以出芽方式繁殖，但不形成假菌丝。在沙保培养基上经 37℃、3d 培养后可形成酵母型菌落，通常为乳黄色或橘黄色，表面湿润并有光泽。在利用营养物质方面与白假丝酵母不同的是能分解尿素。

新生隐球菌按其荚膜抗原性分为 A、B、C、D、AD 5 个血清型，国内临床所分离菌株以 A 型最多，而 C 型尚未发现。

新生隐球菌在自然界的分布很广，是土壤、鸽类、牛乳、水果等的腐生菌，一般是通过外源性感染引起机体病变，其中鸽子可以作为该菌的主要传染源。对人类而言，新生隐球菌通常是条件致病菌，主要侵染人类肺部，常因吸入鸽粪污染的空气而感染，在肺部引起轻度炎症或隐性传染，亦可由破损皮肤及肠道传入。当机体免疫功能下降时可向全身播散，主要侵犯中枢神经系统，发生脑膜炎、脑炎、脑肉芽肿等，此外，可侵入骨骼、肌肉、淋巴结、皮肤黏膜，引起慢性炎症和脓肿。

新生隐球菌感染在免疫系统功能低下的人中常见，特别是艾滋病患者和终生需服用免疫抑制剂的器官移植患者。治疗新型隐球菌感染可用两性霉素 B 或庐山霉素静脉滴注，大蒜提取液对本菌感染也有一定的疗效。

第二节 霉 菌

霉菌（mold）是丝状真菌（filamentous fungi）的统称，通常指菌丝体较发达但又不产生大型肉质子实体结构的真菌。霉菌在自然界的分布广泛，土壤、水体、空气及动植物体中都有它们的踪迹，它们往往易在潮湿的条件下大量生长繁殖。

霉菌与人类关系密切，广泛应用于以发酵为主的食品加工、工业生产、药品制造及生物转化等各个方面，特别是许多霉菌在代谢过程中能产生抑制或杀死它种微生物的抗生素，如青霉素、灰黄霉素、头孢菌素及环孢菌素等。环境中的腐生型霉菌对自然界物质循环也具有非常重要的作用，尤其是对数量极大的纤维素、半纤维素及木质素的分解和利用主要是通过霉菌完成的。多数霉菌细胞都能产生一些重要的酶，其中的淀粉酶、蛋白酶、纤维素酶及果胶酶等酶制剂已经被广泛应用于各种工业生产上。

与此同时，霉菌污染对工农业所造成的损失也很大，食品、纺织品、皮革、纸张、木器、光学仪器、电工器材甚至药品等都能被霉菌污染，发生霉变。霉菌还能引起动植物的病害，严重威胁人类的健康。据统计，85% 以上的植物传染性病害是由霉菌感染引起的。一些寄生型霉菌也能感染人和动物，导致临床症状，如皮肤癣菌引起的各种癣症。特别是有的种类能产生毒素，目前已发现的真菌毒素有百种以上，如毒性很强的黄曲霉毒素，不但能引起中毒症状，还是强的致癌物质。

一、霉菌的形态学

霉菌具有分枝状菌丝体，其基本组成单位是菌丝细胞。菌丝（hypha）为一种管状结构，直径一般为 3～10μm，比普通细菌和放线菌大几倍到几十倍，由坚韧的含几丁质的细胞壁包被。菌丝能借助顶端生长进行延伸，并通过多次重复分枝而形成微细的网络结构，称之为菌丝体。

（一）菌丝组成与结构

霉菌的菌丝在固体培养基内和表面都能生长，向培养基内生长的菌丝主要功能是吸收营养，称为基内菌丝或营养菌丝；在培养基表面生长的菌丝为气生菌丝（图 2 – 11），气生菌丝成熟时往往特化形成具有一定结构的用于繁殖的菌丝，称之为繁殖菌丝。繁殖菌丝能够产生各种类型的孢子。

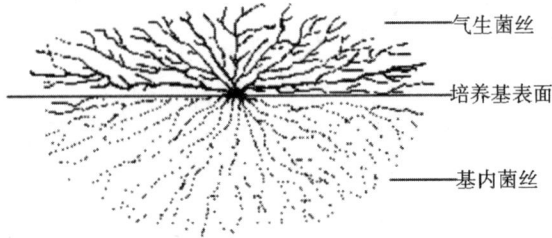

图 2 – 11 在固体培养基上生长的霉菌的菌丝体

在显微镜下观察到的霉菌菌丝有两种类型：一种是菌丝管腔中无横隔膜，称为无隔菌丝；另一种是有横隔膜，称为有隔菌丝（图 2 – 12）。

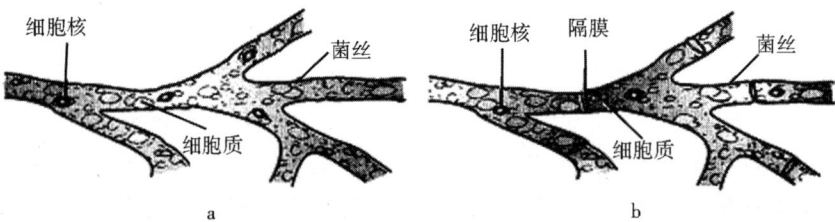

图 2 – 12 霉菌的有隔菌丝和无隔菌丝
a. 无隔菌丝 b. 有隔菌丝

无隔菌丝的整个菌丝为长管状的单细胞，细胞内含有多个核，生长时只表现为菌丝延长、细胞核裂殖增多和细胞质量的均匀增加，霉菌中的低等种类如根霉、毛霉、梨头霉等都属于这种类型。

有隔菌丝为典型的多细胞结构，两横隔膜之间组成一个细胞。子囊菌、担子菌等许多高等种类真菌均属于这种类型。不同霉菌的横隔膜结构也不完全相同，主要有下列几种类型（图 2 – 13）：①单孔型，隔膜中央具有一个较大的孔口，这种单孔型的隔膜是子囊菌等菌丝的典型特征；②多孔型，隔膜上有许多微孔，这些微孔在隔膜上的排列又各有其特征，如白地霉（*Geotrichum candidum*）和一些镰刀菌（*Fusarium*）；③桶孔型，这种隔膜有一中心孔，并且该孔的边缘膨大而使中心孔成为"琵琶桶"状，在其外面覆盖一层由内质网膜形成的弧形膜，叫做桶孔覆垫。霉菌的横隔膜可能是由于为适应陆地环境而形成的，有隔菌丝的横隔膜在维持菌丝强度、防止胞内物质流失、抵抗干旱等方面发挥着重要作用。

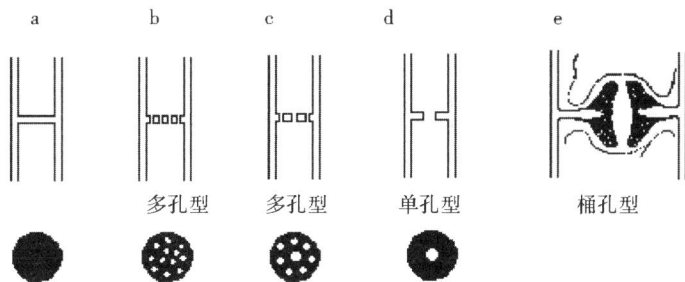

图 2 - 13 霉菌菌丝隔膜的类型

a. 低等真菌菌丝的全封闭隔膜 b. 白地霉的菌丝隔膜 c. 镰刀霉的菌丝隔膜

d. 子囊菌的菌丝隔 e. 担子菌的菌丝隔膜

（二）细胞结构

霉菌菌丝细胞的最外层是坚韧的细胞壁，紧贴细胞壁的是其原生质膜，在原生质膜包被的细胞质中，含有细胞核、线粒体、核糖体、高尔基体及液泡等结构。亚显微结构主要由微管和内质网等单位膜结构支持和组成（图 2 - 14）。

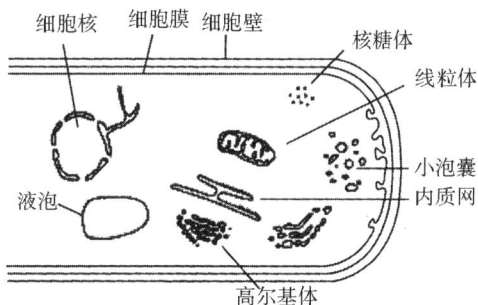

图 2 - 14 霉菌菌丝结构

1. 细胞壁

多数霉菌细胞壁的主要成分为几丁质。它是 N - 乙酰葡糖胺借助 β - 1，4 - 糖苷键连接成的链状聚合分子，该结构与组成植物细胞壁的纤维素相似，不同的是葡萄糖环上的第二碳原子连接的是乙酰氨基，而不是羟基。一些低等水生类型的霉菌，如水霉菌，其细胞壁成分为纤维素。几丁质和纤维素分别构成了高等及低等霉菌细胞壁的多层、半晶体网状结构——微原纤维（microfibril），它镶嵌在无定形的 β - 葡聚糖基质中形成坚韧的外层结构，有的还含有少量蛋白质。

2. 细胞膜

与原核细胞的细胞膜相似，霉菌的细胞膜也是半渗透性膜屏障。霉菌的细胞膜也含有甾醇，这种扁平的分子能增强膜的硬度。与其他生物膜结构不同的是：在霉菌的细胞壁和细胞膜之间能形成一种特殊的膜结构，称为膜边体（lomasome）。这种由单位膜包围形成的膜边体形状变化很大，有管状、囊状及颗粒状，该结构可能与细胞壁的形成有关。

3. 细胞质和内含物

霉菌菌丝细胞中的细胞质组成与其他真核生物基本相同，主要是由水、蛋白质、核酸、糖类及无机盐等构成的透明胶状液体。霉菌细胞质分布不均匀，在菌丝的不同生长阶段，各成分含量也有一定的差异。幼龄时，细胞质充满整个菌丝细胞，老龄时往往出现大的液泡，作为营养物和废物的贮藏场所，其中含有多种物质，常见的有糖原、脂肪滴及异染颗粒等，特别是液泡的高含水量保持了细胞内的高膨胀压。

在细胞质中悬浮着一些细胞器，如线粒体、内质网、核糖体及高尔基体等，这些细胞器在能量产生、蛋白质合成等代谢活动中起着重要作用。

4. 细胞核

霉菌的细胞核分化程度高，包括核仁、核膜及核孔。不同种类霉菌的细胞核中含有的染色体数目不同，一般都在 1 条以上。染色体的结构、组成及功能与高等动、植物的基本相同，不同的是霉菌染色体是以单倍体形式存在的。在细胞有丝分裂时，染色体要进行复制并随之进行分离。

二、霉菌的繁殖方式与生活史及培养

（一）霉菌的人工培养

1. 营养要求及培养条件

霉菌的营养要求不高，自然界的许多环境中都能满足霉菌的生长。人工培养霉菌也很容易，糖类中的单糖、双糖、淀粉和糊精等都能作为碳源，氮源中的无机氮源和有机氮源一般都能被利用。霉菌在生长过程中需要少量无机盐，个别种类需要一些微量元素及生长因子才能很好地生长。微量元素主要是 K、P、Mg、S、Fe、Zn、Mn、Co 等，生长因子多为维生素 B_1、生物素和胸腺嘧啶等。

培养霉菌的培养基有很多种，实验室常用的有沙氏和查氏培养基。多数霉菌在 pH 2～9 的范围内均可生长，最适 pH 为 4～6，合适的生长温度为 25～30℃，培养时需要有较高的湿度和良好的通气状况。霉菌的繁殖能力很强，但生长速度较慢，一般需要培养 4d 以上才能见到明显的菌落。

2. 菌落特征

由于组成霉菌菌落的单位是分枝状菌丝体，因此霉菌菌落又称丝状菌落。在菌落形成初期，因菌丝稀少且不带有颜色，在培养基表面似雪花状，很难发现。随着菌丝体的不断生长、成熟，菌落变大并能扩散生长，个别种类的菌落扩散生长后能铺满整个培养皿。在细菌、放线菌、酵母和霉菌所形成的菌落中，霉菌菌落是最大的。因霉菌的菌丝较粗大，故形成的菌落疏松，呈毯状、绒状、絮状或蛛网状，成熟后颜色加深并能产生大量的孢子，孢子堆积在菌丝表面，使菌落表面带有一层粉末状的结构。霉菌菌落能分泌多种色素，有的能产生水溶性色素使培养基带有一定的颜色，孢子一般产生脂溶性色素，颜色各异。由于扩散生长，处于菌落中心的菌丝成熟较早，颜色深；边缘的一般为刚长出的菌丝，颜色浅，多为白色；孢子堆一般位于菌落的中心，常具有特定的颜色。

（二）霉菌的生长

霉菌的生长是伴随菌丝细胞的延长、分裂和细胞质的合成等过程完成的，最后表现为菌丝体的生长。生长方式为菌丝顶端生长（hyphal tip growth），即生长发生在菌丝顶端，通过菌丝顶端的细胞膜与囊泡的融合而生长（图 2 - 15）。囊泡内含有来自高尔基体的软化细胞壁的酶、细胞壁单体酶及聚合化酶，细胞壁先被软化，然后在膨压的作用下延伸，最后再变硬。在生长点的后面，菌丝还可以向顶端方向的侧面形成分枝，它们像芽一样膨出，生长成侧丝，随即很快变硬。在没有生长点的菌丝部位，细胞质大量合成并产生许多液泡，它们虽没有生长功能，但能合成细胞物质并通过液泡将其源源不断地输送至菌丝顶端，促使菌丝顶端细胞延长、生长。

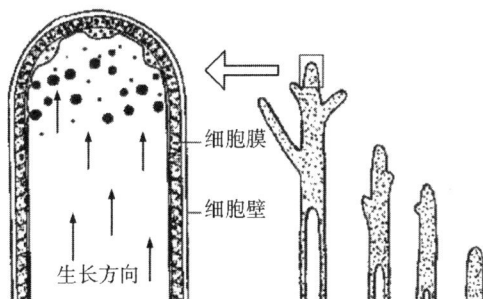

图 2 - 15　霉菌菌丝的顶端生长

需要指出的是：当菌丝繁殖形成孢子时，并不一定都采取顶端生长方式完成，有的是利用中间生长方式，如孢子囊中的孢子形成、低等霉菌有性繁殖时配子囊的形成等。

当霉菌呈丝状生长时，其生长速率不能借助细胞计数法进行测定，但可通过在适宜的培养条件下单位时间内菌丝质量的变化来测定。

（三）霉菌的繁殖方式及生活史

霉菌的繁殖能力强，繁殖方式复杂，多数霉菌即可进行无性繁殖，也能进行有性繁殖。霉菌以无性繁殖为主，主要以产生大量无性孢子的形式完成，在液体培养时能够以菌丝断裂方式进行无性繁殖。在一定的生长阶段，当条件适宜时，多数霉菌可通过产生有性孢子的方式进行有性繁殖。

1. 繁殖方式

（1）无性孢子繁殖　无性孢子是指不经"异性"菌丝细胞配合，由菌丝自身分化或分裂形成的孢子。霉菌的种类丰富，产生的无性孢子类型最为复杂（图 2 - 16）。

①厚垣孢子　该种类型孢子具有较厚的壁，又名厚壁孢子。其形成过程是：在菌丝的顶端或中间由原生质浓缩、细胞变圆、壁增厚，形成圆形、卵圆形或圆柱形的孢子。厚垣孢子多在不良环境条件下形成，对逆境条件有较强的抗性，它既是霉菌的一种无性繁殖形式，也是霉菌的休眠体。接合菌门中的一些种类如总状毛霉（*Mucor racemosus*）往往能借助这种方式进行繁殖。

②芽生孢子（budding spore）　除酵母菌外，一些担子菌也可以通过担孢子芽殖，产生芽生孢子进行传播和繁殖。

③节孢子（arthrospore）　某些真菌如白地霉（*Geotrichum candidum*）菌丝生长到一定阶段，菌丝先出现许多横隔膜，然后从隔膜处断裂成一个个柱状细胞，称为节孢子。

71

④孢囊孢子（sporangiospores）　一些霉菌的菌丝发育成熟进入繁殖期后，菌丝的功能分化，一部分菌丝发育成孢子囊梗，梗的顶端细胞特化形成一个圆球形、卵球形或梨形的囊状结构，称为孢子囊，囊内发育形成的孢子就是孢囊孢子，孢囊孢子是一种内生孢子，孢子成熟后脱壳而出，如根霉菌、毛霉菌。

⑤分生孢子（conidium）　由繁殖菌丝末端或侧缘经分裂或收缩形成的单个、链状或成簇的孢子，属于外生孢子。产生分生孢子的菌丝往往能特化形成一定的结构，霉菌的种类不同，特化的结构也不同。如红曲霉和交链孢霉可直接由分枝菌丝的顶端细胞分化，形成单个或成簇的孢子；青霉和曲霉可分化形成分生孢子器，通过分生孢子器再分泌孢子。

分生孢子多为圆形或卵圆形，着生方式有单生、成链或成簇排列。值得注意的是在同一种霉菌菌丝上不一定都产生一种类型的无性孢子，如在许多霉菌特别是接合菌门中，同一菌丝体上常发现孢囊孢子和厚壁孢子共存的现象。

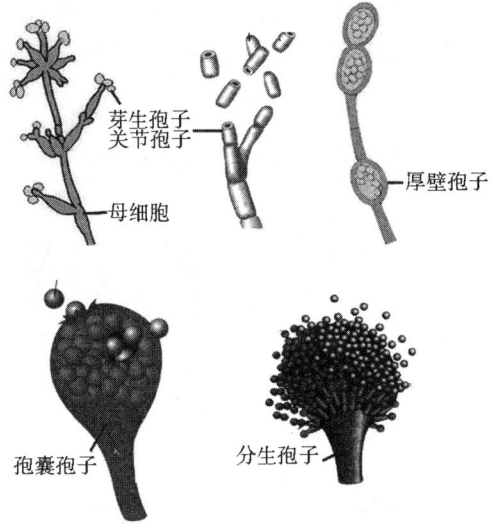

图 2 - 16　霉菌的各种无性孢子

（2）有性孢子繁殖　有性孢子是由同一菌体或不同菌体上的两个细胞融合，经质配、核配和减数分裂形成的，常见有性孢子为接合孢子（zygospore）、子囊孢子（ascospore）、担孢子（basidiospore）和卵孢子（oospore）等（图 2 - 17）。

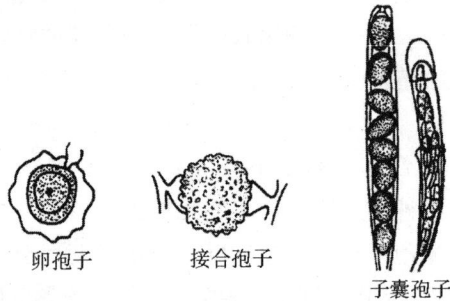

图 2 - 17　霉菌的有性孢子的形态

①质配阶段　是两个遗传型不同的"性细胞"结合的过程，质配时两者的细胞质融合在一起，但两者的核各自独立，共存于同一细胞中，称为双核细胞。此时每个核的染色体数目都是单倍的（即 $n+n$）。

②核配阶段　质配完成后，双核细胞中的两个核进行融合，形成二倍体的合子，此时核的染色体数是双倍的（即 $2n$）。在低等霉菌中，质配后紧接着进行的就是核配，而高等霉菌中，质配后不一定马上进行核配，经常以双核形式存在一段时间，在此期间双

核细胞也可分裂产生双核子细胞。霉菌染色体的基因重组一般发生在核配阶段。

③减数分裂 由于霉菌的核是以单倍体形式存在，故二倍体的核还需进行减数分裂才能使子代的染色体数与亲代保持一致，即恢复到原来的单倍体状态。多数霉菌在核配后立刻进行减数分裂，形成各种类型的单倍体有性孢子，但也有少数种类霉菌像酵母菌一样能以二倍体的合子形式存在一段时间，此现象常见于接合菌门中的霉菌。

霉菌的有性繁殖都是借助各种类型的有性孢子完成的。由于霉菌的有性繁殖不如无性繁殖那么普遍和经常，一般只发生在特定的环境条件下，因此，人工培养时很难观察到有性繁殖过程和有性孢子。

2. 生活史

霉菌的生活史都是从孢子开始，经过发芽、生长成为菌丝体，再由菌丝体经过无性和有性繁殖最终又产生孢子为止，即孢子→菌丝体→孢子的循环过程。

在绝大多数霉菌的生活史中都有无性阶段和有性阶段，它们分别组成无性世代和有性世代，因此霉菌中的世代交替现象十分明显。典型的生活史如下：霉菌的菌丝体发育成熟后可通过各种方式产生并释放出无性孢子，无性孢子萌发形成新的菌丝体。这样的繁殖方式可循环多次，构成霉菌的无性世代。当无性繁殖进行一段时间后，一般在霉菌生长发育的后期并且是在特定的环境条件下，才进入有性繁殖阶段，即在菌丝体上分化出特殊的"性细胞"或配子，经质配、核配和减数分裂等环节，最后产生各种类型的有性孢子，有性孢子萌发再发育成新的菌丝体，上述过程构成霉菌的有性世代（图 2 – 18）。

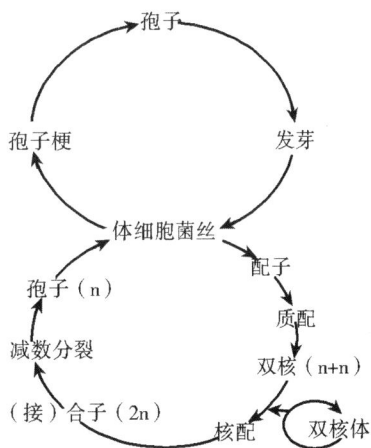

图 2 – 18 霉菌的生活史

有丝孢子真菌主要是以无性孢子繁殖方式完成其生活史，还没有发现有性繁殖阶段。由于它们的生活史中只发现了无性世代，又称其为半知菌。

三、霉菌的代表属

霉菌的种类繁多，不同种类的霉菌之间差异较大，下面仅介绍一些与人类关系较为密切的几类重要霉菌。

（一）与药物有关的常见霉菌

1. 毛霉属

毛霉（*Mucor*）在自然界分布很广，空气、土壤等环境中都有毛霉的孢子。毛霉的菌丝体是由管状分枝的无隔菌丝组成，因此可以将毛霉看做是单细胞霉菌。毛霉分类上属于接合菌门，藻状菌纲，毛霉目，毛霉属，为低等类型的真菌。

毛霉的镜下形态主要有菌丝、孢子囊梗和孢子囊。孢子囊梗嵌入孢子囊内的部分称为囊轴，在孢子囊内发

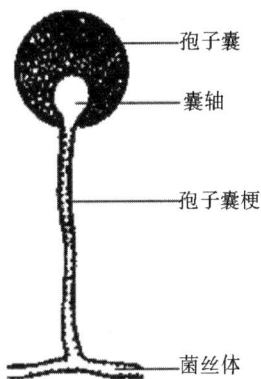

图 2 – 19 毛霉的结构

育形成大量的孢囊孢子（图 2 - 19）。

毛霉的生活史完整，包括无性繁殖和有性繁殖两个阶段，无性繁殖方式为孢囊孢子，有性繁殖方式为接合孢子。

毛霉的应用广泛，有的种类能产生淀粉酶，有的产生蛋白酶，因此可用于工业上的糖化过程和豆豉、豆腐乳等蛋白类食品的发酵。此外，毛霉还经常被用来生产乙醇、乳酸及延胡索酸等，在甾体化合物的生物转化方面也具有重要作用。

另一方面，毛霉的害处也较大，它是一种主要的微生物污染源，经常引起蔬菜、果品、衣物和药材等发霉变质，有的毛霉对一些纺织品及皮革等也有一定的破坏作用。

2. 根霉属

根霉（*Rhizopus*）分类上属于接合菌门，藻状菌纲，毛霉目，根霉属。根霉与毛霉两者的形态、结构有相似之处。根霉的菌丝无横隔，主要由匍匐菌丝、假根、孢子囊梗和孢子囊组成（图 2 - 20）。假根和匍匐菌丝有别于毛霉，是根霉、梨头霉（*Absidia*）等少数霉菌特有的结构。根霉的菌丝粗大，在显微镜的低倍镜下很容易观察。菌丝在固体培养基上生长迅速，若培养时间延长可充满整个培养皿内的空间，因此很难形成固定的菌落。

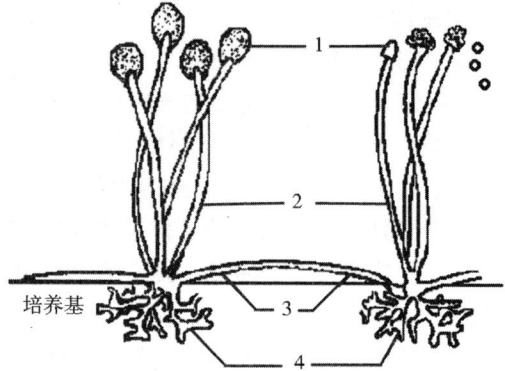

图 2 - 20　根霉的结构
1. 孢子囊　2. 孢子囊梗　3. 匍匐菌丝　4. 假根

根霉具有典型的世代交替现象，无性繁殖方式是孢囊孢子；有性繁殖方式为接合孢子。根霉的孢子囊梗一般是在假根的相对位置上生出，顶端膨大发育成孢子囊，囊轴为半圆形，囊轴与孢囊梗之间有横隔。孢囊孢子多数为球形，成熟时分泌黑色色素。

根霉的营养要求不高且易于在含淀粉等多糖的环境中生长，因此含有淀粉的食品如果保存不当，特别容易污染根霉。根霉对其他物品的腐蚀能力也很强，可广泛引起包括皮革在内的多种物品发生霉变。另一方面，产生淀粉酶这一特性使根霉成为工业上重要的糖化菌种。此外，根霉还经常被用于生产乙醇、乳酸等，它在甾体化合物的生物转化方面也有重要作用。

3. 青霉属

青霉（*Penicillium*）分类上属于子囊菌门，子囊菌纲，青霉属。青霉是多细胞，菌丝有分隔，呈丛状着生并有明显分枝，无足细胞。气生菌丝发育成熟时特化成分生孢子梗，顶端不膨大，无顶囊，梗的顶端可出现多次分枝，在分枝末端生长出一轮或几轮对称的梗基和小梗，在最外层小梗的顶端可产生串状排列的分生孢子，分生孢子可产生青、灰绿、黄褐等不同颜色。这样的产孢结构称为分生孢子器，青霉菌的分生孢子器在显微镜下呈扫帚状，故名帚状枝或青霉穗（图 2 - 21）。

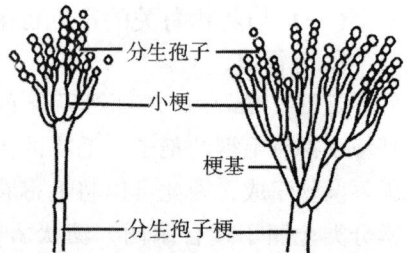

图 2 - 21　青霉菌的分生孢子器结构

帚状枝的形态、结构，梗基的生长轮数等都可作为青霉菌分类鉴定的依据。

青霉菌无性繁殖即产生大量分生孢子，有性繁殖产生子囊孢子。

青霉菌在自然界的分布广泛，种类很多，几乎在一切潮湿的物品上均能生长。如橘青霉常生长在腐烂的柑橘皮上，呈现青绿色污染斑。在空气、土壤等环境中也有大量的青霉菌的孢子，青霉菌可使工农业产品、生物制剂、药物制品腐败变质。有些菌株产生的青霉菌素对人和畜类的健康也有很大危害。

青霉菌是抗生素的重要生产菌，其中的产黄青霉（*Penicillium chrysogenum*）是青霉素的产生菌，灰黄青霉菌是灰黄霉素的产生菌。除产生抗生素外，青霉菌也常用于有机酸、酶制剂的生产。由于其分解有机物的能力强，被广泛用于一些特殊有机化合物的生物转化。

4. 曲霉属

曲霉（*Aspergillus*）属于子囊菌门，子囊菌纲，曲霉属。曲霉是多细胞，菌丝有分隔，有分枝，当发育成熟时在气生菌丝上往往特化形成"足细胞"的结构，在"足细胞"上长出分生孢子梗，在其顶端膨大发育成顶囊，在顶囊表面以辐射状长出一层或两层小梗，最外侧小梗的顶端长有一串分生孢子。该菌属各菌株的菌丝和孢子常呈不同的颜色，故菌落的颜色各不相同，有黑、棕、黄、绿、红等颜色，且较稳定，是分类鉴定的主要依据。在显微镜下，曲霉特有的分生孢子器呈放射状的圆球体，称为分生孢子头（图2-22）。分生孢子头和顶囊的形状、大小、小梗的构成、分生孢子梗的长度等特点也是菌种鉴定的依据。

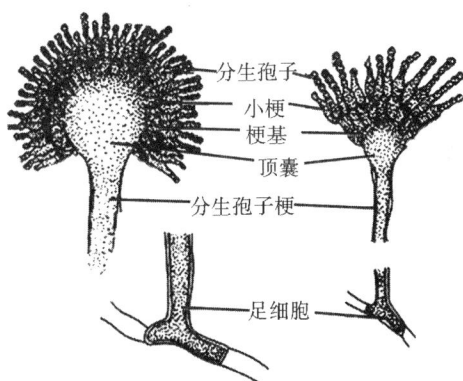

图2-22 曲霉菌的分生孢子器的结构

曲霉菌无性繁殖即产生大量分生孢子，有性繁殖产生子囊孢子。

曲霉菌在固体培养基上可形成圆形、毯状的大菌落，成熟后表面有孢子堆覆盖，呈现各种颜色。

曲霉菌分解有机物质能力极强，是工业发酵和食品酿造上的重要菌种，我国自古以来就有应用曲霉菌的糖化作用和分解蛋白质的能力制曲、酿酒及造酱的记载。现代发酵工业中可以利用曲霉生产葡糖酸等有机酸、酶制剂及抗生素等。曲霉菌也是引起粮食、食品和药材等霉变的常见污染菌。有些种类还能分泌毒素，如黄曲霉（*Aspergillus flavus*）能产生具有强烈致癌作用的黄曲霉毒素，严重危害人类健康。

5. 头孢霉属

头孢霉属（*Cephalosporium*）的微生物营养菌丝体较发达，有横隔，常结成绳束状排列。成熟时由营养菌丝上生长出直立的分生孢子梗，不分枝，中央较粗而向末端逐渐变细，在顶端可产生大量的分生孢子，并借助黏液聚集形成头状结构，故名头孢霉（图2-23）。

头孢霉的繁殖方式以无性的分生孢子为主，分生孢子头遇水后即可分散，分生孢子呈圆形或卵圆形。

头孢霉的腐生性强，主要分布在潮湿的土壤及植物残体中，含有多种类型。在人工培养基上生长良好，菌落呈绒毛状，成熟时能出现各种颜色。

头孢霉属有的菌株可产生抗癌物质及重要的抗生素，如顶头孢霉（*Cephalosporium acremonium*）可产生 β - 内酰胺类抗生素——头孢菌素 C，是抗生素生产的重要菌种。

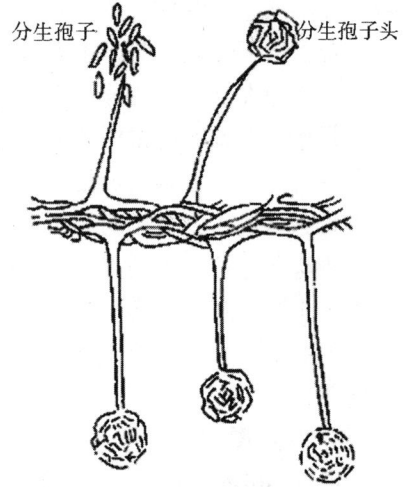

图 2 - 23　头孢霉菌的结构

（二）与人类疾病有关的常见霉菌

霉菌中少数种类能感染人和动物，引起各种霉菌性疾病。近年来由于长期使用广谱抗生素所造成的菌群失调，抗肿瘤药物和免疫抑制剂的广泛使用以及 AIDS 患者增加所致的免疫力低下等，霉菌感染有所上升。按照霉菌侵入机体的部位和临床表现，可将其分为浅部感染霉菌和深部感染霉菌。此外，有些霉菌能产生毒素，这些毒素对人体、动物体造成的危害很大。

1. 浅部感染霉菌

浅部感染性霉菌是指那些能侵染机体的表皮、毛发和指（趾）甲等浅部角化组织的霉菌。这些霉菌一般不侵染机体深部，主要在皮肤表面的不同部位形成病变，可破坏角质化组织，故称皮肤癣菌（*Dermatophytes*）或皮肤丝状菌。皮肤癣菌分毛癣菌（*Trichophyton*）、表皮癣菌（*Epidermophyton*）和小孢子癣菌（*Microsporum*）三个属。

皮肤癣菌都能形成有隔的菌丝体，繁殖方式都采用无性的分生孢子。皮肤癣菌可在沙保培养基上生长，形成丝状菌落，表面呈绒毛状、絮状或粉末状，成熟后多带有不同的颜色。根据菌落的形态、颜色和所产生的分生孢子，可对其做初步鉴定。皮肤癣菌的主要特性见表 2 - 1。

表 2 - 1　皮肤癣菌的类型和特性

属名	无性孢子		颜色	侵染部位		
	大分生孢子	小分生孢子		皮肤	指（趾）甲	毛发
表皮癣菌	卵圆形或粗棒状	无	黄绿	+	+	-
小孢子癣菌	梭状	卵形或棒状	灰、棕　黄、橘红	+	-	+
毛癣菌属	细长棒状	葡萄状、梨状、棒状	白、灰　红、橙、棕	+	+	+

皮肤癣菌主要经孢子散播传染，常由于接触患癣病的人或动物（猫、犬、牛、马等）及染菌物体而感染。在临床上同一种癣症可由数种不同癣菌引起，而同一种癣菌因侵害部位不同，又可引起不同的癣症。三个菌属微生物均可侵犯皮肤，引起手癣、足癣、体癣和股癣等，其中手足癣是人类最常见的真菌病。毛癣菌属和表皮癣菌属可侵犯指（趾）甲，引起甲癣，俗称灰指（趾）甲。患者的指（趾）甲增厚变形，失去光

泽。毛癣菌属和小孢子癣菌属还可侵犯毛发，引起头癣、黄癣及须癣。浅部感染的霉菌有嗜角质蛋白的特性，它们侵入皮肤等角质组织后，遇到潮湿、温暖的环境即大量繁殖，通过机械刺激和代谢产物的作用而引起局部病变。

对皮肤癣菌的感染，主要以预防为主，尽量避免直接或间接地接触皮肤癣患者，并注意皮肤清洁卫生。要经常保持鞋袜干燥，以预防足癣。在治疗上，头癣患者可选用灰黄霉素、酮康唑、咪康唑和伊曲康唑等治疗 4~6 周；体癣和股癣患者宜选用外用抗真菌药物局部涂抹，对顽固性体癣可服用伊曲康唑、氟康唑等；甲癣的治疗相对困难，可口服灰黄霉素或曲康唑。在使用中应注意，灰黄霉素对肝、肾等脏器都有一定的损伤作用。

2. 深部感染霉菌

深部感染霉菌可分为皮下组织感染霉菌、全身性感染霉菌。

（1）皮下组织感染性霉菌　引起皮下组织感染的霉菌一般是自然界中的腐生菌，存在于土壤和植物中，一般经创伤部位侵入人体皮下组织。引起皮下组织感染的霉菌主要有着色真菌和孢子丝菌两大类。多数皮下组织感染性霉菌一般只局限于局部组织，少数可经淋巴管或血流而缓慢扩散至周围组织或器官。

着色真菌是一组真菌，对人类致病的主要有卡氏枝孢霉菌（*Cladosporium carrionii*）、裴氏丰萨卡菌（*Fonsecaea pedrosoi*）和疣状瓶霉（*Phialophora verrucosa*）等。

着色真菌的菌丝体带有横隔，繁殖方式以无性分生孢子为主。由于机体被该类霉菌感染后，病损部位皮肤变色、发黑，故称着色真菌病（chromomycosis）。这类霉菌在沙保培养基上生长缓慢，培养数周可形成丝状菌落，菌落多呈棕褐色。着色真菌的分生孢子种类多样，有树枝型、剑顶型和花瓶型。

着色真菌一般经由外伤侵入人体，感染多发于肢体、颜面等暴露部位，以下肢多见。早期皮肤感染处发生丘疹，进而增大形成暗红色或黑色结节。

预防着色真菌病主要是避免外伤。病变皮肤面积较小时可经外科手术切除，皮肤损面积较大者可服用 5 - 氟胞嘧啶或伊曲康唑。

孢子丝菌主要指引起皮下组织感染的申克孢子丝菌（*Sporotrichum schenckii*）。申克孢子丝菌是一种二相型真菌，即在不同培养条件下，菌体可以两种形态出现。在自然环境中以霉菌的形式存在，菌丝体带有横隔，繁殖方式以无性分生孢子为主；在机体组织内或 37℃ 培养则为体积较小的酵母型真菌，以出芽方式繁殖。

申克孢子丝菌经皮肤微小的伤口侵入机体，然后沿淋巴管扩散，引起亚急性或慢性肉芽肿，使淋巴管形成链状硬结，进而形成坏死和溃疡，称为孢子丝菌下疳（sporotrichotic chancre）；本菌也可经口进入呼吸道、肠道，随后经血液循环进入其他器官，可引起深部感染或全身感染。

预防申克孢子丝菌感染主要是避免外伤。孢子丝菌感染的治疗可用碘化钾、伊曲康唑、酮康唑、两性霉素 B 和特比萘芬等。

（2）全身性感染霉菌　全身性感染霉菌是指那些能侵入机体深部的组织、器官或内脏，从而导致全身性感染的霉菌。与浅部感染性霉菌相比，感染的发生一般是外源性的，致病性较强。常引起侵染部位慢性肉芽肿样炎症、溃疡和组织坏死等。

深部感染性霉菌的种类很少，主要有烟曲霉、粗球孢子菌等。在酵母菌中能引起深部感染的种类较多，如白色念珠菌、新型隐球菌、荚膜组织胞浆菌、芽生菌及副球孢子菌等。这些真菌多数具有霉菌和酵母菌细胞的双重特征，既可形成菌丝体，也可以单细胞的酵母菌形态出现。新型隐球菌是深部染真菌的代表类型。

3. 霉菌毒素

很多霉菌在生长过程中能产生一些有毒的代谢产物，称为霉菌毒素，当人、畜误食了含有霉菌毒素的食品后，常引起食物中毒。有些霉菌毒素还具有致癌、致畸和致突变作用。

迄今已发现的真菌毒素有200多种，它们的性质、作用方式及毒性并不相同。按毒素损害机体的主要部位不同，分为肝毒素、肾毒素、神经毒素及造血组织毒素等，有些毒素可引起机体多部位的损伤。其中少数黄曲霉菌产生的黄曲霉毒素（aflatoxin）是迄今发现的毒性最强的霉菌毒素。黄曲霉毒素是一种双呋喃氧杂萘邻酮衍化物，毒性很强，可分为B、G两大家族。黄曲霉毒素特别是该毒素的B1组分AFB1在多种动物体内诱发肝癌。流行病学调查表明，黄曲霉毒素与人的肝癌发生密切相关。黄曲霉毒素毒性稳定，耐热性强，加热至280℃以上才被破坏，因此用一般烹饪方法不能去除毒性。黄曲霉主要污染粮油及其制品，如花生、花生油、玉米、大米、棉籽等。世界各国（包括我国）都制定了在各类食品和饲料中的最高允许量标准。我国卫生部规定在婴儿食品和药品中不得检出黄曲霉毒素。

除黄曲霉外，黑曲霉（A. niger）、赤曲霉（A. rubrum）、寄生曲霉（A. parasiticus）及温特曲霉（A. wentii）等也可产生黄曲霉毒素。除黄曲霉毒素外，其他真菌毒素也可致癌，如镰刀菌的T-2毒素可诱生大鼠胃癌、胰腺癌、垂体和脑部肿瘤；青霉产生的灰黄霉素可诱发小鼠甲状腺和肝肿瘤；赭曲霉产生的黄褐霉素可诱生肝肿瘤等。

霉菌毒素引起的中毒与一般性的细菌或病毒性感染不同，由于多数是在粮食中产生毒素，故受环境的影响较大。发病时常有季节性和地区性，但不传染。为了避免霉菌毒素中毒，要积极采取预防措施，对食用粮食除要妥善保管外，在使用前需多次搓洗，以减少污染。

第三节 大型真菌

大型真菌是指能产生肉眼可看清的大型子实体的真菌。近年来，国内外十分重视大型真菌资源的研究与利用。我国大型真菌生物种类多、分布广、资源丰富。常见的大型真菌包括药用菌和食用菌，如灵芝、香菇、草菇、金针菇、双孢蘑菇、木耳、银耳、竹荪、羊肚菌等。

大型真菌和人类的关系十分密切，多数大型真菌本身具有一定的食用及药用价值。一些大型真菌如灵芝、猴头、茯苓等除含有蛋白质、氨基酸、维生素、多糖、微量元素等营养物质外，还具有抗癌、抗衰老、增强机体免疫力等药理活性，已经引起了人们的广泛关注。其中也有少数的大型真菌能产生毒素，引起食物中毒，因此在食用时要特别注意。

一、大型真菌的形态学

普通的大型真菌菌丝发育良好，具有分隔。菌体大小为 $(3\sim18)\,cm\times(5\sim20)\,cm$，个别体积更大。大型真菌的形态各异，有头状、笔状、树枝状、花朵状、舌状和伞状（图 2-24），其基本构成为子实体和菌丝体。菌丝体由许多分枝菌丝组成，分布于土壤、腐木等基质内。

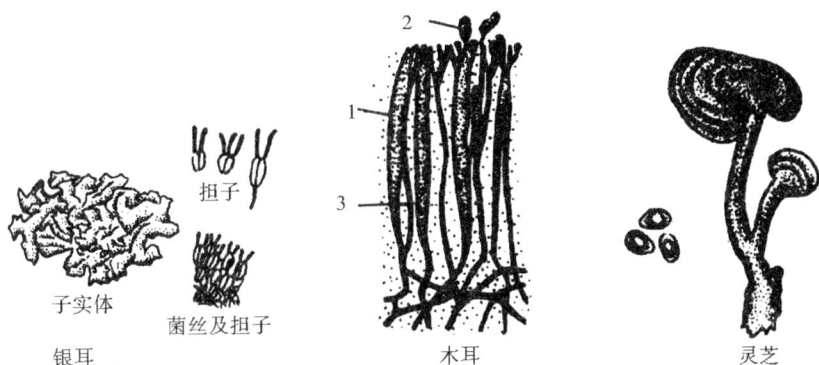

图 2-24　大型真菌的常见形态

大型真菌的菌丝体具有三个明显的发育阶段：初生菌丝（primary mycelium）、二生菌丝（secondary mycelium）和三生菌丝（tertiary mycelium）。

初生菌丝为单倍体（n），由单核的担孢子萌发形成，初期为多核，持续时间很短或不明显，随后即产生横隔形成单核初生菌丝，初生菌丝通常不能结实。二生菌丝为双核体（n+n），两个单核细胞进行异宗配合，经细胞质融合，但核不立即融合，细胞内含有两个核，称为双核次生菌丝，亦称二生菌丝。二生菌丝可独立生活，一般以锁状联合方式增殖细胞。即两个核同时分裂，以"锁状联合机制"控制形成两个子细胞，每个子细胞均具有两个不同的核。锁状联合的具体过程见图 2-25，包括：a. 双核菌丝的顶端细胞开始分裂时，两个核之间的菌丝壁向外侧生出一钩状分枝；b. 细胞内一个核进入钩中；c. 两个核

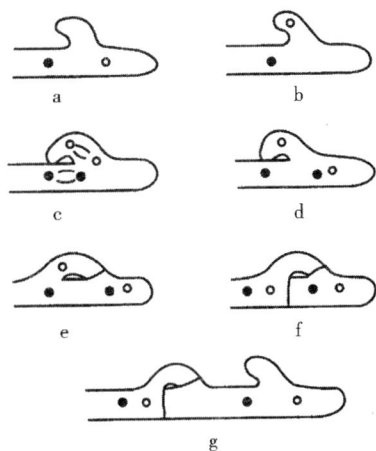

图 2-25　锁状联合过程

同时进行一次有丝分裂形成 4 个子核；d. 新分裂的两个子核移入到细胞的一端，一个子核仍留在钩状突起中；e. 钩向下弯曲与原细胞壁接触，接触处的壁发生融合，同时钩的基部产生横隔；f. 钩中的核向下移，在钩的垂直方向产生一隔膜，一个细胞分成两个细胞，每个细胞具有两个不同的子核。

二生菌丝也是双核体（n+n），一般由二生菌丝特化形成。特化菌丝形成各种子实体（fruit body），子实体由营养菌丝和繁殖菌丝组成，是产生孢子的结构，不同的真菌子实体形态各异。子实体的形成过程见图 2-26。

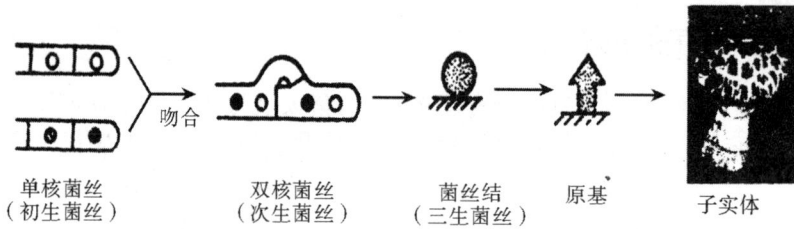

单核菌丝　　　　双核菌丝　　　菌丝结　　　原基　　　　子实体
（初生菌丝）　　（次生菌丝）　（三生菌丝）

图 2-26　子实体的形成过程

二、大型真菌繁殖方式与生活史

大型真菌在分类位置上多数属于子囊菌门和担子菌门，均为丝状真菌。其中伞状真菌的种类和数量最多，是担子菌门中的代表类型。

（一）担子菌的繁殖方式
担子菌的繁殖方式有无性繁殖和有性繁殖两种方式。

1. 无性繁殖
无性繁殖主要采取芽殖、裂殖和产生分生孢子等方式完成。

2. 有性繁殖
担子菌的有性繁殖是产生担子和担孢子，担子是担子菌产生孢子的构造，是完成了核配和减数分裂的细胞。担子及担孢子的形成过程见图 2-27。

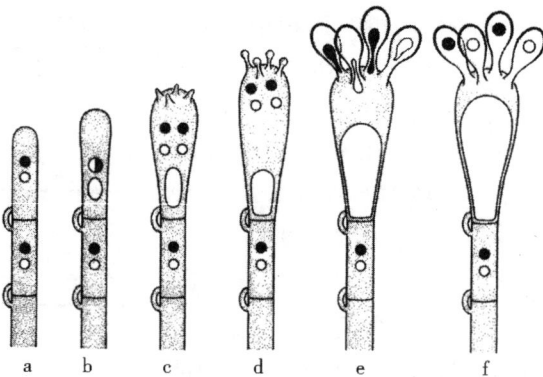

图 2-27　担子及担孢子的形成过程
a. 双核菌丝的顶端　b. 核配　c. 减数分裂（双核期）　d. 减数分裂（四核期）
e. 发育中的幼担孢子　f. 成熟的担子与担孢子（Alexopoulos et al，1996）

双核菌丝的顶细胞逐渐增大，经锁状联合伸长形成幼担子。当条件适宜时，双核菌丝顶端细胞的两个核发生核配，经减数分裂形成产生 4 个单倍体的核，同时担子顶端长出 4 个小梗。小梗头部膨大，单核分别进入 4 个小梗，进而发育成 4 个单倍体的担孢子。

担孢子成熟后弹射出来，遇到合适条件再萌发，开始新的生活史。

伴随担孢子形成的另一重要特征是其次生菌丝能发育成子实体，又称担子果。担子果的形态特征突出，典型的伞菌子实体包括菌柄（stipe）、菌盖（pileus）、菌环（annu-lus）和菌裙（gills）等结构。许多大型真菌就是依据其子实体的形态特征来命名的，如蘑菇、马勃、层孔菌、珊瑚菌等。

（二）担子菌的生活史

以担子菌为典型代表的大型真菌的生活史就是它们的有性世代，如图 2 - 28 所示：①由担孢子萌发先形成菌丝，初期为多核菌丝，短时间后迅速产生横隔形成单核初生菌丝；②两个宗系不同的的菌丝各自生出突起，经异宗配合发生质配，形成双核细胞；③通过锁状联合机制形成双核次生菌丝；④次生菌丝特化形成子实体；⑤子实体菌褶处形成棒状的双核担子；⑥担子中双核融合经核配形成二倍体；⑦减数分裂形成 4 个单倍体的担孢子；⑧担孢子成熟后弹射出来，遇到合适条件再萌发，开始新的生活史。

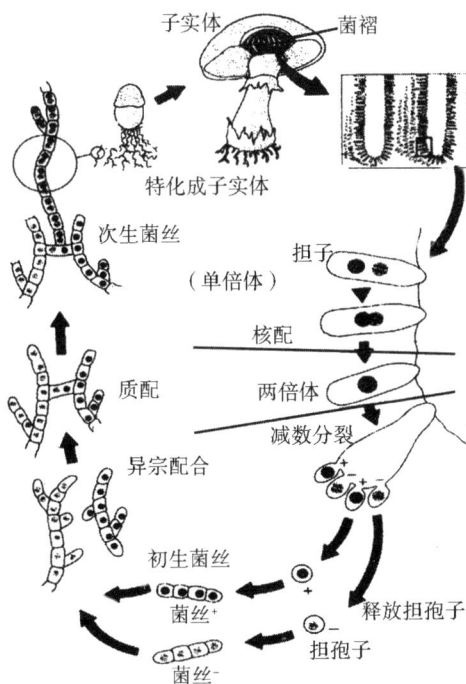

图 2 - 28　担子菌的生活史

三、大型真菌的代表属

中药为我国传统中医特有药物，其中包含了许多真菌类药物。明代李时珍的《本草纲目》中记载的茯苓、猪苓、槐耳、芝类等 20 余种。这种以大型真菌为主的真菌药物在药用范围、研究方法等方面日益扩大，备受世界关注。越来越多的研究表明，这类药物在防病、治病中具有独特功效。

（一）药用大型真菌资源

药用大型真菌是具有保健和治疗疾病作用的一类真菌。我国药用真菌资源丰富，其中大型药用真菌约有 300 多种，但目前已开发的大型药用真菌只有 20～30 种。随着科学研究的不断深入，药用大型真菌将在医学领域发挥愈来愈大的作用。灵芝、紫芝、密纹灵芝、密环菌、猪苓、茯苓、冬虫夏草、亚香棒虫草等多种大型真菌已进行人工培养、菌丝体发酵、临床治疗和抗癌研究，并取得了显著成绩。目前在攻克癌症、心血管等疑难病方面正在开展研究工作。药用真菌将作为重要的药物筛选对象，受到医药界的高度重视。

1. 银耳

银耳（*Tremella fuciformis* Berk.）属于担子菌纲、银耳科，是一种腐生菌，又称白木耳。担子果纯白色、半透明、胶质状，由许多薄而皱褶的菌片卷曲形成鸡冠状或菊花状。银耳分布于福建、贵州、四川、浙江、江苏等地。常生于阴湿山区的阔叶树木上。银耳是一种营养丰富的滋养补品，能滋阴、养胃、生津、润肺、益气和血、补脑强心。可用于治疗肺热咳嗽、咽干口渴、胃肠燥热等。银耳多糖能增强机体免疫功能，显著增强巨噬细胞的吞噬能力，对放射损伤有保护作用。

2. 茯苓

茯苓（*Poria cocos*）属担子菌纲、多孔菌科。菌核球形，或呈不规则的块状，大小不等，表面粗糙，呈瘤状皱缩，灰棕色或黑褐色，内部白色或淡棕色，粉粒状，由无数菌丝及贮藏物质聚集而成。子实体无柄，平伏于菌核表面，呈蜂窝状，厚3～10mm，幼时白色，成熟后变为浅褐色；在全国大部分地区均有分布，常寄生于赤松、马尾松、黄山松、云南松等的根上。菌核入药，具有利水渗湿、健脾宁心等功效。茯苓常用于治疗水肿、脾胃虚弱、心悸、失眠等症状。茯苓多糖具有增强免疫力、抗肿瘤、抗炎等作用。

3. 灵芝

灵芝（*Ganoderma lucidum*）属担子菌纲、多孔菌科，为腐生性真菌。子实体木栓质。菌盖半圆形或肾形，厚2cm，初生时为黄色，其后渐变成红褐色，表壳有光泽，具环状棱纹和辐射状皱纹，边缘薄或平截，菌盖下面有许多小孔，呈白色或淡褐色，在我国许多省区均有分布，常生于栎树及其他阔叶树木桩上。子实体入药，为滋补强壮剂，用于治疗失眠、神经衰弱等症。此外，灵芝有增强免疫力、抗肿瘤等作用。

4. 云芝

云芝（*Coriolus versicolor*）属于担子菌纲、多孔菌科。子实体呈革质，菌盖复瓦状叠生，无柄，平伏而反卷，半圆形至贝壳状，有细长毛或绒毛，颜色多样，有光泽，表面有狭窄的同心环带，边缘薄，波状，菌肉白色。在全国各地山区均有分布。常生于杨、柳、桦、栎、李、苹果等阔叶树的朽木上。子实体入药，能清热、消炎。云芝多糖，有抗癌活性。

5. 脱皮马勃

脱皮马勃（*Lasiosphaera fenzii* Reich.）属于担子菌纲、马勃科。腐生性真菌，子实体近球形至长圆形，直径15～30cm，幼时白色，成熟时渐变成浅褐色，外包被较薄，成熟时以碎片状剥落；内包被纸质，浅烟色，成熟后全部破碎消失。一般分布于西北、华北、华中、西南等地区，常生于山地腐植质丰富的草地上。子实体入药，能清热、利咽、止血等。

（二）药用真菌有效化学成分

药用真菌的抗癌作用机制不同于细胞类毒素药物的直接杀伤作用，而是通过调节机体免疫功能，增加巨噬细胞的吞噬能力，产生对癌细胞的抵抗力，从而达到间接抑制肿癌生长的目的。

药用真菌的有效化学成分如下。

1. 多糖

某些大型真菌能分泌一些多糖类物质，称为真菌多糖。近年来的研究发现，这些多糖类物质具有重要的生理活性，由于它们在增强机体免疫力、抗肿瘤、延缓衰老等方面表现出的独特药理作用，已经引起了国内外药物研究者的广泛关注。此外，一些多糖还可作为稳定剂添加在药物中，用以增加药物的稳定性，提高药物的利用度。

（1）香菇多糖（lentinan）　对小鼠皮下肉瘤（S-180）抑制率为80.7%；能活化巨噬细胞，对化疗药物起增效作用。

（2）茯苓多糖（pachymaran）　从茯苓菌核中分离出的多糖。有较强的抗癌作用，对小鼠皮下肉瘤（S-180）抑制率为96.9%。

（3）银耳酸性异多糖（acidiheteroglucan）　从银耳子实体分离出。能抑制小鼠皮下肉瘤（S-180），提高人体免疫力，有助于肝脏解毒并对老年性支气管炎有一定疗效。

（4）猪苓多糖（Polyporusus Bellatus）　从猪苓菌核中提取的一种水溶性多糖。对小鼠皮下肉瘤（S-180）抑制率为99.5%，对食管癌、肺癌、胃癌、肝癌、肠癌、乳腺癌、子宫颈癌等有一定疗效。

（5）密环菌多肽葡聚糖（peptide-richglucan）　从密环菌子实体中分离所得。对小鼠皮下肉瘤（S-180）抑制率为70%，对艾氏癌的抑制率为80%。

此外，灵芝多糖、云芝多糖、虫草多糖、猴头多糖等均含有多糖类抗癌物质，并在医药和保健品上都得以广泛应用。

2. 萜类化合物

萜类化合物是指松节油和许多挥发油中含有的一些不饱和烃类化合物，这些不饱和烃具有 $C_{10}H_{16}$ 通式，根据成分可分为单萜、二萜、倍半萜和三萜、四萜乃至多萜。目前从药用真菌分离得到的萜类成分多属倍半萜、二萜和三萜，其主要作用是具有抗癌和抗菌活性。

3. 甾醇类

甾醇类化合物是一种重要的原维生素 D，受紫外线照射转化为维生素 D_2。猪苓、冬虫夏草、金针菇、赤芝等真菌中均含有甾醇类化合物，可用于防治软骨病。

（三）药用大型真菌发酵工艺的研究

传统的大型真菌药物，如茯苓、银耳等其野生资源有限，除了用一般栽培手段解决药源外，现在不少种类广泛采用深层发酵法生产菌丝体及其发酵产物。这种方法是药用真菌实现工业化生产的最具潜力的方法。

目前，我国有 30 多种真菌通过此方法获得有效物质，为制药工业提供了主要的原料来源。以灵芝的发酵生产为例，对灵芝进行深层培养，将利用发酵法产生的菌丝体制成适当的剂型，经临床试验表明，其与灵芝子实体有同等疗效。灵芝的发酵周期只有 5~7d，与人工栽培周期相比，周期大大缩短。近年来，越来越多的药厂都加强了这方面的研究工作。

83

病　　毒

病毒（virus）为非细胞型微生物，具有下列特征：① 病毒个体微小，纳米级，能通过细菌滤器，必须借助电子显微镜才能观察到。② 没有细胞结构，由核酸和蛋白质外壳构成。每种病毒只含有一种核酸，即 DNA 或 RNA。③ 专性活细胞内寄生，以复制方式增殖。没有完整的酶系统，不能独立进行新陈代谢，必须依赖宿主细胞进行自身的核酸复制和蛋白质的合成。④ 具有感染性，绝大多数病毒能使人和动植物致病，据估计，人类传染病中约有 75% 是由病毒引起的。

第一节　病毒的生物学特性

一、病毒的形态学

病毒个体微小，能通过孔径为 $0.22 \sim 0.45\mu m$ 的细菌滤器，大小为纳米（nm）级，须借助电子显微镜才能观察到，一般大小范围为 $10 \sim 300nm$。如痘病毒（Poxvirus）大小约为 $300nm \times 250nm \times 200nm$；中等大小的病毒直径约为 100nm，如流行性感冒病毒和人类免疫缺陷病毒（HIV）即艾滋病（AIDS）病毒；脊髓灰质炎病毒的直径仅为 $20 \sim 30nm$，大约相当于血清清蛋白分子的大小。图 3-1 所示为主要病毒的大小和形态结构示意图。

（一）形态学术语

（1）病毒粒子（viron）　指成熟的、有感染性的和结构完整的病毒颗粒。在电子显微镜下呈现一定的形态。

（2）衣壳（capsid）　指包围病毒核酸或核蛋白核心的蛋白质外壳。

（3）衣壳粒（capsomer）　是构成病毒衣壳的形态学单位，由一条或多条相同或不相同的多肽链组成。

（4）核衣壳（nucleocapsid）　指病毒衣壳和病毒核酸的复合体。

结构单位（structural unit）是构成螺旋对称型病毒衣壳的形态学单位。这类病毒的衣壳是由单一的多肽链以螺旋方式卷曲而成。

（5）核心（core） 指病毒核酸或病毒颗粒的中心部分，由单一核酸 DNA 或 RNA 构成，与蛋白质密切相接，又称病毒基因组（genome）。

（6）包膜（envelope） 包被在病毒核衣壳外，由脂质和蛋白质或（糖）蛋白组成的囊膜。

（7）包膜子粒（peplomer）和刺突（spike） 处于病毒包膜表面，向外突出的钉状病毒特异性糖蛋白为包膜子粒，它与无包膜病毒衣壳表面的突起统称为刺突。

（二）病毒的形态

多数动物病毒呈球形或近似球形，如脊髓灰质炎病毒（Poliovirus）（图3-2）、流感病毒（Influenza virus）（图3-3）、腺病毒（Adenovirus）（图3-4）等；多数植物病毒为杆状，如烟草花叶病毒（图3-5）；有些病毒呈丝状或弹状，如狂犬病病毒（图3-6）、大麦黄花叶病毒（Bymovirus）（图3-7）等；痘苗病毒（Vaccinia virus）、痘病毒等则为砖形（图3-8）；而大多数细菌噬菌体则具有头和尾的结构，呈蝌蚪状，如大肠杆菌噬菌体（图3-9）。有些病毒也有其多样性，如流感病毒，新分离株常呈丝状，细胞内稳定传代后呈直径约为100nm的拟球形颗粒。

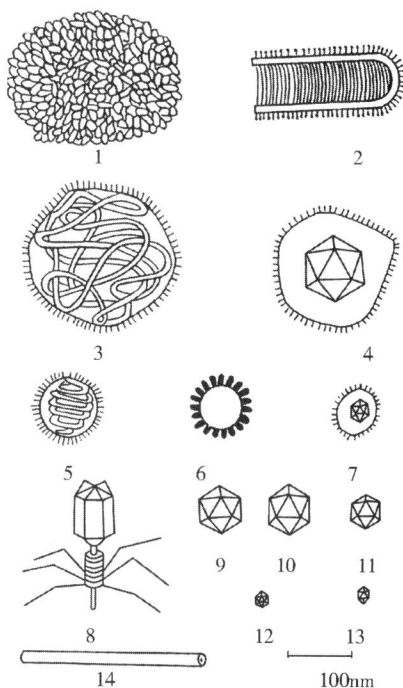

图 3-1 病毒的形态与结构示意图

1. 痘病毒 2. 弹状病毒 3. 副黏病毒 4. 疱疹病毒 5. 正黏病毒 6. 冠状病毒 7. 包膜病毒 8. T2 噬菌体 9. 腺病毒 10. 呼肠病毒 11. 乳多空病毒 12. 小核糖核酸病毒 13. 脱氧核糖核酸病毒 14. 烟草花叶病毒

85

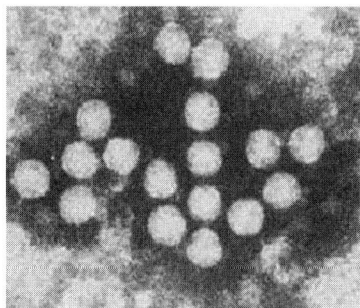

图3-2 脊髓灰质炎病毒电镜照片

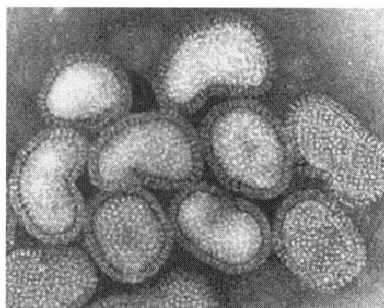

图3-3 流感病毒电镜照片

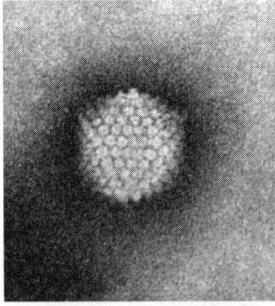

图 3-4 腺病毒电镜照片

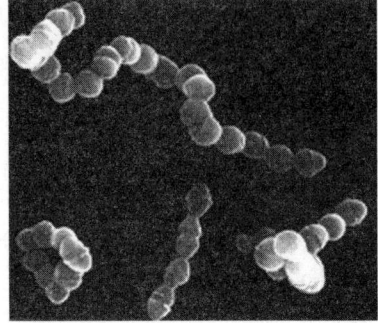

图 3-5 烟草花叶病毒电镜照片

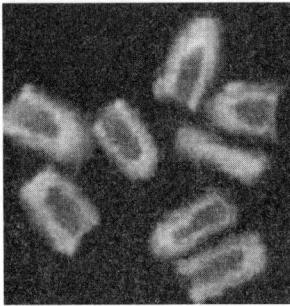

图 3-6 狂犬病病毒电镜照片

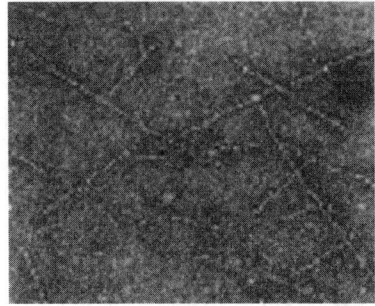

图 3-7 大麦黄花叶病毒电镜照片

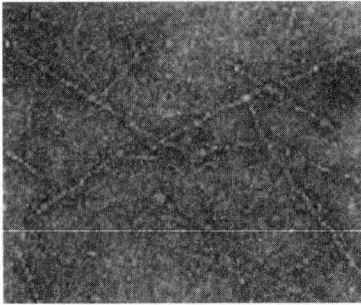

图 3-8 痘苗病毒电镜照片

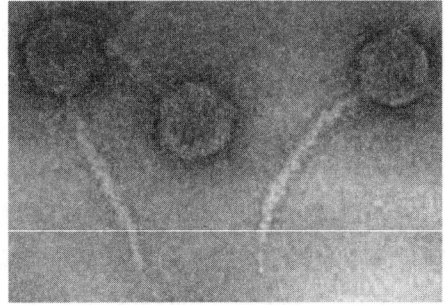

图 3-9 大肠杆菌噬菌体电镜照片

（三）病毒衣壳的对称型式

病毒的核酸受到蛋白质外壳的包围，通常以两种对称形式表现出来（图 3-10）。

（1）二十面体对称型（icosahedral symmetry） 外观圆形，实则衣壳粒由二十面体对称构成，如腺病毒（Adenovirus）。

（2）螺旋对称型（helical symmetry） 该类病毒外观杆状，实际上衣壳粒紧密缠绕象螺丝或弹簧状，如烟草花叶病毒（Tobacco mosaic virus）、狂犬病病毒（Rabies virus）等。

有少数病毒，如有尾噬菌体（T4 噬菌体等）通常是由二十面体对称的头部和螺旋对称的尾部组成，称为"双对称"衣壳结构。还有很少的病毒，如痘病毒，其化学组成和结构复杂，看不出对称衣壳结构，可称之为复杂结构病毒。

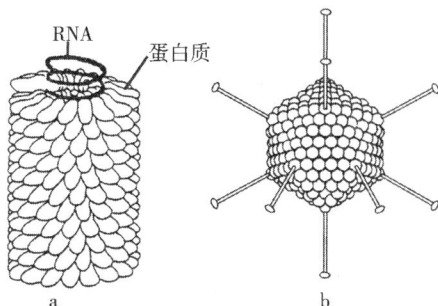

图 3 - 10　病毒衣壳对称型式
a. 螺旋对称型　b. 二十面体对称型

二、病毒的结构和化学组成

（一）病毒的基本结构

病毒粒子是由核衣壳（核酸和蛋白质衣壳）组成。病毒粒子有的是裸露的，有的可被刺突样的糖蛋白构成的包膜所围绕。依据衣壳对称型和有无包膜，病毒可分为如图 3 - 11 所示四种基本结构。

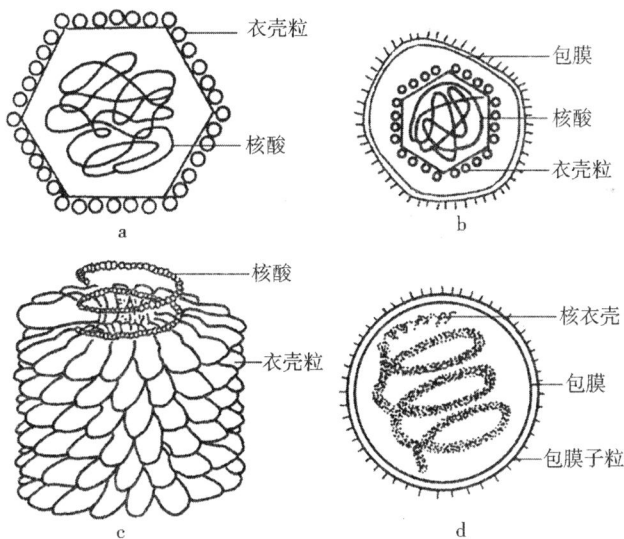

图 3 - 11　病毒的基本结构

a. 裸露二十面体对称　b. 有包膜二十面体对称　c. 裸露螺旋对称　d. 有包膜螺旋对称

（二）病毒的化学组成

病毒主要由核酸和蛋白质组成。核酸位于病毒的中心，为病毒核酸基因组，其携带病毒复制所需的遗传信息。蛋白质是病毒的外壳，包围着病毒核酸基因组，构成病毒一定的形态。病毒的蛋白质可分为结构蛋白和非结构蛋白。结构蛋白构成病毒的外壳、包膜子粒和存在于病毒体中的酶蛋白等，赋予病毒各种不同的形态；非结构蛋白在病毒复制增殖过程中起一定的作用。所有的病毒蛋白基因均由病毒基因组编码。

1. 核酸

病毒只含有一种核酸，DNA 或 RNA，不能两者兼备。病毒的核酸类型如表 3－1 所示。核酸可以是单链的或是双链的，结构类型可以是线性 DNA、环状闭合共价 DNA 或节段 RNA。如呼肠病毒（Reoviruses）含有节段双链 RNA，流感病毒（Influenza virus）含有节段单链 RNA。单链 RNA 病毒又分为正链 RNA 病毒和负链 RNA 病毒；按照 RNA 是否与 mRNA 同极性，可分为正链 RNA 病毒，即（＋）RNA；反之，与 mRNA 互补极性的称为负链 RNA 病毒，即（－）RNA。所谓同极性是指病毒复制时可以直接以病毒 RNA 作为 mRNA 进行生物合成；不同极性是指病毒复制时需要转录互补的 mRNA。

表 3－1 病毒的核酸类型

核酸类型		核酸结构	病毒举例
DNA	ssDNA	线状、单链	细小病毒
		环状、单链	φ×174 噬菌体
	dsDNA	线状、双链	腺病毒，T4 噬菌体
		闭合环状双链	乳多空病毒
		不完全环状双链	HBV
RNA	ssRNA	线状、单正链	脊髓灰质炎病毒、TMV
		线状、单负链	狂犬病毒、副黏病毒
		线状、单正链、二倍体	HIV
		线状、单负链、分段	流感病毒
	dsRNA	线状、双链、分段	呼肠病毒

每个病毒粒子的核酸含量从 1%～2% 至 35%～45%，因种而异。每个病毒粒子只含一个分子的核酸，核酸长度是一定的，一般由 100～250 000 核苷酸组成。所含基因数目差异也很大，小的病毒只含 4～8 个基因，大病毒如痘病毒则含有多于 200 个基因。显然病毒进入宿主细胞只携带有限的具有特殊功能的核酸。而病毒能有效地利用它自身的遗传物质作为模板，利用宿主细胞的酶系统、原材料、能量来合成病毒自身的核酸基因组和蛋白质外壳。

2. 蛋白质衣壳

衣壳是包围核酸的蛋白质外壳，对基因组起到保护作用，免其受到外界环境的影响。对无包膜的病毒而言，在病毒吸附到宿主细胞上时，蛋白质衣壳上的吸附蛋白与宿主细胞上的受体结合。衣壳由许多亚单位连接而成。螺旋对称的衣壳的亚单位由一条多肽链构成，叫做结构单位（structural unit）；二十面体对称的衣壳亚单位则是由几条多肽链的多聚体构成，称为衣壳粒（capsome）。下面对衣壳的结构作进一步阐述。

（1）螺旋衣壳（helical capsids） 螺旋衣壳类似于一个圆筒，RNA 在中心部分（位于衣壳内侧螺旋状沟中），盘旋呈螺旋状，核酸的外面包围着蛋白质衣壳，它是由结构亚单位一个紧挨着一个地呈螺旋状排列而成。衣壳的直径取决于结构单位，其长度则受到基因组长度的控制。螺旋状衣壳有一个旋转的对称轴，该轴穿过圆柱体的中心。如图 3－10a 所示。

图 3 – 12 为烟草花叶病毒（TMV）蛋白质亚基的形成示意图。据研究，TMV 由 2130 个蛋白质亚基组成。衣壳先初步装配成双层结构，每个双层含 34 个亚基（每层 17 个亚基）；然后可能由于 pH 的降低或由于 RNA 的结合，盘状变成双圈螺旋状；最后，许多双圈螺旋再聚合成完整的 TMV 衣壳。蛋白质亚基的装配过程中，RNA 的嵌入起着关键作用。如果没有 RNA，TMV 的蛋白质亚基虽能形成螺旋棒，但长度不一。

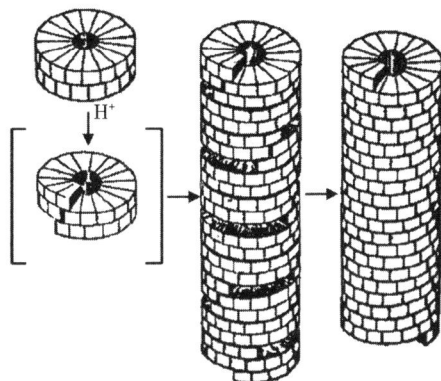

图 3 – 12　烟草花叶病毒（TMV）蛋白质亚基的形成示意图

（2）二十面体衣壳（icosahedral capsids）　这类衣壳比圆筒状的螺旋衣壳复杂得多，二十面体有 20 个等边三角形的平面，12 个顶角，30 条边。腺病毒的衣壳是一典型代表（图 3 – 10b）。腺病毒粒子由 252 个球形的衣壳粒排列成一个具有二十面的对称体。其中 240 个衣壳粒是空心的，是由多肽组成的六边形，称为六邻体（hexon），每个衣壳粒各自与 6 个衣壳粒相邻。位于二十面体顶角的 12 个衣壳粒，是由各种多肽组成的空心五边形，称为五邻体，各自与 5 个衣壳粒相邻。每个五邻体的中心基部突出一根末端带有顶球的纤维。衣壳粒长 10nm，宽 8.5nm，中空的孔径约 2.8nm。

除上述两种对称型的病毒蛋白质衣壳外，还有一些病毒（如痘病毒，Poxvirus），其蛋白质衣壳结构复杂。痘苗病毒（Vaccinia virus）是痘病毒的典型代表，通常呈砖形，在电子显微镜下不具明显的衣壳，但在核酸外面有复杂的包膜围绕。最外层是双层的包膜，里面围绕一层可溶性的蛋白质抗原，再里面是镶嵌管状突出物的脂蛋白内膜，病毒粒子的最内部是致密而呈哑铃状的 DNA 核心。在核心两侧有侧体，性质不明（图 3 – 13）。

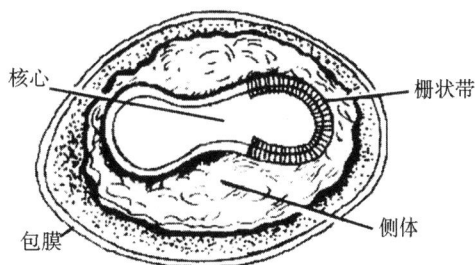

图 3 – 13　痘苗病毒粒子横切面示意图

3. 包膜

许多病毒粒子的外面包围着一层弹性膜，叫做包膜（envelope）。包膜由蛋白质和类脂构成，与宿主细胞膜极其相似，唯独不同之处在于包膜还含有病毒特有成分——糖蛋白，常以包膜子粒的形式存在。

病毒的包膜是在病毒复制时因出芽穿过宿主细胞膜时获得的（图 3 - 14）。包膜由含有病毒糖蛋白的脂质双层膜组成，其中糖蛋白系病毒基因组所编码，脂质来源于宿主细胞。出芽的部位因病毒而异，如疱疹病毒（Herpes virus）穿过核膜出芽，而弹状病毒（Rhabdovirus）则穿过细胞膜出芽。

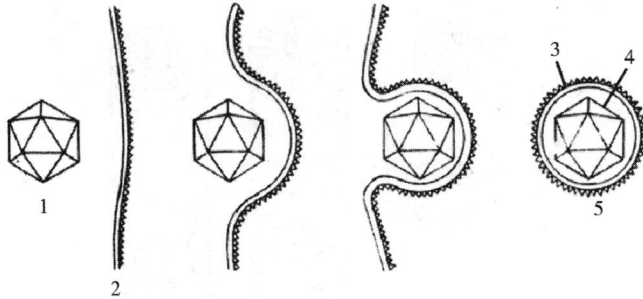

图 3 - 14 病毒包膜的形成过程

1. 核衣壳 2. 细胞膜 3. 包膜 4. 核衣壳 5. 成熟有包膜的病毒粒子

一些病毒的包膜上具有功能性的突起物，叫做刺突（spike），如流感病毒（Influenza viruses）的刺突上含有神经氨酸酶（neuraminidase，NA）和血凝素（hemagglutinin，HA）（图 3 - 15，图 3 - 16）。流感病毒吸附到宿主细胞时，NA 与细胞膜发生作用，HA 可促进病毒凝集红细胞的能力。麻疹病毒（Measles viruses）和腮腺炎病毒（Mumps viruses）都具有神经氨酸酶，而脊髓灰质炎病毒（Polio viruses）、腺病毒（Adenoviruses）、麻疹病毒、腮腺炎病毒等也具有血凝特性。

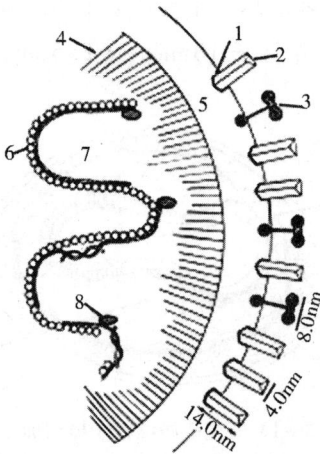

90

图 3 - 15 流感病毒粒子的构造

1. 疏水表面 2. 血凝素（HA） 3. 神经氨酸酶（NA）
4. 膜或基质蛋白 5. 脂质 6. 核蛋白 7. RNA
8. RNA 聚合酶

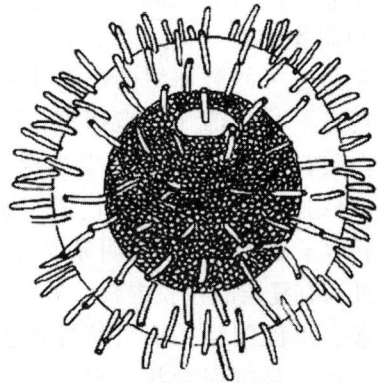

图 3 - 16 流感病毒粒子的刺突

三、病毒的分类

(一)"真病毒"

上述病毒即"真病毒",至少含有核酸和蛋白质两种成分。病毒常用的分类依据有:① 病毒核酸的类型,如 DNA 病毒、RNA 病毒、双链或单链、线状或环状、分节段或不分节段;② 病毒的形态,如球形、杆形、砖形、蝌蚪形等;③ 衣壳粒的数目、排列方式和对称形式;④ 包膜的有无;⑤ 病毒的抗原性;⑥ 宿主的种类;⑦ 传播方式或媒介种类等。

(二)亚病毒

亚病毒(subvirus)是一类比病毒更简单的生命形式,包括类病毒、拟病毒和朊病毒。

1. 类病毒

类病毒(viroid)是当今所发现的最小的、只含单独侵染性 RNA 的一种组分、专性细胞内寄生的分子生物。如马铃薯纺锤型块茎类病毒(potato spindle tuber viroid,PSTV)是瑞士学者 T. O. Diener 于 1967～1971 年研究发现的,它的大小仅为 50nm 长,呈棒状,由裸露的闭合环状 ssRNA 分子构成,分子量为 1.2×10^5。PSTV 的 RNA 环由两个核苷酸长度分别为 179 和 180 的互补核苷酸链组成,核苷酸链间以氢键形成 122 个碱基对。整个棒状结构含 27 个内环,最大的螺旋分段含有 8 个碱基对,最大的内环含有 12 个核苷酸(图 3-17)。

类病毒具有一定的耐热性,90℃仍可存活。一些植物类病毒可通过种子传播。

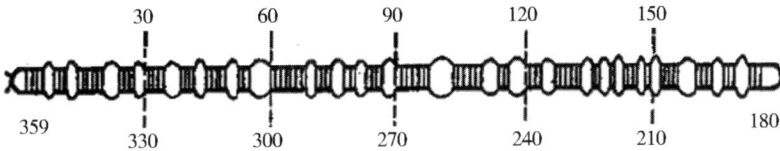

图 3-17 如马铃薯纺锤型块茎类病毒(PSTV)结构示意图

2. 拟病毒

拟病毒(virusoid)只含不具单独侵染性的 RNA 组分,它是一类包被于植物病毒粒子中的类病毒。如绒毛烟斑驳病毒(velvet tobacco mottle virus,VTMoV)是绒毛烟上分离到的一种直径仅为 30nm 的二十面体病毒,其基因组除含有大分子线状 ssRNA(RNA-1)外,还含有类似于类病毒的环状 ssRNA(RNA-2)及其他的线状形式(RNA-3)。研究表明,绒毛烟斑驳病毒的 RNA-1 和 RNA-2 单独接种时都不具有感染性,只有 RNA-1 和 RNA-2 联合感染才产生绒毛烟斑驳病,这种环状 ssRNA 分子类似于类病毒的 RNA 分子,称为拟病毒。

拟病毒只有和病毒核酸 RNA-1 合在一起才能感染和复制(依靠辅助病毒的存在才能复制),而辅助病毒的复制不需要拟病毒的存在。拟病毒 RNA 进行滚环复制,以自身侵染性 RNA 为模板,合成多拷贝-RNA;再以-RNA 为模板合成一系列+RNA,形成复制中间体 RI;从 RI 可形成线状 RNA-3,RNA-3 在 RNA 连接酶作用下环化成

RNA - 2（拟病毒分子）。

3. 朊病毒

朊病毒（prion，virino）又称蛋白侵染颗粒（proteinaceous infectious particle），它是一类能引起哺乳动物亚急性海绵样脑病的病原因子，其中包括人的库鲁病（Kuru）、克-雅病（Creutzfeldt - Jakob disease，CJD）、格-史综合征（Gerstmann - Straussler syndrome，GSS）和动物的羊瘙痒症（scrapie）、牛海绵脑病（spongiform encephalopathy）等。此类病毒能引起人和动物致死性的中枢神经系统疾病，且具有不同于一般病毒的生物学特性和理化性质。

朊病毒的化学本质是蛋白质，即朊病毒蛋白（prion protein，PrP）。如羊瘙痒病因子的蛋白质分子量为 $2.7 \times 10^4 \sim 3.0 \times 10^4$，由于该蛋白质来源于羊瘙痒病，则以 PrPsc 表示。事实上，正常人和动物的细胞 DNA 中含有编码 PrP 的基因，且细胞内的 mRNA 水平与是否感染瘙痒病因子无关，表明 PrP 是细胞组成型基因表达的产物。细胞的 PrP 称为 PrPc，是分子量 $3.3 \times 10^4 \sim 3.5 \times 10^4$ 的膜糖蛋白。正常细胞表达的 PrPc 与羊瘙痒病的 PrPsc 为同分异构体，PrPc 具有 43% 的 α 螺旋和 3% 的 β 折叠，PrPsc 约有 34% 的 α 螺旋和 43% 的 β 折叠。多个 β 折叠使 PrPsc 溶解度降低，对蛋白酶抗性增强。

第二节　病毒的增殖

病毒是专性的活细胞内寄生物，只能在活的宿主细胞内进行繁殖。它的繁殖方式不同于细菌的分裂，而称为复制（replication）。病毒的生活史（life cycle）意味着一系列的过程，先是病毒进入特异性的宿主细胞，在其中复制病毒材料，最后装配成完整的病毒粒子。成熟的病毒粒子最终从宿主细胞中释放出来，使宿主细胞裂解，完成病毒的一个复制周期。图 3 - 18 所示为 dsDNA 病毒增殖过程。

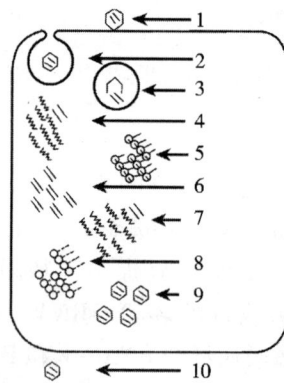

图 3 - 18　dsDNA 病毒增殖过程示意图

1. 吸附　2. 侵入　3. 脱壳　4. 早期 mRNA 的转录　5. 早期蛋白质的翻译
6. 病毒 DNA 的复制　7. 晚期 mRNA 的转录　8. 晚期蛋白质的翻译　9. 装配　10. 释放

病毒增殖的时间因种而异，病毒复制周期基本上可分为：吸附（attachment or adsorption）、侵入（penetration）和脱壳（uncoating）、生物合成、装配及释放。研究病毒的复制周期有助于了解病毒的致病机制，从而采取有效措施阻断其正常复制，达到防治病毒性疾病的目的。

一、吸附

当病毒粒子与细胞接触时，病毒粒子通过随机碰撞和静电引力可附着到细胞表面上，这一过程是可逆的，附着到细胞表面的病毒粒子可与细胞分离。当细胞表面具有与病毒结合的特异性受体存在时，病毒可结合在敏感细胞表面的受体位点（receptor site）上，这一过程是不可逆的。对于无包膜病毒来说，宿主细胞的年龄、遗传敏感性和种类均影响病毒的吸附。对于有包膜的病毒来说，宿主细胞的特异性来自包膜，包膜上特异的分子与宿主靶细胞上的受体结合。如流感病毒包膜子粒血凝素可与人上呼吸道黏膜细胞表面含唾液酸的糖蛋白结合，HIV 包膜子粒 gp120 可与人 Th 细胞膜上的 CD4 分子之间产生相互作用，结果是病毒特异性吸附到宿主细胞表面。

一般病毒均吸附在宿主细胞受体上，开始其增殖的第一步，然而痘病毒能吸附在任何细胞和任何适宜的带电荷的细胞表面，并不需要特殊的受体。

二、侵入和脱壳

一旦病毒粒子和宿主细胞的受体结合，病毒核酸会以特定的方式进入细胞。

1. 直接侵入

病毒吸附到宿主细胞膜上与受体结合，侵入的同时衣壳破损，病毒核酸进入细胞浆。

2. 胞吞作用

胞吞作用（endocytosis）是指完整的病毒被吞入（类似吞噬作用）胞内成为内体，再与溶酶体融合，由溶酶体酶消化衣壳，释放出病毒核酸。

3. 融合

病毒的包膜与细胞膜融合（fusion），核衣壳进入细胞。酶消化衣壳，释放出病毒核酸。

病毒进入细胞的过程叫做侵入。宿主细胞内的酶类消化衣壳，使之溶解释放出核酸的过程称之脱壳。有包膜病毒通过融合方式进入宿主细胞，这种方式有利于病毒的侵入，可直接从一个细胞进入另一个细胞，保护病毒免受外界环境的干扰。

三、生物合成

病毒侵入宿主细胞后，脱去衣壳，将核酸基因组释放于细胞内，病毒粒子已不存在，失去了感染性，随即开始了病毒核酸和蛋白质的生物合成（biosynthesis）。从最初失去感染性至最终细胞内出现复制的病毒子代粒子的过程称为隐蔽期（eclipse phase）。而潜伏期（latent phase）是指最初失去感染性开始到子代病毒能游离存在于细胞外的时间，因此潜伏期包括隐蔽期和病毒从细胞中释放病毒颗粒所需要的时间。因此，病毒的

93

生物合成是在隐蔽期进行的。

病毒的生物合成主要包括病毒基因组的复制、mRNA 的转录、病毒蛋白质的翻译和翻译后加工成熟过程。因为病毒只含有少量的蛋白质和自身的遗传信息，不能独立地进行代谢。在宿主细胞内的病毒实际上只相当于独立存在的基因组，它必须利用宿主细胞提供的化学结构材料、能量和酶系统，由病毒基因组支配细胞的遗传体系，指令合成病毒核酸和蛋白质。DNA 病毒的基因组除作为核酸复制的模板外，还为蛋白质合成提供了产生 mRNA 的遗传密码。+RNA 病毒基因组的功能除核酸复制外，还可直接作为 mRNA，合成病毒特异性蛋白。各种病毒有不同的生物合成场所，如腺病毒的基因组和核衣壳装配及成熟在宿主细胞核中进行，而脊髓灰质炎病毒的生物合成在细胞质中进行。

病毒生物合成的重要步骤是 mRNA 的合成，根据核酸基因组类型和 mRNA 合成方法不同可将病毒分成 6 类。

1. dsDNA （±DNA）

线状或环状双链 DNA，如腺病毒、疱疹病毒和痘病毒均具有线性双链 DNA，乳多空病毒（Papoviruses）具有环状双链 DNA。双链 DNA 病毒的复制与一般微生物相同，以半保留方式进行复制，即亲代 DNA 既可以作为转录 mRNA 的模板，又可作为合成子代 DNA 的模板，如图 3-19 所示。

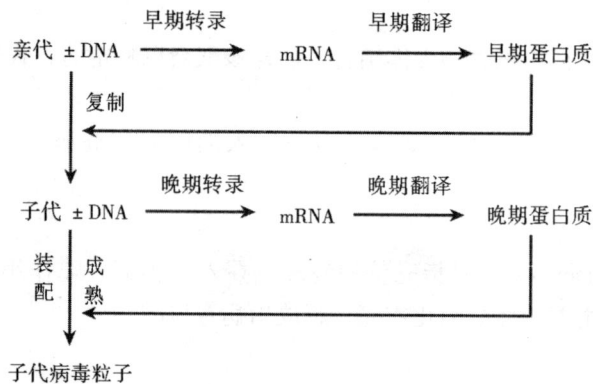

图 3-19　dsDNA （±DNA）病毒的复制过程

2. ssDNA （+DNA）

病毒以单链 DNA 作为基因组，如细小病毒（Parvoviruses）。复制时以单链 DNA 为模板，合成双链的 ±DNA，然后以 -DNA 为模板合成 mRNA 和 +DNA，如图 3-20 所示。

3. dsRNA （±RNA）

病毒以双链 RNA 作为基因组，如呼肠病毒（Reoviruses）和旋转病毒（Rotaviruses）。±RNA 病毒与 ±DNA 相似，合成 mRNA 时以 -RNA 为模板转录 mRNA；核酸复制时以已转录的 mRNA 为模板，再复制 -RNA，最终配对成 dsRNA，如图 3-21 所示。

亲代 +DNA

↓

± DNA —— 转录 —→ +mRNA —— 翻译 —→ 蛋白质
以 –DNA 为模板

复制

↓

+DNA

↓

子代病毒粒子

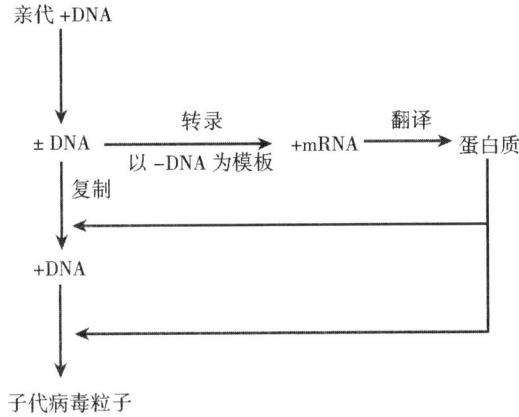

图 3 – 20 ssDNA （ + DNA）病毒的复制过程

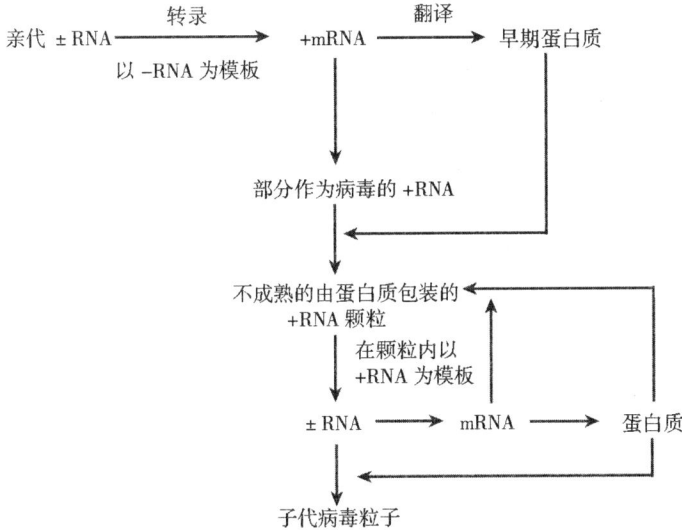

亲代 ± RNA —— 转录 —→ +mRNA —— 翻译 —→ 早期蛋白质
以 –RNA 为模板

↓

部分作为病毒的 +RNA

↓

不成熟的由蛋白质包装的
+RNA 颗粒

在颗粒内以
+RNA 为模板

↓

± RNA —→ mRNA —→ 蛋白质

↓

子代病毒粒子

95

图 3 – 21 dsRNA （ ± RNA）病毒的复制过程

4. ssRNA （ + RNA）

以单链 + RNA 作为基因组，如脊髓灰质炎病毒（Poliovirus）、披膜病毒（Togaviruses）和冠状病毒（Coronaviruses）等。这类病毒的 + RNA 可直接作为 mRNA 去翻译蛋白质。合成子代核酸时先复制出 – RNA 链，组成复制型 ± RNA，然后以 – RNA 为模板，合成大量的子代 + RNA，如图 3 – 22 所示。

图 3 – 23 中，复制中间体（replicative intermediate，RI）是指以 – RNA 链作为模板，由结合在模板上的病毒蛋白 g（VPg）启动，合成新的多拷贝的 + RNA 链，每一条新生子链借助 RNA 聚合酶微弱地与 – RNA 模板相连，这种结构称之复制中间体。新生的 + RNA 链在合成完成时从模板上脱落下来，复制型（replicative form，RF）是指复制过程中的 ± RNA （dsRNA）形式。

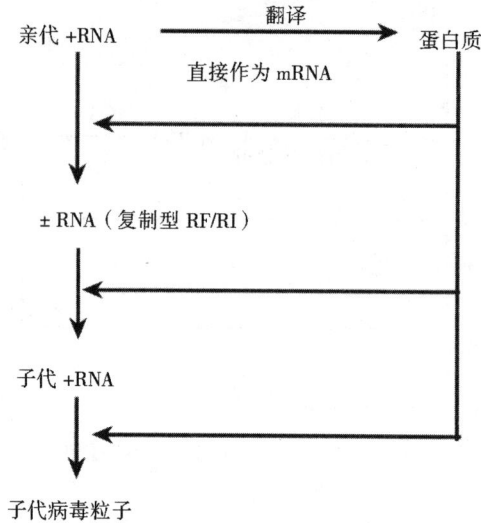

图 3－22　ssRNA（＋RNA）病毒的复制过程

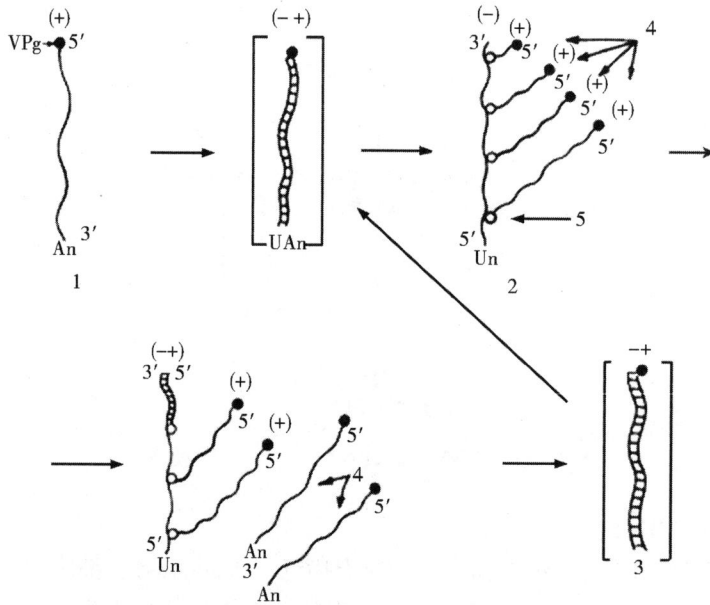

图 3－23　脊髓灰质炎病毒 RNA 的合成

1. 亲代 RNA　2. 复制中间体（RI）　3. 复制型（RF）　4. 子代 RNA　5. RNA 聚合酶

5. ssRNA（－RNA）

以－RNA 作为核酸基因组，如正黏病毒（Orthomyxoviruses）、副黏病毒（Paramyxoviruses）和弹状病毒（Rhabdoviruses）等。此类病毒复制时先复制出与－RNA 基因组互补的＋RNA 链，再加工为 mRNA 并翻译蛋白质，然后以全序列长的＋RNA 链作为模板合成子代－RNA 链，如图 3－24 所示。

亲代 –RNA $\xrightarrow{\text{转录}}$ mRNA $\xrightarrow{\text{翻译}}$ 蛋白质

+RNA

子代 –RNA

子代病毒粒子

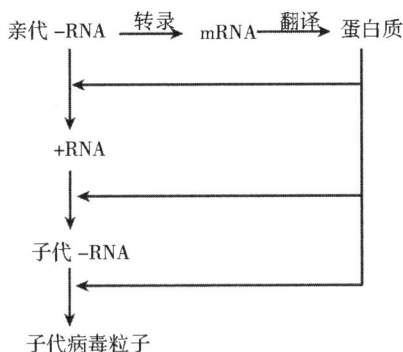

图 3 – 24 ssRNA（– RNA）病毒的复制过程

6. 逆转录病毒 ssRNA（+ RNA）

逆转录病毒（Retroviruses）以 + RNA 为核酸基因组。如 RNA 肿瘤病毒（RNA tumor viruses）和人类免疫缺陷病毒（HIV）。逆转录病毒含有逆转录酶（reverse transcriptase），能以病毒 + RNA 为模板，合成 – DNA，再以 – DNA 为模板合成双链 ± DNA。合成的（±）DNA 整合到宿主细胞染色体上（称为前病毒，provirus），可使宿主细胞成为转化细胞，在一定的条件下，转化细胞可发生癌变。逆转录病毒的复制过程如图 3 – 25 所示。

不同核酸类型病毒的 mRNA 合成方式不同，简单概括如图 3 – 26 所示。

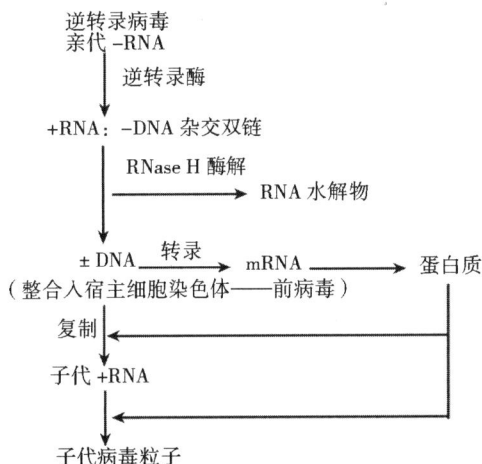

逆转录病毒
亲代 –RNA

逆转录酶

+RNA：–DNA 杂交双链

RNase H 酶解 → RNA 水解物

± DNA $\xrightarrow{\text{转录}}$ mRNA → 蛋白质
（整合入宿主细胞染色体——前病毒）

复制

子代 +RNA

子代病毒粒子

图 3 – 25 ssRNA（+ RNA）
逆转录病毒的复制过程

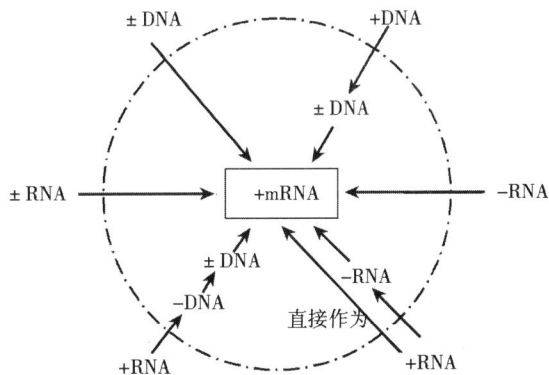

图 3 – 26 不同核酸类型病毒的 mRNA 合成方式

四、装配

病毒核酸和蛋白质的生物合成是分别进行的。由各自合成的蛋白质衣壳和核酸组装成新的完整的病毒粒子的过程称为装配（assembly）。大多数 DNA 病毒的核酸在细胞核内复制，蛋白质在细胞质中合成，最后在细胞核内装配。大多数 RNA 病毒核酸复制和蛋白质的合成及两者的装配均在细胞质中进行。无包膜的二十面体对称型病毒的装配效率不高，可能有 90% 的衣壳蛋白是没有被装配的，故而过量的衣壳粒留在细胞中。有包膜的病毒在核衣壳外面再包以包膜，完成它的装配过程。

"装配"也有人称之为"成熟"（maturation），同样指核酸和蛋白质衣壳组装成核衣壳，产生完整的病毒粒子的过程。

五、释放

成熟的病毒粒子从感染细胞内转移到细胞外的过程称为释放（release），释放的方式因病毒而异。无包膜的二十面体对称型病毒以细胞破裂的方式被释放出来，如腺病毒、乳多空病毒；有包膜的病毒以出芽（buding）方式释放出来，在释放过程中获得包膜（大多自宿主细胞膜而来），同时获得病毒自身糖蛋白——包膜子粒。有包膜的病毒通过释放后才成为"成熟"的病毒粒子。

第三节 病毒的培养

病毒只能在活细胞内寄生，培养病毒必须首先培养病毒的宿主细胞。病毒的人工培养是指用人工方法培养细胞后再接种病毒，使病毒在活细胞内大量增殖。病毒人工培养方法包括动物接种、鸡胚培养和细胞培养（器官培养、组织培养和细胞培养），其中常用的为细胞培养法。

一、病毒的培养方法

1. 动物接种

幼鼠对许多病毒感染都很敏感，将病毒接种于动物体内，可使其增殖。每种病毒都有自己的易感宿主，对病毒敏感的实验动物还有豚鼠、大鼠、兔或猴等。

2. 鸡胚培养

受精鸡胚用于接种和繁殖病毒具有价廉、无菌，易于操作的优点，并可选择不同的接种部位，如图 3－27 所示。病毒在鸡胚上增殖的现象包括组织坏死、出现痘疤、血凝试验阳性等。因许多病毒表面具有血凝素抗原，它们与红细胞上的受体结合，可发生血细胞凝集的现象，常用以测定病毒的滴度。鸡胚接种的方法简述如下。

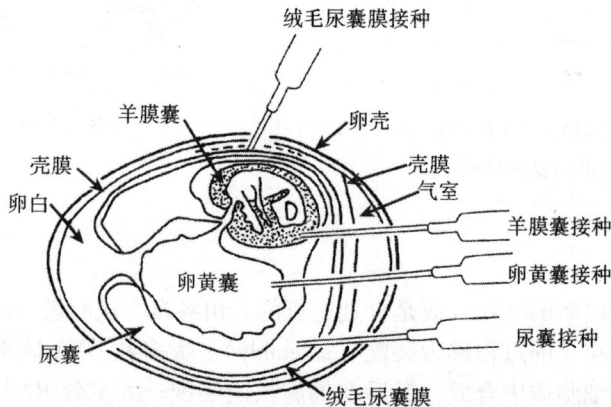

图 3－27 鸡胚构造和病毒接种部位示意图

（1）选好孵育 7～15d 的受精卵。

（2）将含病毒材料用注射器无菌条件下接种至鸡胚的一定部位（按易感性选择，如绒毛尿囊膜、卵黄囊、羊膜腔、尿囊膜等）。

（3）接种病毒的受精卵培养 48～72h，使病毒增殖。

（4）取出含病毒材料，可用于研究、纯化、加工或制备疫苗。

二、病毒在细胞内的增殖

细胞（组织）培养是实验室常用方法，几乎所有的动物病毒均可进行细胞培养，唯乙型肝炎病毒例外。将离体组织标本（如人胚肾、肺、瘤组织等）洗净、切碎和用胰酶消化后可获得单细胞悬液。细胞可接种至含 10%～20% 胎牛血清的细胞培养液中，于细胞培养瓶中恒温培养数天，细胞贴壁生长，胰酶消化可获得单细胞悬液。如将病毒接种至上述单细胞悬液，则病毒即大量增殖。

细胞培养中有三种标准的细胞系可供选用；① 胚胎肺中的人成纤维细胞；② 新生瘤细胞系；③ 初级猴肾细胞。除以上原代细胞外，人胚二倍体细胞及各种传代细胞系也常应用。

1. 细胞病变

病毒感染宿主细胞并在细胞内大量增殖的直接结果是产生细胞病变效应（cytopathogenic effect，CPE），可作为病毒在宿主细胞内增殖的检测指标。病毒的致细胞病变效应随病毒种类和细胞奖型不同而异，可直接导致细胞死亡。一般认为病毒 DNA 可能编码一种能抑制细胞 RNA 和蛋白质合成的蛋白质，宿主细胞的大分子合成受到抑制，最后导致死亡，这种毒性蛋白质是在病毒复制时产生的。病毒致死作用也

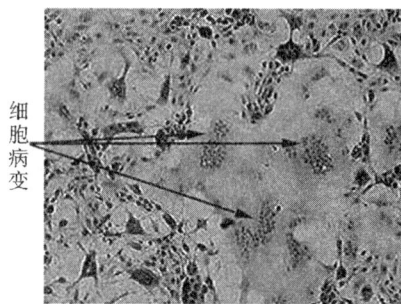

图 3 - 28　麻疹病毒感染的细胞病变效应

可能与细胞溶解酶失常有关，因病毒引起的细胞膜损伤而释放出溶解性酶类，导致宿主细胞溶解。病毒引起的细胞病变除死亡和溶解外，还可能造成细胞质空泡形成（空斑）、细胞变圆、脱落、凝集或互相融合。细胞融合的结果可能形成有一定界限的巨细胞或界限不清的合胞体（syncytium）或多核细胞。图 3 - 28 所示为麻疹病毒（measles virus）感染细胞后的病变效应。

2. 红细胞吸附

某些病毒（如正黏病毒、副黏病毒等）感染培养的宿主细胞后，宿主细胞表面可表达病毒特异性抗原成分血凝素，导致感染细胞能吸附动物红细胞。该红细胞吸附现象可作为病毒在细胞内增殖的指标或病毒的初步鉴定。图 3 - 29 为病毒感染细胞后的红细胞吸附现象。

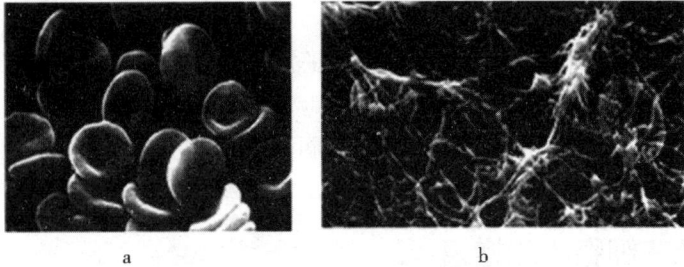

图 3 - 29　为病毒感染细胞后的红细胞吸附现象

a. 红细胞　b. 红细胞与血凝

3. 形成包含体

某些病毒侵染细胞后，在细胞内存留的痕迹，经特殊染色，能用普通光学显微镜观察到的小体叫做包含体（inclusion body）。它们可能是病毒复制的部位，也可能是病毒颗粒或亚颗粒的聚集物。包含体的大小、形态、数量、存在的细胞种类、部位等均具有重要的诊断意义。如狂犬病病毒引起的包含体，位于神经细胞的细胞质内，呈圆形、嗜酸性，称为内基小体（negri body）；而腺病毒引起的包含体，位于细胞核内，嗜碱性；麻疹病毒引起的包含体位于感染细胞的细胞核和细胞质内，嗜酸性。包含体的形态、大小、细胞内的位置和染色性等对病毒的鉴定有一定的意义。病毒感染宿主细胞后形成的包含体如图 3 - 30 所示。

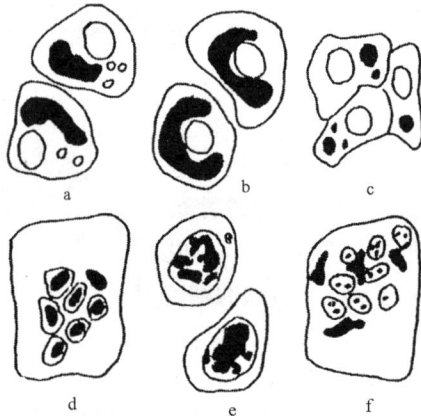

图 3 - 30　病毒感染细胞后形成的包含体

a. 牛痘苗病毒感染后在细胞浆内形成的嗜酸性包含体（顾氏小体）　b. 呼肠病毒感染后在核周细胞质内形成的嗜酸性包含体　c. 狂犬病病毒感染后在细胞质内形成的嗜酸性包含体（内基小体）

d. 单纯疱疹病毒感染后在核内形成的嗜酸性包含体　e. 腺病毒感染后在核内形成的嗜碱性包含体

f. 麻疹病毒在核内和细胞质内形成的嗜酸性包含体

4. 细胞代谢改变

病毒感染细胞后可抑制宿主细胞代谢，使培养液的性质如 pH 发生改变，可作为病毒增殖的参考依据。

肿瘤病毒感染细胞后，一般不导致死亡，而是引起细胞性质的变化，称为转化

（transformation），并能将所获新特性传于后代。这种遗传学的稳定变化属于恶性转化。转化细胞的关键特征是：① 失去接触抑制（正常细胞相接触时即停止生长）；② 高度密集生长，即所谓"疯长"；③ 出现病毒特异性抗原，肿瘤抗原（tumor antigen，TA）和肿瘤特异性移植抗原（tumor specific transplantation antigen，TSTA）；④ 转化细胞移植易感动物，引起肿瘤；⑤ 增加植物血凝素的凝集能力；⑥ 引起形态学变化。

在转化细胞中，病毒特异性核酸已整合到宿主细胞的基因组中去。DNA 病毒的核酸可直接整合，而 RNA 病毒则需先经逆转录合成互补的 DNA 链，然后再整合到宿主细胞染色体上。

第四节　干扰现象和干扰素

一、干扰现象

早在 1957 年，英国病毒生物学家 Alick Isaacs 和瑞士研究人员 Jean Lindenmann，在利用鸡胚绒毛尿囊膜研究流感病毒时就发现，两种病毒感染同一种细胞或机体时，常常发生一种病毒抑制另一种病毒复制的现象，这种现象称之为干扰现象（interference）。

干扰现象没有特异性，可以发生在异种病毒之间，也可发生在同种异型病毒株之间，甚至同一种病毒的无毒株与有毒株之间、灭活病毒与活病毒之间也可发生干扰现象。干扰现象不仅发生在动物机体水平，在组织培养细胞上也同样发生。但这并不是说任何病毒之间都有干扰现象，例如也有两种病毒感染同一细胞后，病毒在其中的增殖情况宛如单纯病毒感染时那样良好（如牛痘苗病毒与疱疹病毒，麻疹病毒与脊髓灰质炎病毒）。

利用病毒间存在的干扰现象，将有助于对那些不引起 CPE 的病毒的存在与否作出判断，在病毒疫苗的制备和预防接种上也有重要意义：例如病毒的减毒活疫苗能阻止毒力较强的病毒株的感染；机体被毒力较弱的呼吸道病毒感染后，可在一定时间内对另一些病毒不易感。由于病毒间干扰现象的存在，在制备多价病毒疫苗以及免疫接种时就必须考虑到这一问题，以免影响疫苗预防接种的效果。

病毒干扰现象的原因可能是多方面的，概括起来包括：病毒作用于宿主细胞，诱导机体产生干扰素。除干扰素外，可能还有其他因素也能干扰病毒的增殖，如：第一种病毒占据或破坏了宿主细胞的表面受体或者改变了宿主细胞的代谢途径，因而阻止另一种病毒的吸附或穿入；也可能是阻止第二种病毒 mRNA 的转译，如脊髓灰质炎病毒干扰水疱性口炎病毒；还有可能是在复制过程中产生了缺陷性干扰颗粒（defective interfering particle，DIP），干扰同种的正常病毒在细胞内复制，如流感病毒在鸡胚尿囊液中连续传代，则 DIP 逐渐增加而发生自身干扰。

二、干扰素

干扰素（interferon，IFN）是 1957 年 Isaacs 和 Lindenmann 在研究流感病毒之间的

干扰现象时发现的。IFN 是机体受到病毒或其他干扰素诱生剂刺激，由机体细胞产生的一种具有生物活性的可溶性糖蛋白。随后研究发现，IFN 不仅具有抗病毒增殖活性，还有抑制细胞分裂、免疫调节和抑制肿瘤细胞生长的作用。

1. 干扰素的性质和种类

（1）干扰素的性质　干扰素是一组可溶性的糖蛋白分子，分子量在 18000～40000 之间。无抗原性，不被免疫血清中和。不被核酸酶破坏，但能被蛋白酶破坏。对热不稳定，遇乙醚和三氯甲烷等有机溶剂则失效。干扰素抗病毒作用没有特异性，是广谱抗病毒药物。干扰素有种属特异性，如其他动物干扰素不能用于人体。干扰素是正常动物细胞受到病毒感染后产生的，目前发现除动物病毒外，还有许多干扰素诱生剂（interferon inducers）也能刺激细胞产生干扰素，如某些细菌、原虫、脂多糖、某些多聚物、小分子物质等。在此研究领域中最著名的干扰素诱生剂是一种合成的双链 RNA，称为多聚肌苷酸－多聚胞苷酸（polyinosinic acid and polycytidylic acid，poly I：C）。

（2）干扰素的种类　人类干扰素根据其产生细胞的不同分为 3 类：α 型、β 型、γ 型。由白细胞产生的干扰素称为 α 干扰素（IFN－α），由成纤维细胞产生的干扰素称为 β 干扰素（IFN－β），由淋巴细胞受到促有丝分裂剂激活或致敏 T 淋巴细胞受抗原刺激而产生的干扰素称为 γ 干扰素（IFN－γ））。每种干扰素又可分为若干亚型。根据干扰素对 pH 2.0 和 56℃的稳定性不同，可将干扰素分为 I 型和 II 型（表 3－2），α、β 干扰素属于 I 型，其生物活性以抗病毒为主；γ 干扰素属于 II 型，主要作用是参与免疫调节，是体内重要的免疫调节因子。目前这三种类型干扰素均可采用基因工程的方法进行生产。

表 3－2　各型干扰素的特点

IFN 型别		诱生剂	产生细胞	56℃ 30min	pH 2.0	抗病毒作用	抗肿瘤作用	免疫调节作用
I	IFN－α IFN－β	各种病毒 Poly I：C	白细胞 纤维细胞	稳定	稳定	较强	较弱	较弱
II	IFN－γ	各种抗原 ConA、PHA	T 细胞	灭活	灭活	较弱	较强	加强

2. 干扰素的产生和作用机制

在正常情况下，宿主细胞基因组中存在着 IFN 基因，但受阻遏物和操纵子的控制，IFN 基因处于被抑制状态，干扰素基因不能转录和翻译成蛋白质，从而不产生 IFN。当病毒感染（或在其他 IFN 诱生剂作用下），IFN 阻遏物失活，IFN 基因去抑制而被激活，通过转录和翻译合成了 IFN（图 3－31）。IFN 本身并不能直接杀灭病毒，IFN 作用同一细胞的另一组基因和（或）迅速释放到细胞外作用于同种细胞膜上的 IFN 受体，细胞内抗病毒蛋白（antiviral protein，AVP）基因去抑制而激活，转录并翻译产生几种 AVP，抗病毒蛋白主要包括 2′，5′－寡腺苷酸合成酶和蛋白激酶等。前者降解病毒 mRNA，后者抑制病毒多肽链的合成，即阻断病毒的繁殖，起到抗病毒的作用。AVP 作用如图 3－32 所示。

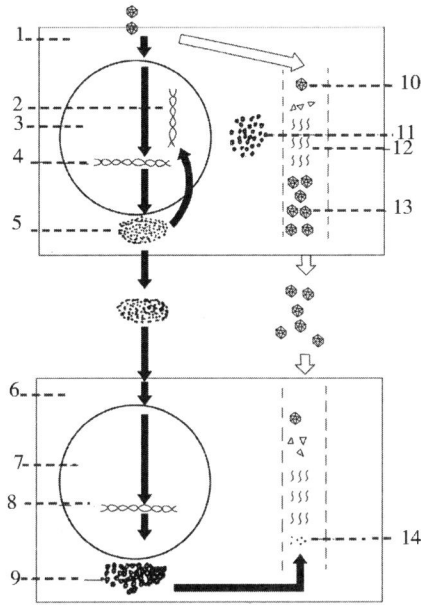

图 3 - 31　干扰素系统示意图

1. 细胞　2. 抗病毒蛋白基因　3. 细胞核　4. 干扰素基因　5. 干扰素　6. 细胞

7. 细胞核　8. 抗病毒蛋白基因　9. 几种抗病毒蛋白　10. 病毒颗粒

11. 几种抗病毒蛋白　12. 病毒基因组　13. 新病毒颗粒　14. 病毒增殖抑制

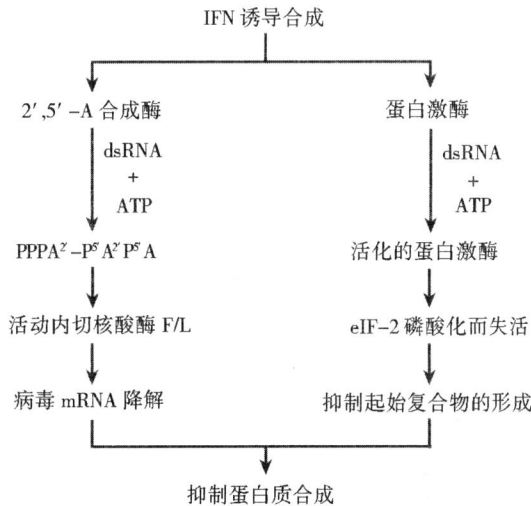

图 3 - 32　IFN 诱生的 AVP 抗病毒作用

3. 干扰素诱生剂

病毒是常见的干扰素诱生剂，其中双链 RNA 病毒诱生 IFN 能力较高。微生物如细菌、立克次体、原虫和衣原体等以及细菌的 LPS、真菌多糖等微生物代谢产物也可诱导干扰素产生。人工合成的多聚体，如 poly I：C 和 poly A：U（多聚腺苷酸 - 多聚尿苷酸）和磷酸多糖也是干扰素诱生剂。其次还有低分子物质卡那霉素、有丝分裂素、植物血凝素（PHA）和刀豆蛋白 A（ConA）、中草药黄芪等。

103

4. 干扰素的制备和应用

干扰素具有广谱抗病毒作用，现已作为一种抗病毒药物在临床上使用。人类白细胞中天然干扰素含量极低，20世纪80年代开始人们已利用基因工程方法生产干扰素，即把干扰素目的基因克隆到微生物或动、植物细胞，使其分泌干扰素。采用DNA重组技术制备干扰素，纯度可达95%以上，价格比动物细胞产生的干扰素低廉得多，临床可用于抗病毒和免疫功能低下的患者的辅助治疗。

干扰素除抗病毒作用外还具有免疫调节活性及抗肿瘤活性：包括激活巨噬细胞，活化NK细胞，促进细胞MHC抗原的表达等；此外，干扰素还能直接抑制肿瘤细胞的生长。干扰素不仅能抑制病毒引起的肿瘤，而且也能抑制非病毒性肿瘤，因此具有良好的应用前景。

第五节 噬 菌 体

噬菌体（phage，bacteriophage）是感染细菌、放线菌、真菌或螺旋体等微生物的病毒。噬菌体广泛分布于自然界，凡有细菌等微生物的地方几乎都有噬菌体。在人和动物的排泄物，或污染的井水、河水中，常含有肠道菌的噬菌体。在土壤中，可找到土壤细菌的噬菌体。噬菌体具有一般病毒的特性，对宿主细胞感染有高度特异性。噬菌体的命名常冠以特殊宿主的名称，如大肠杆菌噬菌体（coliphages）、金黄色葡萄球菌噬菌体（staphylophages）、伤寒沙门菌噬菌体（typhoidphages）等。

一、噬菌体的生物学特性

1. 形态与结构

在电子显微镜下可见噬菌体基本形态为蝌蚪型、细杆型和微球形等三种，多数噬菌体为蝌蚪型。从结构上划分，噬菌体又可分为六种不同的类型（表3-3）。

表3-3 六类噬菌体的形态特征

类别	形态特征	核酸类型	噬菌体举例
1	蝌蚪状：六角形头部及可缩性尾	dsDNA	大肠杆菌 T2、T4、P2 噬菌体
2	蝌蚪状：六角形头部及不可缩性尾	dsDNA	大肠杆菌 λ、T1、T5 噬菌体
3	蝌蚪状：六角形头部及不可缩短尾	dsDNA	大肠杆菌 T3、T7 噬菌体
4	球状、六角型头部的顶点衣壳粒大	ssDNA	大肠杆菌 ΦX174
5	球状、六角型头部的顶点衣壳粒小	ssRNA	大肠杆菌噬菌体 MS2
6	丝状、无尾、蜿蜒如丝	ssDNA	大肠杆菌 fd 、M13 噬菌体

噬菌体大多呈蝌蚪形，大肠杆菌T4噬菌体是其典型代表，结构如图3-33所示，由头部和尾部两部分组成。头部呈球形，为二十面体立体对称，大小80~100nm，其结构组成是一薄层蛋白质外壳，内含核心核酸。尾部为蛋白质构成的管状结构，呈螺旋形对称，包括尾领、尾髓、尾鞘、尾板、尾丝和尾刺。尾部的长短不一，长的100~200nm，短的仅仅10~40nm。尾板、尾丝和尾刺是噬菌体和宿主菌接触的部位，尾丝

可伸展，幅度可达 140nm，尾鞘具有收缩功能，其收缩可使头部核酸进入宿主菌。

2. 化学组成

噬菌体的主要化学组成是核酸和蛋白质。核酸只有一种，DNA 或 RNA，它是噬菌体的遗传物质。多数噬菌体含有双链 DNA，仅少数噬菌体含有单链 DNA 或 RNA。噬菌体基因组的大小变化很大，可以从 3.6×10^3 bp 直到 2.5×10^5 bp，特殊之处在于某些噬菌体的基因组中含有稀有碱基，如大肠杆菌 T 偶数噬菌体不含胞嘧啶而代之以 5 - 羟甲基胞嘧啶，枯草芽孢杆菌噬菌体 SP01、SP82 不含胸腺嘧啶而是 5 - 羟甲基尿嘧啶。这些特殊碱基成为噬菌体 DNA 的天然标记。蛋白质组成噬菌体的头部外壳和尾部结构，对内部核酸起到保护作用，还参与识别宿主菌表面的噬菌体受体并与之结合，尾鞘蛋白的收缩有助于噬菌体核酸穿入宿主细胞，一次完成侵入与脱壳的作用。

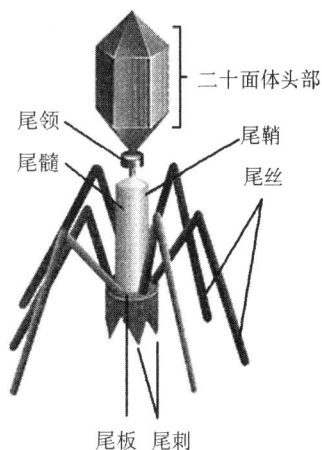

图 3 - 33　大肠杆菌 T4 噬菌体结构

（二十面体头部、尾领、尾髓、尾鞘、尾丝、尾板、尾刺）

3. 抗原性

噬菌体具有抗原性。将噬菌体注入动物体内，能刺激动物产生抗噬菌体抗体。该抗体与相应噬菌体结合后能使噬菌体丧失感染宿主菌的能力。

4. 抵抗力

噬菌体对理化因素的抵抗力比一般细菌的繁殖体强，70℃、30min 仍不失活，噬菌体能耐受低温和冰冻。噬菌体对一般化学消毒剂的抵抗力也比细菌强，如在 0.5% 苯酚中 3~7d 不丧失活性。可以利用这些特性来进行噬菌体的分离。

105

二、噬菌体的增殖

1. 噬菌体的增殖

噬菌体的增殖过程基本同其他病毒，但人们对 T 系列噬菌体的研究更加清楚。

（1）吸附　吸附是噬菌体感染宿主菌的第一步。噬菌体对宿主的吸附具有高度的特异性，是不可逆的过程，一般以尾丝（蝌蚪形噬菌体）或顶角上大的衣壳粒（无尾噬菌体）附着在敏感菌表面的特定受体上。这些受体是细胞表面的化学成分，如蛋白质、脂多糖、脂蛋白、糖蛋白等，还有的受体在鞭毛和菌毛上，如 M13 噬菌体吸附在大肠杆菌的性菌毛上。

（2）侵入　噬菌体侵入宿主细胞的方式较为复杂，大肠杆菌 T 系噬菌体以其尾部吸附到敏感菌的表面后，将尾丝展开，通过尾部的刺突固定在细胞上，然后用尾部释放的酶水解细胞壁的肽聚糖，其作用相似于溶菌酶，使细胞壁产生小孔；接着尾鞘收缩，将尾髓压入细胞，通过尾髓将头部的 DNA 注入宿主细胞内，而蛋白质外壳保留在细胞外，如图 3 - 34 所示。在正常病毒繁殖过程中，小孔很快会被细菌修复。从吸附到侵入的时间间隔很短，只有几秒到几分钟。

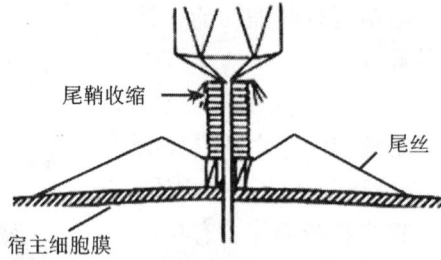

图 3-34 大肠杆菌 T4 噬菌体注入核酸的过程

如果大量噬菌体吸附同一细胞，将使细胞壁产生许多小孔，在尚未进行噬菌体增殖时，就能引起细胞立即裂解，这种现象称为自外裂解（lysis from without）。

（3）生物合成 噬菌体核酸进入宿主细胞后，操纵宿主细胞的代谢机构，大量复制噬菌体的核酸，并合成噬菌体所需要的各种蛋白质。

烈性噬菌体的核酸类型不同，其生物合成的方式也不同，这里以大肠杆菌 T4 噬菌体（dsDNA）为例，其生物合成是按照早期、次早期和晚期基因的顺序进行转录、翻译和复制的，如图 3-35 所示。它的复制循环仅需 20 ～30min，但与其他病毒比较，除早期转录、晚期转录外，还增加了次早期（delayedearly）转录的阶段。

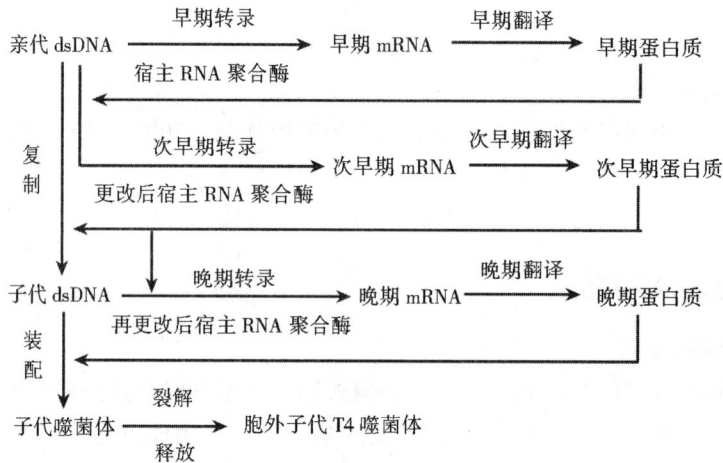

图 3-35 T4 噬菌体的复制过程

①早期转录 噬菌体双链 DNA 注入宿主细胞后，利用宿主细胞原有的 RNA 聚合酶，以噬菌体 DNA 为模板合成噬菌体早期 mRNA，进而由早期 mRNA 翻译合成早期蛋白质。早期蛋白质中最重要的一种是只能转录噬菌体 DNA 的次早期 RNA 聚合酶（如 T7 噬菌体）或更改蛋白质（如 T4 噬菌体），它本身无 RNA 聚合酶活性，但能与宿主细胞原有的 RNA 聚合酶结合，更改其性质，使它只能转录噬菌体 DNA。

②次早期转录 利用噬菌体 RNA 聚合酶或更改后的宿主 RNA 聚合酶转录噬菌体的 DNA 形成次早期 mRNA，并进一步翻译形成次早期蛋白质，次早期蛋白质主要是分解宿主细胞的 DNA 分解酶、复制噬菌体 DNA 的 DNA 聚合酶和供晚期基因转录用的晚期 mRNA 聚合酶。

③晚期转录　在新的噬菌体 DNA 复制完成后，对噬菌体基因进行转录形成晚期 mRNA，再经翻译形成晚期蛋白质，包括头部蛋白、尾部蛋白、各种装配蛋白和溶菌酶等。

（4）装配　T4 噬菌体在生物合成时，分别合成噬菌体 DNA、头部蛋白质亚单位、尾鞘、尾髓、尾板和尾丝等部件，通过 DNA 收缩聚集，衣壳包裹 DNA 形成二十面体的头部结构，随之尾部也逐步装配起来组装成完整的噬菌体，如图 3-36 所示。

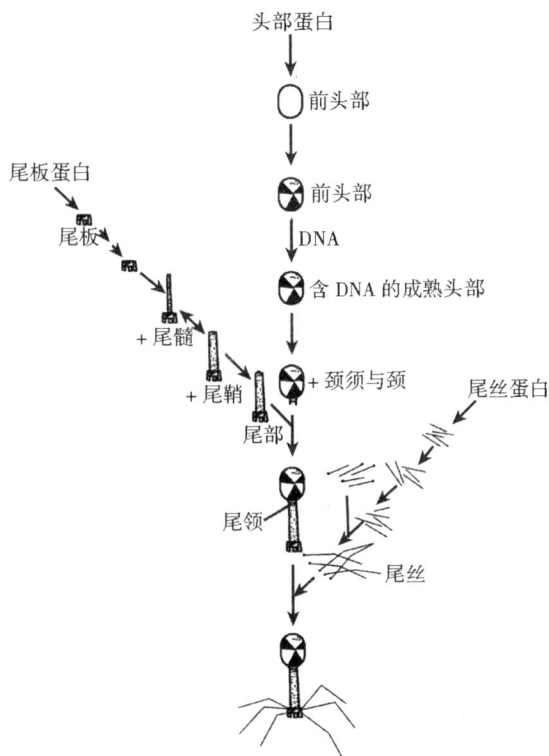

图 3-36　T4 噬菌体的装配过程

（5）释放　当宿主细胞中大量噬菌体装配结束后，由于产生的水解细菌细胞壁的溶菌酶等的作用，促进了细菌的裂解，结果大多数噬菌体因宿主细胞裂解而一次性释放出来。有些噬菌体如丝状噬菌体成熟后不破坏宿主细胞壁，而是从宿主细胞中"钻"出来。噬菌体的一个周期为 15~25min，每一个被感染的宿主菌可释放 100~250 个子代噬菌体颗粒。

2. 噬菌斑及噬菌体效价

（1）噬菌斑　在涂布有敏感宿主细胞的固体培养基表面，接种相应噬菌体的稀释液，其中每一个噬菌体就会先感染和裂解一个细胞，然后以此为中心，再反复侵染和裂解周围大量的细胞，形成不长菌的空斑，即噬菌斑（plaque），见图 3-37。不同噬菌体的噬菌斑形态和大小各有不同，故可作为鉴定噬菌体的依据之一。1 个噬菌斑就是 1 个噬菌体裂解细菌的结果，所以噬菌斑数目常常能代表噬菌体的数目。

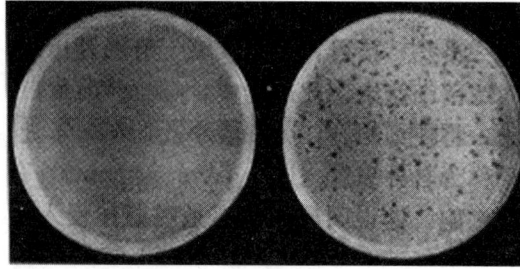

图 3 - 37　噬菌斑的形态
左侧：宿主菌背景 右侧：噬菌斑

（2）噬菌体效价及测定　噬菌体效价指噬菌体的浓度，表示每毫升试样中所含有的具有侵染性的噬菌体粒子数，以每毫升中含有的噬菌斑形成单位（plaque forming unit/ml 或 pfu/ml）表示。比较常用的噬菌体效价的测定方法是双层平板法（two layer plating method）。

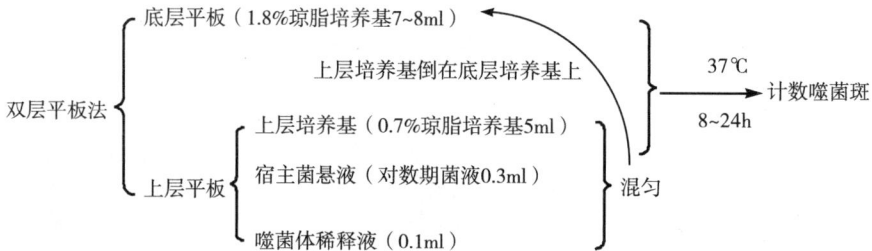

双层平板法 { 底层平板（1.8%琼脂培养基7~8ml）
上层培养基倒在底层培养基上
上层平板 { 上层培养基（0.7%琼脂培养基5ml）
宿主菌悬液（对数期菌液0.3ml）
噬菌体稀释液（0.1ml） } 混匀 } 37℃　8~24h → 计数噬菌斑

3. 噬菌体一步生长曲线

定量描述烈性噬菌体生长规律的实验曲线称为一步生长曲线（one - step growth curve）。该曲线反映出每种噬菌体（病毒）的三个重要特征参数：潜伏期（latent phase）、裂解期（rise phase）和裂解量（burst size）。

一步生长曲线的测定过程如下：将高浓度的敏感宿主菌悬液与适量的噬菌体稀释液混合，以保证每个宿主细胞所吸附的噬菌体最多只有一个。经数分钟吸附后，混合液中加入一定量的抗噬菌体血清，以消除过量的游离噬菌体。然后再用培养液进行高倍稀释，终止抗血清的作用，并避免发生二次吸附和感染。经培养后，定时取样，接种含宿主菌平板，测定噬菌斑数，以培养时间为横坐标，以噬菌斑数为纵坐标作图，绘制的曲线即噬菌体的一步生长曲线，如图 3 - 38 所示。

（1）潜伏期　指噬菌体的核酸侵入宿主细胞后至第一个成熟噬菌体粒子释放前的一段时间。潜伏期又分两段：①隐晦期（eclipse phase），在潜伏期前期人为地裂解宿主细胞，裂解液无侵染性的一段时间，这时细胞正处于复制噬菌体核酸和合成其蛋白质外壳阶段；②胞内累积期（intracelluar accumulation phase），又称潜伏后期，在隐晦期后，若人为地裂解宿主细胞，其裂解液呈现侵染性的一段时间，在电镜下可观察到初步装配好的噬菌体粒子。

（2）裂解期　紧接着潜伏期后，宿主细胞迅速裂解、溶液中噬菌体粒子急剧增多的一段时间称为裂解期。因为噬菌体或其他病毒粒子只有个体的装配没有个体生长，且宿主细胞的裂解具有突发性，所以从理论上讲，裂解期应当是瞬间出现的。但因为宿主群体中各个细胞的裂解是非同步的，故裂解期还是较长的。

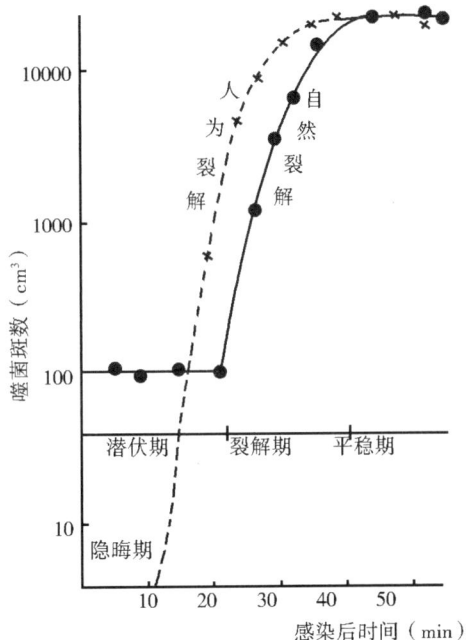

图 3 – 38　噬菌体的一步生长曲线

（3）平稳期（plateau）　感染后的宿主细胞已全部裂解，溶液中噬菌体数量达到最高点的时期。每个敏感宿主细胞所释放噬菌体的平均数量，即为裂解量，可以用公式表示：

$$裂解量 = \frac{释放的噬菌体总数}{起始感染的细菌数}$$

三、噬菌体与宿主菌细胞生活周期

根据噬菌体和宿主菌的关系，可将噬菌体分为两类：一类噬菌体在宿主菌细胞内迅速增殖，产生许多子代噬菌体，并最终使宿主菌细胞破裂，这类噬菌体被称为烈性噬菌体（virulent phage）；另一类噬菌体感染宿主菌后不立即增殖，而是将其核酸整合（integration）到宿主菌染色体中，随宿主核酸的复制而复制，并随细胞的分裂而传代，这类噬菌体被称作温和噬菌体（temperate phage）或溶原性噬菌体（lysogenic phage）。

1. 烈性噬菌体的增殖与溶菌

烈性噬菌体在敏感宿主菌细胞中增殖，最终引起宿主菌裂解，其过程包括吸附、穿入、生物合成、组装与释放等连续过程。从噬菌体吸附到宿主菌裂解释放子代噬菌体，称为噬菌体的复制周期或溶菌周期。

（1）吸附 吸附是噬菌体的尾部或末端与宿主菌表面的噬菌体受体发生特异性结合的过程，具有特异性，如痢疾杆菌噬菌体只能感染痢疾杆菌而不能感染伤寒沙门菌。多数噬菌体吸附于细胞壁部分，如磷壁酸或脂多糖；少数噬菌体则吸附于性菌毛。

（2）穿入 有尾噬菌体吸附于宿主菌后，通过尾部含有一种类似溶菌酶的物质，破坏肽聚糖骨架，引起细胞壁缺陷，再借助尾鞘蛋白的收缩，将头部的核酸注入菌体内，蛋白质外壳则留在菌体外。无尾噬菌体或细杆型噬菌体可以脱壳的方式进入菌细胞内。

（3）生物合成 当噬菌体核酸进入宿主菌后，以噬菌体核酸为模板，转录与翻译合成噬菌体蛋白质，同时复制大量的子代噬菌体核酸。

（4）成熟与释放 当噬菌体的蛋白质与核酸分别合成后，在菌细胞内按一定的程序装配成完整的成熟噬菌体。当子代噬菌体达到一定数目时，菌细胞突然裂解，释放出成熟噬菌体。一个宿主细胞可释放数十个到数百个成熟噬菌体。其引起宿主裂解的原因可能与噬菌体增殖后期合成的溶菌酶有关。现在已知有些细杆型噬菌体可以出芽的方式释放。

2. 温和性噬菌体的溶原周期

温和噬菌体感染宿主菌后不立即增殖，而是将其基因组整合到宿主菌的核酸中，并随宿主菌核酸的复制而复制，且伴随宿主菌分裂而分配到两个子代细胞中，即为溶原周期。通常把整合到宿主细胞染色体上，并随同宿主一起复制的噬菌体基因组叫做前噬菌体或原噬菌体（prophage）。把带有前噬菌体的细菌叫做溶原菌（lysogenic bacteria）。由此可知，温和噬菌体可有三种存在状态：①游离的具有感染性的噬菌体颗粒；②宿主菌胞质内类似质粒形式的噬菌体核酸；③前噬菌体。

溶原性细菌通常十分稳定，能经历许多代。但这种状态有时也会自发或在某些条件如紫外线、X线、致癌剂、突变剂等作用下，中断溶原状态而进入溶菌性周期，这称为前噬菌体的诱导与切离（excision），其发生率为 $10^{-2} \sim 10^{-5}$。所以，温和噬菌体既有溶原周期，又有溶菌周期，而烈性噬菌体只有溶菌周期。

噬菌体和宿主菌的关系如图 3-39 所示。

溶原性细菌具有抵抗同种或近缘噬菌体复感染的能力，这种特性称为"免疫性"。而某些溶原性细菌可同时伴有其他性状的改变，如白喉棒状杆菌，当其带有 β 噬菌体时，即具有产生致病性白喉外毒素的能力。用 β 噬菌体去感染不产毒素的白喉棒状杆菌，可使该菌转变成产毒菌株，这一过程称为溶原性转变（lysogenic conversion）。其他有一些细菌，如肉毒梭菌的产毒性和某些金黄色葡萄球菌产生溶血素的性能也都与细菌的溶原性转变有关。

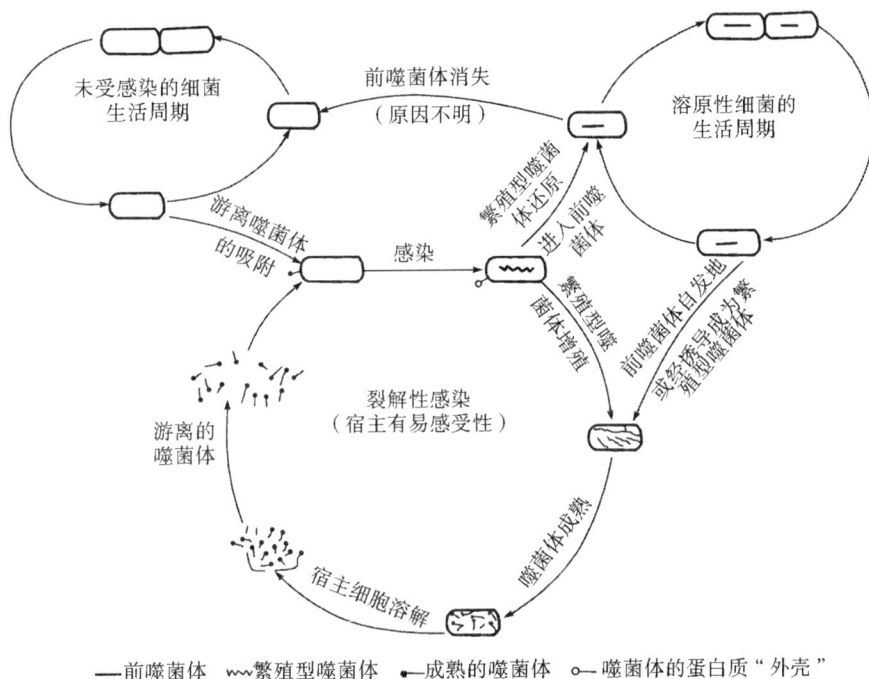

—前噬菌体 ～～繁殖型噬菌体 ●成熟的噬菌体 ○噬菌体的蛋白质 " 外壳 "

图 3 - 39 温和噬菌体和宿主的生活周期

四、噬菌体的应用

1. 细菌的鉴定与分型

噬菌体的溶菌具有高度的特异性，即一种噬菌体只能裂解一种和它相应的细菌，故可用已知噬菌体去鉴定未知细菌及分型。例如用伤寒沙门菌 Vi 噬菌体可将有 Vi 抗原的伤寒沙门菌分为 96 个噬菌体型。这对流行病学调查、追查传染源等具有重要意义。

2. 分子生物学研究的重要工具

噬菌体基因数量少，结构比细菌和其他高等细胞简单，易于大量增殖和获得大量突变体，因此成为研究基因复制、转录、重组、表达调控机制等的重要工具；成为研究 DNA、RNA 和蛋白质相互作用的良好模型系统。近年来，利用 λ 噬菌体作为载体构建基因文库；利用丝状噬菌体表面表达技术构建肽文库、抗体文库和蛋白质文库等，噬菌体对基因工程理论与技术的发展发挥了越来越多的重要作用。

3. 细菌感染的诊断与治疗

应用噬菌体效价增长试验可检测标本中的未知细菌。即在疑有某种细菌存在的标本中，加入一定数量的已知的相应噬菌体，37℃孵育 6～8 h，测定该噬菌体效价。若其效价有明显增长，则表明标本中有某种细菌存在。若在一标本中检出某种噬菌体，且数量较多，也表明有相应细菌的存在。

在有些局部感染时可用噬菌体作为一种辅助治疗，如应用铜绿假单胞菌噬菌体治疗创口感染，但由于噬菌体的特异性过于专一，限制了噬菌体在临床上的广泛应用。

4. 其他

在发酵工业中应严防噬菌体的污染，生产用发酵菌种应注意选育抗噬菌体的菌株；噬菌体可作为抗病毒药物和抗肿瘤抗生素筛选的实验模型。

第六节 病毒与人类的关系

一、病毒在医药工业中的应用

病毒在医药工业上具有重要的作用。灭活病毒会使病毒蛋白的高级结构受到破坏，蛋白质不再有生理活性，失去感染性、致病性和繁殖能力，但一般不影响病毒蛋白的一级结构，所以并不损害它们的抗原性，这成为很多疫苗的制造原理。灭活病毒可用于免疫动物生产抗病毒血清，也可作为灭活疫苗用于病毒性疾病的防治。灭活的病毒失去感染活性，但仍有融合活性，可用于动物细胞工程中细胞融合的诱导剂。

病毒的培养可用于抗病毒药物筛选、疫苗的筛选。由于大多数抗病毒药物的作用主要通过影响病毒复制周期的某个环节而实现的，因此，对病毒生物合成过程的了解将有助于我们对药物抗病毒机制的深入了解，开发研制更加安全有效的抗病毒药物。

现代基因工程技术也进一步拓展了病毒在药物研究和生产领域的应用范围。如通过大规模培养宿主细胞，接种定向构建的重组腺病毒，可获得用于肿瘤基因治疗的生物药物。同时，可将所需的蛋白质目的基因克隆到病毒基因组中，构建重组病毒，利用重组病毒感染大规模培养的宿主细胞，在病毒的增殖过程中则大量表达目的基因产物，进而制备基因工程蛋白质药物。通过对病毒的分子改造，还可得到无感染危险，且具有某种病毒特性的假病毒，用于抗病毒药物的定向筛选，如许多研究表明，HIV 假病毒感染的细胞模型能够用于抗 HIV 药物的筛选及病毒的耐药性分析，在优化 HIV 患者的治疗方案等方面具有重要意义。对病毒的深入研究是我们寻找有效的抗病毒药物和战胜病毒性疾病的基础。

二、引起人类疾病的常见病毒

病毒对人类健康危害严重，约有 75% 的人类感染是由病毒引起的，其中有的病毒传染性强，有的病毒在人感染发病后病死率高。能引起人类疾病的病毒种类较多，包括经呼吸道感染的正黏病毒、副黏病毒、腺病毒和冠状病毒，经消化道感染的脊髓灰质炎病毒和柯萨奇病毒等，引起人类肝炎的多种肝炎病毒，引起艾滋病和 T 细胞白血病的逆转录病毒以及新发现的 SARS 冠状病毒和禽流感病毒等。这里主要介绍对人类健康危害较大的常见病毒。

（一）流行性感冒病毒

流行性感冒病毒（Influenza virus）简称流感病毒，属正黏病毒科，是流行性感冒的病原体。流感是一种上呼吸道急性传染病，传染性强、传播快、潜伏期短、发病率高，对人类的生命健康危害极大。

1. 生物学性状

（1）形态与结构　流感病毒形态多为球形，直径为 80～120nm，而新分离的流感病毒多呈丝状或杆状。流感病毒的结构由核心和包膜组成（图 3-40）。

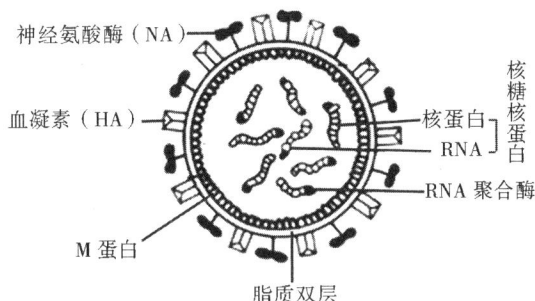

图 3-40　流感病毒结构示意图

①核心　由分节段的单负链 RNA（-ssRNA）、与其结合的核蛋白和 RNA 聚合酶组成，共同形成核糖核蛋白（ribonucleoprotein，RNP）。RNA 常分为 8 个节段（丙型为 7 个节段），每一节段就是一个基因，决定流感病毒的遗传特性，其核酸分节段的结构特点使流感病毒的基因重配频率较高，因此容易发生变异。核蛋白的抗原性稳定，很少发生变异，具有型特异性。

②包膜　流感病毒包膜分两层，内层为基质蛋白 M1、M2，外层包膜上主要分布着呈放射状排列的两种刺突：血凝素（hemagglutinin，HA）和神经氨酸酶（neuraminidase，NA）。

③M1 蛋白抗原结构较稳定，具有型特异性，但其诱生的抗体不具有中和病毒的能力，而在保护核心、增加病毒包膜的韧性和维持病毒形态等方面起重要作用。

④M2 具有离子通道的作用，有助于病毒进入感染细胞。

⑤HA　由三条糖蛋白链以非共价形式聚合而成的三聚体，流感病毒的原始肽链 HA 必须被裂解成 HA1 和 HA2 后才具有感染性。HA1 是与细胞膜表面的唾液酸受体结合的亚单位，易发生变异；HA2 具有膜融合特性，是流感病毒侵入宿主细胞所必需的。HA 能引起人、鸡和豚鼠等的红细胞凝集，这种现象称为血凝。血凝素是流感病毒的主要中和抗原，其抗原性最易发生变异。它是流感病毒亚型划分的依据之一。

⑥NA　由 4 条糖蛋白链组成蘑菇状的四聚体，具有酶活性，可水解宿主细胞表面糖蛋白末端的 N-乙酰神经氨酸，有利于成熟病毒的释放，但其所诱生的抗体没有中和作用，而与减轻病情和阻止病毒传播有关。

（2）培养特性　对流感病毒最敏感的动物是雪貂，但常用的是鸡胚培养法。初次分离应先接种于羊膜腔中传代适应后再接种鸡胚尿囊腔。流感病毒在鸡胚中增殖并不引起明显病变，用血凝试验可判断羊水或尿囊液中有无病毒生长。此外，甲、乙型流感病毒在原代人胚肾、猴肾等组织细胞中也能生长。

（3）抵抗力　流感病毒抵抗力较弱，不耐热，56℃、30min 即被灭活。对干燥、紫外线、乙醚、甲醛、乳酸等理化因素敏感，但在 -70℃ 或冷冻干燥后活性可长期保存。

113

（4）分型　根据流感病毒核蛋白和基质蛋白抗原的不同，将人流感病毒分为甲、乙、丙型，甲型流感病毒再根据 HA 和 NA 分为若干亚型（H1～H16，N1～N9）。甲型流感病毒的 HA 和 NA（特别是 HA）易于发生变异，常造成流感大流行，乙型与丙型流感病毒的抗原较稳定，常引起流感局部暴发，而丙型流感则主要感染婴幼儿。

2. 致病性与免疫性

流感病毒经呼吸道传播而侵入机体，并在宿主细胞内大量增殖，引起细胞坏死脱落、黏膜充血、水肿、腺体分泌增加等组织炎症，经 1～4d 的潜伏期，感染者即可出现流感症状，如发热、咳嗽等。流感病毒很少入血，但可释放内毒素样物质入血，引起全身中毒症状：发热、头痛、全身酸痛、疲乏无力、白细胞数下降等。一般数日内自愈，但幼儿或年老体弱患者易继发细菌感染，如合并肺炎等，严重者可危及生命。

人体在感染流感病毒后可产生特异性的细胞免疫和体液免疫。流感病毒感染痊愈后机体可获得对同型流感病毒的免疫力，但免疫力维持时间短暂，一般仅 1～2 年，对于病毒新亚型无交叉免疫保护作用。

3. 微生物学检查与防治

可从感染流感病毒的机体中分离病毒，采用鸡胚培养扩增病毒，并进一步鉴定；可采集患者的血清做血凝试验，以判断是否为流感病毒感染；近年来还有一些快速的诊断病毒方法，如免疫学方法检测病毒抗原或采用 PCR 或核酸杂交等方法检测流感病毒核酸，采用核酸序列分析进行病毒的分型鉴定等。

流感传染性强，传播迅速，流感的预防工作最为重要。应阻断流感病毒的传播途径，采取相应的杀灭流感病毒的措施，接种流感疫苗等，但疫苗株须与流行毒株在抗原上一致。

流感尚无特效疗法，主要是对症治疗和预防继发性细菌感染。口服盐酸金刚烷胺可抑制病毒穿入与脱壳，在发病 24～48h 使用，可减轻全身中毒症状，某些中草药也有一定疗效。

（二）肝炎病毒

肝炎病毒（Hepatitis virus）是指一组以侵害肝脏为主并引起病毒性肝炎的病原体，目前公认的人类肝炎病毒有 5 种，即甲型肝炎病毒（Hepatitis A virus，HAV）、乙型肝炎病毒（Hepatitis B virus，HBV）、丙型肝炎病毒（Hepatitis C virus，HCV）、丁型肝炎病毒（Hepatitis D virus，HDV）及戊型肝炎病毒（Hepatitis E virus，HEV）。甲型和戊型肝炎病毒经消化道传播，其中甲型肝炎病毒可引起急性肝炎，一般不会导致慢性肝炎和肝炎病毒携带者。乙型、丙型和丁型肝炎病毒主要通过血液和密切接触等传播，可引起急性和慢性肝炎及病毒携带者，研究表明，其与肝硬化和原发性肝癌相关。这里仅对对甲型和乙型肝炎病毒作介绍。

1. 甲型肝炎病毒

（1）生物学性状

①形态与结构　甲型肝炎病毒属小核糖核酸病毒科（Picornaviridae），呈球形，直径为 27nm，二十面体对称结构，无包膜。病毒核酸基因组为单正链 RNA（+ssRNA），长度约为 7.5kb 个核苷酸。

②培养特性　HAV的自然宿主是人类、黑猩猩、狨猴、恒河猴等灵长类动物，主要用于HAV的病原学、发病机制、疫苗研制等。灵长类的原代细胞和传代细胞均可用于HAV的分离培养，如人胚肾细胞以及人肝癌细胞系（PLC/PRF/S）等，但HAV在体外细胞中增殖缓慢且一般不引起细胞病变，故不能直接识别细胞是否被感染。

③抵抗力　HAV抵抗力较强，耐酸，可在pH 1.0条件下存放2h而保持感染性。耐热，60℃可存活4h。对乙醚、三氯甲烷均有一定的抵抗力。HAV经高压蒸汽灭菌（121.3℃，20min）、煮沸（5min）、干热（180℃，60min）、紫外线照射、甲醛处理等均可被灭活。

（2）致病性与免疫学　甲型肝炎的传染源为患者或隐性感染者，主要经粪－口途径传播，潜伏期平均为30d，潜伏期末至发病后2~3周内，粪便排毒具有较强的感染性。病毒通过消化道侵入机体，并最终在肝组织细胞中复制增殖，导致肝功能异常等一系列临床症状，HAV一般不引起肝细胞病变。甲型肝炎发病较急，临床表现有发热、疲乏、食欲缺乏、肝大、腹痛或黄疸等。

感染甲型肝炎病毒而痊愈的人群，一般不会转变为慢性或携带者，感染后机体会产生抗HAV IgM（急性期或恢复早期）和IgG抗体（恢复后期），并且对其再感染有免疫力。

（3）微生物学检查与防治　HAV的实验室诊断以免疫学检查和病原学检查为主。血清学检查最常用的方法是ELISA，其中常用的特异性诊断指标是抗HAV IgM，可作为HAV早期感染的重要指标。检测抗HAV IgG有助于流行病学的调查。病原学检查包括核酸分子杂交、RT－PCR检测HAV RNA或采用免疫荧光电子显微镜观察患者粪便等标本中的甲型肝炎病毒颗粒等。

HAV主要通过粪便污染食物或水源并经口传染，故预防甲型肝炎主要是加强卫生宣传，保护水源，加强粪便管理，人工主动免疫是接种疫苗。目前甲肝疫苗主要是减毒活疫苗和灭活疫苗，接种后可产生持久的、良好的免疫效果。

2. 乙型肝炎病毒

乙型肝炎病毒（Hepatitis B virus，HBV）属嗜肝病毒科（Hepadnaviridae），是乙型肝炎的病原体，简称乙肝。乙肝为全球性传染病，据估计全世界HBV携带者约3.5亿。我国为高流行区，人群感染率为10%左右。每年大概有35万人死于慢性乙肝相关疾病。因此，乙肝是我国重点防治的严重传染病之一。

（1）生物学性状

①形态与结构　用免疫电镜可在乙型肝炎患者的血清中见到三种不同形态的颗粒（图3－41）。

大球形颗粒：亦称Dane颗粒，是1970年Dane首先在乙型肝炎患者血清中发现的。Dane颗粒是有感染性的完整HBV颗粒，呈球形，直径为42nm，具有双层衣壳。其外衣壳为病毒的包膜，由脂质双层与蛋白质组成，含有HBV表面抗原（hepatitis B surface antigen，HBsAg）和少量S抗原，其中HBsAg是1963年首先由澳大利亚学者Blumberg发现，故被称为"澳抗"。内衣壳为衣壳蛋白，覆盖在病毒核心表面，呈二十面体立体对称，含有HBV核心抗原（hepatitis B core antigen，HBcAg），HBcAg经酶或去垢剂作用后，可暴露出HBV e抗原（hepatitis B e antigen，HBeAg）。病毒核心直径为27nm，

115

含病毒的双链 DNA 分子、DNA 聚合酶等。

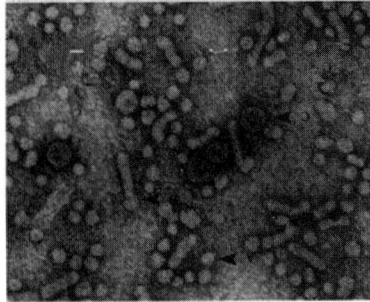

图 3 - 41 乙型肝炎病毒电镜图 (×400000 倍)

箭头标示 Dane 颗粒、小球型颗粒和管型颗粒

HBV 核酸基因组为不完全环形 dsDNA, 长链（负链）呈闭合环状, 长度约 3.2kb, 短链（正链）, 为未闭合的环状 DNA, 长度不定, 一般为负链长度的 50% ~99%。两条链 DNA 的 5′端有 250 ~300 个核苷酸可相互配对, 形成黏性末端。

负链 DNA 含有四个开放阅读框, 分别为 S、C、P 和 X 基因区。S 区含 S、PreS1 和 PreS2 基因, 分别编码 HBsAg、Pre S1 和 Pre S2 抗原；C 区含 C 基因和 preC 基因, 编码 HBcAg 和 HBeAg；P 区为编码 DNA 聚合酶的基因；X 区编码 HBxAg（HBxAg 可能与原发性肝癌有关）, 见图 3 - 42。

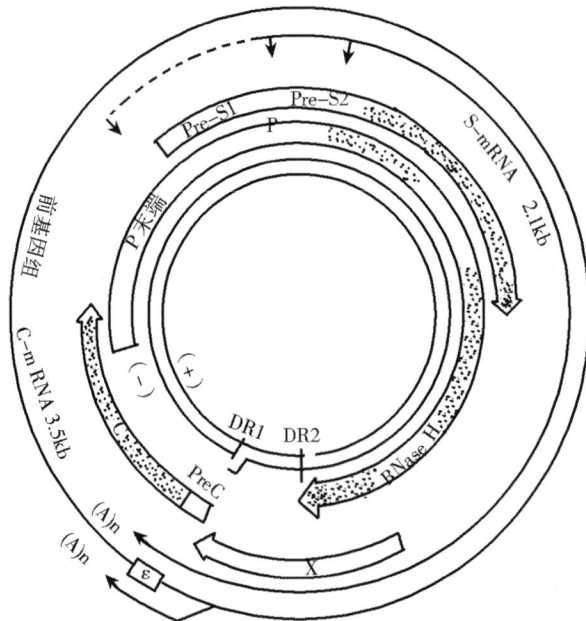

图 3 - 42 HBV 基因结构示意图

S. 表面抗原基因　Pre - S2 前表面抗原 1, 2 基因　C. 核心抗原基因　Pre - C 前核心抗原基因

X. X 基因　P. P 基因　polymerase. 聚合酶基因　Rnase H. RNA 酶 H 基因

S - mRNA. 转录 S 的 mRNA　C - mRNA. 转录 C 的 mRNA　DR1、DR2. 直接重复序列 1、2

小球形颗粒和管形颗粒：小球形颗粒直径为 22nm，管型颗粒是由小球形颗粒"串联而成"，长 100~700nm，它们不是完整的病毒颗粒，而是 HBV 复制过程中产生的过剩的病毒包膜成分，无核酸，只含有 HBsAg。

②培养特性　黑猩猩对 HBV 最敏感，主要用于 HBV 免疫效果、致病机制和疫苗效价的安全性评价等。HBV 尚不能在体外细胞培养中分离培养，目前常采用病毒的 DNA 转染的细胞培养系统。

③抵抗力　HBV 对理化因素抵抗力较强，对低温、干燥、紫外线均有抵抗性。不被 70% 乙醇灭活。高压蒸汽灭菌法（121.3℃，15min）、100℃ 加热 10min，干热（160℃，2h）可灭活 HBV。对 0.5% 过氧乙酸、5% 次氯酸钠等敏感。

（2）致病性与免疫学　乙型肝炎患者或无症状的 HBsAg 携带者是主要传染源。乙型肝炎的潜伏期较长（30~160d），在潜伏期、急性期及慢性活动期，患者的血清都具有传染性。

乙型肝炎病毒常通过血液、血制品传染，如输血及血制品、注射、外科手术、口腔治疗、针刺、内镜检查、牙刷、剃须刀等均可以引起 HBV 传播；乙型肝炎患者或 HBV 携带者的唾液、精液、阴道分泌物中均可检测到乙型肝炎病毒，故可通过生活密切接触或性传播；此外，母婴传播也是 HBV 感染的重要途径。近年研究资料表明，HBV 感染与原发性肝癌（hepatocellular carcinoma，HCC）的发生有密切关系。

乙型肝炎病毒感染机体后，HBV 在肝细胞增殖，除对肝细胞有直接损伤作用外，引起的免疫应答在识别清除病毒时产生的免疫病理反应起到更重要的作用。由于机体免疫应答能力的差别和病毒侵入数量和毒力的差异，导致乙型肝炎临床症状多样化，如无症状的 HBsAg 携带者、急性肝炎、慢性肝炎、重症肝炎等。

HBV 可诱导机体产生抗 HBs、抗 HBc、抗 HBe、抗 Pre – S1 及抗 Pre – S2 的抗体，抗 HBs、抗 Pre – S1 及抗 Pre – S2 抗体具有保护作用。抗 HBs 抗体可中和血循环中的 HBV，阻止病毒与健康肝细胞结合，是清除细胞外病毒的主要因素。如病后长期不出现抗 HBs 抗体，急性肝炎可转为慢性肝炎。特异性 CTL 具有直接杀伤、清除 HBV 感染细胞的作用，其释放的细胞因子可激活肝内非特异性免疫细胞如 NK 细胞、巨噬细胞等，抑制 HBV 复制，达到清除 HBV 的目的。

117

（3）微生物学检查与防治　乙型肝炎病毒感染常采用抗原抗体检测系统、血清 HBV 的 DNA 和 DNA 聚合酶检测等，其中 HBV 的 HBsAg、HBeAg，抗 HBs、抗 HBe、抗 HBc 抗体称为"两对半"，是临床乙型肝炎病毒感染的常用检测指标，如表 3 – 4 所示。

表 3 – 4　HBV 抗原抗体检测结果的临床分析

HBsAg	HBeAg	抗 HBs 抗体	抗 HBe 抗体	抗 HBc 抗体	临床分析
+	−	−	−	−	HBV 感染或无症状携带者，结合肝功能判断病情
+	+	−	−	−	急性或慢乙肝，或无症状携带者
+	+	−	−	+	急性或慢乙肝，或（"大三阳"传染性强）
+	−	−	+	+	急性感染趋向恢复（"小三阳"）
−	−	+	+	+	既往感染乙肝恢复期

续表

HBsAg	HBeAg	抗 HBs 抗体	抗 HBe 抗体	抗 HBc 抗体	临床分析
－	－	＋	＋		既往感染乙肝恢复期
－	－	－	－	＋	既往感染 HBV
－	－	＋		－	接种过乙肝疫苗或乙肝已恢复
－	－	－		－	未感染过 HBV
－	－	＋		－	既往感染或接种过疫苗

此外，可应用核酸杂交法、定性 PCR 法、荧光定量 PCR 法等，检测血清中有无 HBV－DNA，以诊断病毒是否存在和复制，或对药物治疗效果进行评价。

预防乙型肝炎除了采用严格管理传染源和切断传播途径等措施外，注射乙肝疫苗是最有效的预防方法。目前使用的多是第二代疫苗（基因重组疫苗），我国目前规定为新生儿和易感人群等全面开展 HBsAg 疫苗接种。

目前治疗乙型肝炎尚无特效药物，广谱抗病毒药物（干扰素）和具有调节免疫功能的药物（如胸腺肽 α，白细胞介素）联合使用，可达到较好的治疗效果。某些核苷类似物如阿昔洛韦、DNA 聚合酶抑制剂等对 HBV 也有一定疗效。

（三）人类免疫缺陷病毒

人类免疫缺陷病毒（Human immunodeficiency virus，HIV）是获得性免疫缺陷综合征即艾滋病（acquired immunodeficiency syndrome，AIDS）的病原体，属逆转录病毒科（Retroviridae）。HIV 主要有两个型别：HIV－1 和 HIV－2。现在世界上流行的艾滋病大多由 HIV－1 引起；HIV－2 只在西非呈地区性流行。目前艾滋病现已成为世界最重要的公共卫生问题之一。

1. 生物学特性

（1）形态与结构 HIV 病毒颗粒呈球形，直径 100～120nm。电镜下病毒最外层为脂蛋白包膜，其中嵌有 gp120 和 gp41 两种病毒特异性糖蛋白，分别组成刺突和跨膜蛋白，极易发生变异。包膜和核衣壳之间有一层内膜蛋白 p17。衣壳呈二十面体立体对称，主要由衣壳蛋白 p24 组成。核心为子弹头状，含有两条完全相同的正链 RNA，其上紧密结合着核衣壳蛋白 p7、逆转录酶 p66/51、整合酶 p32 及蛋白酶 p11（图 3－43）。

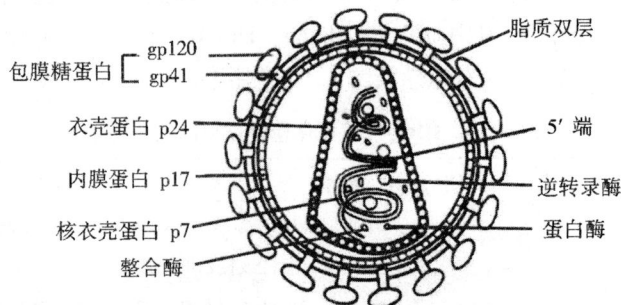

图 3－43 HIV 结构模式图

（2）培养特征　恒河猴及黑猩猩可作为 HIV 感染的动物模型，但其感染过程和产生的症状与人类不同。在体外，HIV 只感染 CD4$^+$T 细胞和巨噬细胞。实验室中常用新鲜分离的正常人 T 细胞或用患者自身分离的 T 细胞培养 HIV。HIV 亦可在某些 T 细胞株（如 H9、CEM）中增殖、感染后细胞出现不同程度的病变，并可在培养液中检测到逆转录酶活性，在培养细胞中检查到病毒抗原。

（3）抵抗力　HIV 对理化因素抵抗力较弱。离开人体后，在干燥环境中，99% 以上的病毒于 24h 内失去活性。HIV 对热敏感，56℃、30min 即可灭活。注射器、医疗用具等经高温消毒、煮沸和高压蒸汽灭菌后均可达到灭活病毒的目的。0.1% 漂白粉、0.2% 次氯酸钠、70% 乙醇、50% 乙醚、0.3% H_2O_2 和 0.5% 甲酚皂处理 5min，均可灭活病毒。但病毒在 20～22℃ 可存活 7d。在冷冻血制品中，需 68℃ 加热 72h 才能保证灭活病毒。

2. 致病性和免疫性

（1）传染源　AIDS 患者和无症状 HIV 携带者是传染源。传播途径主要有以下三种方式：①性传播，包括同性恋、双性恋或异性恋间的性行为，直肠和肛门皮肤黏膜的破损更易感染；②血液传播，通过输血、血液制品或没有消毒好的注射器等传播，静脉嗜毒者共用不经消毒的注射器和针头易造成严重感染；③母婴传播，经胎盘、产道或哺乳等方式传播。

（2）致病机制　HIV 侵入机体后，选择性吸附并攻击表达 CD4 分子的免疫细胞，其中 CD4$^+$T 细胞是 HIV 感染的主要细胞，此外，单核 - 巨噬细胞、树突细胞等也是易受感染的靶细胞。T 淋巴细胞表面的 CD4 分子是 HIV 包膜蛋白 gp120 的受体，HIV 包膜上的 gp120 与细胞膜上的 CD4 结合后，由 gp41 介导使病毒穿入易感细胞内。受感染的 T 细胞常与其他 T 细胞发生融合，形成多核巨细胞，丧失正常分裂功能，导致 CD4$^+$T 细胞大量减少，从而影响体液免疫和细胞免疫。HIV 感染造成 CD4$^+$T 细胞减少而 CD8$^+$T 细胞相对增多，继而出现 CD4$^+$T/CD8$^+$T 比例倒置，巨噬细胞、NK 细胞活性降低，树突细胞数量大幅度减少，大量淋巴细胞死亡等，从而导致宿主严重的免疫缺陷，引起机会性感染和肿瘤的发生。

（3）临床表现　HIV 感染临床表现分 4 期：急性感染期、潜伏感染、AIDS 相关综合征期和 AIDS 期。

（4）免疫性　HIV 感染可刺激机体产生抗 gp120、抗 gp41 和抗 gp24 等多种抗体以及以 CTL 为主的细胞免疫应答，由于 HIV 表面糖蛋白的变异和前病毒的整合状态等，HIV 能逃避宿主免疫系统的清除作用，因此，所以机体一旦感染 HIV，多为终生病毒携带者。

3. 微生物学检查与防治

（1）微生物学检查　HIV 的实验室检测主要包括：特异性抗体检测、病毒成分检测和病毒的分离等。其中特异性抗体检测是诊断 HIV 感染的惟一指标。

特异性抗体（p24 抗体和糖蛋白 gp120 抗体）检测的主要方法一般包括 ELISA 双抗原夹心法、免疫印迹试验（western - blot，WB）和免疫荧光染色法；病毒组分检测的主要方法有：利用 ELISA 双抗体夹心法检测病毒 p24 抗原，或用 RT - PCR 检测、原位杂交等方法检测病毒核酸。

（2）防治　对 HIV 感染的预防应从其传播途径着手，避免血液、性接触和母婴等方面的传播，建立 HIV 感染和 AIDS 的监测系统，严格管理 AIDS 患者和 HIV 携带者，加强国境检疫，严防传入等。

在 AIDS 的特异性预防工作中，动物体试验较有效的疫苗是减毒活疫苗、DNA 疫苗和病毒载体疫苗等，但目前还缺乏应用于人体的理想疫苗。AIDS 的治疗尚无特效药物，目前临床上治疗 HIV 感染的药物常见有三类：①HIV 逆转录酶抑制药，包括核苷类 HIV 逆转录酶抑制药，如恩曲他滨、叠氮胸苷、双脱氧胞苷；非核苷类 HIV 逆转录酶抑制药，如奈韦拉平、地拉韦定、依非韦伦等；②HIV 蛋白酶抑制药，此类药物包括沙奎那韦、利托那韦、奈非那韦等；③HIV 整合酶抑制药，如 Ralkegravir（MK - 0518）是第一个用于治疗 HIV -1 感染的逆转录病毒的 HIV 整合酶抑制药，是目前惟一进入Ⅲ期临床试验的抑制药，尤其适用于对其他药物耐药的患者。

（四）冠状病毒和 SARS 冠状病毒

冠状病毒（coronavirus，CoV）在分类上属于冠状病毒科，包括引起人类疾病的冠状病毒和引起其他动物和禽类疾病的冠状病毒。冠状病毒在自然界分布广泛，在致病性上有一定的动物种属特异性。

1. 冠状病毒

冠状病毒呈多形性，直径 80～160nm，核酸为 + ssRNA，不分节段，核衣壳呈螺旋对称，有包膜，其表面有突起。电镜下可见病毒颗粒的外膜上存在日冕或皇冠状的突起，根据这一形态学特征，1975 年国际病毒命名委员会正式定名这类病毒为冠状病毒科。

冠状病毒感染在世界各地普遍存在，可感染各年龄组人群，引起普通感冒和咽喉炎。某些冠状病毒株还可引起成人腹泻或胃肠炎。该病毒主要经飞沫传播，流行期为冬、春两季。疾病的潜伏期短，平均为 3d，病程一般为 7d，病后免疫力不强，可发生再次感染。

2. SARS 冠状病毒

是引起严重急性呼吸综合征（severe acute respiratory syndrome，SARS）的病原体，是一种变异了的冠状病毒。2003 年 4 月 16 日世界卫生组织正式宣布 SARS 的病原体是一种新的冠状病毒，称为 SARS 冠状病毒（SARS CoV）。

（1）生物学性状　SARS 冠状病毒形态与其他冠状病毒类似，病毒呈圆形或多形性，直径 60～220nm，有包膜，包膜上的刺突排列呈花冠状。核心为单正链 RNA（ + ssRNA），编码 N、S、M、E 等主要结构蛋白（图 3 - 44）。N 蛋白是衣壳蛋白，结合在病毒 RNA 上，对病毒的复制起重要作用。S 蛋白是包膜刺突糖蛋白，是病毒的主要抗原，可与细胞受体结合，使细胞发生融合。M 蛋白为跨膜蛋白，有维持病毒结构的重要作用。E 蛋白为包膜蛋

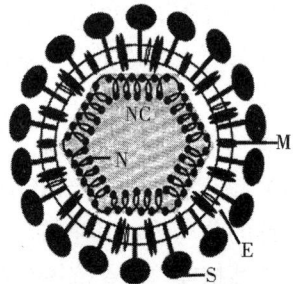

图 3 - 44　SARS 冠状病毒结构模式图

白，对病毒组装发挥重要作用。SARS CoV 可在 Vero - E6 细胞内增殖并引起细胞病变。该病毒的抵抗力不强，对脂溶剂敏感，不耐热或酸，可用 0.2% ~ 0.5% 过氧乙酸或 10% 次氯酸钠消毒，普通消毒剂也可使其灭活。

（2）致病性与免疫性 SARS 的主要传染源是 SARS 患者或隐性感染者，以近距离飞沫传染为主。SARS 感染后，潜伏期一般为 4 ~ 5d。临床症状主要表现为流感样症状，如发热、持续高热（体温高于 38℃）、头痛乏力、关节痛、干咳、少痰、胸闷，部分患者有气促等呼吸困难症状。肺部影像学显示肺部出现病理性改变，如肺间质性炎症和肺纤维化。

机体感染此病毒后，可产生抗该病毒的特异性抗体，也可出现细胞免疫反应。由于 SARS 病毒能侵犯多种脏器，引起免疫系统对脏器的过度攻击，因而常常导致严重的脏器损伤。

（3）微生物检查与防治 SARS 的微生物学诊断主要有：①血清学检查，采患者血清，用 ELISA、免疫荧光等方法检测血清中 SARS CoV 特异抗体，包括 IgM、IgG，特别在发病 2 周后，患者的 IgG 检出率较高；②病毒核酸检测，采集患者血、呼吸道分泌物提取核酸，用特定引物进行 RT - PCR 法，检测 SARS CoV 核酸；③病毒分离鉴定，SARS 冠状病毒的分离必须在三级生物安全（BSL - 3）实验室进行，取患者的标本如呼吸道分泌物、血或便等用 Vero 细胞培养分离，再用检查抗原、核酸等方法鉴定。

防治原则：SARS 的预防措施主要是隔离患者、切断传播途径和提高机体免疫力。对患者治疗主要采用支持疗法，如吸氧和适量激素疗法等，同时给予抗病毒类药物和抗生素，可防止病情发展及并发症的发生。而对 SARS 的特异性疫苗尚在研制中。

（五）其他的致病性病毒

1. 疱疹病毒

疱疹病毒（Herpes viruses，HSV）是一群中等大小、有包膜的 DNA 病毒，现已发现 100 多种以上。根据其生物学特性又分为 α、β 和 γ 3 个亚科。与人类疾病有关的疱疹病毒称人疱疹病毒（Human herpes virus，HHV），有 8 种（表 3 - 5）。

121

表 3 - 5 人类疱疹病毒的种类及其所致的主要疾病

病毒	所致疾病
单纯疱疹病毒 I 型（人疱疹病毒 1 型）	唇疱疹、龈口炎、角膜炎、脑炎、甲沟炎
单纯疱疹病毒 II 型（人疱疹病毒 2 型）	新生儿疱疹、生殖器疱疹
单纯疱疹病毒 III 型（人疱疹病毒 3 型）	带状疱疹、水痘
EB 病毒（人疱疹病毒 4 型）	传染性单核细胞增多症，淋巴增生疾病 Burkitt 淋巴瘤、鼻咽癌
巨细胞病毒（人疱疹病毒 5 型）	先天巨细胞包含体病、单核细胞增多症、肝炎、间质性肺炎
人疱疹病毒 6 型	幼儿急疹、婴儿玫瑰疹
人疱疹病毒 7 型	婴儿玫瑰疹
人疱疹病毒 8 型	Kaposi 肉瘤

疱疹病毒的共同特点：

（1）病毒的形态为球形，直径约 120nm，核衣壳为二十面体立体对称。有包膜，其上有糖蛋白组成的刺突。基因组是线性 dsDNA。

（2）HHV 能编码多种蛋白酶参与病毒的增殖，这些蛋白酶常常成为抗病毒药物作用的靶点。

（3）除 EB 病毒外，其他疱疹病毒能在人二倍体细胞核内复制，产生明显的细胞病变，形成嗜酸性包含体，感染细胞同邻近未感染的细胞融合，形成多核巨细胞。

HHV 感染类型多样，包括显性感染、潜伏感染、整合感染和先天性感染等。

2. 出血热病毒

引起出血热的病毒种类繁多，分布于全世界，在我国已发现的有汉坦病毒、新疆出血热病毒和登革病毒。

（1）汉坦病毒（Hantaviruses）在分类上属于布尼亚病毒科（Bunyaviridae）。分为 14 个型，其中与人类疾病关系密切的有 6 个型。

汉坦病毒具有多形性，球形或卵圆形，大小不一，平均直径 122nm；核衣壳由 − ssRNA、核壳蛋白和 RNA 聚合酶组成，其中的基因分阶段；有双层包膜，包膜中有糖蛋白组成的两种刺突。

汉坦病毒是引起汉坦病毒肾综合征（hantavirus fever with renal syndrome，HFRS）和汉坦病毒肺综合征（hantavirus pulmonary syndrome，HPS）的病原体。本病主要流行于欧亚大陆，HFRS 在我国主要集中在东北三省、长江中下游和黄河下游各省。流行范围广，危害严重，习惯称流行性出血热。啮齿动物，特别是黑线姬鼠和褐家鼠是主要的传播媒介。汉坦病毒感染多呈隐性，仅少数人发病，表现为发热、出血和肾损伤为特征。HPS 是以肺组织的急性出血、坏死为主，病理变化为肺水肿、胸膜渗出液增多等。

（2）新疆出血热病毒　新疆出血热病毒从我国新疆塔里木地区出血热患者的血液、尸体的肝、脾、肾、淋巴结以及在疫区捕获的硬蜱中首先分离出，故得此名。

病毒呈圆形或椭圆形，直径 90 ~ 120nm，病毒的结构、培养特性及抵抗力与汉坦病毒相似，但其抗原性、传播方式、致病性不同。

新疆出血热流行具有明显的季节性，硬蜱为主要的传播媒介，在蜱大量繁殖的 4 ~ 5 月份是本病的发病高峰期。人被携带病毒的蜱叮咬而受染，潜伏期 7d 左右，起病急，患者的主要临床表现为发热、头痛、呕吐、全身肌肉疼痛、中毒症状和出血。病后可获牢固的免疫力。

我国已研制成功新疆出血热的疫苗，系采用感染鼠脑精制而成，在牧区试用的初步结果表明安全有效。

3. 登革病毒

登革病毒（Dengue virus）是登革热和登革出血热的病原体。该病广泛流行于东南亚、西太平洋、中南美洲等热带和亚热带地区。我国于 1978 年在广东佛山首次发现本病，后来在海南、广西及台湾等地均有发现。

登革病毒的形态呈球形，直径 37 ~ 50nm，有包膜。病毒基因组为 + ssRNA，根据抗原 − 抗体反应，可将登革病毒分为 4 个血清型，各型间有交叉抗原。该病毒易在蚊体内增殖，也可用初生乳鼠脑内接种培养或地鼠肾细胞培养。

在自然界，灵长类是登革病毒在自然界循环的动物宿主，人类对登革病毒普遍易感。登革病毒的主要传播媒介是伊蚊。

登革病毒的靶细胞为具有 Fc 受体的单核 – 巨噬细胞。病毒增殖后通过病毒血症播散，引起登革热（dengue fever，DF）或登革出血热（Dengue hemorrhagic fever，DHF）。前者病情较轻，表现为发热、头痛、乏力、肌肉骨骼和关节酸痛、淋巴结肿大等；后者病情较重，可出现出血和休克等严重症状。

登革病毒感染的预防措施包括改善卫生环境，减少蚊虫孳生，防蚊灭蚊和防止蚊虫叮咬。目前尚无安全、有效的疫苗预防登革病毒，也无特效治疗方法。

4. 人乳头瘤病毒

人乳头瘤病毒属包括多种动物乳头瘤病毒和人乳头瘤病毒（Human papillomavirus，HPV）。

HPV 呈球形，直径为 52～55nm，二十面体立体对称，无包膜。病毒衣壳由 72 个壳微粒组成。病毒基因组为双链环状 DNA。应用基因克隆和分子杂交方法，现已发现 HPV 有100 多个型，各型之间的同源性少于 50%。目前 HPV 尚不能在组织细胞中培养。

HPV 对皮肤和黏膜上皮细胞有高度亲嗜性。可能是由于病毒复制周期某些阶段需依赖上皮细胞特殊阶段的细胞因子。病毒复制能诱导上皮增殖，表皮变厚，伴随棘层增生和某些程度表皮角化，在颗粒层常出现嗜碱性核内包含体。上皮增殖形成乳头状瘤，也称为疣。

HPV 的传播主要通过直接接触感染者的病损部位或间接接触被病毒污染的物品。生殖器感染主要由性交传播，新生儿可经产道受感染。病毒感染仅停留于局部皮肤和黏膜中，不产生病毒血症。不同型的 HPV 侵犯的部位和所致疾病也不尽相同。例如尖锐湿疣主要由 HPV – 6 型、HPV – 11 型引起，也可由 HPV 的 1、2 型所致；路疣和寻常疣多由 HPV 的 1、2、4 型引起；扁平疣主要由 HPV 的 3、10 型所致。宫颈癌的发生与HPV 的 16、18、33 等型密切相关。

5. 狂犬病病毒

狂犬病病毒（Rabies virus）是引起狂犬病的病原体，属弹状病毒科（Rhabdoviridae）。病毒在野生动物（如狼、狐狸、臭鼬、浣熊、蝙蝠等）及家畜（如犬、猫等）中传播。人被病兽或带毒动物咬伤而受感染。

病毒外形呈子弹头状（图 3 – 45），大小（5～90）nm ×（100～300）nm，病毒基因组为 ssRNA，衣壳呈螺旋对称，由核蛋白、衣壳基质、聚合酶蛋白等构成。有包膜，包膜表面有许多糖蛋白刺突，与病毒的感染性、血凝性和毒力等有关。应用单克隆抗体技术可将狂犬病病毒分为四个血清型。

狂犬病（ribies）是一种人兽共患病（zoonosis）。半数由病犬或其他带毒动物咬伤所致，潜伏期一般为 1～3 个月，但亦有短至 1 周或长达数年才出现症状者。狂犬病的典型临床表现为神经兴奋性增高，对声、光等刺激极为敏

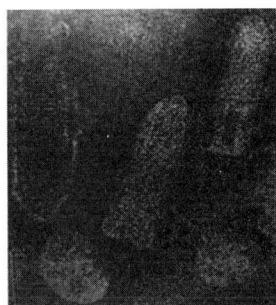

图 3 – 45　狂犬病病毒形态
（电镜 × 150000 倍）

123

感，甚至闻水声或其他轻微刺激均可引起痉挛发作，故又称恐水病（hydrophobia）。3～5d 后进入麻痹期，患者出现昏迷、呼吸和循环衰竭而死亡，病死率近100%。

狂犬病的潜伏期一般较长，人被咬伤后如及早接种疫苗，可以预防发病。一些有接触病毒危险的人员，如兽医、动物管理员和野外工作者等，应该接种疫苗预防感染。我国目前用地鼠肾原代细胞或二倍体细胞培养制备的人狂犬病病毒灭活疫苗（human diploid cell vacine，HDCV），于第0、3、7、14、28d 各肌内注射1ml，免疫效果良好。对伤口严重者，应联合使用人抗狂犬病免疫球蛋白或马狂犬病免疫球蛋白，必要时再联合干扰素以增强保护效果，并加强注射疫苗2～3次。

三、抗病毒药物

病毒为严格的活细胞内寄生物，所以要求抗病毒药物（antivircal drug）既能穿入细胞、选择性地抑制病毒增殖又不损伤宿主细胞或机体，迄今尚无十分理想的只对病毒具有选择毒性而不伤及宿主细胞的抗病毒药物。近年来随着分子病毒学的研究进展，已研制出一批对某些病毒有明显抑制作用的药物和制剂，目前较常用的有以下几种。

（一）抗病毒的化学治疗药

1. 核苷类药物

此类药物能与正常核酸前体竞争磷酸化酶和聚合酶，抑制核酸的生物合成。目前常用的有以下几种。

（1）如5′-碘脱氧尿嘧啶核苷（Idoxuridine，IDU）　又名疱疹净，用于治疗疱疹角膜炎。

（2）阿昔洛韦（Acyclovir，ACV）　又名无环鸟苷，是目前最有效的抗疱疹病毒药物之一。

（3）阿糖腺苷（Adenine arabinoside，Ara－A）　为嘌呤核苷类衍生物，能抑制病毒 RNA 聚合酶，阻断病毒 DNA 合成，用于疱疹病毒和乙肝病毒引起的感染。

（4）叠氮胸苷（Azidothymidine，AZT）　为胸腺嘧啶核苷类药物，是最早用于治疗人类 AIDS 的化学药物，可抑制病毒的逆转录酶活性，阻断前病毒 DNA 合成，从而抑制 HIV 的复制，由于 AZT 具有较强的骨髓抑制作用和可能诱发基因突变，因此其毒副作用较大。

（5）3′-氮唑核苷　商品名利巴韦林（Ribavirin，RBV），即病毒唑，能抑制多种 DNA 与 RNA 的复制，主要用于 RNA 病毒感染的治疗，如流感病毒和出血热病毒的感染。

（6）双脱氧－3－硫代胸腺嘧啶核苷　简称3TC，商品名拉米夫定（Lamivudine），是一种脱氧胞嘧啶核苷类似物，能抑制病毒复制，并可作为底物类似物竞争抑制病毒逆转录酶活性，是目前治疗 AIDS 和慢性乙型肝炎等较好的药物。

（7）恩曲他滨（Emtricitabine）　是化学合成的胞嘧啶核苷类似物，通过细胞内酶的作用多步磷酸化，形成5′-三磷酸恩曲他滨，通过竞争自然底物抑制 HIV－1 逆转录酶，同时参与到病毒 DNA 的合成过程，最终导致其 DNA 链合成中断，恩曲他滨抗 HBV 活性是拉米夫定的4～10倍，被视为治疗病毒性肝炎的潜在良药。

2. 非核苷类药物

这类药物能抑制病毒 DNA 聚合酶或 RNA 逆转录酶的活性。包括：①甲酸磷霉素（phosphonoformic acid，PFA）是焦磷酸化合物，可抑制疱疹病毒科各种病毒的 DNA 聚合酶，也可对 HIV 逆转录酶的活性有抑制作用，对宿主细胞无影响。②奈韦拉平（Nevirapine）、吡啶酮（Pyridone）、地拉韦定（Delavirdine）等都是非核苷类逆转录酶抑制剂（non-nucleoside reverse transcriptase inhibitor，NNRTI），这些药结合于逆转录酶的活性部位附近，导致酶蛋白变构，干扰酶活性，故已用于 AIDS 的治疗。由于 HIV 易对 NNRTI 类药物产生耐药性，而且对上述其中一种药产生耐药，对其他药也同样产生耐药。因此 NNRTI 类必须与核苷类药物等联合使用。

3. 病毒蛋白酶抑制药

某些病毒如小 RNA 病毒和逆转录病毒等含有自身复制酶、修饰酶和逆转录酶等，这些蛋白酶在病毒生物合成中具有重要作用。蛋白酶抑制剂可与各种蛋白酶结合而抑制其活性，进而阻止病毒的复制。目前常用的有：①沙奎那韦（Saquinavir）可抑制 HIV 复制周期中晚期蛋白酶活性，影响病毒结构蛋白的合成；②茚地那韦（Indinavir）与利托那韦（Ritonavir）是新一代病毒蛋白酶抑制剂，可用于 HIV 感染的治疗。

4. 其他类抗病毒药物

如金刚烷胺（Amantadine）和金刚乙胺（Rimantadine），通过阻断流感病毒 M2 蛋白阻止病毒脱壳及其 RNA 的释放干扰病毒进入细胞，使病毒早期复制中断，也可以抑制病毒装配发挥抗流感病毒作用。

（二）干扰素及其干扰素诱生剂

干扰素具有广谱抗病毒作用，用于某些病毒性疾病的治疗，如治疗慢性乙型和丙型肝炎、人乳头瘤病毒的感染和鼻病毒的感染。

由多聚肌苷酸和多聚胞嘧啶构成的 polyI：C，是人工合成的双股 RNA，具有诱生干扰素及免疫促进作用，可预防和治疗呼吸道病毒感染，治疗带状疱疹、疱疹性角膜炎，目前临床主要用于治疗带状疱疹、疱疹性角膜炎等，也用于治疗病毒性肝炎及出血热等疾病；此外，如盐酸阿比朵尔亦作为干扰素诱导药，发挥抗流感病毒作用。此外，如细菌脂多糖、甘草酸、灵芝多糖等都是良好的 IFN 诱生剂。

（三）抗病毒基因治疗

近年来抗病毒基因治疗（antiviral gene therapy）已成为研究热点，并已展现出美好的应用前景。目前正在研制的抗病毒基因治疗主要包括：反义寡核苷酸、核酶和小干扰 RNA 等。

1. 反义寡核苷酸

根据已知的病毒基因组序列设计与其某段序列互补的寡核苷酸，称为反义寡核苷酸（antisense oligonucleoticle，AsON）。一般设计的反义寡核苷酸都是针对病毒基因中的某关键序列，将其导入感染病毒的细胞中，通过与病毒基因的靶序列的互补结合，从而抑制病毒的复制。AsON 可在病毒基因的复制、转录和翻译阶段起抑制病毒复制的作用，其中反义 RNA 抑制病毒靶基因的 mRNA 与核糖体的结合，从而抑制病毒功能蛋白或结构蛋白的转译；反义 DNA 可与病毒基因的关键序列结合，阻抑病毒 DNA 的复制和 RNA

的转录等。

2. 小干扰 RNA

RNA 干扰（short interfering RNA，siRNA）是根据已知病毒的 mRNA 序列设计短小（长度小于 26 个核苷酸）双链 RNA，导入感染病毒的细胞内，导致相同序列的病毒基因的静止，同源 mRNA 降解。siRNA 能在细胞内复制并可在细胞内传代，故所引起的病毒基因静止作用不仅在注射部位的细胞内发生，还可转移到其他部位的组织和细胞，因此这种干扰现象具有放大效应。

3. 核酶

核酶（ribozyme）是一种具有内切核酸酶活性的反义 RNA 分子。核酶一方面如同反义核酸的特性，能识别特异的 RNA 靶序列并与之互补结合；另一方面又具酶活性，能通过特异位点切割和降解靶 RNA，从而抑制病毒的复制。核酶作为抗病毒基因的新型分子，受到广泛重视，目前已成为抗病毒基因治疗研究中的重要组成部分。

（四）中草药

很多中草药对病毒性疾病有预防或治疗作用，或直接抑制病毒增殖，或通过增强机体特异性免疫和非特异性免疫能力而发挥抗病毒作用。常见的有：黄芪、板蓝根、大青叶、穿心莲、黄芩、苍术、金银花和大蒜提取物等均有抑制病毒的作用，对肠道病毒、呼吸道病毒、虫媒病毒、肝炎病毒等具有抑制作用，其作用机制复杂，有待进一步研究。

微生物的营养和代谢

微生物获得和利用营养物质的过程称为营养，微生物同其他生物一样，在其生命活动中，需要从周围环境中摄取和利用营养物质，以满足生长繁殖及完成各种生理活动。营养物质是微生物生存的重要物质基础，而营养是微生物维持和延续其生命形式的一种生理过程。

新陈代谢（metabolism）是细胞内发生的各种化学反应的总称，包括一系列极其复杂的生化反应过程，主要由分解代谢和合成代谢两个过程组成。分解代谢（catabolism）又称生物的异化作用，是指将复杂的有机物分解为简单化合物的过程，同时伴随能量的释放；合成代谢（anabolism）也叫生物的同化作用，是指微生物利用能量将简单小分子物质合成复杂大分子和细胞结构物质的过程，该过程需要吸收能量。分解代谢与合成代谢不是彼此孤立进行的，而是同时存在并相互偶联进行的。分解代谢为合成代谢提供原料和能量，合成代谢又为分解代谢提供物质基础，一切生物，其新陈代谢既存在着高度统一性，又存在着明显的多样性。微生物的代谢与其他生物相比，具有代谢活跃，代谢类型多样化的特点，合成代谢和分解代谢都可生成多种代谢产物，在医药等相关产业具有重要意义。

第一节 微生物的营养

一、微生物的营养物质

微生物细胞的化学组成与其他生物细胞相似，物质基础是各种化学元素（chemical elements），由各种元素再构成细胞内的各类化学物质，以满足生命活动的需要。

（一）化学元素

组成微生物细胞各化学元素的种类和所占的比例相对稳定。可以按其对细胞的重要程度不同分为主要元素（main elements）和微量元素（trace elements）。主要元素包括碳、氢、氧、氮、磷、硫、钾、钙、镁、铁等，其中碳、氢、氧、氮、磷、硫这六种元素可占细胞干重的97%；微量元素的含量极低，主要有锌、锰、铜、锡、钨、钼、钴、镍、硼等。微生物体内的元素组成和所占的比例常随菌种不同而有差异。此外，微生物所处的环境、菌株的培养时间等也会导致细胞内的元素组成发生一定变化。

（二）化学组分

各种化学元素主要以化合物的形式存在于细胞中，重要的化学组分（chemical components）有水、各类无机物、有机物。有机物主要包括蛋白质、核酸、糖类、脂类和维生素及它们的代谢产物等物质。

1. 水

水是细胞维持正常生命活动必不可少的，微生物细胞的含水量可占其重量的70%～90%，主要以两种形式存在：一种是结合水；另一种为自由水。结合水与其他化合物紧密结合，参与蛋白质等有机物的组成；自由水通常以游离态存在，是细胞物质的溶剂，参与细胞内的各种生理活动。

2. 蛋白质

蛋白质是微生物细胞中主要的固形成分，占细胞固形成分的40%～80%。蛋白质是组成细胞结构的基本物质，也是酶的组成成分，微生物的各种生理现象和生命活动都与蛋白质的活性有关。微生物蛋白质的存在方式有两种：一是简单蛋白，如鞭毛蛋白、球蛋白和一些水解酶蛋白；二是复合蛋白，如核蛋白、糖蛋白、脂蛋白和酶蛋白等。

3. 核酸

微生物细胞内的核酸有脱氧核糖核酸（DNA）和核糖核酸（RNA）。微生物的核质体及质粒都是DNA，约占细胞干重的3%；而RNA存在于细胞质中，除少量以游离状态存在外，多数都与蛋白质结合，形成核蛋白体，约占细胞干重的10%。DNA是微生物遗传的物质基础，携带全部的遗传基因；RNA主要参与控制蛋白质的生物合成。

4. 糖类

糖类占固形成分的10%～30%，在微生物细胞中既有以复杂组成成分存在的类型，如脂多糖、肽聚糖、糖被多糖和真菌多糖等，也有以游离形式存在的类型，如糖原、淀粉等。前者主要组成微生物细胞的结构物质，后者主要是细胞内的贮藏性能源，能被微生物分解利用。

5. 脂类

脂类含量占固形成分的1%～7%，极个别类型偏高，如结核分枝杆菌体内的脂类含量高达40%。主要的脂类有脂肪酸、磷脂、糖脂、蜡脂和固醇等。磷脂是构成细胞内各种膜的主要成分；脂蛋白、糖脂和甾醇是微生物细胞膜的重要组分；脂肪酸可以结合糖或蛋白质，也可以以游离状态存在，游离态的脂肪酸也是微生物细胞内的能源性物质。

6. 维生素

微生物细胞内的维生素主要是水溶性B族维生素，其含量非常低。B族维生素是构成许多重要辅酶的前体或功能基，在微生物代谢过程中起重要作用。

（三）营养物质及生理功能

微生物需要不断地从外界吸收其细胞生长繁殖所需的各类营养物质，根据微生物生长代谢所需营养物质主要元素成分的差异及在微生物生长繁殖中的生理功能不同，可将微生物的营养物质划分为碳源、氮源、无机盐、生长因子和水五类。

1. 碳源

为微生物生长提供碳素来源的营养物质统称碳源（carbon source），是含碳元素的各种化合物。碳源主要用于合成微生物的含碳物质及其细胞骨架，并为微生物的生长繁殖提供能量，但是以 CO_2 作为惟一或主要碳源的微生物生长所需的能源则并非来自碳源物质。

碳源主要包括无机碳源和有机碳源。少数微生物能利用无机碳源，主要有 CO_2 及碳酸盐（CO_3^{2-} 或 HCO_3^-）；多数微生物则是以有机碳源为主，有机碳源的种类非常丰富，常见类型有糖类及其衍生物、醇类、脂类、有机酸和烃类等，其中，最容易被微生物吸收利用的是糖类物质，单糖优于双糖和多糖，己糖优于戊糖，葡萄糖是微生物利用的主要碳源物质。有些微生物能利用的碳源种类较多，适应环境的能力强；有些微生物则仅能利用少数的几种类型。常依据微生物利用碳源的类型和能力差异对其进行分类鉴定。

2. 氮源

为微生物生长提供氮素来源的营养物质统称氮源（nitrogen source），是含氮元素的各种化合物或简单分子。氮源一般不作为能源，主要为微生物细胞合成生命大分子物质如蛋白质、核酸等提供氮素，一些个别类型的微生物能利用氨基酸、铵盐或硝酸盐同时作为氮源和能源。

氮源从其化学结构上划分可包括无机氮源、有机氮源及氮气分子。绝大多数微生物只能利用无机氮源或有机氮源。常见的无机氮源主要有铵盐、硝酸盐及氨等；有机氮源主要是动物或植物蛋白质及其不同程度的降解产物，也称为蛋白质类氮源，如鱼粉、黄豆饼粉、牛肉膏、蛋白胨、玉米浆等。由于各类氮源的复杂程度差异较大，微生物对不同氮源的吸收利用能力差异也较大，利用速度也不同。小分子氮源如玉米浆，很容易被微生物吸收利用，在短时间内就可满足菌体生长需要，称之为速效氮源；大分子复杂氮源如黄豆饼粉和花生饼粉，在被微生物利用之前还要经进一步的降解才能被吸收利用，有利于代谢产物的合成，称之为迟效氮源。

个别种类的微生物能够吸收并利用环境中的游离氮气作为氮源，借助一些特殊的酶将分子态的氮转化为氨和其他氮化物，这一复杂生理过程称为固氮作用，具备固氮能力的微生物统称为固氮菌。

3. 无机盐

无机盐（inorganic salt）是指为细胞生长提供必需的各种金属元素及一些微量元素，以满足微生物细胞生理活动的需要，主要包括氯化物、硫酸盐、磷酸盐、碳酸盐以及含有钾、钠、钙、镁、铁等元素的化合物。

无机盐对微生物细胞的主要生物功能有：①构成菌体的成分；②作为酶或辅酶的组成部分；③作为酶的调节剂，参与调节酶的活性；④调节并维持微生物细胞内的渗透压、pH和氧化还原电位；⑤有些元素硫、铁等可以作为一些自养类型微生物的能源；⑥维持生物大分子和细胞结构的稳定性。

4. 生长因子

生长因子（growth factor）是指微生物细胞本身不能合成或合成量不足、必须借助外源加入的、微量就可满足微生物生长繁殖的营养因子。微生物所需的常见生长因子主要有维生素、氨基酸及各类碱基（嘌呤及嘧啶）等。生长因子并非任何一种微生物都需从外界吸收，多数真菌、放线菌和不少微生物不需要提供生长因子，因此在培养这类微生物时，不需要再加入某种生长因子；缺乏合成必需生长因子能力的微生物，被称为生长因子异养型微生物，如乳酸微生物、各种动物致病菌、原生动物和支原体等。在培养这类微生物时，必须加入某种生长因子。

5. 水

水是维持微生物细胞结构和生存必不可少的一种重要物质，主要生理功能是：①作为细胞的组成成分，如结合水；②为细胞代谢提供液体介质环境，如营养物质的运输、分解及代谢废物的排泄；③直接以分子态参与代谢，如脂肪酸分解过程中 β 氧化中就有加水反应和脱水反应；④水的比热高，能有效降低细胞内的温度，使细胞内进行的各种氧化还原反应都能在适宜的温度下进行，使酶的生理活性得到正常发挥；⑤维持蛋白质、核酸等生物大分子的天然构象稳定，以发挥正常的生物学效应。

微生物的生活离不开水。水活度值（water activity，a_w），是指在一定的压力和温度条件下，溶液的蒸气压力与纯水蒸气压力之比。纯水的 a_w 为1.00，溶液中溶质越多，a_w 越小。微生物生长的最低水活度在0.60~0.99之间。微生物不同，其生长的最适 a_w 不同。高于或低于所需的 a_w 值，都会影响微生物的生长速率和总生长量。

130

二、微生物的营养类型

根据碳源、能源及电子供体性质的差异将微生物的营养类型主要分为四种（表4-1）。

表4-1 微生物的主要营养类型

营养类型	能源	碳源	电子供体	代表类型
光能无机自养型	光能	CO_2	H_2S、S、H_2 或 H_2O	绿硫细菌、蓝细菌
光能有机异养型	光能	CO_2 及简单有机物	有机物	红螺菌科细菌（紫色非硫细菌）
化能无机自养型	无机物	CO_2	H_2S、S、H_2、Fe^{2+}、NH_4^+ 或 NO_2^-	硝化细菌、硫细菌、铁细菌、氢细菌等
化能有机异养型	有机物	有机物	有机物	绝大多数细菌、放线菌、真菌

（一）光能营养型微生物

光能营养型微生物的能源来自于光能，在细胞内有微生物叶绿素等光合色素，通过吸收自然光，利用光合磷酸化反应产生菌体细胞生长所需的能量，在地球早期生态环境的演化中起重要作用。按其所需碳源不同可进一步区分为自养型和异养型。

1. 光能无机自养型

光能无机自养型微生物（photolithoautotrophy）能以 CO_2 作为主要或惟一的碳源，

以无机物作为供氢体并利用光能进行生长。例如，藻类及蓝细菌等和植物一样，以水为电子供体（供氢体），进行产氧型的光合作用，合成细胞物质。而红硫细菌，以 H_2S 为电子供体，产生细胞物质，并伴随硫元素的产生。

2. 光能有机异养型

光能有机异养型异养微生物（phototoorganoheterotroph）不能以 CO_2 或碳酸盐作为主要或惟一的碳源，而是以有机物作为碳源及供氢体并利用光能进行生长。光能异养型微生物在生长时，大多数需要外源的生长因子。例如，红螺菌属中的一些细菌能利用异丙醇作为供氢体，将 CO_2 还原成细胞物质，同时积累丙酮。

（二）化能营养型微生物

化能营养型微生物的能源来自于无机物或有机物氧化过程中释放的化学能。在微生物中化能型的种类和数量占优势，根据所需的碳源不同，可再分为自养型和异养型。

1. 化能无机自养型

化能无机自养型微生物（chemolithoautotrophy）能够以 CO_2 或碳酸盐作为主要或惟一的碳源，而生长所需的能量来自于无机物氧化过程中放出的化学能。广泛分布于土壤和水环境中，参与地球物质循环。

2. 化能有机异养型

化能有机异养型微生物（chemoorganoheterotroph）以有机物氧化时所产生的化学能为能源，并以有机物作为主要碳源。因此，有机物对这类微生物既是碳源又是能源。大多数微生物、真菌等都是化能异养型微生物，已知所有的病原性微生物都属于此种类型。

根据利用的有机物性质不同，又可以将化能异养型微生物分为腐生型（metatrophy）和寄生型（paratrophy）两类。前者利用无生命的有机物质作为碳源，如土壤中动、植物的尸体和残体；后者则利用有生命的有机物质作为碳源，主要借助寄生方式生活在活体细胞或组织间隙中，从体内获得生长所需的营养物质。寄生型微生物绝大多数是致病性的病原菌。在腐生型和寄生型之间还存在一些中间类型，如兼性腐生型（facultive metatrophy）和兼性寄生型（facultive paratrophy）。

微生物营养类型的划分不是绝对的，不同营养类型之间的界限并非十分严格。在特定环境条件下，有些自养型微生物可以利用有机物进行生长；而一些异养型微生物也可以利用 CO_2 或碳酸盐作为碳源生长。

131

三、营养物质的运输

微生物结构简单，营养物质的进入及代谢产物的排出都是借助其细胞壁和细胞膜的结构和功能完成的。细胞壁和细胞膜组成了微生物细胞的屏障结构，对各种营养物质具有自由或选择性的透过作用，细胞膜起主要的屏障作用。根据营养物质运输的特点，可将运输方式分为简单扩散、促进扩散、主动运输和基团转移四种类型。

（一）简单扩散

简单扩散（simple diffusion）主要是借助细胞内外营养物质的浓度梯度差，使营养物质通过微生物细胞的壁膜屏障结构从高浓度向低浓度扩散。其主要特点是：①不消耗能量；②不需要载体蛋白（carrier protein）——渗透酶又称透过酶（permease）参与；③扩散方向是从高浓度向低浓度；④扩散的速率随浓度梯度的降低而减小，当细胞内、外浓度相等时达动态平衡。

由于细胞膜疏水性屏障只允许小分子，非电离分子尤其是亲脂性分子被动地通过，借助简单扩散进入微生物细胞的这类营养物质种类并不多，主要是水、脂肪酸、乙醇、甘油、某些氨基酸及一些气体分子（O_2、CO_2）。

（二）促进扩散

促进扩散（facilitated diffusion）是借助细胞内外营养物质的浓度梯度差和载体蛋白，使营养物质通过微生物细胞的壁膜屏障结构，进入细胞内的过程。与简单扩散相比，不同之处是在促进扩散中还需要载体蛋白参加。这些载体属于渗透酶类，与相应的被运输物质之间具有亲和力，在细胞膜外侧亲和力大于细胞膜内侧亲和力，从而使营养物质进入细胞后能与载体分离。渗透酶大多是诱导酶，只有在环境中存在相应的营养物质时，相应的渗透酶才合成。

一般微生物往往只能借助专一的载体蛋白来运输相应的营养物质，也有些微生物可以利用多种载体来运输同一种营养物质。通过促进扩散进入微生物细胞的营养物质主要有氨基酸、单糖、维生素及无机盐等。

（三）主动运输

主动运输（active transport）是在特异性渗透酶的参与下，逆浓度差运输所需营养物质至细胞内的过程，是微生物细胞吸收营养物质的主要方式。主动运输是单方向的，总是从细胞外到细胞内，并且也没有动态平衡点。因此，某种营养物质经主动运输后，胞内浓度要远远大于胞外。主动运输的主要特点是：①消耗能量；②需要载体蛋白——渗透酶参与；③运输方向是从低浓度向高浓度；④对被运输的营养物质具有高度的选择性。

在主动运输中载体蛋白起着非常关键的作用，载体与运输营养物之间亲和力的大小是由载体蛋白的构型决定的。在营养物质的运输中，载体蛋白的构型发生变化，这种构型变化需要消耗能量。微生物的类型不同，运输所用的能量来源也不同。

主动运输虽然对营养物质有选择性，但由于载体系统多样，故运输的营养物质种类丰富。大多数氨基酸、糖类（乳糖、蜜二糖或葡萄糖）、一些无机离子和有机离子（K^+、Na^+、HPO_4^{2-}、HSO_4^-）都是借助主动运输进入到微生物细胞内的。

（四）基团转移

基团转移（group translocation）是一种特殊形式的主动运输，其特点是被运输的营养物质在由细胞膜外向膜内运输中发生了化学修饰。如葡萄糖经过这种方式被运输到胞内后，增加了一个磷酸基团成为磷酸葡萄糖。基团转移的主要运输对象是糖类、脂肪酸、核苷酸、碱基等营养物质。在大肠埃希菌和金黄色葡萄球菌中研究得比较多。

基团转移是靠细胞内的复杂运输系统完成，对于不同类型的营养物，其利用的运输系统不完全相同。研究比较清楚的基团转移系统是微生物细胞内的磷酸烯醇式丙酮酸：己糖磷酸转移酶系统，简称磷酸转移酶系统（phosphate transporting system，PTS）。PTS系统中主要由四种不同的蛋白质组成，其中酶Ⅰ和热稳定的可溶性蛋白（heat－stable carrier protein，HPr）无底物特异性，酶 I 是一种可溶性细胞质蛋白，HPr 结合在细胞膜上；而酶 II 共有三种，酶 II a 为细胞质蛋白，无底物特异性，而酶 II b 和酶 II c 均为膜蛋白，有底物特异性，可通过诱导产生，为细胞脂蛋白。PTS 系统运输糖的基本过程是：①磷酸烯醇式丙酮酸（PEP）将其磷酸基团转移给 HPr，使其磷酸化，同时释放出丙酮酸，该过程由酶 I 催化完成；②带有磷酸基团的 HPr‐P 将磷酸基团转移给酶 II a，使酶 II a 磷酸化，同时游离出 HPr；③酶 II a‐P 将其磷酸基团转移到酶 II b 上，使之磷酸化，酶 II a 又重新释放出来；④酶 II c 在细胞外和特异性底物如葡萄糖结合，酶 II b‐P 将其磷酸基团转移到酶 II c‐底物糖分子上，通过酶 II c 把磷酸糖释放到细胞质中。经过上述过程，糖从细胞膜外被运输到膜内，并且糖分子上多了一个磷酸基团（图 4‐1）。

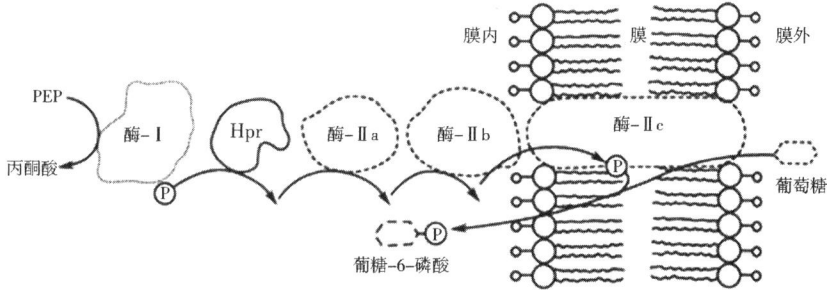

图 4‐1　基团转移过程（磷酸糖转移酶系统‐PTS）

现将微生物四种运输方式小结如下（表 4‐2）。

表 4‐2　营养物质吸收四种方式比较

	简单扩散	促进扩散	主动运输	基团转位
转运方向	由高至低	由高至低	由低至高	由低至高
动力（能量来源）	细胞内、外浓度差	细胞内外浓度差	代谢能	代谢能
运送速度	慢	快	快	快
平衡时内外浓度	内外相等	内外相等	内部浓度高得多	内部浓度高得多
载体蛋白质	–	–	+	+
化学修饰	–	–	–	+
举例	水、气体、水溶物、脂溶物	酵母菌、大肠杆菌运葡萄糖	大肠杆菌运氨基酸、乳糖等	磷酸转移酶系统运送糖等

133

四、培养基

培养基（medium）是人工配制的、满足微生物生长繁殖和（或）积累代谢产物的营养基质。培养基是一切对微生物进行研究和利用的工作基础，配制培养基必须注意以下原则：①根据所培养微生物的营养类型选择适宜的营养物质；②要注意各种营养物质的浓度和比例；③必须调整培养基的 pH 至适宜范围；④培养基必须及时灭菌后方可使用。

（一）按照培养基中营养物质的来源分类

可分为合成培养基、天然培养基和半合成培养基。合成培养基也称化学限定培养基，是由已知化学成分的营养物质（高纯度化学试剂）组成，因其成分精确，重现性高，但价格较贵、配制较繁琐，而且微生物在这类培养基中生长较慢。一般仅用于生理、生化、遗传、育种等定量要求较高的研究工作，如高氏一号培养基和察氏培养基等；天然培养基又称非化学限定培养基，是用化学成分不甚清楚且不恒定的天然营养物质如马铃薯、蛋白胨、牛肉膏或麦芽汁等配制而成（表4-3），难以知其确切成分，重演性差，但取材、配制方便，营养丰富，所以常被采用。可用于一般实验室菌种培养和生产中的种子培养基和发酵培养基；在天然有机物的基础上适当加入已知成分的无机盐类，或在合成培养基的基础上添加某些天然成分即称半合成培养基，如培养霉菌用的马铃薯葡萄糖琼脂培养基。这类培养基能更有效地满足微生物对营养物质的需要。严格地讲，凡含有未经特殊处理的琼脂培养基，实质上都只能看作是半合成培养基。

表4-3 常用天然有机营养物的来源及主要成分

营养物质	来源	主要成分
牛肉膏	瘦牛肉组织浸出汁浓缩而成的膏状物质	富含水溶性糖类、有机氮化合物、维生素、盐等
蛋白胨	将肉、酪素或明胶用酸或蛋白酶水解后干燥而成的粉末状物质	富含有机氮化合物，也含有一些维生素和糖类
酵母浸膏	酵母细胞的水溶性提取物浓缩而成的膏状物质	富含B族维生素，也含有有机氮化合物和糖类

（二）按照培养基的物理状态分类

可分为液体、固体和半固体三种培养基。液体培养基中不加任何凝固剂，制备时要求色浅，澄清透明。而固体和半固体培养基中需添加凝固剂，常用的有琼脂（agar）、明胶及硅胶，其中琼脂是最理想的凝固剂。琼脂是从海藻中提取的多糖类物质（聚半乳糖硫酸酯），透明度好，黏着力强，耐加压灭菌，绝大多数微生物不能分解利用琼脂，加热至96℃时即可熔化，冷却至40℃时可凝固。一般固体培养基中琼脂的添加量为1.5%～2.0%，半固体培养基为0.2%～0.8%。

（三）按照微生物的种类分类

培养基按微生物的种类可分为细菌培养基、放线菌培养基、酵母菌培养基和霉菌培养基等四类。常用的细菌培养基有营养肉汤和营养琼脂培养基；常用的放线菌培养基为高氏一号培养基；常用的酵母菌培养基有马铃薯蔗糖培养基和麦芽汁培养基；常用的霉菌培养基有马铃薯蔗糖培养基、豆芽汁葡萄糖（或蔗糖）琼脂培养基和察氏培养基等。

（四）按照培养基的用途分类

1. 基础培养基

基础培养基（basic medium）只含有基本营养物质，用于满足普通微生物生长繁殖的培养基。如普通琼脂培养基，其液体组成为牛肉膏、蛋白胨、氯化钠和水。在液体培养基中若加入2%左右的琼脂，即为固体培养基。

2. 营养培养基

营养培养基（enrichment medium）在基础培养基中加入一些特殊的营养物质，以满足营养要求较高的微生物生长，又称加富培养基。特殊营养物质有血液、血清、酵母浸膏等。如肺炎链球菌和溶血性链球菌必须在血琼脂培养基上才能很好地生长。

3. 选择培养基

选择培养基（selective medium）用于从混杂材料中分离目的菌株的培养基。可利用微生物对某些化学物质的敏感性差异或微生物本身的特性不同，来抑制混杂微生物的生长，而目的微生物却不受影响，从而达到筛选目的。例如在培养基中加入胆酸盐，可选择性地抑制革兰阳性菌生长，有利于革兰阴性肠道杆菌的分离；如在培养基中加入高浓度氯化钠，则可抑制多种微生物生长，有利于对金黄色葡萄球菌的分离。

4. 鉴别培养基

鉴别培养基（differential medium）是检查微生物生化反应的培养基，常用于菌株的鉴定和分类。如在培养基中加入某种糖类及指示剂，可鉴别微生物分解糖的发酵能力。最常用的鉴别培养基是伊红亚甲蓝乳糖培养基即 EMB（eosin methylene blue）培养基，在大肠菌群数和 E.coli 等细菌学检查和遗传学研究中有着重要的用途。伊红和亚甲蓝二种苯胺染料可抑制 G^+ 细菌和一些难培养的 G^- 细菌。在低酸度时，这两种染料结合形成沉淀，起着产酸指示剂的作用。试样中的多种肠道菌会在 EMB 培养基上产生相互易区分的特征菌落，因而易于鉴别。例如大肠埃希菌强烈分解乳糖而产生大量的混合酸，菌体呈酸性，菌落被染成深紫色，从菌落表面的反射光中还可看到绿色金属闪光。

5. 厌氧培养基

厌氧培养基（anaerobic medium）是用于培养厌氧微生物的培养基。培养厌氧菌必须考虑到两个重要因素：一是微生物生长的环境中不能有氧；二是培养基中营养物质的氧化还原电位（Eh）不能高，Eh 值一般是在 $-150mV \sim -420mV$ 之间。用于厌氧菌的培养方法有多种，主要措施有：①以惰性气体来替代空气，排除环境中的游离氧；②在培养基中加入还原剂，以降低氧化还原电位，如液体培养基中可加入半胱氨酸、硫乙醇酸盐、Na_2S 或维生素 C 等；③接种微生物后，采取隔离空气的措施，如在培养基上面用凡士林或石蜡封闭，或放入专门用于培养厌氧菌的装置，如厌氧袋、厌气罐或厌氧培养箱等。

6. 微生物的寄生培养

病毒、立克次体、支原体要接种在动、植物体内或动植物组织或细胞里进行培养。

第二节　微生物的代谢

在微生物细胞中，分解代谢与合成代谢不是彼此孤立进行的，而是同时存在并相互偶联地进行的。分解代谢为合成代谢提供原料和能量，合成代谢又为分解代谢提供物质基础。伴随着代谢的进行，微生物产生大量的代谢产物，其中有些是微生物生长所必需的，有些产物虽然并非微生物必需，但可用于鉴别微生物，还有些与微生物的致病性有关。

某些微生物在代谢过程中除了通过初级代谢产生维持生命活动所必需的物质和能量外，还能通过次级代谢产生如抗生素、激素、生物碱、毒素及维生素等次级代谢产物，这些次级代谢产物除了有利于这些微生物的生存外，还与人类的生产和生活密切相关。

一、概述

（一）微生物的酶

微生物细胞内的酶非常丰富，按照不同的分类方法可将微生物体内的酶分为多种类型。

1. 按存在部位分类

可将微生物的酶划分为胞内酶和胞外酶。胞内酶存在于细胞内，催化细胞内进行的各种生化反应。参与微生物代谢的多数酶都属于胞内酶，如氧化还原酶、裂解酶、转移酶及异构酶等；胞外酶是在细胞膜产生，并能向胞外分泌的酶。胞外酶多为水解酶类，主要与微生物吸收和利用某些营养物质有关，如蛋白酶、淀粉酶、纤维素酶等，这些酶能够将细胞外的一些复杂大分子物质降解为简单小分子物质，使其易于透过细胞膜被微生物吸收。某些病原性微生物产生的胞外酶如透明质酸酶、卵磷脂酶等侵袭性的酶与微生物的致病性有关。

2. 按产生方式分类

可将微生物的酶分为组成酶和诱导酶。组成酶是遗传上固有的，不管微生物生活的环境中有无该酶的作用基质，均不影响其产生，微生物的酶多数是组成酶；诱导酶是在酶的底物或相应的诱导物诱导下才能产生的酶，当底物或诱导物移走后，酶的产生停止，这类酶的合成一般受多基因调控。大肠埃希菌分解乳糖的 β – 半乳糖苷酶、金黄色葡萄球菌产生的抗青霉素 β – 内酰胺酶均为诱导酶。

3. 按专属性分类

可将微生物的酶分为共有酶和特有酶。微生物细胞内酶的种类繁多，其中很多酶在不同类型的菌体内都具有，如参与微生物基础代谢的一些酶，这些酶在细胞内催化的生化反应过程相似，称之为共有酶；也有少数酶只存在于某些特殊类型的微生物细胞内，所催化的生化反应往往是该类微生物独特的，称为特有酶，常利用其对微生物进行分类、鉴定和诊断疾病。

4. 限制与修饰系统

近年来，在基因工程研究中，发现微生物体内含有与防御作用有关的限制酶（restriction enzyme）和修饰酶（modification enzyme），称为限制与修饰系统（R－M 系统）。该系统能识别菌体自身的 DNA，对外源的 DNA 通过限制性内切核酸酶的作用，使其降解；对自身的 DNA 由甲基化酶进行甲基化修饰，使之免受限制性内切核酸酶作用。目前已提纯的限制酶近百种，这些酶主要来源于细菌或其他微生物，可作为分子生物学研究的工具酶。

（二）微生物的产能方式

微生物的营养类型不同，其产能方式也不同。光能菌的产能方式是通过光合磷酸化完成的；化能菌则是通过氧化和分解营养物质获得的。化能菌产能的具体形式主要有呼吸、发酵和无机物氧化三种类型。

1. 呼吸

呼吸是指用于产生能量的生物氧化还原过程。基质的氧化主要是以脱氢和失去电子方式实现的，根据在呼吸中最终的氢和电子受体不同，可将微生物的呼吸分为需氧呼吸和无氧呼吸两种类型。

（1）需氧呼吸（有氧呼吸，aerobic respiration）　需氧呼吸是指最终电子（氢）的受体是分子氧的生物氧化产能过程。需氧菌和兼性厌氧菌在有氧情况下以需氧呼吸获得能量，它是微生物获取能量的主要方式。

需氧呼吸过程的重要特征是底物按常规方式脱氢后，需要经过完整的呼吸链进行电子传递，最终将氢和电子传递给分子氧，使之还原为水。在电子传递过程中，释放的能量与 ADP 的磷酸化相偶联，产生 ATP，即氧化磷酸化作用（oxidative phosphorylation）。1 分子的葡萄糖经过糖酵解作用形成丙酮酸，丙酮酸进入三羧酸循环（tricarboxylic acid cycle，TCA），被彻底氧化生成 CO_2 和水，可以释放出 3632kJ 的自由能，从中净合成 38 个 ATP，贮存能量以供合成代谢和维持生命活动，其余以热的形式散出（图 4 - 2、图 4 - 3）。TCA 是分解代谢和合成代谢的重要中枢，不仅可以为微生物的生物合成提供各种含碳架原料，而且还与人类的发酵生产如柠檬酸（枸橼酸）、苹果酸、谷氨酸、延胡索酸和琥珀酸等密切相关。

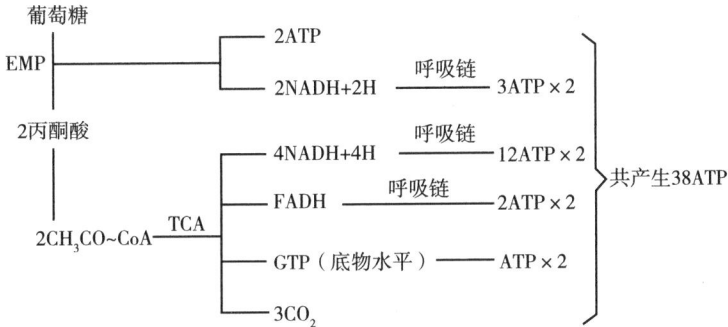

图 4 - 2　1 分子葡萄糖完全氧化后所产生的 ATP 数

137

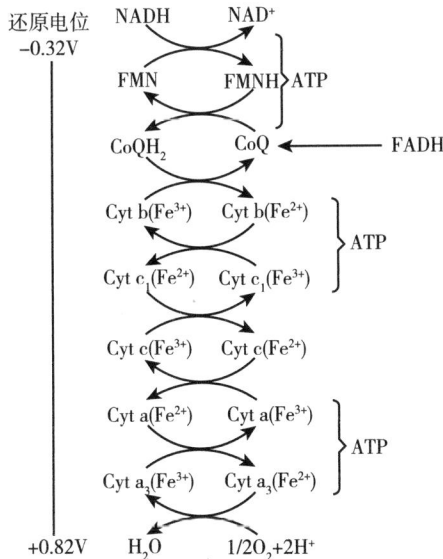

图 4 - 3　需氧呼吸中的电子传递与 ATP 数

（2）无氧呼吸（anaerobic respiration）无氧呼吸又称厌氧呼吸，是指有机碳化合物经彻底或者不彻底氧化，所脱下来的电子经部分电子传递链，最后传给外源的无机氧化物（个别是有机氧化物）并释放较少能量的生物氧化过程。最终电子受体不是分子氧。一些厌氧菌和兼性厌氧菌在无氧条件下可进行无氧呼吸获得能量。

在无氧呼吸过程中也需要细胞色素等电子传递链，并在能量的逐级释放中偶联有ATP的生成，但由于部分能量随电子转移传给最终电子受体，所以产生的能量比需氧呼吸少。无氧呼吸的最终电子受体主要有 NO_3^-、NO_2^-、SO_4^{2-}、$S_2O_3^{2-}$、HS^-、S^{2-}、S、Fe^{2+}、Fe^{3+}、CO_2 及延胡索酸等。依据最终电子受体的不同，可将无氧呼吸分为硝酸盐呼吸、硫酸盐呼吸、硫呼吸、铁呼吸、碳酸盐呼吸及延胡索酸呼吸等类型。

2. 发酵

生物代谢中狭义的发酵（fermentation）是指电子（氢）的供体和受体都是有机化合物的氧化作用。有时最终电子（氢）受体就是供体的分解产物，底物脱氢后所产生的还原力未经呼吸链传递而直接以某一内源性中间代谢物为电子受体，是厌氧菌和兼性厌氧菌在无氧条件下产生能量的一种重要方式。

一般自电子（氢）供体上脱下的电子和氢交给辅酶Ⅱ（NADP），使之还原成NADH，再由NADPH将电子和氢交给有机的最终电子（氢）受体，完成氧化还原反应。这种氧化作用不彻底，最终形成还原型产物，因此只能放出部分自由能。其中一部分自由能贮存于ATP中，其余的以热的形式散失。如从葡萄糖发酵生成乳酸，只在葡萄糖酵解过程中发生基质水平磷酸化，净合成2分子ATP。因此，产能水平低，最后积累有机物——乳酸。

3. 无机物氧化

利用无机物氧化产能是化能自养型微生物特有的一种产能方式，其产能途径主要也是借助于经过呼吸链的氧化磷酸化反应。因此，绝大多数化能自养菌都是需氧类型。

与化能异氧型微生物进行的呼吸或发酵相比，化能自养型微生物的能量代谢主要有三个特点：①无机底物的氧化可直接与呼吸链发生联系；②呼吸链的组成更为复杂和多样化；③产能效率低。

二、微生物的分解代谢

（一）分解代谢的方式

微生物的类型不同，能利用的营养物质种类亦不同。对某些分子量较大、结构复杂的营养物质如多糖、蛋白质及脂类等一般难以直接利用；有些类型的微生物能分泌相应的胞外酶，通过酶将其降解为小分子物质后，再吸收利用；而一些结构简单、营养丰富的有机化合物如葡萄糖、氨基酸等则很容易被微生物吸收并利用。分解代谢主要为微生物提供能量和用于合成生物大分子的前体物质。

1. 糖的分解

糖是多数微生物良好的碳源和能源。多糖类物质必须在相应的胞外酶作用下水解成单糖，才能被微生物进一步降解利用。最容易吸收和利用的单糖是葡萄糖，微生物对葡萄糖的分解主要是通过两个阶段完成。

（1）葡萄糖－丙酮酸代谢途径　在有氧或无氧的条件下，微生物通过己糖二磷酸途径、己糖单磷酸途径、ED 途径和磷酸酮糖裂解途径四条途径完成从葡萄糖到丙酮酸的分解。前三种途径普遍存在于微生物代谢中（图 4 - 4），但对于某一种微生物来讲，以其中一条途径为主。

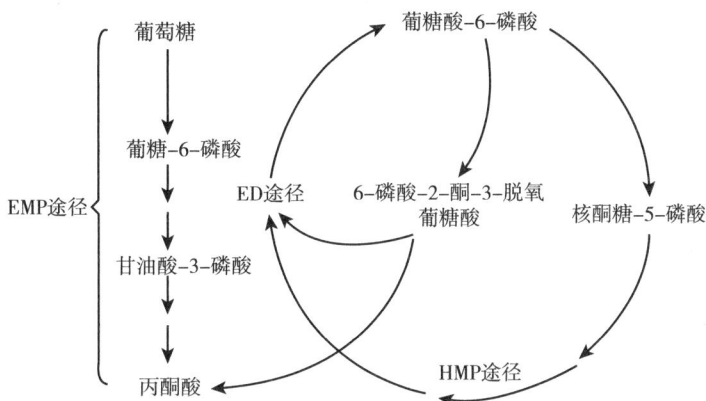

图 4 - 4　微生物分解葡萄糖的三条代谢途径

①己糖二磷酸途径（hexose diphosphate pathway，又称糖酵解途径，EMP 途径，Embden - Meyerhof glycolysis pathway，）　这是绝大多数生物所共有的一条主要代谢途径，氧对该途径有明显的抑制作用。在 EMP 途径中，1 分子葡萄糖可生成 2 分子丙酮酸，净产生 2 分子 ATP 和 2 分子 NADH。多种微生物具有 EMP 代谢途径，其产能效率并不高，但是生理功能极其重要，同时与乙醇、乳酸、甘油、丙酮和丁醇等的发酵生产关系密切。

②己糖单磷酸途径（hexose monophosphate pathway，HMP）　HMP 途径与 EMP 途径有着密切的关系，因为 HMP 途径中的甘油醛 - 3 - 磷酸可以进入 EMP 途径，因此该途径又称为磷酸戊糖支路。HMP 途径的一个循环结果是 1 分子葡糖 - 6 - 磷酸转变成 1 分子甘油醛 - 3 - 磷酸、3 分子 CO_2 和 6 分子 NADPH。在多数需氧菌和兼性厌氧菌中都存在 HMP 途径，而且通常还与 EMP 途径同时存在。弱氧化醋杆菌、氧化葡糖杆菌和氧化醋单胞菌等少数微生物只有 HMP 途径。HMP 途径可提供很多重要的发酵产物，如核苷酸、氨基酸、辅酶和乳酸（异型乳酸发酵）等。

③ED（Entner Doudoroff，ED）途径　又称 2 - 酮 - 3 - 脱氧 - 6 - 磷酸葡糖酸（KD-PG）途径。ED 途径是少数微生物，如一些假单胞菌所特有的分解葡萄糖的替代途径。1 分子葡萄糖经 ED 途径最后生成 2 分子丙酮酸、1 分子 ATP、1 分子 NADPH 和 1 分子 NADH。ED 途径可不依赖于 EMP 和 HMP 途径而单独存在。具有 ED 途径的细菌有嗜糖假单胞菌、铜绿假单胞菌、荧光假单胞菌等。这种经 ED 途径发酵生产乙醇的方法称为细菌乙醇发酵，近年来，细菌乙醇发酵已可用于工业生产。

（2）丙酮酸代谢途径　从丙酮酸开始的进一步分解随微生物的种类和环境条件不同而有所差别。对于需氧菌和兼性厌氧菌，在有氧条件下，丙酮酸先被氧化脱羧生成乙酰 CoA 后，进入三羧酸循环（tricarboxylic acid cycle，TCA）被彻底氧化生成水和 CO_2，同时释放出大量的能量；对于厌氧菌和兼性厌氧菌，在厌氧条件下，可以丙酮酸为底物进行发酵，微生物类型不同，发酵产物则不同。可以根据发酵产物不同将发酵分为不同的类型，常见的发酵类型有乙醇发酵、乳酸发酵、丙酸发酵、混合酸发酵、丁二醇发酵及丙酮丁醇发酵等（图 4 - 5）。

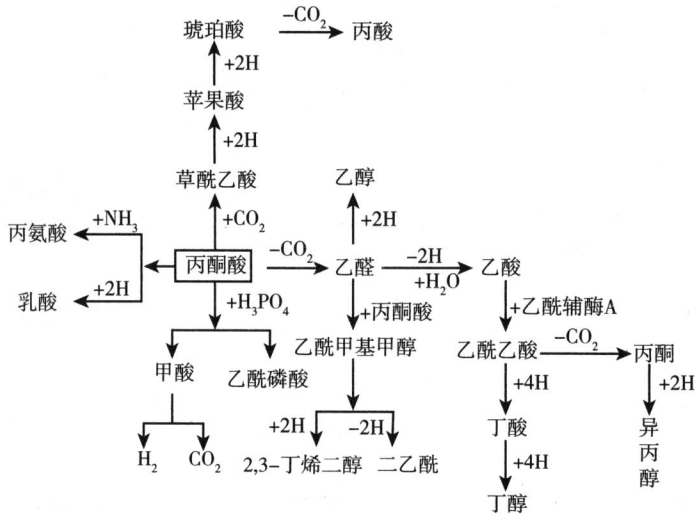

图 4 - 5　由丙酮酸开始的常见发酵途径

2. 蛋白质的分解

蛋白质首先经微生物分泌的胞外蛋白酶作用分解为短肽，吸收至微生物细胞内，再由胞内酶分解成氨基酸进入下一步的代谢。

能分解蛋白质的微生物不多，而蛋白酶又有较强的专一性，故可以根据分解蛋白质能力的差异对一些微生物的特性进行鉴定。如明胶液化、牛乳胨化等都是微生物分解利用蛋白质的现象。能分解氨基酸的微生物比能分解蛋白质的微生物多，其分解能力也不相同。微生物既可直接利用吸收的氨基酸来合成蛋白质，也可将氨基酸进一步分解利用。对氨基酸的分解主要通过脱氨、脱羧及转氨等方式实现。

（1）脱氨作用　是微生物分解氨基酸的主要方式。微生物类型、氨基酸种类与环境条件不同，脱氨方式也不同。脱氨作用主要有氧化、还原和水解等方式。

（2）脱羧作用　许多微生物细胞内含有氨基酸脱羧酶，可以催化氨基酸脱羧生成有机胺，有机胺在胺氧化酶作用下，放出氨生成相应的醛，醛再氧化成有机酸，最后通过脂肪酸 β 氧化方式分解。

（3）转氨作用　转氨作用是氨基酸上的 α - 氨基通过相应的氨基转移酶催化转移到 α - 酮酸的酮基位置上，分别生成新的 α - 酮酸与 α - 氨基酸。该过程是可逆的，生成的 α - 酮酸可以进入糖代谢途径。

（二）分解代谢产物和相关的生化反应试验

由于不同微生物细胞内的酶系统不完全相同，对同一营养物质的代谢途径和代谢产物也不相同，因此可以通过检测不同的代谢产物对微生物进行鉴定，称为微生物的生化反应，其中以微生物分解糖和氨基酸产物的生化反应类型为主。

1. 糖发酵试验

不同种类的微生物对糖的分解利用能力不同；对某一种糖，有的能分解，有的不能分解。对同种糖分解的途径也不尽相同：有的只产酸，有的可同时产生酸和气体，借此可以鉴别微生物，即糖发酵试验（carbohydrate fermentation test）。例如大肠埃希菌分解葡萄糖、乳糖等产酸产气，而伤寒杆菌只分解葡萄糖产酸，不产气，且不能分解乳糖。这是由于大肠埃希菌分解葡萄糖等产生的甲酸，经甲酸解氢酶的作用生成氢气和 CO_2。而伤寒杆菌无此酶，故分解葡萄糖只产酸而不产气。

2. 甲基红试验

甲基红试验（methyl red test，M）是利用甲基红为指示剂进行的试验。某些细菌如大肠埃希菌和产气肠杆菌均属 G^- 短杆菌，并且都能分解葡萄糖、乳糖产酸产气，两者不易区别。但两者所产生的酸类和总酸量不一：大肠埃希菌可产生甲酸、乙酸、乳酸、琥珀酸和乙醇，而产气肠杆菌只产生甲酸以及乙醇和乙酰甲基乙醇。从而大肠埃希菌培养液酸性强，pH 在 4.5 以下，加入甲基红指示剂呈红色，为甲基红试验阳性；产气肠杆菌将分解葡萄糖产生的两分子丙酮酸转变成 1 分子中性的乙酰甲基甲醇，故生成的酸类少，培养液最终 pH 在 5.4 以上，加入甲基红指示剂呈橘黄色，甲基红试验阴性。

3. V－P 试验

V－P 试验（Voges－Proskauer test，Vi）是对丙酮酸分解产物的检测。产气肠杆菌在含有葡萄糖的培养基中，可分解葡萄糖产生丙酮酸，丙酮酸进一步脱羧生成乙酰甲基甲醇，在碱性溶液中能被空气中的氧氧化成二乙酰，二乙酰可与蛋白胨中精氨酸的胍基发生反应，生成红色的化合物，此为 V－P 反应阳性。大肠埃希菌分解葡萄糖不能产生乙酰甲基甲醇，最终培养液的颜色不能变红，故其 V－P 反应为阴性。

4. 枸橼酸盐利用试验

枸橼酸盐利用试验（citrate utilization test，C）是对细菌能否利用枸橼酸盐作为碳源的检测。某些细菌如产气肠杆菌能利用枸橼酸盐为碳源，在仅含有枸橼酸盐为惟一碳源的培养基中能生长，分解枸橼酸盐产生 CO_2，再转变为碳酸盐，使培养基由中性变为碱性，导致含有溴麝香草酚蓝（BTB）指示剂的培养基由中性时的绿色变为蓝色，此为枸橼酸盐利用试验阳性。大肠埃希菌不能利用枸橼酸盐，在上述培养基上不能生长，结果为阴性。

5. 吲哚试验

吲哚试验（indole test，I）又称靛基质试验。有些微生物体内含有色氨酸酶，能分解色氨酸生成吲哚，在培养液中加入对二甲基氨基苯甲醛试剂，可生成红色的玫瑰吲哚，称为吲哚试验阳性。大肠埃希菌、霍乱弧菌等吲哚试验为阳性；产气肠杆菌、伤寒沙门菌等为阴性。

6. 硫化氢试验

硫化氢试验（hydrogen sulfide test）是检测细菌能否分解培养基中的含硫氨基酸。有些微生物如普通变形杆菌、鼠伤寒杆菌和大肠埃希菌等能分解胱氨酸、半胱氨酸和甲

141

硫氨酸等含硫氨基酸，产生 H_2S，如遇培养基中的铅盐或亚铁盐，就会生成黑色的硫化物，为硫化氢试验阳性。

7. 尿素酶试验

变形杆菌有尿素酶，能分解培养基中的尿素产生氨，使培养基变为碱，以酚红为指示剂检测为红色，是为尿素酶试验（urease test）阳性。

微生物的生化反应还有其他一些重要类型，上述试验是较常用的，微生物的生化反应是鉴别微生物的重要手段，尤其对形态、革兰染色反应和培养特性相同或相似的微生物更为重要。其中吲哚试验（I）、甲基红试验（M）、V－P 试验（V）和枸橼酸盐利用试验（C），简称为 IMViC 试验，常用于肠道杆菌的鉴别。典型大肠杆菌的 IMViC 试验结果是"++--"，而产气肠杆菌是"--++"。

二、微生物的合成代谢

（一）合成代谢的概念与特点

微生物利用分解代谢产生的能量、中间产物以及从外界吸收的小分子物质，通过生物合成为复杂细胞结构物质的过程称为合成代谢。与分解代谢相比，合成代谢是一个消耗能量的过程，合成代谢的三要素是 ATP、还原力和小分子前体物质。微生物进行的最重要的合成代谢是细胞物质的合成，主要包括核酸、蛋白质、多糖及脂类的合成。

（二）合成代谢产物及其应用

微生物在合成代谢中，除能合成细胞结构物质外，还能合成一些相关的代谢产物，存在于菌体细胞中或分泌到微生物细胞外。其中有些产物与微生物的致病性有关，有些可用于微生物的鉴定，还有些在医学及制药工业中有重要应用价值。

1. 热原

热原（pyrogen）泛指那些能引起机体发热的物质，按其来源可分为内源性热原（endogenous pyrogen）和外源性热原（exogenous pyrogen）。内源性热原来源于机体自身，如伴随感染及其他炎症反应所产生的白细胞介素－1（interleukin－1，IL－1）；外源性热原是微生物在合成代谢中产生，能导致感染机体发热的物质，主要包括革兰阴性菌细胞壁中的内毒素，一些革兰阳性菌分泌的外毒素及少数革兰阴性菌的外膜成分，都可导致受感染的机体发热。因此，在注射药品的生产中要特别注意防止污染热原。

热原能耐受高温，采用高压蒸汽灭菌（121℃、20min）亦不被破坏。温度250℃、作用30min或180℃、作用4h才能破坏热原，如果用强酸、强碱或强氧化剂处理，需煮沸30min才能使热原的致热效应丧失。注射液、生物制品、抗生素以及输液用的蒸馏水均不能含有热原。因此，在制备和使用注射制剂的过程中，需要严格的无菌操作，以防止污染微生物。对液体中可能存在的热原可用吸附剂吸附、特殊石棉滤板过滤或通过蒸馏方法除去。输液用的玻璃容器可在250℃高温下作用2h，以彻底破坏热原。

2. 毒素与侵袭性酶

细菌的毒素（toxin）按其分泌方式、性质及作用不同，可分为外毒素（exotoxin）和内毒素（endotoxin）两种。

（1）外毒素　主要是 G^+ 菌，部分 G^- 菌在生活过程中产生的有毒蛋白质。大多数外毒素是细菌细胞合成并分泌到菌体外的，也有些菌如痢疾志贺菌、产毒型大肠埃希菌的外毒素存在于菌体内，当菌细胞破裂后释放出来。

外毒素的毒性强，如肉毒梭菌的外毒素可抑制呼吸导致死亡，1mg 肉毒梭菌的外毒素纯品能杀死 2 亿只小鼠，人的致死量大概在 1μg 左右，这是迄今为止所知的最毒的自然生成的毒素之一。不同细菌产生的外毒素，对机体的组织器官具有选择性作用，能各自引发独特的病变。根据外毒素对宿主细胞的亲和性及作用方式等差异，将外毒素可分为神经毒素、细胞毒素和肠毒素三种类型。破伤风毒素和肉毒毒素是典型的神经毒素，白喉毒素为细胞毒素，而霍乱弧菌、产毒型大肠埃希菌产生的毒素则为肠毒素。

多数外毒素不耐热，对某些化学物质敏感。外毒素一般具有很强的免疫原性，如果用 0.3%~0.4% 的甲醛作用于外毒素，其毒性就会降低甚至丧失，但其免疫原性一般仍能保留，成为类毒素（toxoid）。可以将类毒素免疫动物，用以制备抗毒素。因此，类毒素在一些烈性传染病的防治上有重要的应用意义。部分外毒素具有超抗原特性，与许多急性和慢性疾病的发生有关，如链球菌感染后的肾小球肾炎和风湿热等。

外毒素的化学本质为蛋白质，其分子结构模式一般为 A-B，即由 A 和 B 两个亚单位组成。A 亚单位是外毒素的毒性单位，决定其毒性效应；B 亚单位是受体结合单位，无毒性但能与宿主靶细胞表面的特殊受体结合，介导 A 亚单位进入靶细胞。由于 B 亚单位无毒且免疫原性强，可以将其提纯作为亚单位疫苗，用以预防相关的外毒素性疾病。

（2）内毒素　内毒素是 G^- 菌细胞壁中的脂多糖（LPS）成分，只有在细菌死亡、自溶或经人工裂解后才能释放出来。内毒素是 G^- 菌的主要毒力因子。

内毒素抗热性极强，不易被高温、酸或碱破坏，也不能用甲醛处理成为类毒素。各种革兰阴性菌内毒素的化学成分和结构相似，故不同的革兰阴性菌感染时，由内毒素引发的病理改变和临床症状大体相同。

内毒素 LPS 的毒性弱，作用时无组织细胞选择性。各种内毒素均能刺激机体的巨噬细胞、血管内皮细胞等产生细胞因子，少量内毒素能诱发机体产生发热、微血管扩张和炎症反应等，对宿主有一定免疫保护的应急性反应。感染严重时，大量的内毒素能引发内毒素血症、中毒性休克以及弥散性血管内凝血等疾病，死亡率较高。细菌外毒素与内毒素的区别见表 4-4。

143

表 4-4　细菌的外毒素与内毒素

毒素特征	外毒素	内毒素
来源	革兰阳性及阴性菌	革兰阴性菌
存在部位	从活菌分泌到细胞外，少数菌崩裂后释放	细胞壁成分，细菌崩裂后释放
化学成分	蛋白质	糖脂类物质

续表

毒素特征	外毒素	内毒素
热稳定性	60~80℃，30min	250℃，30min
毒性作用	强，作用部位有较强选择性	弱，毒性效应大体相同
免疫原性	强，能被甲醛脱毒形成类毒素，类毒素可刺激机体产生抗毒素	弱，不能脱毒成为类毒素，刺激机体产生抗毒素的能力弱

某些病原性微生物还能产生具有侵袭性的胞外酶类，它们的共性是一般不损伤机体组织细胞，而是使结缔组织疏松，通透性增强，能协助病原菌在机体内的侵袭、繁殖及扩散，是微生物重要的致病物质。如链球菌产生的透明质酸酶、产气荚膜梭菌的卵磷脂酶等。

3. 细菌素

细菌素（bacteriocin）是某些微生物合成的一种具有杀菌作用的蛋白质类物质。它与微生物产生的抗生素有些相似，但其作用范围窄，仅对与产生菌亲缘关系较近的微生物有杀伤作用。由于敏感菌表面有相应的受体，可吸附细菌素，作用主要是抑制菌体蛋白合成，进而杀死微生物。

细菌素的产生是受菌体内的质粒控制，往往按产生菌来命名。如大肠杆菌产生的大肠菌素（colicin）、铜绿假单胞菌产生的绿脓菌素（pyocin）等。细菌素一般不用于抗菌治疗，但由于其作用的特异性，可用于微生物的分型和流行病学调查。

4. 色素

许多微生物在一定条件下能合成某些色素（pigment），使菌落带有一定的颜色。微生物产生的色素有脂溶性和水溶性两类，脂溶性色素不溶于水，只存在于菌体，如金黄色葡萄球菌产生的金黄色色素；水溶性色素可以向菌落周围的培养基中扩散，使培养基带有一定的颜色，如铜绿假单胞菌的色素可使培养基或脓汁呈绿色。微生物产生色素颜色是固定的，主要用于微生物的分类和鉴定。

5. 抗生素

某些微生物在代谢过程中能产生一定种类的抗生素（antibiotics），大多数抗生素由放线菌和真菌产生，细菌产生的较少，如多黏菌素（polymyxin）、短杆菌肽（tyrothricin）等。

6. 维生素

多数微生物都能利用周围环境中的碳源和氮源合成自身生长所需的维生素（vitamin），其中某些类型的微生物还能将合成的维生素分泌到菌体外。如作为人体正常菌群之一的大肠埃希菌在肠道中能合成维生素 K 及 B 族维生素，可被人体吸收利用，对维持肠道的生理环境起着重要作用。

微生物的生长与控制

在适宜的条件下，微生物不断地从外界吸收营养物质，通过代谢作用，获得原料和能量合成菌体自身组分，原生质和其他组成成分与结构有规律地、不可逆地增加，致使菌体的重量增加，体积增大，这种现象称为微生物个体生长（growth）。菌体数量增多的现象称为繁殖（reproduction）。当环境条件适宜时，生长与繁殖始终是交替进行的，原有的个体已经发展成一个群体（population）或培养物（culture）。因此，微生物的生长包括了微生物的个体生长和群体生长。微生物具有极强的适应环境的能力，分布广泛，同时环境因素又能影响微生物的生长繁殖。

第一节 微生物的生长

一、微生物的生长现象

将微生物接种在适宜的培养基上，在适宜的培养条件下，采用不同的科学方法和装置，可获得实验室或在生产实践上所需的微生物的培养物，并进一步产生大量有益的代谢产物。

（一）固体培养

1. 菌落和纯培养

在固体培养基表面和（或）内部，由单个细菌或孢子繁殖形成的肉眼可见的孤立菌群，称为菌落（colony）。在固体培养基表面菌落连成一片，称为菌苔（lawn）。不同细菌的菌落都各有特点，如菌落的组成、形状、大小、隆起、表面光滑或粗糙、边缘形状、颜色和培养基结合度都不尽相同，可作为衡量菌种纯度和鉴定菌种的重要依据，如图5-1。在平板培养基上形成的菌落往往有三种情况：表面菌落、深层菌落和底层菌落。理论上一个菌落是由一个细菌或孢子繁殖而来，可用作菌种分离、纯化、鉴定、保存、药敏试验和计数等研究和选种、育种等实际工作。

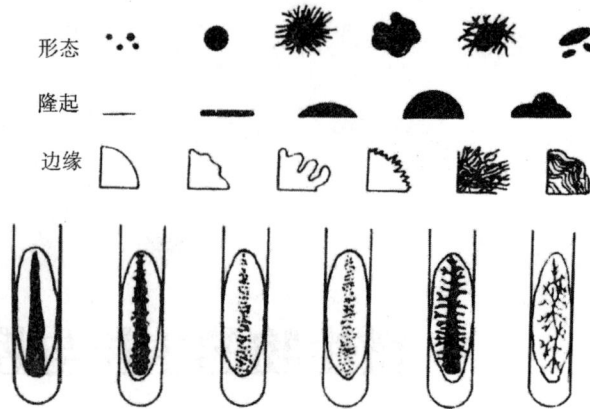

图 5 - 1　微生物的菌落和斜面培养特征

细菌菌落的共同特征：湿润、黏稠、易挑起，质地均匀，菌落各部位颜色一致。无鞭毛、不能运动的细菌，特别是球菌，常形成较小、较厚、边缘整齐的菌落；有鞭毛的细菌菌落则较大而扁平，边缘波浪状、锯齿状等；有荚膜的细菌菌落较大，表面光滑；无荚膜的细菌菌落表面较粗糙；具有芽孢的细菌菌落表面常有皱褶且很不透明。放线菌的菌落特征：菌落较小、坚实、干燥、多皱；菌丝较细，分支多而缠绕，质地致密，不易挑起；幼龄同细菌相似，成熟后形成絮状、粉状或颗粒状，气生菌丝和背面常有不同的颜色。酵母菌的菌落特征：与细菌相似，但较大而厚，多不透明，表面光滑，湿润、黏稠，易挑起，多呈乳白色或红色。霉菌的菌落特征：菌丝粗长，菌落疏松，呈绒毛状、棉絮状或蜘蛛网状无固定大小，一般较大，多有色泽，不易挑起。

Koch 创立了固体培养基，建立了纯培养技术，为推动微生物学的发展起到了划时代的贡献。对环境微生物进行人工培养得到混合培养物（mixed culture），从混合的培养物中分离得到单个微生物生长繁殖成的菌落，挑取单个菌落接种到新鲜培养基中，经培养就得到了该微生物的纯培养物（pure culture）。

2. 纯培养的获得方法

纯培养是利用和研究微生物的第一步，是微生物工作中最重要的一个环节。常用的方法有稀释法，即通过一定的方法，使菌体浓度得到稀释，使微生物的细胞或孢子以单独的状态存在，在适宜的条件下形成菌落，常采用的方法有平板划线或平板涂布法、倾注倒平板法及液体稀释法。

（1）平板划线或平板涂布法　平板即培养平板（culture plate）是指将熔化后的无菌固体培养基倒入无菌平皿，冷却凝固后即为平板。用接种环无菌操作沾取少许待分离材料，在平板表面进行连续划线或分区划线（图 5 - 2），在适宜的条件下培养，可获得纯培养物。用 L 形玻棒代替接种环，在培养基表面涂布称为平板涂布法，涂布适宜，微生物也能一一分散，可在平板表面得到单菌落。该法操作简便，所需设备少，是纯培养分离的常用方法。

（2）倾注倒平板法　也是常用的纯培养分离法。先将待分离的材料用无菌水作一系列的液体稀释，然后分别取不同的稀释液少许，与已熔化并冷却至 45℃ 左右的固体培养基混匀后倾注倒平板，在适宜的温度下培养一段时间，如果稀释得当，在平板表面或培养基内部就可出现分散的单个菌落。挑取单个菌落或重复以上操作，即可获得纯培养（图 5 - 3）。该法既可定性又可定量，应用颇为广泛。

（3）液体稀释法　对于大多数细菌和真菌，可在固体培养基上良好生长，因此，用平板分离的方法通常是满意的，然而一些细胞较大的细菌、许多原生动物和藻类等不能在固体培养基上生长，需要用液体稀释法来获得纯培养。液体稀释法是指将待分离材料接种培养液中进行顺序稀释，高度稀释后有可能在某一稀释度大多数试管没有微生物生长，那么有微生物生长的试管中可能就是由一个微生物个体生长繁殖的结果，就是纯培养物。因此，采用稀释法进行液体分离，必须在同一个稀释度有许多平行试管，且大多数表现为不生长。

此外，也可将混杂微生物进行适当的处理，以消除非目的菌。如分离产芽孢的菌，可将样品用100℃处理3min 以去除非芽孢菌。又如分离结核杆菌，可将痰液接种致敏感动物，被感染动物的某些组织可含有纯培养的结核杆菌，再采用平板技术将病菌分离出来。

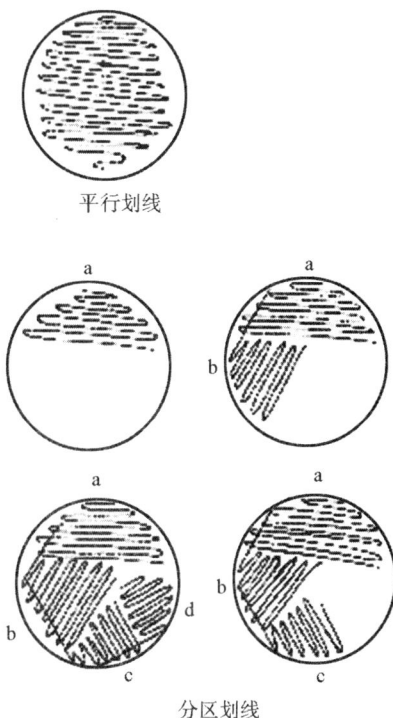

图 5 - 2　平板划线法

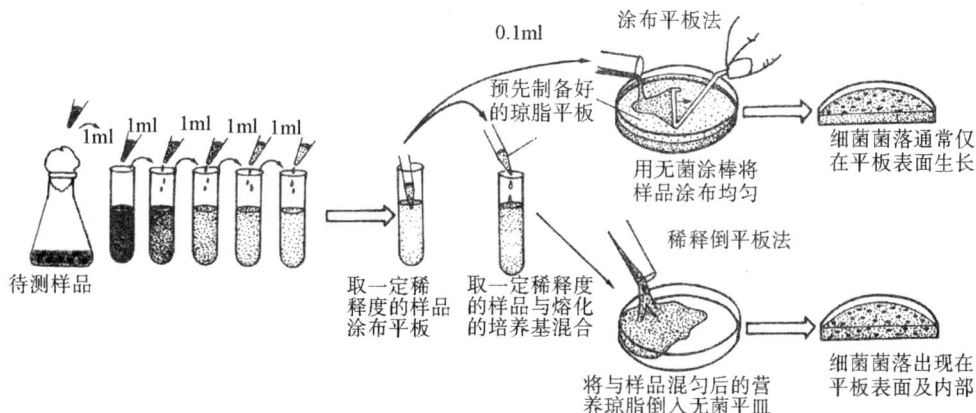

图 5 - 3　稀释后用平板分离细菌单菌落

（二）液体培养

通常是在容器中进行培养，常用于观察微生物的生长状况，检测生化反应，收集菌体，获得发酵产物等。培养方式有静置培养和振荡培养两种形式。

1. 静置培养

静置培养（stationary culture）是指在培养过程中，培养物始终保持静置状态的培养方法。细菌在澄清的培养基中，在适宜的温度经过一定时间的培养后，培养液可变为均匀混浊、出现沉淀或液面形成菌膜等现象。多数好氧菌及兼性厌氧菌呈现均匀浑浊的状态，如大肠埃希菌，由于菌量越多，浊度越大，从而用比浊法可以估计细菌的数量。专性需氧菌多生长在液体表面并形成菌膜，如枯草芽孢杆菌。能形成长链的细菌则在液体下部呈沉淀生长，如嗜热乳链球菌。

2. 振荡培养

振荡培养（shake culture）是指在培养过程中，采用一些措施使培养物始终保持一定速率振荡状态的培养方法。由于多数细菌都属于需氧菌，振荡培养可以提高细菌对培养液中溶解氧的吸收和利用，促进细菌生长。实验室中一般是将试管或锥形瓶固定在恒温摇床上进行振荡培养，工业生产上则利用发酵罐中的搅拌器使培养液处于振荡状态。罐培养法是将摇瓶培养进一步放大，培养物可达数十立升，此时还需向深层液中通入无菌空气，因此也称通气培养。

（三）半固体培养

常用于观察细菌的运动性及菌种的保藏，测定某些生化反应等。将细菌穿刺接种到半固体培养基中，经培养后，如是无动力的细菌，则可见到细菌仅沿穿刺线呈清晰的线形生长，周围培养基透明澄清；如是有动力的细菌，则细菌从穿刺线身四周培养基运动弥散，可见沿穿刺线呈羽毛状或云雾状浑浊生长，从而可通过细菌在半固体培养基上的生长现象来判断该菌是否有动力，进而断定有无鞭毛的存在。

二、微生物的培养方法

（一）分批培养与分批发酵

1. 分批培养

将微生物置于一定容积的培养基中，在适宜的条件下培养一次收获，这种方式叫做分批培养（batch culture）或间歇培养。通常在研究细菌群体生长规律时采用分批培养，如生长曲线的研究。分批培养中营养物不断被消耗，有害产物不断积累，生长是有限制的，对数期维持时间较短，难以满足科研和生产的需求。

2. 分批发酵

分批培养应用在生产实践上，就称为分批发酵（batch fermentation）。分批发酵包括简单分批发酵、补料分批发酵和反复补料发酵三种类型。

（1）简单分批发酵　是全部将物料一次投入，经一定时间发酵后将发酵液一次放出。它以微生物的生长、各种营养物的消耗和代谢产物的合成都时刻处于动态之中为特征。简单分批发酵不能维持一定的菌体浓度，当基质耗尽后菌体将加速死亡，使活细胞含量迅速下降，不利于发酵生产。为克服简单分批发酵的缺点，设计了补料分批发酵。

（2）补料分批发酵　是指在开始时投入一定量的基础培养基，到发酵过程的适当时期，开始连续补加碳能源或（和）其他必需基质，直至发酵液体积达到发酵罐最大操作容积后，将发酵液一次全部放出。由于持续供给菌体维持和生长所需的营养，故能保持发酵液中有较高的活菌体浓度。另外，不断的补料稀释，对降低发酵液黏度、强化需氧发酵液的供氧，也是十分有利的。因此，补料分批发酵目前已广泛用于各种发酵产品的工业生产中。补料分批发酵由于发酵液体积不断增加，受发酵罐操作容积的限制，发酵周期只能控制在较短的时间内。如果通过降低初始发酵液体积来延长周期，则发酵罐平均容积利用率下降。

（3）反复补料分批发酵　是在补料分批发酵的基础上，每隔一定时间按一定比例放出一部分发酵液，使发酵液体积始终不超过发酵罐的最大操作容积。反复补料分批发酵在理论上可以无限地延长发酵周期，直至发酵产率明显下降，才最终将发酵液一次全部放出。这种操作类型既保留了补料分批发酵的优点，又避免了它的缺点，因而越来越普遍地应用于工业发酵中。

（二）连续培养与连续发酵

1. 连续培养

实验室研究和工业生产往往要求微生物能维持较长的对数生长期。连续培养（continuous culture）能满足这一要求，使微生物生长长时间处于对数生长期的稳定状态或达到平衡生长。分批培养和连续培养的比较见表 5-1。

表 5-1　分批培养和连续培养的比较

方法	系统	生长状态	培养条件	自动化
分批培养	封闭	延迟→对数生长→稳定→衰亡	每期不同	困难
连续培养	开放	平衡	恒定	容易

连续培养是在研究典型生长曲线的基础上，采取有效措施，延长对数生长期。具体地说，就是在一个恒定容积的流动系统中培养微生物，一方面以一定的速度连续地加入新的培养基，并立即搅拌均匀，另一方面又以相同的速度流出培养物（菌体或代谢产物）。这样培养系统中，细胞数量和培养状态保持动态恒定（图 5-4）。

149

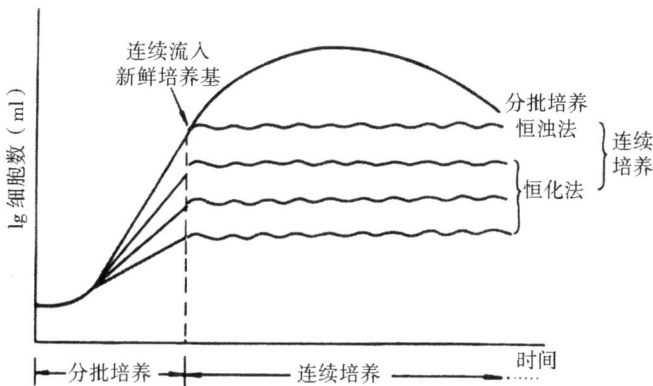

图 5-4　分批培养和连续培养的关系

连续培养的类型很多，以下仅对控制方式不同的恒浊连续培养和恒化连续培养作一简单介绍。

（1）恒浊连续培养　恒浊连续培养可以获得具有一定生长状态的细胞，始终能以最高生长速率进行生长，并可在允许范围内控制菌液的浓度。在微生物工业中，可获得大量菌体或与菌体生长相平行的某些代谢产物，如乙醇、乳酸等。

（2）恒化连续培养　与恒浊连续培养相反，恒化连续培养是控制恒定的流速，使培养室中的营养物浓度维持恒定，从而使培养物保持某一恒定的生长速率，又称恒组成连续培养。使用装置为恒化器（chemostat）。如前所述，营养物的浓度可影响微生物的生长速率和总生长量。营养物浓度高时并不影响微生物的生长速率，恒化连续培养的培养基中，必须控制某一生长限制因子，而使其他营养物过量，故细菌的生长速率取决于生长限制因子的浓度，而低于最高生长速率。通过自动控制系统不断予以补充限制因子，使其流速恒定，就可获得一定比生长速率的微生物细胞。

恒化连续培养与恒浊连续培养明显不同，应用范围以实验室、科研为主，长时间的细菌培养可从中分离出不同的变种，有利于观察在不同生活条件下的变化，特别是DNA、RNA及蛋白质的变化，同时也是研究自然条件下微生物生态体系比较理想的实验模型。

2. 连续发酵

连续培养如应用于生产实践上，就称为连续发酵（continuous fermentation）。我国早在20世纪60年代就已采用了多级连续发酵法大规模地生产丙酮、丁醇等有机溶剂，现已广泛应用于酵母菌的生产，乙醇、乳酸的发酵，以及用白假丝酵母（Candida spp.）进行石油脱蜡和污水处理等。在国外应用更为广泛，还把连续培养的原理运用于提高浮游生物的产量，日产量可比原有方法提高1倍。连续发酵与单批发酵相比，有其自身独特的优势，最大优点是高效，取消了分批发酵中各批之间的时间间隔（非生产时间），提高了设备的利用率，缩短了发酵周期。同时，连续发酵处于平衡状态，各项参数如基质浓度、溶氧浓度及细胞密度等可用各种仪表进行自动控制，降低动力、人力的消耗，产品质量较均一稳定。易于分期控制，选择优化条件进行多级连续发酵，提高产量。同时，连续培养或连续发酵也有其缺点，最突出的问题是易遭受杂菌的污染和菌种退化。

（三）厌氧培养

在微生物世界中，厌氧菌的种类相对较少，绝大多数种类都是需氧菌或兼性厌氧菌。但近年来已找到越来越多的厌氧菌，如巴氏梭菌、丙酮丁醇梭菌等。专性厌氧菌的生长常采用物理或化学的方法。

1. 配制特殊的培养基

专性厌氧菌只能在很低的氧化还原电位的培养基中生长，因此在配制培养基时，除满足微生物的营养需求外，还要加入氧化还原指示剂和还原剂，如半胱氨酸、硫乙醇酸盐、Na_2S 或维生素 C 等。

2. 深层培养

该法是简单、传统的方法。固体或半固体厌氧培养基装入试管制备高层琼脂柱，以培养相应的厌氧菌，厌氧菌在试管底部生长。如系液体培养基，则在分装时加大培养基的量，使用前煮沸数分钟，然后在培养基上面覆盖一层液状石蜡或凡士林隔绝空气。

3. 烛罐法

烛罐法是将培养物放在密闭的容器中，点燃蜡烛，当氧气耗尽、火焰熄灭时，约有7% CO_2 存留在空气中。本法较粗糙，仅供在没有厌氧培养条件下使用。

150

4. 厌氧培养箱

抽去培养箱或罐中的氧气，充入其他气体，如 N_2、H_2 或 CO_2 等。

5. 厌氧手套箱

原理同厌氧培养箱，优点是培养材料、培养物均可通过密闭装置的交换室进出箱体，工作人员的双手戴塑料手套可进入手套箱操作，还可进行恒温培养。

6. 厌氧罐

是一种不很严格的厌氧技术，可用于培养多数的厌氧菌。厌氧罐的类型很多，如 Gaspak 厌氧罐（图 5 - 5），罐中气体封套中的氢气与空气中的氧化合，在钯粒催化下生成水，造成厌氧环境。在罐内一般可放 10 个常用的平皿或任何液体培养的试管。

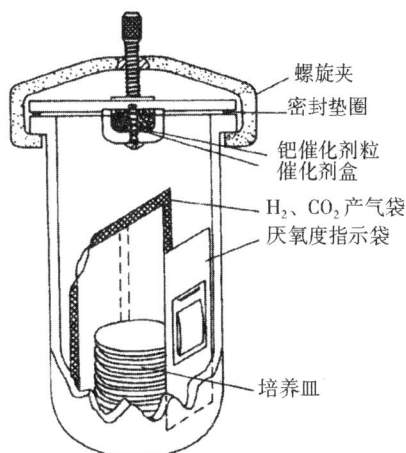

7. 厌氧培养皿

用于厌氧培养的培养皿有几种设计。如 Brewer 皿（图 5 - 6），是利用皿盖去创造一个狭窄空间，加上还原培养基的使用而达到厌氧培养的目的。而 Spray 皿或 Bray 皿（图 5 - 6）则利用皿底有两个相互隔开的空间，其中一个放焦性没食子酸，另一个放 NaOH 或 $NaHCO_3$，使用时，使两者接触，发生吸氧反应，因而造成厌氧环境。但因焦性没食子酸有毒，氧化后产生的 CO 也有毒害作用，因此必须使用特殊的喷雾厌氧培养装置，将培养皿翻转。

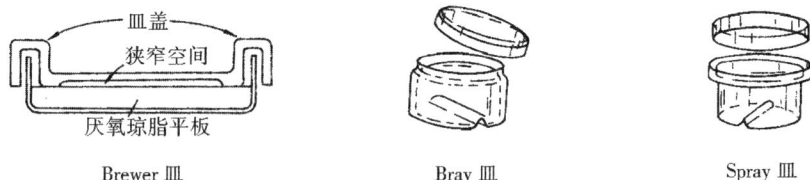

图 5 - 5 厌氧罐的结构

图 5 - 6 厌氧培养皿

8. Hungate 滚管技术

1950 年，美国著名微生物学家 R. E. Hungate 设计出具有划时代意义的严格厌氧装置——Hungate 滚管技术。其主要原理是利用铜柱除氧制备高纯氮，并用高纯氮排除小环境中的空气，使培养厌氧菌的工作可始终在无氧条件下完成，保证严格厌氧菌的存活。

（四）稀有放线菌培养及应用

稀有放线菌是指除常见的链霉菌以外的其他放线菌，而不是一个具体的分类学单元。稀有放线菌能产生众多生物活性物质，包括红霉素、利福平、马杜拉霉素、洋红霉素等抗生素，酶类和维生素等。其中一些抗生素已商业化，可产生巨大的社会效益和经济价值。

在稀有放线菌的分离过程中样品预处理、抑制剂的选择、噬菌体的使用、碳源的选择及培养基的设计是几个需要注意的问题。样品的预处理的目的在于减少细菌和真菌的污染，增加目的稀有放线菌的出菌率。富集培养是利用目标菌的某些特性，在土壤等样品中加入一些特殊物质，诱导目标菌大量富集，提高选择性分离效果。在抑制剂的选择方面，放线菌酮（100mg/L）、制霉菌素（100mg/L）能有效抑制真菌，同时不影响放线菌的生长。分离培养基加入微量的维生素混合物常常有利于稀有放线菌的生长。Gellan gum（一类菌多糖）是一种很好的载体，可以用它来代替琼脂。

从现代分子生物学的研究结果看，未知放线菌仍然无穷无尽。因此，不断设计新的简便、有效的分离程序，分离未知菌仍然是放线菌资源开发的关键之一。为此，第一，要不断改变培养基的成分（尤其是碳源的种类和量），设计新的培养基。第二，不断选用专一性的选择性抑制剂。第三，更新平板稀释法，创造完全新型的分离方法。

（五）不可培养微生物的研究方法

微生物蕴藏着巨大的基因多样性资源，采用传统的培养途径筛选微生物活性物质虽然有效，但受培养技术的限制。利用传统的培养方法不能真实地揭示微生物的多样性。许多未知微生物是以前从未培养，缺乏再现环境条件的方法和培养基质，造成了大多数微生物难以被实验室标准方法复苏和培养，称不可培养微生物（uncultured microorganism）。目前用于开发不可培养微生物的方法有多种，如宏基因组技术、遗传指纹图谱技术、VBNC 菌技术等等。

三、微生物生长的测定方法

微生物群体在生长过程中个体体积和重量的变化不易察觉，常以细胞数量的增加或以细胞群体总重量的增加作为生长指标，主要是直接或间接测定微生物的数量、重量和生理指标等方法。

1. 计数法

分为直接计数法、间接计数法和比浊法。

（1）直接计数法 是一种常用的方法，适用于单细胞微生物或丝状微生物所产生的孢子。用血细胞计数板或细菌计数板在显微镜下直接计数。测定方法简单、速度较快、需要设备少，同时可观察细胞形态，过浓的菌液稀释后也能计数。由于此法既包括活菌又包括死菌，又称全菌计数法。计数板是一特制的载玻片，上面有一特定的计数室（总面积 $1mm^2$，高 0.1mm），由 25（或 16）个中格组成，每个中格又被划分为 16（或 25）个小格，总计 400 个小格组成（图 5-7）。将稀释的单细胞微生物悬液置于计数板载玻片与盖玻片之间的计数室内，在显微镜下计算出每毫升样品所含菌数。菌数/毫升 ＝每小格平均菌数 ×400×10 000×稀释倍数。

（2）比浊法 是测定生长的迅速方法。其原理是在一定范围内，菌悬液中细胞浓度与混浊度呈正比，菌越多，越显混浊，因此测定菌悬液的光密度或透光率可以反映出细胞的浓度。比浊法可以利用其他测定方法（如细胞称重法、细菌数、细菌氮等）与混浊度的相互关系绘制标准曲线，求出相应菌的重量或菌数。灵敏的仪器如分光光度计

在可见光 $450 \sim 650nm$ 波段内可以精确地测定菌悬液的混浊度。比浊法比较简单，但使用时必须注意：测得结果既包括活菌又包括死菌；样品颜色不宜太深；样品中不应含有杂质，否则不能使用；在可见光波长较短时，测定较灵敏；同时，菌悬液浓度必须在 $10^7/ml$ 以上时才能显示出可信的混浊度。

（3）平板计数法 这是一种常用的活菌计数法。在多数情况下，人们更关心的是计算活菌数。平板计数法是依据每个活的、分散的微生物在适宜的培养基、适宜的培养条件下能形成菌落的原理设计的。取一定量的稀释菌悬液与培养基在其凝固前混匀，制备混菌平板，或涂布于凝固的培养基表面制备涂菌平板，经培养后测定计算每毫升菌落形成单位（colony forming unit，CFU/ml）。此法设备要求不高，较为准确，广泛应用于教学、生产和科研中，不仅适用于水、土壤、食品、药品等各种材料的细菌检验，而且即使样品中含菌量极少也可以测出，是最为常用的活菌计数法。但在操作时有较高的操作要求，操作者需要有熟练的技术，重要的是要掌握好菌液的浓度，菌落计数以每平板（9cm 直径）中有 $30 \sim 300$ 个菌落为宜，过多过少均影响结果准确性；要注意菌悬液的分散度，如聚集成簇或成链会使计数偏低。此外，此法所需时间较长且仅限于形成菌落的微生物，严格厌氧菌的计数要应用严格的厌氧技术。

（4）液体稀释法 将待测样品作 10 倍系列稀释，直到该稀释液的少量（一般取 1ml）接种到新鲜液体培养基中没有或极少出现生长繁殖（在同一稀释度的许多平行管中，一般应超过95%表现为不生长）。从最适宜的 3 个连续的 10 倍稀释液中，按每支试管 1ml 接种，做 $3 \sim 5$ 个平行管，培养后，将有细菌生长的最后 3 个稀释度中出现细菌生长的管数作为数量指标，然后由最大可能数量（most probable number，MPN）表查出近似值，再乘以数量指标第一位数的稀释倍数，就可计算出原液的活菌含量。此方法只有因某种原因不能使用平板菌落计数时才采用。

（5）膜滤器法 如果测定空气、水等量大而含菌浓度很低的样品中活菌数时，可将待测样品通过微孔膜滤器（由硝酸纤维素制成），细菌不能滤过，被截留在滤膜上浓集，因此可将滤膜放在培养基上或浸透了培养液的支持物表面进行培养，根据菌落数推知样品含菌数，也可以将含菌滤膜干燥、染色，并使透明，然后用显微镜计数。

微生物计数法发展迅速，现有多种多样的快速、简易、自动化的仪器和装置等方法。

2. 重量法

尽管微生物个体微小，但仍有一定重量，因此可用于对单细胞、多细胞及丝状微生

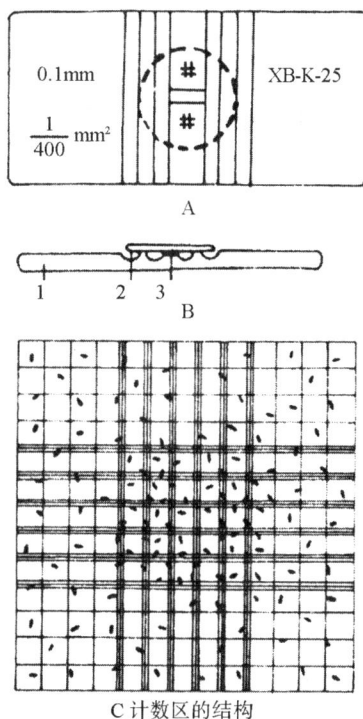

图 5 - 7 血细胞计数器

153

物生长的测定。

（1）湿重 将一定体积的培养物通过离心或过滤将菌体分离，经洗涤再离心后直接称重即为湿重。丝状体微生物，过滤后用滤纸吸去菌丝之间的水分，再称湿重。

（2）干重 单位体积培养物中，细胞的干重可用来表示菌体的生长量。可用离心法或过滤法测定。离心法是将单位体积的培养物的菌体，经离心后以清水洗净，放入干热器加热烘干或在较低的温度（40℃或80℃）真空干燥至恒重，冷却后称重即为干重；过滤法是将丝状真菌用滤纸过滤，而细菌用醋酸纤维素膜等滤膜进行过滤。过滤后菌体用少量清水洗涤，然后在40℃下真空干燥，称干重。如果要测定固体培养基上生长的放线菌或丝状真菌，可先将其加热致50℃，使琼脂熔化，过滤得菌丝体，再用50℃ 0.9%氯化钠溶液洗涤菌丝。再用上述方法测其湿重或干重。一般来说，菌体的干重为湿重的20%～25%，即1mg干菌体 = 4～5mg湿菌体 = （4～5）×10^9个菌体。此法直接可靠，适用于菌体浓度较高的样品，但要求样品中不含非菌体的干物质。

3. 生理指标法

微生物新陈代谢的结果，必然要消耗或产生一定量的物质，导致生理指标如呼吸强度、耗氧量、酶活性、生物热、发酵糖产酸量等发生变化，可借助特定的仪器测定相应的指标。这是一种间接方法，主要用于科学研究，分析微生物生理活性等。

四、微生物的群体生长规律

大多数细菌通过无性二分裂进行繁殖，繁殖速度很快。如大肠埃希菌在适宜的条件下，每20min左右分裂一次，如果始终保持这样的繁殖速度，在48h内，其子代总重量可达2.2×10^{31}g，约为地球重量的4000倍。然而，实际情况是不可能的。随着营养物的消耗，有害代谢产物积累，外界条件变化，生长就会中止。微生物在有限体系中的生长称为群体生长（growth of population）。在科研和生产中，接种是细菌的群体接种，接种后的生长是群体生长。那么，微生物群体生长规律如何呢？虽然对单个细菌来说，生长和繁殖是两个不同的概念，但是对于细菌群体来说，多以细菌繁殖即细菌数目增加作为生长指标，细菌的繁殖亦视为群体的生长。

（一）生长曲线

将一定量的纯种单细胞微生物接种到适宜的定量液体培养基中，在适宜的条件下培养，每隔一定时间取样，测算菌数，以时间为横坐标，菌数的对数为纵坐标，可绘制一条有规律的生长曲线，这就是微生物的典型生长曲线（growth curve）。生长曲线代表了细菌在适宜的环境中生长繁殖直至衰老全过程的动态变化（图5-8）。如图5-8，生长曲线并不是一条阶段分明的直线，往往是一条缓慢上升以后又逐渐下降的曲线。培养物是逐步地从一个生长期进入到下一个时期，某一生长期的末尾时并不是所有的培养细胞均处于相同的生理状态，典型的生长曲线可分为延滞期、对数期、稳定期和衰亡期四个时期，正确认识和掌握生长曲线各期的特点对指导发酵生产和科学研究是十分必要的。

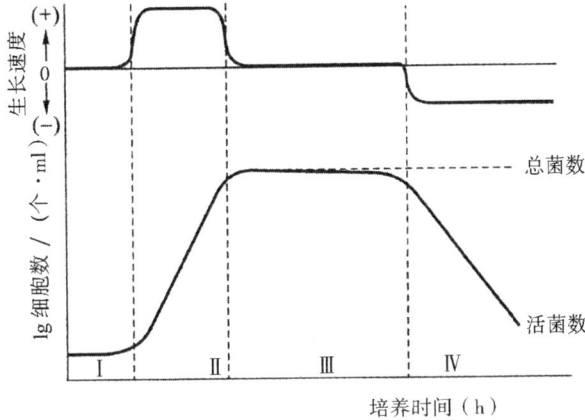

图 5 - 8　细菌的典型生长曲线

Ⅰ. 延滞期　Ⅱ. 对数期　Ⅲ. 稳定期　Ⅳ. 衰亡期

1. 延滞期

延滞期（lag phase）又称停滞期、适应期、迟缓期或调整期，指少量纯种细菌接种到适宜培养基后，适应新环境，数目不增加的一段时期。生长速率等于零，细菌数几乎保持不变，甚至稍有减少。这一时期，细菌首先需要适应环境，合成新的酶类。这种新产生的酶由存在培养基中的新的基质诱导合成。二次生长（biphasic growth）现象可用来解释基质对酶合成的影响，见图 5 - 9。

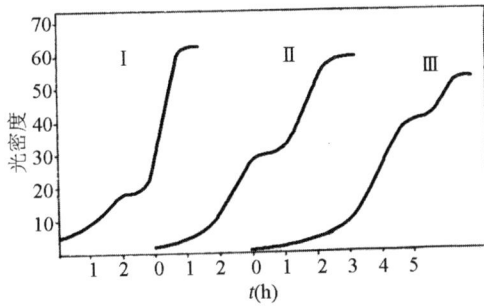

图 5 - 9　大肠埃希菌在含有葡萄糖和山梨醇培养基中的二次生长

Ⅰ. 葡萄糖：山梨醇 = 1∶3　Ⅱ. 葡萄糖：山梨醇 = 2∶2　Ⅲ. 葡萄糖：山梨醇 = 3∶1

大肠埃希菌在含葡萄糖和山梨醇两种基质的培养基中生长，细菌首先利用葡萄糖生长，只有当葡萄糖耗尽时才开始诱导合成利用山梨醇所需的酶，随后山梨醇被微生物利用。因此在这样的培养基中表现为两个延滞期，这在发酵工业中对选择培养基具有重要意义。

延滞期细菌并不是处于完全静止的状态，胞内的 RNA 尤其是 rRNA 含量增高，原生质呈嗜碱性；核糖体、酶类和 ATP 的合成加快，易产生诱导酶（进入对数期的细胞，酶的诱导能力下降）。此时细胞形态变大或增长，许多杆菌可长成丝状，对不良环境如渗透压、温度和抗生素等敏感，如大肠埃希菌在 53℃、25min，在延滞期存活率仅为

155

1%，而在对数生长期末几乎无死亡。

细菌群体生长中，延滞期的出现无疑是必需的，但在工业发酵和科研中，延滞期会使生产周期延长而产生不利影响，因此，深入了解延滞期产生的原因，影响延滞期长短的因素，采取有效缩短延滞期的措施，具有十分重要的意义。影响延滞期长短的因素除菌种本身外，主要有三方面：① 菌龄，指菌种的群体生长年龄，即菌种在生长曲线上的哪一阶段。采用最适菌龄即对数期的菌种可缩短延滞期；而延滞期或衰亡期的菌种接种，则延滞期延长；采用稳定期的菌种接种，延滞期长短居中。② 接种量，一般来说，接种量越大，延滞期越短，反之则长。因此适当扩大接种量可缩短延滞期。在发酵工业上，一般采用1/10 的接种量。③ 培养条件，接种于丰富的天然培养基中的菌群，延滞期要短于营养单调的合成培养基。在发酵生产中，往往在种子培养基中加入发酵培养基的某些成分，使发酵培养基的成分与种子培养基的成分尽量接近，以缩短延滞期。培养中其他条件如温度、通气量等不变或加入酶激活剂如 Mg^{2+} 等，也可缩短延滞期。

在此阶段后期，少数细胞开始分裂，曲线略有上升，进入下一阶段。

2. 对数期

对数期（logarithmic phase）又称指数期（exponential phase）。在此期中，细胞代谢活性最强，酶的活力也高，菌体内各成分按比例有规律地增加，细胞平衡生长。最突出的特点是细菌数以几何级数增加，代时最短，活菌数和总菌数非常接近；是研究菌体生物学性状如形态、大小、染色性和基本代谢、生理的良好材料；是噬菌体吸附的最适菌龄；也是发酵生产用作种子的最适菌龄。

对数期细菌代时（G）除与菌种、营养成分和温度有关外，营养物的浓度也影响微生物的生长速率和总生长量，如图 5－10。

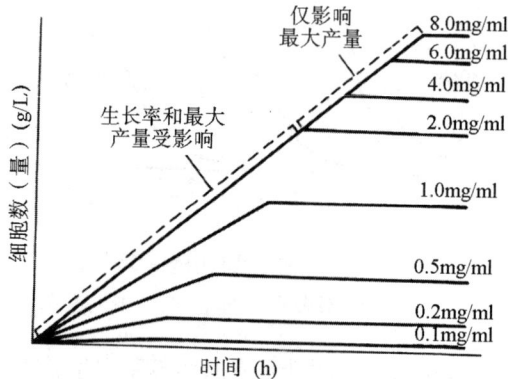

图 5－10　不同基质浓度的生长曲线

3. 稳定期

稳定期（stationary phase）又称平衡期、恒定期或最高生长期。其特点是新增殖的细胞数和死亡的细胞数处于动态平衡，生长速率逐渐趋向于零。这时的菌体产量达到了最高点并维持稳定。细胞开始贮存糖原、异染颗粒和脂肪等贮藏物；多数芽孢杆菌在此期形成大量的芽孢，适于芽孢的收集或菌种的保藏；抗素等次级代谢产物开始大量形成，抗生素发酵生产中应考虑发酵液在此期放罐。

在一定体积的培养基中，细菌为什么不能按对数期的几何级数无限生长呢？这是由于对数期细菌的活跃生长繁殖使营养物质消耗，营养物质比例失调；有害产物如酸、醇、毒素或 H_2O_2 等积累及 pH、氧化还原电位、温度等的环境改变，不适宜细菌的生长繁殖。对稳定期到来的深入研究，促进了连续培养技术的设计和研究。

稳定期的微生物，在数量上达到了最高水平，与菌体生长平行的代谢产物的积累也达到了高峰，此时，菌体的总产量客观上反映了培养基与生长条件是否适合该菌的生长。菌体的总生长量与所消耗的营养物之比即产量常数（K）。

$$K = \frac{总生长量}{所消耗营养物质总量} = \frac{x - x_0}{c_0}$$

式中，x 为稳定期时细胞干重（g/ml），x_0 为刚接种时的细胞干重，c_0 为限制性营养物的浓度（g/ml）。K 值大小反映了某一细菌对营养物质同化效率。根据这一原理，可用适当的微生物作为指示菌，对维生素、氨基酸或核苷酸等生长因子进行定量的生物测定。

稳定期的长短与菌种和培养条件有关。生产上常常通过补料、调节 pH、调整温度等措施，延长稳定期，以积累更多的代谢产物。

4. 衰亡期

在衰亡期（decline phase 或 death phase），菌体死亡的速率超过菌体繁殖的速率，菌体中活菌数目急剧下降，群体呈现出负生长。其中有一段时间，活菌数呈几何级数下降，有人称之为"对数死亡阶段"。此时，细胞形态多样，出现畸形或衰退型，有的菌因自溶酶的存在引起细胞的溶解而死亡，释放出氨基酸、抗生素、酶和内毒素等。在衰亡期末期可出现细胞代偿现象，有少量的细菌可能是从死亡或溶解细胞释放出来的物质中获取营养，因而可以存活几个月甚至几年。

霉菌在分批培养时，菌丝体呈絮状，如果给予不停地搅拌，便可使菌丝均匀地分布于培养液中。在这种情况下，其生长繁殖的规律和细菌相似，表现为典型的生长曲线。

（二）影响微生物生长的因素

微生物在适宜的外界条件下才能生长繁殖，影响生长繁殖的外界因素很多。其中最主要的因素为营养、温度、pH、氧气，分别讨论如下。

1. 营养物质

满足微生物的营养物质需求，是微生物生长繁殖的首要条件。微生物所需的基本营养物质可分为碳源、氮源、无机盐、生长因子以及水。

2. 温度

温度是影响微生物生长的最重要的因素之一，微生物的生命活动受温度的影响极为明显，任何微生物的生长都在一定的温度范围内，即最低生长温度和最高生长温度。最适生长温度是指维持最大生长速率的温度。根据微生物生长的最适温度不同，将微生物分为嗜冷、兼性嗜冷、嗜温、嗜热和超嗜热微生物五种不同的类型。（表 5-2）

157

表5-2　微生物生长的温度范围

微生物类型	生长温度（℃）		
	最低	最适	最高
嗜冷微生物（psychrophiles）	0 以下	15	20
兼性嗜冷微生物（psychrotrophs）	0	20～30	35
嗜温微生物（mesophiles）	15～20	20～45	45 以上
嗜热微生物（thermophiles）	45	55～65	80
超嗜热或嗜高温微生物（hyperthermophiles）	65	80～90	100 以上

　　绝大多数微生物适合在中等温度范围内生长，虽然多数病原菌是嗜温菌，它们最适的生长温度为37℃，接近自然宿主的体温。

　　3. pH

　　环境中的 pH 对微生物的生命活动影响很大，微生物作为一个总体来说，其生长的 pH 范围极广，绝大多数种类都生长在 pH 4～9 之间，少数种类能在 pH 小于 2 或大于 10 的条件下生长。一般来说，真菌生长的 pH 范围比细菌广，细菌的 pH 范围仅为 3 或 4 个 pH 单位。与温度相似，微生物也有其最适 pH 和一定的 pH 范围。最适生长 pH 偏于碱性范围内的微生物，有的是专性嗜碱微生物，它们不能在中性环境中生长；有一些为兼性嗜碱性微生物，它们能在碱性条件下生长，也能在中性条件下生长。最适生长 pH 偏于酸性范围内的微生物也有两类：一类是专性嗜酸微生物；另一类为兼性嗜酸性微生物，如一些真菌。微生物在最适 pH 条件下，如果其他条件适合，酶活性最高，微生物生长速率最高。多数病原性细菌在中性或微碱性（相似人体环境）中生长良好。无论微生物的外环境条件的影响如何，细菌内部的生化反应适宜 pH 总是在中性。一般胞内酶的最适 pH 都接近中性，而周质空间的酶和胞外酶的最适 pH 则较接近环境的 pH。

　　微生物在基质中生长繁殖，营养物质不断被消耗，同时改变了基质的氢离子浓度。例如尿素细菌分解尿素后产生氨，基质 pH 上升；乳酸菌分解葡萄糖产生乳酸，基质 pH 下降。所以，在生产实践中要经常测定培养基 pH 的变化，作为一种生产指标；并采用加缓冲剂或调节酸、碱等方法以控制 pH。缓冲剂有近百种，不同的缓冲剂适用于不同的 pH 范围，在培养基中广泛使用的磷酸盐如 K_2HPO_4 和 KH_2PO_4，其培养基可适用于 pH 6～8

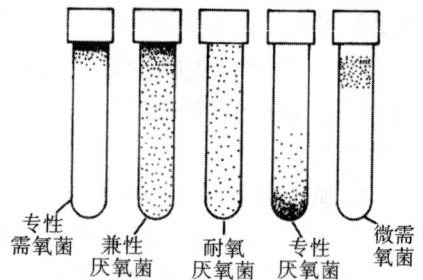

图5-11　氧与细菌生长的关系

的微生物培养；也可通过选用不同的培养基组成成分，如蛋白质、氨基酸等来调整环境 pH；工业生产中，如果大量产酸，常以 $CaCO_3$ 作缓冲剂。

　　4. 氧气

　　微生物种类不同，对氧的需求不同，可分为需氧菌、微需氧菌、耐氧菌、兼性厌氧菌和专性厌氧菌五种类型（图5-11）。在半固体培养基上的生长状态，各自的特点分述如下。

（1）专性需氧菌（strict aerobe） 需氧呼吸产能，必须在有游离氧气的环境中才能生长，绝大多数真菌和许多细菌都是专性好氧菌，如结核分枝杆菌、铜绿假单胞菌、白喉棒状杆菌和枯草芽孢杆菌等。

（2）微需氧菌（microaerophilic bacteria） 只能在较低的氧分压下（少于空气中氧含量）的条件下生长最好，其产能方式也是通过呼吸链并以氧为最终氢受体，如霍乱弧菌及少数拟杆菌属的种。

（3）耐氧菌（aerotolerant anaerobe） 一类可以在分子氧存在下进行厌氧生活的厌氧菌，只能以发酵产能，但分子氧对其无毒害。细胞内存在 SOD 和过氧化物酶，但缺乏过氧化氢酶。一般的乳酸菌多数为耐氧菌，如乳链球菌、乳酸乳杆菌及肠膜明串珠菌等。

（4）厌氧菌（anaerobe） 只能在无氧或基本无氧的条件下才能生长，分子氧对其有剧毒，即使短期接触空气，也会抑制其生长甚至死亡。通过发酵、无氧呼吸、甲烷发酵或光合磷酸化等获得能量。细胞内缺乏 SOD 和细胞色素氧化酶，大多数还缺乏过氧化氢酶，如破伤风梭菌、双歧杆菌属、光合细菌及产甲烷菌等。

为什么厌氧菌在有氧的条件下不能生长呢？①厌氧菌无完整的呼吸链，缺乏细胞色素和细胞色素氧化酶，不能在有氧的环境中获得能量生长；②代谢中产生的超氧阴离子 O_2^- 反应力极强，可破坏重要生物分子和膜或形成其他活性氧化物，有强烈杀菌作用。需氧菌具有 SOD（superoxide dismutase）和过氧化氢酶，耐氧菌具有 SOD 和过氧化物酶，这些酶能将剧毒的 O_2^- 先歧化成有毒的 H_2O_2，然后还原成无毒的 H_2O。厌氧菌缺乏这些酶，故在有氧条件下不能生长。

（5）兼性厌氧菌（facultative anaerobe） 在有氧和无氧条件下均能生长，但在有氧的条件下生长得更好，以有氧时进行呼吸产能为主，无氧的时候通过发酵或无氧呼吸产能。细胞内含有 SOD 和过氧化氢酶。许多细菌和许多酵母菌都属此类。

5. 水的活性

微生物的生活离不开水。水活度值（water activity，a_w），是指在一定的压力和温度条件下，溶液的蒸气压力与纯水蒸气压力之比。纯水的 a_w 为 1.00，溶液中溶质越多，a_w 越小。微生物生长的最低水活度在 0.60～0.99 之间。微生物不同，其生长的最适 a_w 不同（表 5-3）。高于或低于所需要的 a_w 值，都会影响微生物的生长速率和总生长量。

表 5-3 不同微生物生长最适 a_w

一般微生物			高渗微生物		
细菌	酵母菌	霉菌	细菌	真菌	酵母菌
0.91	0.88	0.80	0.76	0.65	0.60

第二节 微生物的控制

微生物广泛地存在于人类生活的环境中，控制微生物能够保证公共卫生和人体健康。微生物的危害性还表现在引起工农业原料、产品、食品、生活用品以及药物的腐变与霉烂。研究危害各种工农业产品的微生物种类、分布、作用机制以及如何防治其危害的科学，就称为霉腐微生物学（bioeteriorative microbiology）。全世界每年由于霉腐微生物引起的损失是极其巨大又难以确切估计的，必须采取有效的控制方法。

在控制微生物方面经常用到的术语如下。

（1）灭菌（sterilization）　杀灭物体上所有微生物的方法，包括杀灭病原微生物和非病原微生物、繁殖体和芽孢。

（2）消毒（disinfection）　杀死物体中所有病原微生物营养体，但不一定杀死细菌芽孢的方法。它可以起到防止病原微生物感染或传播的作用。

（3）防腐（antisepsis）　是指在某些理化因子作用下，能防止或抑制微生物生长繁殖的一种措施，它能防止食物腐败、物质霉变。例如日常生活中以干燥、缺氧、低温、盐腌或糖渍、防腐剂等防腐方法保藏食物。

（4）无菌（asepsis）　指不含任何活微生物的状态，往往是灭菌处理的结果。

（5）无菌操作（asepsis technique）　指防止微生物进入人体或其他物品的操作方法。

（6）死亡（death）　对微生物细胞来说，是指不可逆地失去生长、繁殖的能力。

（7）杀菌（bacteriocidation）　指菌体虽死，但形体尚存。

（8）溶菌（bacteriolysis）　指菌体杀死后，其细胞发生溶化、消失的现象。

（9）抑制（inhibition）　是在亚致死剂量因子作用下导致微生物生长停止，移去这种因子后生长仍可以恢复的生物学现象。

（10）化疗（chemotherapy）　即化学治疗，是指利用具选择毒性的化学物质如磺胺、抗生素等杀死组织内的病原微生物或病变细胞，但对机体本身无毒性或不产生明显毒性的治疗措施。

抑菌、杀菌和溶菌的比较见图 5 - 12。

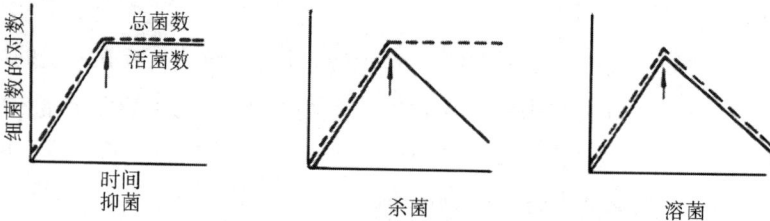

图 5 - 12　抑菌、杀菌和溶菌的比较
（注意活菌数和死菌数的区别）

一、控制微生物的物理方法

（一）热力灭菌法

微生物必须在适宜的温度范围内才能良好生长繁殖。低于最低生长温度时，微生物的生长受到抑制，新陈代谢降低，处于休眠状态，所以低温适于保藏微生物。高温对菌体具有明显的致死作用，细胞内有机分子发生生物化学变化，DNA 断裂、核糖体解体、蛋白质变性及细胞膜结构被破坏，从而导致微生物死亡。热力灭菌法就是利用高温杀死

微生物的方法。此法简便、经济、有效，应用非常广泛。

热力灭菌法分为干热灭菌法和湿热灭菌法两大类。在同一温度下，湿热灭菌效果比干热灭菌效果好，这是因为：①湿热菌体蛋白易于吸收水分，更易凝固变性；②湿热的蒸汽穿透力比干热空气大；③湿热的蒸汽有潜热存在，水由汽态变为液态时放出潜热 2255 J/g（100℃），提高物体温度，加速微生物死亡。

1. 干热灭菌法

在干燥条件下，一般细菌的繁殖体 80～100℃、1h 可被杀死；芽孢则需 160～170℃ 2h 才能被杀死。其作用机制是脱水干燥和大分子变性。干热灭菌法（dry heat sterilization）包括以下三种。

（1）灼烧法　直接用火焰灭菌，适于微生物实验室接菌环、接菌针、试管口、瓶口等的灭菌。

（2）焚烧法　直接点燃或在焚烧炉内焚烧，是一种彻底的灭菌方法，适用于废弃的污染物品、尸体等。

（3）干烤法　是利用在密闭的干烤箱中高热空气灭菌的一种方法。在 160～170℃ 维持 1～2h 可杀灭包括芽孢在内的一切微生物，可彻底灭菌，适用于高温下不变质、不损坏、不蒸发的物品，如一般玻璃器皿、瓷器、金属工具、注射器、药粉等。但应用此法时，需注意温度不宜超过 180℃，避免包装纸与棉花等纤维物品烧焦引起火灾。同时应注意玻璃器皿等必须洗净烘干，不能沾有油脂等有机物。

2. 湿热灭菌法

湿热灭菌法（moist heat sterilization）比干热灭菌法更有效。多数细菌和真菌的营养细胞在 60℃ 左右处理 5～10min 后即可被杀死，真菌的孢子稍耐热些，在 80℃ 以上的温度才能被杀死，细菌的芽孢最耐热，一般要在 120℃ 下处理 12min 才能被杀死。

161

（1）巴氏消毒法（pasteurization）　此法因巴斯德首创而得名，是一种较低温度消毒法。虽然嗜热微生物在此温度下可能免于一死，但它们在人体体温条件下不能生长，主要针对牛奶中的病原菌如结核杆菌和沙门菌，在巴氏消毒条件下均被杀死。其具体方法可分为两类：低温维持法（low temperature holding method，LTHT），即 63℃ 下维持 30min；高温瞬时法（high temperature short time，HTST），即 72℃ 下维持 15s。巴氏消毒法的优点是可以保留食品风味和营养价值，适用于牛奶、酒类、酱油等食品消毒。现在，牛奶等食品一般都采用超高温灭菌，即 135～150℃ 维持 2～6s，即可达到杀菌和保质，缩短了时间，又提高了经济效益。

（2）煮沸法（boiling）　煮沸 100℃ 5min 可杀死细菌的繁殖体，1～3h 可杀死芽孢。此法主要用于外科器械、注射器、胶管、食具和饮用水的消毒。因被灭菌物品要浸湿，其应用受到一定限制。如于水中加入 1%～2% 碳酸氢钠，可增高沸点至 105℃，加速芽孢死亡，既可提高杀菌力，又可防止金属器械生锈。

（3）流通蒸汽消毒法　又称常压蒸汽消毒法，是利用 1 个大气压（101.3kPa）下 100℃ 的水蒸汽维持 15～30min 进行消毒，可杀死细菌的繁殖体，但不能保证杀死芽孢。可采用 Arnold 流通蒸汽灭菌器或普通蒸笼进行。常用于一般外科器械、注射器、食具等的消毒。

（4）间歇灭菌法（fractional sterilization）　因由 Tynall 创名，故又称丁达尔灭菌法（tyndallization）。是利用反复多次的流通蒸汽杀死细菌的繁殖体和芽孢的一种灭菌法。方法是将物品置于 Arnold 流通蒸汽灭菌器或普通蒸笼内，100℃的水蒸汽维持 15～30min，杀死其中的细菌繁殖体，但尚存有芽孢。取出物品置于 37℃培养箱过夜，使芽孢萌发成繁殖体，次日再用同法重复灭菌。如此连续 3 次，可将所有繁殖体和芽孢全部杀死，又不破坏被灭物品的成分。适用于某些不耐高温的培养基，如含有血清、卵黄等的培养基的灭菌。

（5）常规高压蒸汽灭菌法（normal autoclaving）　是灭菌效果最好、目前应用最广泛的方法。灭菌的温度取决于蒸汽的压力，在 1 个大气压下，蒸汽的温度为 100℃，但在密闭的高压蒸汽灭菌器内，加热时蒸汽不能外溢，随着饱和蒸汽压力的增加，温度也随着增高，杀菌力大为增强，能迅速杀死繁殖体和芽孢。

为达良好的灭菌效果，一般要求温度应达到 121℃（压力表读数为 103.5kPa 或 15 磅/英寸^2），时间维持 15～20min，也可采用在较低的温度（113～115℃，即压力表读数 55.2～68.9kPa 或 8～10 磅/英寸^2）下维持 20～30min 的方法。此法适合于一切微生物学实验室、医疗保健机构或发酵工厂中培养基及多种器材、物料的灭菌。

高压蒸汽灭菌锅是每一个微生物学实验室、医院必备的设备。使用高压蒸汽灭菌时，要注意事先保证排出锅内冷空气，否则压力虽上升，但混合蒸汽的温度达不到饱和蒸汽的温度（表 5-4）。此外，还需注意锅内水量，避免烧干；物品摆放疏松以使蒸汽流通；到达灭菌时间，停止加热后，待锅内压力自行下降至零，缓缓打开排气阀门，使内外压力平衡，才可以取出灭菌物品；最后，要定期检测高压蒸汽灭菌锅的性能。检测方法是将专用的细菌测定纸条（含有耐热的枯草芽孢杆菌、热脂肪芽孢杆菌等）放在待灭菌物品的中间，灭菌后取出放入肉汤培养基中，经培养一段时间后，若不见细菌生长，说明高压蒸汽灭菌锅性能良好。也可采用熔融温度指示剂，其熔点正好是灭菌所需要的温度，如加入 β-萘酚（121℃）、苯甲酸（121℃）、乙酰替苯胺（116℃）、硫磺（熔点 115℃）等结晶，灭菌后检测是否熔化变形，即可判别灭菌温度是否达到要求。

表 5-4　空气排除程度对灭菌温度的影响

压力表读数 kPa（磅/英寸^2）	饱和蒸汽温度（℃）	排除 1/2 空气温度（℃）
34.5　（5）	109	94
55.2　（8）	113	105
68.9　（10）	115	112
103.5　（15）	121	118
137.9　（20）	127	124
206.8　（30）	134	128

在高压蒸汽灭菌时，高温尤其是长时间的高温除对培养基中的淀粉成分有促进糊化和水解等少数有利影响外，会对培养基成分产生很多不利的影响，如改变培养基的 pH（多为降低 pH）；形成沉淀物；改变色泽；破坏营养，降低培养基浓度等。消除以上有害影响的措施很多，主要有：①采用特殊加热灭菌法，对易被破坏的含糖培养基进行灭

菌时，可先将糖液与其他成分分别灭菌后再合并；对含 Ca^{2+} 或 Fe^{3+} 的培养基与磷酸盐先分别灭菌，然后再混合，就不易形成磷酸盐沉淀；对含有在高温下易被破坏成分的培养基（如含糖组合培养基）可进行低压灭菌（113～115℃，即 55.2～68.9kPa 或 8～10 磅/英寸² 维持 20～30min）或间歇灭菌；在大规模发酵工业中，可采用连续加压灭菌法进行培养基的灭菌等。②过滤除菌法，对培养基中某些不耐热的成分可采用过滤除菌法"灭菌"（见后），过滤除菌的缺点是无法去除其中的病毒和噬菌体。③其他方法，在配制培养基时，为避免发生沉淀，一般应按配方逐一加入各种成分。另外，加入 0.01% EDTA（乙二胺四乙酸）或 0.01% NTA（氮川三乙酸）等螯合剂到培养基中，可防止金属离子发生沉淀；还可以用气体灭菌剂如氧化乙烯等对个别成分进行灭菌处理。

（6）连续加压灭菌法（continuous autoclaving） 也称"连消法"，此法适用大规模的发酵工厂中作培养基灭菌用。方法主要是将培养基在发酵罐外连续不断地进行加热、维持和冷却，再进入发酵罐。培养基一般在 135～140℃下处理 5～15s。优点是：①因采用高温瞬时灭菌，可最大限度减少营养成分的破坏，提高了原料的利用率，比采用"实罐灭菌"（121℃、30min）产量提高 5%～10%；②适于自动化操作，降低操作人员的劳动强度；③总的灭菌时间较分批灭菌时间明显减少，缩短了发酵罐的占用周期，提高利用率；④由于蒸汽负荷均匀，提高了锅炉利用率。

3. 影响热力灭菌法的因素

（1）温度与作用时间 每种微生物都有一定的致死时间，这个术语是指在特定的温度条件下，杀死微生物所需的最短时间。致死温度是指在一定的时间内，杀死微生物所需的最低温度。热力灭菌法常采用致死时间和致死温度为标准，一般而言，致死温度越高，则致死时间越短，灭菌效果越好。举例来说，结核杆菌加热 58℃，需 30min 被杀死，59℃需 20min，65℃需 2min，72℃则只需几秒钟。

（2）微生物因素 主要与微生物的种类、菌龄和菌数有关。不同的微生物的热敏感性不同，来自同一种微生物的营养体与孢子对热的抗性不同，芽孢的抗热性远远大于营养体和孢子。如一般细菌的营养体 55～60℃作用 30～60min 死亡，肉毒梭菌的芽孢对高热有很强的抵抗力，需煮沸 3～5h。幼龄菌比老龄菌对热的抵抗力小。灭菌物体中含菌量越高，杀死最后一个微生物所需的时间越长，如天然原料麸皮等植物性原料配置的培养基，一般含菌量较高，而合成培养基含菌量较低。

（3）灭菌对象的性质 主要与灭菌对象的 pH 和介质有关。灭菌对象的 pH 对灭菌效果有较大的影响，酸性时，微生物的抗热力明显减弱，对酸性物品灭菌时可考虑降低温度与时间。高浓度的糖、蛋白质和脂类能降低热的穿透性，增加对热的抗性。水分能促进菌体蛋白质凝固，加速菌体死亡。因此，灭菌对象的含水量直接影响灭菌时间和温度。

（二）紫外线与电离辐射

1. 紫外线

紫外线（ultraviolet light）波长在 100～400nm，在 200～300nm 时有杀菌作用，其中以 265～266nm 波长紫外线杀菌力最强。核酸、嘌呤、嘧啶和蛋白质等很多物质能吸收紫外线，核酸的最大吸收峰在 265nm。当微生物被照射时，DNA 吸收紫外线，在链间或链内相邻的胸腺嘧啶之间形成二聚体，从而改变了 DNA 的分子构型，干扰了 DNA 复制，造成微生物死亡。如果照射时间或照射剂量不足，则可引起微生物发生突变。此外，紫外线还对病毒、毒素和酶类有灭活作用。

在实际应用方面常使用人工的紫外灯。人工紫外灯是将汞置于石英玻璃灯管中，通电后汞化为气体，放出紫外线。紫外线杀菌力强，但释放能量较低，穿透力差，不能透过普通玻璃、纸张、尘埃和水蒸汽等，故紫外线只适用于空气和物体表面的消毒。人工紫外线广泛用于微生物实验室、医院、公共场所、动物房的空气或不耐热物品表面消毒等。一般无菌室内装一支 30W 的紫外灯管，照射 30min 即可杀死空气中的微生物。空气的湿度超过 55% ~60% 时，紫外线的杀菌效果迅速下降。使用紫外线消毒时，要注意防护，不能在灯下操作，紫外线会损伤皮肤和眼结膜。此外，紫外线可能诱导产生环境中有害变化而间接影响微生物的生长，如臭氧、过氧化物等。

2. 电离辐射

电离辐射（ionizing radiation）光波短、能量强、穿透力高、被物质吸收后能引起物体原子或分子放出电子而变成离子，产生极强的致死效应，在足够剂量时，对各种微生物均有致死作用。其中最实用的杀菌射线是 X 射线、γ 射线及阴极射线等。主要用于不耐热的塑料注射器、吸管、导管等，也可用于食品的消毒，而不破坏其营养成分。

（三）膜滤过除菌法

1. 滤过除菌的概念

滤过除菌是用机械方法除去液体或空气中细菌的方法。所用的器具是滤菌器（filter）。滤过除菌主要用于一些不耐高温灭菌的血清、毒素、抗毒素、酶、抗生素、维生素的溶液、细胞培养液以及空气等的除菌。

2. 滤过除菌的三种类型

（1）最早使用的是在一个容器的两层滤板中间填充棉花、玻璃纤维或石棉，灭菌后空气通过它就可达到除菌的目的。为了缩小这种滤器的体积，后来改进为在两层滤板之间放入多层滤纸，灭菌后使用也可以达到除菌的作用，这种除菌方式主要用于发酵工业。空气通过无菌棉花加活性炭过滤可得无菌空气，由于棉花纤维错综交织，能截住空气中的灰尘和细菌，微生物实验用的试管、烧瓶的棉塞以及空气过滤器等均能过滤空气中的杂菌，获得无菌空气以培养需氧的微生物。药品生产中 GMP 所要求的无菌车间的空气，则是通过初效、中效和高效过滤后的净化空气。

（2）膜滤器　是由高分子材料如醋酸纤维或硝酸纤维制成的比较坚韧的具有微孔的膜，灭菌后使用。根据其孔径的不同，可分为微滤膜（>0.1μm）、超滤膜（0.1~0.01μm）、纳滤（NF，150~1000Mw）和反渗透膜（RO，氯化钠截留率≥99%）。根据不同的目的要求可选择不同类型的滤膜。微滤膜用于医药生产及医药制品的无菌检查已经相当广泛，已被纳入许多国家药典。液体培养基通过它就可以将细菌除去，由于这种滤器处理量比较少，主要用于科研。现已能生产制造的微孔直径为 0.1~100μm 的滤膜，这一技术特别适用于大体积溶液的消毒，如工业生产上啤酒、饮料及加热易破坏的药液的消毒。对水样和其他材料的微生物计数和鉴定也常采用滤膜法。超滤膜可用于病毒、大分子有机物和蛋白质等的分离截留。纳滤可截留小分子有机物、COD、BOD、重金属离子等。反渗透膜可截留无机盐。纳滤和反渗透膜主要用于纯水和矿泉水制造，食品发酵工业、制药行业的生物制剂和无菌水的制备，污水处理系统等。

（3）核孔滤器　它是由核辐射处理的很薄的聚碳酸胶片（厚 $10\mu m$）再经化学蚀刻而制成。辐射使胶片局部破坏，化学蚀刻使被破坏的地方成孔，而孔的大小则由蚀刻溶液的强度和蚀刻的时间来控制。溶液通过这种滤器就可以将微生物除去，这种滤器主要用于科研。

（四）其他物理方法

1. 超声波杀菌法

不被人耳感受的高于 $20000Hz/s$ 的声波，称为超声波。超声波由超声波发生器放出。频率较高的可闻声波和超声波（$9000\sim100000Hz/s$）可裂解多数细菌，尤其是革兰阴性菌更为敏感，但往往有残存者。超声波消毒，需要有高频率、高强度的超声波发生器，费用颇大，故至今还未得到实际应用。目前超声波主要用于粉碎细胞，以提取细胞组分或制备抗原等。超声波裂解细菌的机制主要是它通过水时发生的空化作用（cavitiation）。当声波在液体中造成压力改变，应力薄弱区就形成许多小空腔，逐渐增大，最后崩破，崩破的压力可达 1.01×10^8Pa（1000 大气压）。

2. 渗透法

水或其他溶剂经过半透膜而进行扩散的现象称为渗透（osmosis）。在渗透时溶剂通过半透膜时受到的阻力称为渗透压（osmotic pressure），渗透压的大小与溶液浓度呈正比。

细胞质膜是一种半透膜，它将细胞内的原生质与环境中的溶液（培养基等）分开，微生物生长对环境的渗透压有一定的要求，使微生物细胞质膜所承受的压力在允许的范围之内。当微生物接种在渗透压低的培养基里时，细胞吸水膨胀，细胞质膜受到一种向外的压力即肿胀力。正常条件下，革兰阳性细菌的肿胀压力为 $1.5\times10^6\sim2\times10^6Pa$（15~20 大气压），革兰阴性细菌的肿胀压力为 $8.1\times10^4\sim5.1\times10^5Pa$（0.8~5 大气压），由于细胞壁的保护作用，这种膨胀压力不会影响细菌的正常生理活动。当培养基的渗透压力高时，细胞质失水，发生质壁分离，导致生长停止。因此提高环境的渗透压，就可以达到控制微生物生长的目的。例如用盐（浓度通常为 10%~15%）腌制的鱼、肉、食品就是通过加盐使新鲜鱼、肉脱水，使微生物不能在它们上面生长；新鲜水果通过加糖（浓度一般为 50%~70%）制成果脯、蜜饯，抑制微生物生长与繁殖，起到防止腐败变质的效果。

大多数微生物能通过胞内积累某些调整胞内渗透压的相容溶质（compatible solutes）来适应培养基的渗透压变化，这类相容溶质可以是某些阳离子如 K^+；氨基酸如谷氨酸、脯氨酸；氨基酸衍生物如甜菜碱（甘氨酸的衍生物）；或糖如海藻糖类，这类物质被称为渗透保护剂或渗透调节剂或渗透稳定剂。

3. 沉积法

通过人工或自然方法，使悬浮物颗粒沉积到水的底部，这是水净化的基本方法，也是沉积法的原理。在自然界，大的颗粒和悬浮的微生物沉入湖泊、溪流的底部，使水净化。在自来水厂，沉积法在人工净化居民用水方面起了很大的作用。

165

4. 干燥法

水是微生物生长繁殖的必不可少的物质，参与细胞内的各种生理活动，微生物在干燥环境中细胞脱水和细胞内盐类浓度增高，停止代谢活动，趋向死亡。各种微生物对干燥的抵抗力不同，金黄色葡萄球菌、链球菌、结核分枝杆菌、酵母菌等耐干燥力较强，芽孢的抵抗力更强，但真菌菌丝不耐干燥。飞沫或痰液中的微生物由于有机物的保护，可以增强其抵抗干燥能力，这与结核病及其他呼吸道感染的传播有密切关系。

干燥是去除或破坏微生物的重要自然方法。药材、食品、粮食等物品经干燥后，水分降至低点（3%左右），可以抑制微生物生长。用浓盐液或糖浆处理药物或食品，使细菌细胞内水逸出，也是久存食品和药品的方法之一。

二、控制微生物的化学方法

化学方法是用化学药品来杀死微生物或抑制微生物生长与繁殖的方法，包括用于消毒和防腐的化学消毒剂及防腐剂，用于治疗的化学治疗剂等。化学方法很少能达到灭菌要求，它们只能从物体上除去病原微生物或抑制微生物生长繁殖，起到消毒防腐的作用。

（1）消毒剂（disinfectant） 具有消毒作用的化学物质称为消毒剂。一般消毒剂在常用浓度下只能杀死微生物的营养体，对芽孢则无杀灭作用。

（2）防腐剂（antiseptic） 具有防腐作用的化学物质称为防腐剂。

（3）化学治疗剂（chemotherapeutant） 用于化疗目的的化学物质。最重要的化学治疗剂有各种抗生素、磺胺类药物和中草药中的有效成分等。

实际上消毒剂和防腐剂之间无严格的界限，一种化学物质在高浓度下是消毒剂，在低浓度下是防腐剂，一般统称为消毒防腐剂。消毒防腐剂不仅作用于病原菌，同时对机体组织细胞也有损坏作用，因此只能外用或用于环境的消毒。主要用于体表（皮肤、黏膜、浅表伤口等）、器械、排泄物和周围环境的消毒。理想的消毒剂应是杀菌力强、作用迅速、无腐蚀性、能长期保存、对人畜无毒性或毒性较小的化学药品。

化学治疗剂的最大特点是选择性地杀灭或抑制微生物，而对机体没有毒性或不产生明显毒性。

（一）常用的消毒剂和防腐剂

消毒剂和防腐剂可能是杀菌剂（bactericidal agents）或抑菌剂（bacteriostatic agents）。杀菌剂能杀死微生物，这种灭菌作用属不可逆过程，即除去杀菌剂，微生物仍不可能生长。有一些情况下，杀菌剂引起细胞溶解，称为溶菌剂（bacteriolytic agents）。抑菌剂即用于抑制微生物繁殖的一种药剂，当移去抑菌剂后，微生物又可恢复生长繁殖的能力。

消毒剂种类繁多，作用机制不尽相同，一种化学消毒剂对微生物的影响常是多方面的，但以某一方面为主。表5-5列出了常用消毒剂的种类、作用机制和用途。

表 5-5 常用的防腐剂和消毒剂

抗微生物剂	用途	作用机制	备注
0.05%~0.1%升汞	非金属物品器皿消毒	与蛋白质中的巯基结合使失活	杀菌作用强，腐蚀金属器械，遇肥皂和蛋白质时失去作用
2%红汞	皮肤、黏膜、小创伤消毒	与蛋白质中的巯基结合使失活	作用小，但无刺激性
硫柳汞 0.02%~0.1%	皮肤、手术部位消毒，生物制品防腐	与蛋白质中的巯基结合使失活	杀菌力弱，抑菌力强
硝酸银 1%	皮肤、新生儿滴眼预防淋球菌感染	沉淀蛋白质，使其变性	刺激皮肤
硫酸铜 0.1%~0.5%	游泳池、供水池	与蛋白质巯基结合使失活	遇有机物失活
高锰酸钾 0.1%	皮肤、尿道、阴道消毒，蔬菜水果消毒	氧化蛋白质的活性基团	久置失效，随用随配
过氧化氢 3%	口腔黏膜消毒，冲洗伤口	创建厌氧环境，氧化蛋白质	不稳定
过氧乙酸 0.2%~0.5%	塑料、玻璃器材及洗手	氧化蛋白质的活性基团	原液对皮肤金属有腐蚀性
氯 0.2~0.5ppm	饮水及游泳池消毒	破坏细胞膜、酶、蛋白质	刺激性强
漂白粉 10%~20%	饮水消毒，地面、厕所及排泄物消毒	破坏细胞膜、酶、蛋白质	有效氯易挥发，有腐蚀及褪色作用，不能用于金属及衣物消毒
碘酊 2%~2.5%	皮肤消毒	蛋白质中的酪氨酸碘化作用	不能与红汞同用，有刺激性，用后用乙醇脱碘
苯扎溴铵（新洁而灭）0.05%~0.1%	外科手术洗手，皮肤黏膜消毒，浸泡手术器械	蛋白质变性，溶解细胞膜上的脂质	遇肥皂及其他合成洗涤剂作用减弱
杜灭芬 0.05%~0.1%	皮肤创伤，金属橡皮塑料类物质消毒	蛋白质变性，溶解细胞膜上的脂质	遇肥皂及其他合成洗涤剂作用减弱
醋酸 5~10ml/m³ 加等量水蒸发	空气消毒	改变 pH，蛋白质凝固，破坏细胞膜和细胞壁	刺激皮肤
生石灰加水按 1:4 或 1:8 配成糊状	消毒排泄物及地面	改变 pH，蛋白质凝固，破坏细胞膜和细胞壁	腐蚀性大，应新鲜配置
石炭酸 3%~5%	地面、家具、器皿的表面消毒	凝固蛋白质，破坏细胞膜	杀菌力强，有特殊气味
甲酚皂（来苏儿）2%~5%	地面、家具、器皿的表面消毒	凝固蛋白质，破坏细胞膜	腐蚀性强
龙胆紫 2%~4%	浅表创伤消毒	与蛋白质的羧基结合	对葡萄球菌作用较好
乙醇 70%~75%	皮肤消毒，体温计消毒	蛋白质变性，溶解脂肪，脱水剂	有刺激性，不宜用于黏膜及创面，易挥发
甲醛 0.5%~10%	物品消毒，接种箱、接种室的熏蒸	破坏蛋白质氢键或氨基	尸体防腐 2%，穿透力弱，对组织有过敏毒性，受有机物干扰
戊二醛 2%（pH8 左右）	外科器械的消毒	破坏蛋白质氢键或氨基	不稳定，对皮肤有毒性
环氧乙烷	手术器械，毛皮，食品，药品	有机物烷化，酶失活	易爆，对皮肤有毒，需要维持湿度

注：1ppm = 1mg/kg

167

（二）影响消毒剂发挥作用的因素

消毒剂的作用效果受环境、微生物种类及消毒剂本身等多种因素的影响，合理使用可提高消毒效果，否则会减弱消毒效果，在使用过程中应加以注意。影响消毒效果的主要因素有以下几种。

1. 消毒剂的性质、浓度和作用时间

各种消毒剂的理化性质不同，对微生物的作用方式各异。例如表面活性剂对革兰阳性菌的杀菌效果比对革兰阴性菌好；甲紫对葡萄球菌作用较强。同一种消毒剂的浓度不同，其消毒效果也不同。绝大多数消毒剂在高浓度时杀菌作用大，当浓度降低至一定程度时只有抑菌作用，但醇类例外，以70%～75%浓度的乙醇或50%～80%异丙醇的杀菌力最强，原因可能是高浓度醇类可使菌体表面蛋白质迅速凝固，导致乙醇等无法继续渗入菌体内部发挥作用。消毒剂在一定浓度下，对细菌的作用时间愈长，消毒效果也愈强。

2. 微生物的种类与数量

同一消毒剂对不同微生物的杀菌效果不同。例如70%乙醇可杀死一般细菌繁殖体，但不能杀灭细菌的芽孢；5%石炭酸5min可杀死沙门菌，而杀死金黄色葡萄球菌则需10～15min；一般消毒剂对结核杆菌的作用要比对其他细菌繁殖体作用差。因此，必须根据消毒对象选择合适的消毒剂。微生物的数量越大，所需消毒时间就越长。

3. 环境因素

被消毒物品的温度、pH、环境中的有机物的存在等都影响消毒剂发挥作用。一般温度升高，可提高消毒效果，例如2%戊二醛杀灭炭疽杆菌芽孢 $10^4/ml$，20℃时需15min，40℃需2min，56℃时需1min。细菌在适宜的pH环境中抵抗力较强，酚类在酸性溶液中效果最好。环境中的有机物常与消毒剂结合而影响其杀菌效果。在对皮肤或器械消毒时，应先洗净再用药，对痰、排泄物的消毒，应选用受有机物影响小的消毒剂。

三、生物安全

随着在农业、医药等领域中生物技术的迅速发展和日益广泛应用，与此相关的生物安全争论也愈加突出和激烈。生物安全的科技问题与政治、贸易和宗教伦理等复杂问题相互交织，已成为各国政府和公众十分关注的社会热点问题。生物安全，广义的概念包括所有生物及其产品的安全性问题。而目前成为国际社会焦点的，则主要是指现代生物技术从研究、开发到生产应用全过程中的安全性问题，特别是转基因生物及其产品的研究、试验、生产、加工、经营、应用和进出境等各个环节中可能对人体健康和生态环境造成潜在风险与危害的安全性评价、防范和管理。

生物安全指防范、处理微生物及其毒素对人体危害的综合性措施。原卫生部已经颁布了针对生物安全实验室的行业标准《微生物和生物医学实验室生物安全通用准则》（WS 233 – 2002），其主要内容基本上是参照美国国立卫生研究院（NIH）及美国疾病控制中心（CDC）的标准制订的，用于指导各级生物安全实验室的设计、建造及使用。

生物危害程度的分级：根据微生物以及各种生物活性因子对个体和群体的危害性将其分为四级。

（1）危害等级 I （低个体危害，低群体危害）　不会导致健康工作者和动物致病的细菌、真菌、病毒和寄生虫等生物因子。它们中绝大部分因为种系屏障而不感染人类，例如某些对人不致病的动物病毒等。

（2）危害等级 II （中等个体危害，有限群体危害）　能引起人或动物发病，但一般情况下对健康工作者、群体、家畜或环境不会引起严重危害的病原体。实验室感染不导致严重疾病，具备有效治疗和预防措施，并且传播风险有限。对于其所致的感染有高效药物或疫苗防治，例如铜绿假单胞菌等。

（3）危害等级 III （高个体危害，低群体危害）　能引起人类或动物严重疾病，或造成严重经济损失，但通常不能因偶然接触而在个体间传播，或能使用抗生素、抗寄生虫药治疗的病原体。例如产毒的结核分枝杆菌、炭疽芽孢杆菌、立克次体等。

（4）危害等级 IV （高个体危害，高群体危害）　能引起人类或动物非常严重的疾病，一般不能治愈，容易直接或间接或因偶然接触在人与人，或动物与人，或人与动物，或动物与动物间传播的病原体。例如天花病毒、黄热病病毒等。

根据多接触的生物病原体的危害程度，生物安全防护水平（biosafety level，BSL）也分为四级。

美国疾病控制中心实验室生物安全级别标准：生物安全实验室分级见表 5 - 6。

表 5 - 6　美国疾病控制中心实验室生物安全级别标准：生物安全实验室分级

美国疾病管理中心	病原	操作	一级屏障	二级屏障
BSL - 1	不会经常引发健康成人疾病	标准的微生物操作	不要求	开放实验台、洗手池
BSL - 2	人类病原菌，因皮肤伤口、吸入、黏膜曝露而发生危险	BSL - 1 操作外加：①限制进入；②有生物危险警告标志；③"锐器"安全措施；④生物安全手册，其中规定废物消毒和医疗观察	1 级、2 级生物安全柜实验服、手套，若需要则采取面部保护措施	BSL - 1 外加：高压灭菌锅
BSL - 3	内源性和外源性病原，可通过气溶胶传播，能导致严重后果或生命危险	BSL - 2 操作外加：①控制进入；②所有废物消毒；③洗涤前，实验服消毒；④有基础血清	1 级、2 级生物安全柜保护性实验服、手套，若需要则采取呼吸保护措施	BSL - 2 外加：①和进入走廊隔开；②双门进入，门自动关闭；③排出的空气不循环；④实验室内负压
BSL - 4	对生命有高度危险的危险性病原或外源性病原：致命、通过气溶胶而致实验室感染；或未知传播风险的有关病原	BSL3 操作外加：①进入前换衣服；②出实验室前淋浴；③带出设施的所有材料消毒	3 级生物安全柜或 1 级、2 级生物安全柜加全身的、供应空气的正压防护服	BSL3 外加：①单独建筑或隔离区域；②有供气系统、排气系统、真空系统、消毒系统；③其他有关要求

169

第六章 CHATPER

▼

微生物的遗传和变异

遗传（heredity 或 inheritance）和变异（variation）是生物体的最本质的属性之一。微生物与其他任何生物一样具有遗传性（inheritance）和变异性（variation）。生物通过无性繁殖或有性繁殖方式繁衍后代，保证生命在世代间的连续，并使子代与亲代相似，这种世代间子代与亲代相似的现象就是遗传。微生物在一定条件下，其生物学特性包括形态、结构、代谢、繁殖、毒力、抗原性和对药物的敏感性等相对稳定，并能代代相传，子代与亲代之间表现出相似性，遗传性使微生物保持了种属的稳定性。但是生物的子代与亲代之间，子代不同个体之间总是存在不同程度的差异，这种现象称为变异。变异性能使微生物产生变种和新种，使物种得以发展和进化。

通过遗传物种得以保持相对稳定，我们才能获得各种具有稳定性能的菌株；而变异则促使新的性状的产生，又使我们能不断地获得新的优良和高产品种。所以微生物遗传与变异是我们进行菌种选育和菌种保藏的主要理论依据。

微生物具有一系列非常独特的生物学特性，包括：个体的结构极其简单；营养体一般都是单倍体；易于在成分简单的组合培养基上大量生长繁殖；繁殖速度快；易于累积不同的中间代谢物或终代谢物；菌落形态特征的可见性与多样性；环境条件对微生物群体中各个体作用的直接性和均一性；易于形成营养缺陷型；各种微生物一般都有相应的病毒以及存在多种处于进化过程中的原始有性生殖方式等；因而在研究现代遗传学和其他许多重要的生物学基本理论问题中，微生物成了最热衷的研究对象。对微生物遗传规律的深入研究，不仅促进了现代分子生物学和生物工程学的发展，而且还为育种工作提供了丰富的理论基础，促使育种工作向着从不自觉到自觉，从低效到高效，从随机到定向，从近缘杂交到远缘杂交等方向发展。例如50多年来对青霉素生产菌进行诱变、选育取得了卓越的成果。

第一节 遗传变异的物质基础

一、遗传变异物质基础的实验证明

(一) 转化实验

1928 年，英国医生 Griffith 在研究肺炎链球菌时首先发现了转化（transformation）现象。肺炎链球菌（*Streptococcus pneumoniae*，旧称肺炎双球菌）有致病型和非致病型。致病型有荚膜，表面光滑，称为 S 型，感染小鼠会导致小鼠患败血症而死亡；非致病型无荚膜，表面粗糙，称为 R 型。Griffith 把少量无毒的 R 型和大量已经加热杀死的有毒 S 型肺炎链球菌混合注射到小白鼠体内，结果小白鼠病死，并意外地在死鼠体内发现有活的 S 型肺炎链球菌细胞，结果如图 6 - 1。

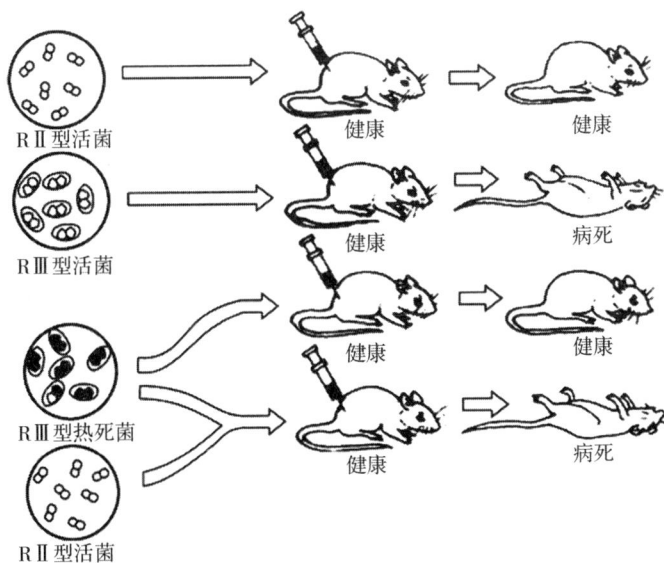

图 6 - 1 转化现象

（1）R Ⅱ型活菌→注射小白鼠→小白鼠不死亡；

（2）S Ⅲ型活菌→注射小白鼠→小白鼠死于全身感染，并分离到 S Ⅲ型活菌；

（3）加热杀死的 S Ⅲ型活菌→注射小白鼠→小白鼠不死亡；

（4）R Ⅱ型活菌与加热杀死的 S Ⅲ型菌混合→注射小白鼠→小白鼠死于全身感染，并分离到 S Ⅲ型菌。

以上结果表明，R Ⅱ型活菌吸收了能产生荚膜的物质而具有形成荚膜的能力，并显示毒力。当时将这种物质称为转化因子，但并不清楚其化学本质。

1944 年 Avery 等人在离体条件下进一步证实了转化现象，并对其本质进行了一系列深入的研究。只有 S Ⅲ型的 DNA 才能将 R Ⅱ型转化为 S Ⅲ型（图 6 - 2），DNA 纯度越高转化活性也越高，用 DNA 酶处理则转化活性消失，证明转化因子是 DNA。

171

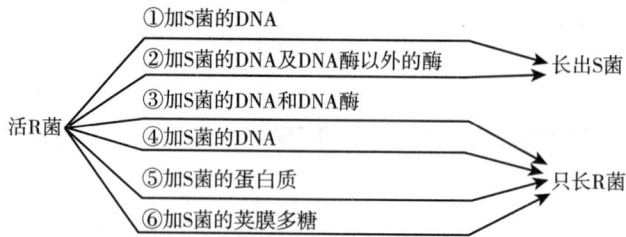

图 6-2　证明转化因子是 DNA 的实验

（二）噬菌体感染实验

1952 年 A. D. Hershey 和 M. Chase 发表了证明 DNA 是噬菌体遗传物质基础的噬菌体感染实验。首先，他们将 *E. coli* 分别培养在以放射性$^{32}PO_4^{3-}$ 或$^{35}SO_4^{2-}$ 作为磷源或硫源的组合培养基中，用 T2 噬菌体分别感染，获得含^{32}P - DNA（噬菌体核心）或含^{35}S - 蛋白质（噬菌体外壳）的两种实验用噬菌体。接着他们进行了以下两组实验（图 6-3 和图 6-4）。用放射性标记的噬菌体感染一般培养液中的无标记大肠埃希菌，经过短时间保温以后，用组织捣碎器搅拌，使吸附在细菌外表的 T2 蛋白质外壳脱离细胞并均匀分布，接着进行离心，分别测定沉淀物和上清液中的放射性核素标记，测定结果表明，几乎全部的^{32}P 都和细菌在一起出现在沉淀中，而^{35}S 则几乎全部存在于上清液中。

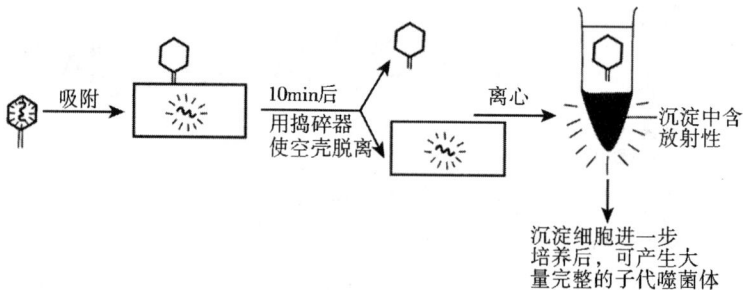

图 6-3　用含^{32}P - DNA（核心）的噬菌体做感染实验

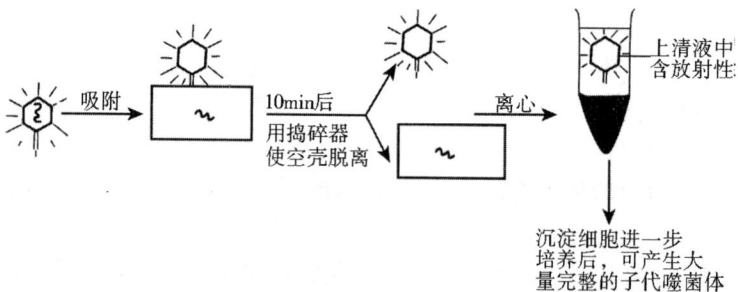

图 6-4　用含^{35}S - 蛋白质（外壳）的噬菌体做感染实验

在噬菌体感染过程中，其蛋白质外壳未进入宿主细胞，进入的只有 DNA，但经增殖、装配后，却能产生一大群既有 DNA 核心又有蛋白质外壳的完整噬菌体颗粒。这就有力证明在噬菌体 DNA 中，含有包括合成蛋白质外壳在内的整套遗传信息，所以 DNA 是遗传物质。

（三）植物病毒拆开重建实验

1956 年 Fraenkel – Conrat 用含 RNA 的烟草花叶病毒（tobacco mosaic virus，TMV）证明 RNA 也可作为遗传物质。将 TMV 放在一定浓度的苯酚溶液中振荡，可将它的蛋白质外壳与 RNA 核心分离。分离后的 RNA 在没有蛋白质包裹的情况下，仍然能够感染烟草，使其出现典型症状，并且在病斑中也可分离出正常的病毒颗粒，但由于 RNA 是裸露的，感染频率较低。

在实验中，还选用了另一株与 TMV 近缘的霍氏车前花叶病毒（Holmes ribgrass mosaic virus，HRV）。当用 TMV 的 RNA 与 HRV 的蛋白质外壳重建后的杂合病毒去感染烟草时，烟叶上出现的是典型的 TMV 病斑，再从中分离出来的新病毒也是未带有任何 HRV 痕迹的典型 TMV 病毒。反之，用 HRV 的 RNA 与 TMV 的蛋白质外壳进行重建时，则获得的是 HRV 病毒（图 6–5）。也就是说，RNA 来自哪一个亲本，病症就与哪一个亲本相似，产生的子代病毒也与哪一个亲本相同，病斑的遗传信息不是由蛋白质传递的而是由 RNA 来传递的。这充分说明，在 RNA 病毒中，遗传的物质基础也是核酸，只不过是 RNA。

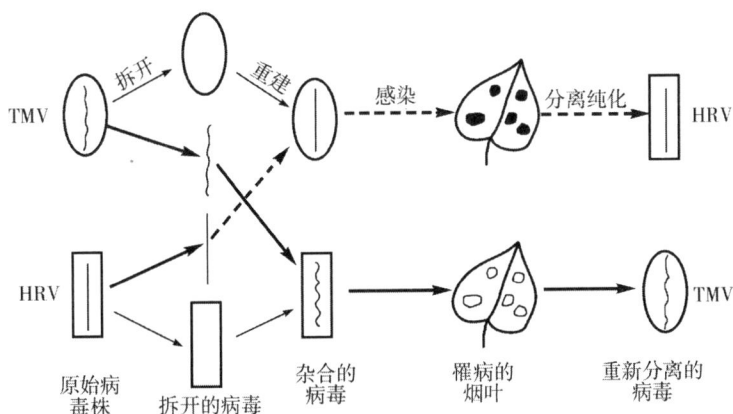

图 6–5 TMV 重建实验示意图（粗箭头表示遗传信息的去向）

三个经典实验证明了一个共同的结论：只有核酸才是负荷遗传信息的真正物质基础。

二、微生物的遗传物质

核酸作为一切生物遗传的物质基础，主要有 DNA 和 RNA 两种类型。病毒和噬菌体的遗传物质是 DNA 或 RNA，而一切有细胞结构的生物（真核生物和原核生物），DNA 是遗传的物质基础，核内 DNA 为主要的遗传物质。另外，微生物还有质粒、细胞器 DNA（真核微生物中）等核外遗传物质。

（一）真核微生物的遗传物质

酵母菌、霉菌等真核微生物与高等动、植物一样，具有真正的细胞核结构。细胞核的遗传物质以细胞分裂间期的染色质（chromatin）和细胞分裂期的染色体（chromo-some）的形式而存在，它们的主要化学组成是线状双链DNA分子和蛋白质（主要是组蛋白）。染色质的结构单位为核小体（nucleosome），每个核小体大约由200bp的DNA和五种组蛋白构成。四种组蛋白（H2A、H2B、H3和H4）各2个分子构成一个扁圆体（组蛋白八聚体），双链DNA分子在其上环绕约 $1\frac{3}{4}$ 圈（约146bp），两者构成核小体的核心颗粒。在DNA分子"进"、"出"扁圆体处（即核心颗粒上的146bpDNA两端分别延伸10bp，即166bp DNA可缠绕两整圈），连接一个H1分子。连接两个核小体核心颗粒之间的DNA称为连接DNA（linker DNA），平均长度50~60bp。一个个核小体排列成串珠状染色质纤丝（约10nm），它首先螺旋化形成直径约30nm的螺线管（solenoid），再进一步高级结构化，最终形成能在光学显微镜下可见的染色体（图6-6）。

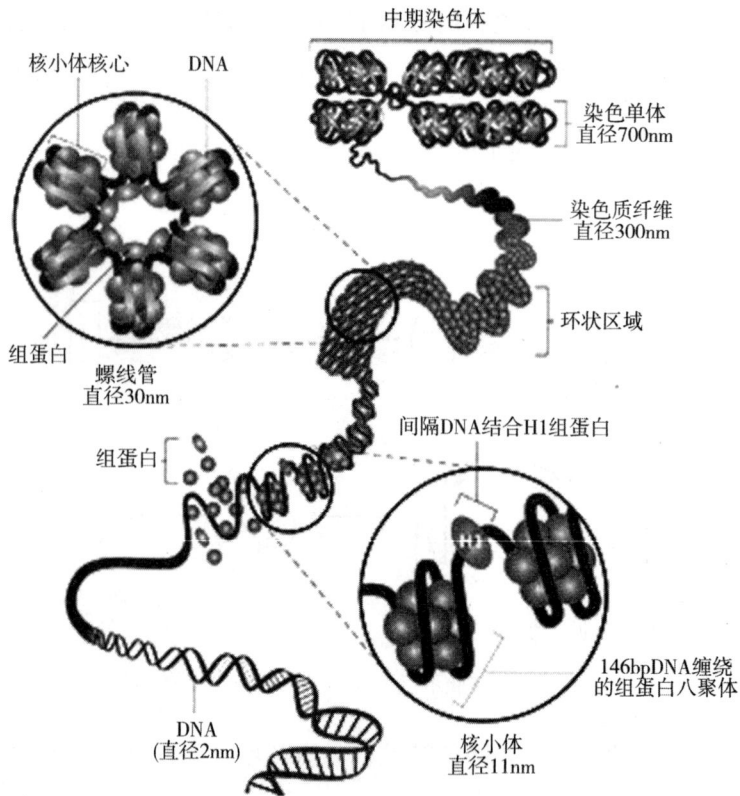

图6-6 真核生物染色体的构成

真核微生物一般含有多条染色体，例如酿酒酵母（*Saccharomyces cerevisiae*）有16条染色体，构巢曲霉（*Aspergillus nidulans*）具有6条染色体，但微生物多为单倍体，即每个细胞中只含有一套遗传物质。真核微生物的基因组远远大于原核微生物，具有多个起始位点，大部分含有内含子（即不被翻译的部分），存在大量重复序列。

真核微生物中的遗传物质除染色体外另一种重要形式是细胞器DNA。真核微生物的细胞器包括叶绿体（chloroplast）、线粒体（mitochondrion）、中心粒（centriole）、毛基体（kinetosome）等。这些细胞器都有自己的独立于染色体外的 DNA。这些 DNA 与其他物质一起构成具有特定形态的细胞器结构，并且携带有编码相应酶的基因，如线粒体 DNA 携带有编码呼吸酶的基因，叶绿体 DNA 携带有编码光合作用酶系的基因。这些细胞器及其 DNA 结构复杂而多样，功能不一，而且对于生命活动常是不可缺少的。细胞器中的 DNA 常呈环状，都可进行半保留复制，含量仅为染色体 DNA 的 1% 以下。

（二）原核微生物的遗传物质

1. 细菌、放线菌的遗传物质

原核微生物（细菌、放线菌等）没有真正的细胞核，核物质仅为裸露的 DNA，称为拟核或类核（nucleoid）。原核微生物的核 DNA 没有真正的染色体形态，为叙述方便也称作染色体。染色体 DNA 是原核生物主要的遗传物质，一般是一条几乎裸露的共价闭合环状的（covalently closed circular，CCC）双链 DNA 分子，有一个复制起始点和终点，是能进行独立自主复制的一个完整的核酸序列，构成一个复制单位。原核微生物基因组 DNA 分子量较小，重复序列较少。大肠杆菌是目前研究得最深入的原核生物，1997 年完成了其基因组的全序列测定，其 DNA 约含 4.7×10^3 kp（kilobase pair，千碱基对），长度为 1100～1400μm，含有约 4300 个基因，其中重复序列约占 1%。大肠杆菌环状染色体在细胞中以紧密缠绕成的较致密的不规则小体形式存在，其中 DNA 占 80%，其余为 RNA 和蛋白质。用 RNA 酶或蛋白酶处理类核，可使之由致密变得松散（图 6-7），这表明 RNA 和某些蛋白质分子起着稳定类核的作用。

典型的原核微生物通常只含有一条染色体，染色体 DNA 是环形的。但是也有例外，如类球红细菌（*Rhodobacter sphaeroides*）有两条染色体，而布氏螺旋体（*Borrelia burgdorferi*）和铅青链霉菌（*Streptomyces lividans*）的染色体是线形的。

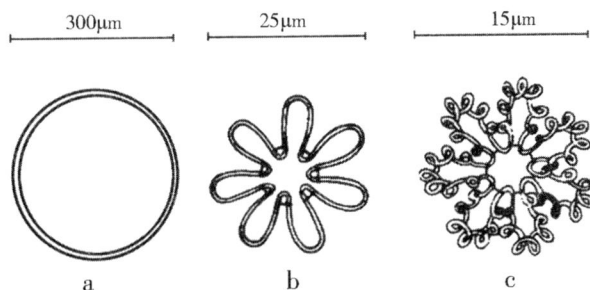

图 6-7 大肠杆菌染色体的基本结构特征

a. 未螺旋的双链 DNA　b. 由 RNA "连接物" 形成环　c. 超螺旋、折叠的染色体

2. 古细菌的遗传物质

古细菌也属于原核微生物，与细菌类似，其遗传物质有一条环状或线状的染色体 DNA 和质粒等核外遗传物质，基因排列大多与细菌相同，但已经在 16S rRNA、23S rRNA 和 tRNA 等基因中发现了与真核细胞相似的内含子结构。其参与 DNA 复制的 DNA 聚合酶既与细菌相似，又与真核生物在氨基酸序列上有较高的同源性。参与转录的 RNA 聚合酶也类似于真核生物，能识别真核生物的启动子，并需要转录因子参与。古细菌翻译的起始氨基酸是甲硫氨酸，也与真核生物相同，而不同于细菌的甲酰甲硫氨酸。例如詹

175

氏甲烷球菌（*Methanococcus jannaschii*）环形染色体 DNA 大小为 1.66×10^6 bp，具有 1682 个编码蛋白质的 ORF。功能相关的基因组成操纵子结构，共转录成一个多顺反子；有 2 个 rRNA 操纵子；有 37 个 tRNA 基因，基本上无内含子；无核膜。但负责信息传递功能的基因（复制、转录和翻译）则类似于真核生物，特别是转录起始系统与真核生物基本相同，而与细菌截然不同。基因组中还有 5 个组蛋白基因，表明虽然甲烷球菌基因图谱看来酷似细菌的基因图谱，但基因组本身在细胞内可能上是按真核生物方式组成真正的染色体结构。

（三）非细胞型微生物的遗传物质

1. 病毒和噬菌体的遗传物质

除朊病毒（蛋白质侵染因子）外，已知所有的病毒和噬菌体的遗传物质都只含有 DNA 或 RNA 中的一种。病毒和噬菌体的遗传物质包含着一套基因，即病毒和噬菌体的基因组。病毒和噬菌体的核酸类型多种多样：可以是双链，也可以是单链；可以是单正链，也可以是单负链；可以是环状的，也可以是线状的；可以是一个完整的核酸分子，也可以是分成多个节段的。病毒和噬菌体核酸结构的多样性，导致它们采用不同的方式产生 mRNA 和进行核酸的复制（图 6-8）。

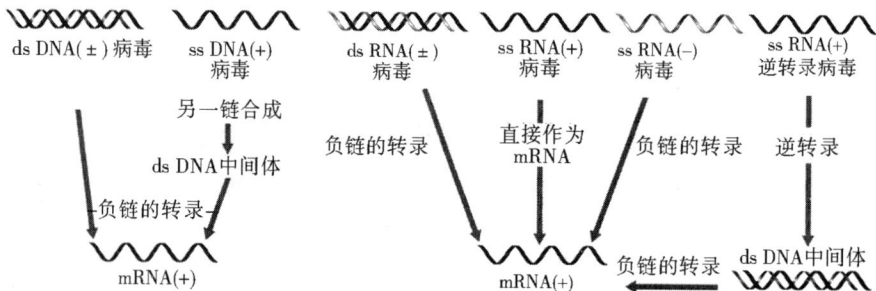

图 6-8　病毒 mRNA 的合成

2. 朊病毒的遗传物质

朊病毒（virino）也即蛋白侵染因子（prion，proteinaceous infectious agents）是一种比病毒更小、仅含具有侵染性的疏水蛋白质分子，是一类能引起哺乳动物的亚急性海绵样脑病的病原因子。近年引发世界尤其是欧洲国家恐慌的疯牛病即牛海绵状脑病（spongiform encephalopathy）、羊瘙痒病（scrapie）等都是由此朊病毒引起的。纯化的感染因子称为朊病毒蛋白（PrP）。在正常的人和动物细胞的 DNA 中都有编码 PrP 的基因。且无论受感染与否，宿主细胞中 PrP mRNA 水平保持稳定，即 PrP 是细胞组成型基因的表达产物，为一种膜糖蛋白，称为 PrPc。PrPc 与引发羊瘙痒病的 PrPsc 是同分异构体，一级结构相同，但折叠程度不同，PrPsc 的 β 折叠程度大为增加而导致溶解度降低，对蛋白酶的抗性增强。

有人认为 PrPsc 进入细胞后与 PrPc 的结合，形成 PrPc-PrPsc 复合体，使 PrPc 构型变化为 PrPsc，即形成 2 个 PrPsc 分子，2 个 PrPsc 分子再分别与 2 个 PrPc 分子结合，进入下一轮循环，PrPsc 可呈指数增加。

（四）质粒

质粒（plasmid）通常是指细菌细胞内、染色体外、能自主复制的遗传物质，目前放线菌和某些酵母菌中也发现有质粒存在。许多质粒既可以游离于细胞质中自主复制，也可以整合入宿主细胞染色体中，随染色体复制而复制，这种质粒又称为附加体（episome）。质粒不仅与微生物遗传物质的转移有关，也与某些微生物的致病性、次级代谢产物（如抗生素）的合成以及微生物的抗药性有关，基因工程中质粒是最常用的载体，因而对质粒的研究日益受到重视。

1. 质粒的基本特性

（1）质粒一般是闭合、环状、双链 DNA（ccc dsDNA）分子，有超螺旋和开环式两种存在形式。自然的质粒大小从 1.0kb ~ 1000kb 以上，典型的质粒约为染色体的 1/20。

（2）能自主复制　质粒可独立于宿主染色体外自主复制。质粒复制后在细胞分裂时能随染色体一起分配至子细胞，继续存在并保持固有的拷贝数。拷贝数少的为严紧型质粒（stringent plasmid），染色体与质粒拷贝数的比例一般为 1:1 ~ 1:2，如 F 质粒，严紧型质粒通常是分子量较大的接合型质粒。拷贝数多的为松弛型质粒（relaxed plasmid），正常情况下染色体与质粒拷贝数的比例为 1:10 ~ 1:30，如 ColE1 质粒。在培养液中加入氯霉素可使松弛型质粒拷贝数扩增至 1000 ~ 3000 个。

（3）不相容性（incompatibility）　两种不同类型的质粒若能稳定地共存于一个宿主细胞内，这种现象称为质粒的相容性。反之，则称为不相容性。由于质粒的不相容性与它们之间的亲缘关系有关，因而可将质粒分成若干不相容群。

（4）质粒所携带的基因不是细胞生长所必需的　这点与染色体不同，染色体基因能满足细胞生命活动的需要，而质粒所带的基因只决定宿主细胞的某些特性，如带抗药基因的质粒可使细菌产生抗药性，带有产抗生素基因的质粒则可使放线菌产生抗生素。质粒基因编码的这些特性有利于宿主细胞在特定环境条件下的生存。

（5）质粒能从宿主细胞消除（curing）　质粒自发消除频率很低，人为应用某些理化因素处理可大大提高质粒的消除频率，如高温、紫外线及吖啶类物质处理可使一部分质粒消除。

（6）质粒可以从一个细菌转移给另一个细菌　接合型质粒可通过两个细菌细胞的直接接合而主动转移，如 F 因子。非接合型质粒则必须由接合型质粒带动或通过噬菌体转导而转入其他细菌内，如青霉素酶质粒。遗传工程常用质粒作为载体，将供体基因转移至受体细胞中。

2. 医药方面的重要质粒

（1）F 因子（fertility factor）　F 因子即致育因子，"F"意指致育性，即具有"接合"的能力。含有 F 因子的细菌，能长出性菌毛（F pili）称为雄性菌或 F^+ 细菌，不含 F 因子的细菌称为雌性菌或 F^- 细菌。一般认为，F^+ 细菌能通过性菌毛与 F^- 细菌表面上的受体接合，F^+ 细菌的 F 因子转移至 F^- 细菌，这种转移方式称为接合。

F 因子分子量约为 62×10^6，全长 94.5kb，约等于 2% 核染色体 DNA。F 因子的遗传图如图 6-9 所示，主要含有三个部分：使质粒从一个细胞转移到另一个细胞的区域称为转移区（*tra* 区），*oriT* 是转移起点；DNA 复制和不相容区（rep and inc 区），含复

制起始区 *ori*S, 不相容基因 *inc* 等; 插入区 (ins), 含有多个转座因子如 IS2、IS3 和 Tn1000 等, 有助于实现附加体的功能。

(2) R 质粒 即抗药质粒 (drug-resistance plasmid), 能使宿主菌具有抗药性, 而一个抗药因子可携带多重抗药基因。由于质粒的自主复制, 抗药性可遗传给后代; 又由于它们的致育性, 能从抗药菌传递给敏感菌, 在同种、种间甚至属间传播, 导致抗药性迅速广泛地蔓延, 给人类带来极大危害, 已引起普遍重视。根据抗药质粒能否借接合而转移, 分为接合型和非接合型抗药质粒。

接合型抗药质粒由两部分组成: 抗药决定因子 (resistant determinant, r – det) 和抗药转移因子 (resistant transfer factor, RTF)。两者均可自

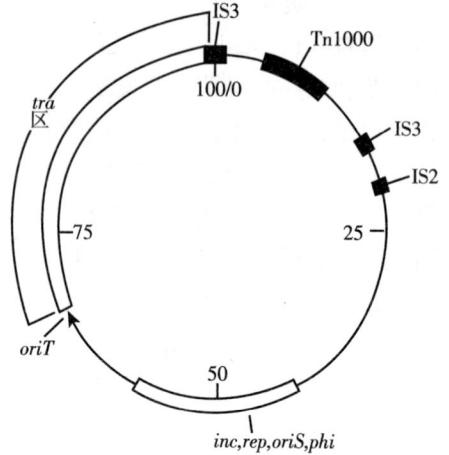

图 6 – 9 F 质粒遗传图

tra 表示转移功能; *oriT* 为转移起始位点; *oriS* 为复制起始位点; *inc* 表示不相容性; *Rep* 表示复制功能。

行复制。前者决定抗药性, 后者决定抗药性是否可以转移。两者共同存在才能将抗药性进行接合转移。图 6 – 10 显示抗药质粒 R1 – 19 的解离与整合。RTF 和 r – det 两部分既可解离成两个独立自主复制的质粒, 也可整合为一个大质粒。在 r – det 之中同时含有抗链霉素、氯霉素、磺胺、氨苄西林、卡那霉素、新霉素以及汞的抗性基因。

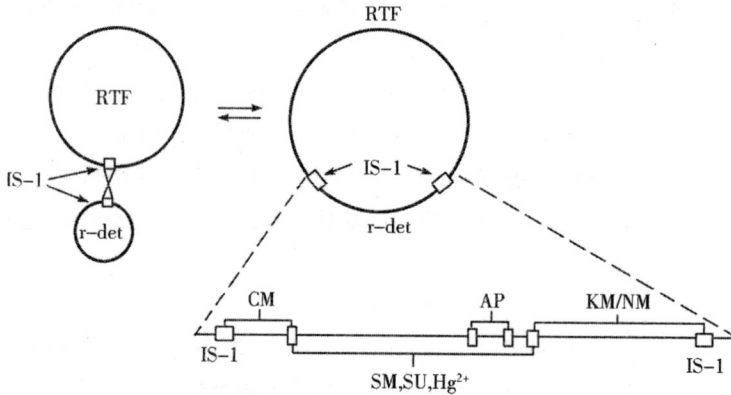

图 6 – 10 R1 – 19 质粒的遗传图

CM: 氯霉素; SM: 链霉素; AP: 氨苄西林; KM: 卡那霉素; NM: 新霉素

非接合型抗药质粒, 也可简称为 r 质粒, 其结构上没有 RTF, 只有 r – det。因此, 含有这种抗药质粒的细菌只具有抗药性, 但不能通过接合方式转移。如金黄色葡萄球菌所含有的青霉素酶质粒, 可通过转导方式在细菌间转移。

(3) Col 质粒 是编码大肠菌素 (colicin) 的质粒, 存在于大肠杆菌和某些其他细菌中。大肠菌素是蛋白质类的抗菌物质, 能杀死或溶解同种属或近缘细菌的不同型菌株。Col 质粒对维持肠道内正常菌群的平衡有一定的作用。根据细菌产生的大肠菌素可

将肠道细菌分成不同的细菌素型，有利于流行病学的调查。

（五）转座因子

转座因子（transposable element）又称跳跃基因（jumping gene），是细胞中能改变自身位置的一段 DNA 序列。转座因子可以在同一染色体上转移位置，也可以在染色体和质粒间或质粒和质粒间转移位置，这种行为称为转座。早在 20 世纪的 40 年代，美国遗传学家 B. McClintock 已在玉米中发现转座因子，目前已证实在细菌、放线菌、酵母、丝状真菌、植物、哺乳动物、人等几乎所有生物的染色体上以及多种细菌质粒上也都有不同类别的转座因子存在，且某些噬菌体本身就是转座因子。

1. 原核生物的转座因子

原核生物中的转座因子，按其结构与遗传性质可以分为三类。

（1）插入序列（insertion sequence，IS）　IS 是比较短的 DNA 序列，一般大小 750～1600bp，IS 除了带有和它的转座功能相关的基因即转座酶（transposase）外，不含有任何其他已知基因。IS 两端通常有颠倒重复序列

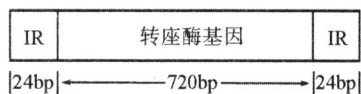

图 6-11　IS1 结构示意图

（inverted repeat，IR），IR 的长度 15～25bp。IS 可独立存在于 DNA 中，也可成为转座子的一部分。IS1 结构示意图见图 6-11。

（2）转座子（transposon，Tn）　Tn 是一类分子量较大的转座因子，除了有转座功能外，还含有其他基因序列，如抗生素或金属抗性基因，产细菌毒素基因，某些糖发酵基因等。一般大小为 2～25kb，目前发现的转座子中，最小的是 Tn1681，2086bp。有些 Tn 两端接一个短的颠倒重复序列，30～50bp，该类型 Tn 称为复杂转座子（complex transposon）；而有的 Tn 两端接的就是 IS，两个 IS 可构成顺向重复序列或颠倒重复序列，该类型 Tn 称为复合转座子（compound transposon）。复合转座子 TnA 的结构示意图见图 6-12。

179

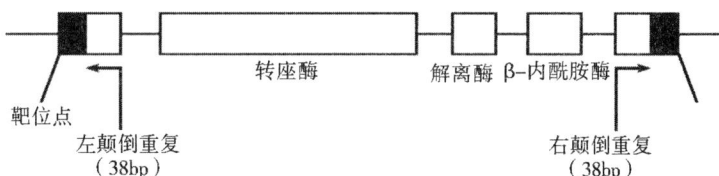

图 6-12　转座子 TnA 的结构

（3）转座噬菌体（mutator phage，Mu 噬菌体）　Mu 噬菌体是一类特殊的温和噬菌体，在宿主染色体上并没有固定的整合位置，能以几乎随机的方式插入到宿主菌染色体上，并导致宿主菌变异，故称为突变噬菌体或诱变噬菌体。Mu 噬菌体已成为研究细菌变异的工具之一，用作生物诱变剂。

2. 转座机制

（1）保守性转座　使受体获得了转座因子，并在转座因子与受体 DNA 的连接处形成若干碱基对的重复，即靶序列重复，而供体分子则失去转座因子。

（2）复制性转座　这种转座方式是通过形成共整合体，使受体和供体都有一个拷贝的转座因子。

3. 转座的遗传学效应

转座因子不仅能在两个没有任何同源性的基因组之间转座，而且还能引起一系列异常重组，带来相应的遗传学变化。① 引起插入突变：转座因子插入在宿主染色体的某一结构基因内，就造成该基因功能的丧失。如果插入的位置是一个操纵子（operon）的前端基因，就有可能发生一个极性突变（polar mutation），即不仅被插入的基因灭活，而且使得插入位置下游的所有基因均不能表达或基因表达大为降低。② 插入位置上出现新的基因，如抗药性基因等。③ 造成受体 DNA 分子插入位置上少数核苷酸对的重复——靶序列重复。④ 促使发生染色体畸变，包括缺失和倒位等。⑤ 转座因子可以从插入位置上消失；这一过程称为切离（excision），精确切离可导致回复突变。

转座因子的转座行为，使 DNA 分子发生各种遗传学上的分子重排，在生物变异及进化上具有重大意义。由于转座因子既能给基因组带来新的遗传物质，在某些情况中又能像一个开关那样启动或关闭某些基因，并常使基因组发生缺失、重复或倒位等 DNA 重排，所以它与生物演化有密切的关系，并可能与个体发育、细胞分化有关。

由于转座现象的普遍性和转座引起的遗传学效应明显，转座因子除了它本身在遗传学中的意义外，在许多场合是遗传学研究中的一个有用的工具。利用转座子得到的各种突变株可进行基因转移和定位分析，并还可以用于基因工程，构建一些不同质粒融合或复制子融合的特殊菌株，这不仅对分子遗传学的基础研究，而且对基因工程菌的构建都有潜在的用途。

此外，带有不同抗药性基因的转座因子在细菌质粒间的转座会导致形成多价抗药质粒，从而出现多重抗药菌，危害人类的健康。

180

第二节　基因突变

一、基因和性状

1. 基因的概念

基因（gene）一词是由丹麦生物学家 W. Johansen 于 1909 年提出来的，基因概念在不断发展中。目前认为基因是遗传单位，即产生一条多肽链或 RNA（tRNA 或 rRNA）分子所必需的全部核苷酸序列。就基因对蛋白质合成的编码功能而言，就是以基因核苷酸序列为模板，通过转录和翻译合成一条多肽链。编码蛋白质的基因包括编码酶和结构蛋白的结构基因以及编码阻遏蛋白或激活蛋白的调节基因。有些基因只有转录而无翻译，如由 tRNA 或 rRNA 编码的基因。对于那些既无转录又无翻译产物，如操纵子、启动子等，虽有一定的功能，但是不再叫做启动基因、操纵基因。一个基因在染色体上的特定位置称为基因座位（gene locus）。

2. 基因符号

细菌的基因符号常以说明该基因功能特性的 1 个或 2、3 个英文字的前面 3 个字母来表示，用小写斜体字母表示。例如组氨酸基因用 *his*（histidine 的前 3 个字母）表示，*hisA*，*hisB* 等代表组氨酸的各个不同基因。与核糖体中较大的蛋白质亚基有关的基因用 *rpl*（由 ribosomal protein large 3 个字的第 1 个字母组成）表示。表型相同的不同基因突变，用 3 个小写英文字母后的大写字母表示，如 *hisA*，*hisB* 等代表组氨酸的各个不同基因。同一基因的不同位点突变，用基因符号后的阿拉伯数字表示。如 *proA315*、*proA2033*。如突变位点所属基因还不确切，则大写字母用一短线代替。如 *pro - 5*、*lys - 1*，短线后的数字表示菌株序号。该基因功能的存在或缺陷以在基因符号右上角加上 + 或 - 表示，如 *his⁻* 表示组氨酸基因有缺陷已丧失了合成组氨酸的功能。对药物的抗性或敏感性则以 r 或 s 加在基因符号的右上角来表示，如对链霉素（Streptomycin）有抗药性或敏感性分别写作 *str^r* 或 *str^s*。

基因型的表型用相应的正体字母表示，首字母大写，右上角加正负号，如 His$^+$、His$^-$。

3. 基因型和表型

基因型（genotype）又称遗传型，指某一生物个体所含有的全部遗传因子，即基因的总和，是遗传物质上所负载的特定遗传信息，在适当的环境条件下，通过自身的代谢和发育产生表型。

表型（phenotype）指某一生物体所具有的一切外表特征及内在特性的总和，是遗传型在适当环境下的具体体现。

$$遗传型 + 环境条件 \xrightarrow[\text{发育}]{\text{代谢}} 表型$$

二、基因突变的规律与类型

突变（mutation）是指生物遗传物质的核苷酸序列发生了稳定的可遗传的变化，可导致了生物的某些性状发生可遗传的变异。广义的突变包括基因突变（又称点突变）和染色体畸变。

染色体畸变是较大范围内遗传物质的改变，如染色体的插入、缺失、重复、易位或倒位等。

基因突变（gene mutation）是指 DNA 链上的一对或少数几对碱基发生置换、缺失或插入而引起的突变，其涉及的范围很小，所以又叫点突变（point mutation）。狭义的突变指的就是基因突变。基因突变较为常见，这里主要讨论基因突变。

突变是遗传型的改变，是可遗传的变异。突变的特点是在群体中以极低的概率（一般为 $10^{-5} \sim 10^{-10}$）出现；性状变化的幅度大；变化后的新性状是稳定的、可遗传的。

表型饰变（modification, phenotypic change）指不涉及遗传物质结构改变而只发生在转录、翻译水平上的表型变化。其特点是整个群体中的几乎每一个体都发生同样变化，即倾群性；性状变化的幅度小；因为遗传物质不变，故表型饰变是不遗传的。例如，*Serratia marcescens*（黏质沙雷菌）在 25℃ 下培养时，会产生深红色的灵杆菌素，把菌落染成鲜血似的（因此过去称它为"神灵色杆菌"或"灵杆菌"）。可是，当培养在 37℃

下时，群体中的所有个体都不产色素。如果重新降温至25℃，所有细胞产色素能力又可以恢复。所以饰变是与突变有着本质差别的另一种现象。上述的 *S. marcescens* 产色素能力也会因发生突变而消失，但其概率仅 10^{-4}，且突变株的遗传性是稳定的。

突变和表型饰变是完全不同的两种概念，在微生物育种过程中，更必须区分开来。

（一）基因突变的规律

1. 自发性和不对应性

突变可以自然发生，称为自发突变（spontaneous mutation）。就微生物的某一群体而言，基因突变的发生，从时间、个体、位点和所发生的表型变化等方面都带有明显的随机性。不对应性是指突变的性状与引起突变的原因间无直接的对应关系。例如，抗药性突变与微生物所接触的环境条件（药物存在与否）不存在直接的对应关系，药物的存在只是起一个选择作用，它淘汰了非突变的敏感菌，而把抗药性突变株选择了出来。

2. 稀少性

突变率（mutation rate）指在实质的微生物群体中，每一细胞的某一性状在每一世代中独立发生突变的概率。一般可用单位群体在繁殖一代过程中所形成突变体的平均数来表示。自发突变率极低，一般在 $10^{-9} \sim 10^{-6}$ 之间。在一定条件下，某种微生物某一性状的自发突变率是稳定的。

3. 诱发性

通过人为的物理或化学因素处理，可提高突变频率，称为诱发突变即诱变（induced mutation）。能显著提高突变率的各种理化因素叫诱变剂（mutagen）。如紫外线、高温、辐射及化学药物（如碱基类似物、亚硝酸盐和各种烷化剂）等。诱发突变率一般比自发突变率增高 $10 \sim 10^{5}$ 倍。

4. 独立性

突变的发生是独立的，在某一群体中可能发生任何性状的突变，某一基因的突变，既不提高也不降低任何其他基因的突变率。假如两种基因独立发生突变的概率分别是 10^{-a} 和 10^{-b}，两者同时发生突变的概率是 $10^{-(a+b)}$，即两者的乘积。抗性突变的发生彼此独立无关，这对于药物治疗方面具有指导意义。

5. 稳定性和可遗传性

基因突变是遗传物质发生改变的结果，具有相对稳定性的结构可以遗传给后代。

6. 可逆性

从自然界获得的未发生突变的原始菌株称为野生型（wild type）菌株，发生突变后性状改变了的菌株称为突变株（mutant）。由野生型向突变型的过程叫正向突变（forward mutation），而从突变型经过又一次突变成为与野生型有相同表型的过程叫做回复突变（back mutation 或 reverse mutation）。

（二）基因突变的类型

基因突变的类型很多，如按突变体表型特征的不同，可分以下几种类型。

1. 营养缺陷型

营养缺陷型（auxotroph）指的是微生物基因突变后，由于代谢过程中一些酶的缺陷而不能合成某种生长因子（维生素、氨基酸或核苷酸），必须依靠外界供给才能正常生长的突变型。突变前的亲本株称原养型（prototroph），可以在没有该生长因素的基本培养基上生长；营养缺陷型只能在含该生长因素的完全培养基上才能生长。营养缺陷型在医药工业和理论研究方法有很大的用途：如利用营养缺陷型突变株必须在某种生长因素存在时才能生长的特点用于氨基酸和维生素含量的测定；利用营养缺陷型突变株对一种氨基酸的合成缺陷，提高对生物合成途径接近的另一种氨基酸的合成能力，用来生产另一种氨基酸；用作遗传学研究和菌种选育时出发菌株的标记，进行遗传、生化代谢、生物合成等方面的研究；在 Ames 试验中用于检测某种新药是否具有诱变和致癌作用。

1975 年，B. N. Ames 等人用鼠伤寒沙门菌的组氨酸营养缺陷型突变株，观察其在测试物作用下是否回复突变为原养型，而建立了利用微生物系统检测化学诱变剂的方法，称为 Ames 试验。由于化学物质对微生物的诱变作用，反映了它对哺乳动物的潜在致癌作用，所以可用此系统来检测一些化学物质的诱变性，同时该法简便、快速、有一定可靠性，是检测农药、药物、食品添加剂以及工厂、实验室和环境中的一些化学物质诱变性的好方法。Ames 试验可有效地反映出被测试药物所具有的潜在诱变性，因此被视为必不可少的遗传毒性试验之一。除了 Ames 试验，遗传毒性试验还包括微核试验、生殖细胞突变试验和染色体畸变试验等，是新药临床前安全性评价中的重要指标。

Ames 试验所用的菌株是一系列不同的组氨酸突变型的标准测试菌株，它们除了组氨酸突变（his^-）外，还有 DNA 切除修复系统的缺失突变（$\Delta uvrB$）和细菌表面脂多糖屏障突变（rfa），如 TA97 移码突变（$rfa\ \Delta uvrB\ hisD6610$，R 因子：$Ap^r$）、TA98 移码突变（$rfa\ \Delta uvrB\ hisD3052$，R 因子：$Ap^r$）、TA100 碱基置换（$rfa\ \Delta uvrB\ hisG46$，R 因子：$Ap^r$）、TA102 赭石型突变（$rfa\ Apr\ hisG428$，R 因子：$Ap^r$ 和 Tc^r）。试验时，一般吸取 0.1ml 试验菌液和 0.1ml 待检样品于同一小试管内，混匀（也可放置 37℃，振荡作用 20min，使充分接触），随后加入 2ml 上层半固体培养基，迅速摇匀铺平于已制备好的琼脂底层平板上；同时将 0.1ml 菌液加入到装有 2ml 上层半固体培养基试管内，摇匀，倾注于底层平板上作阴性对照。37℃培养 48h，计数。如回复突变数超过阴性对照（自发回复突变数）2 倍以上，即为阳性，表明样品具有致突变作用；可采用正定霉素、亚硝基胍（NTG）、丝裂霉素和 2－氨基芴等作为阳性药物对照。

2. 高产突变株

医药工业产品的生产菌种需要经过不断地自然选育或人工诱变处理，得到高产突变株以提高产量和质量，提高工厂的经济效益方面。例如，青霉素产生菌最初每毫升发酵液只含有 20U 青霉素，主要通过诱变再配合其他措施，目前产量已提高数千倍。

3. 抗性突变型

抗性突变型（resistant mutant）可分为抗药性、抗噬菌体和抗紫外线等突变型。抗性突变在遗传学研究中可作为重要的选择性标记。将噬菌体敏感株突变为抗噬菌体突变株可防止生产过程中噬菌体的污染。

原来对某种抗菌药敏感的细菌，对该药物的敏感性降低的现象，称为抗药性。自从抗生素广泛应用以来，细菌对抗生素的抗药性在不断地增长，例如金黄色葡萄球菌抗青霉素的菌株已从 1946 年的 14% 上升到了现在的 80% 以上，肺炎链球菌对青霉素的抗药性也达到了 50% 以上，有些细菌甚至变异后产生了对药物的依赖性，比如痢疾志贺菌链霉素依赖株离开链霉素甚至不能生长。细菌抗药性给临床治疗带来很大困难，已经成为当今医学上的重要问题。抗药性产生的原因在于自发突变和遗传物质的转移加上药物的选择作用（详见抗生素章），它们属于可遗传变异，即突变。

此外，还有一种诱导抗药性，它们的诱导机制（图6－13）类似于乳糖诱导酶的产生。图6－13中调节基因可产生一种阻遏物，此阻遏物可结合到操纵区"O"（operator）上，这就阻止了抗药结构基因a、b、c、d的转录，而使它无法发挥作用。当诱导物存在时，诱导物与阻遏物结合，使之不能与操纵区结合，则转录正常进行，抗药基因开始发挥作用而产生灭活抗生素的酶。如具有代表性的青霉素酶是一种诱导酶。当诱导物青霉素存在时，可诱导细菌产生青霉素酶而表现抗药性。当青霉素不存在时就不产生青霉素酶而没有抗药性。

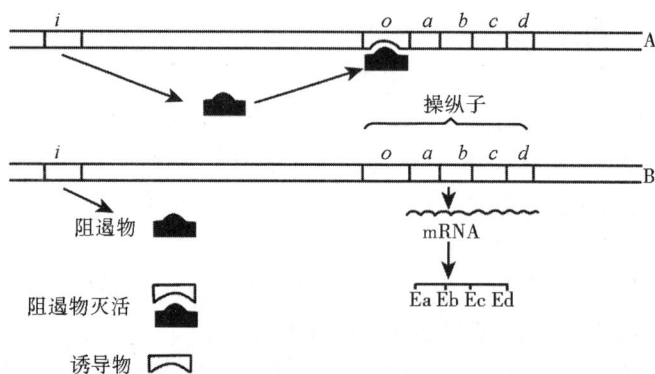

图6－13 药物对抗药基因作用的诱导

a, b, c, d. 抗药结构基因　　Ea, Eb, Ec, Ed. 灭活抗生素的酶

o. 操纵区　　　　　　　　　　i. 调节基因

mRNA. 信使RNA　　　　　　A，B. 遗传物质DNA分子链

4. 条件致死突变型

许多突变型在不同环境下呈现不同的表型。条件致死突变型（conditional lethal mutant）是指在某一条件下呈现致死效应而在另一条件下却不表现致死效应的突变型。常用于分离生长繁殖必需的突变基因。例如温度敏感突变型（temperature-sensitive mutant，Ts），在较低的温度下（如25～30℃）生长，而在较高温度下（如42℃）不能生长。

5. 形态、结构、毒力等的变异

微生物的大小形态在一般情况下都是正常的、典型的，只不过在不同的生长时期有所不同。微生物在不适宜的温度、pH、盐浓度、有害代谢产物、化学药品等不利环境中生长，常出现多形性与退化型。细菌的特殊结构、细菌的菌落、细菌的毒力也会出现变异。这些变异中有的是可遗传的突变，而有些是不可遗传的表型饰变，要根据具体情况加以判断区分。

例如鼠疫杆菌的陈旧培养物或在含3％NaCl的培养基上可呈现球形、棒形、哑铃形等多形性改变。细菌在青霉素或溶菌酶作用下细胞壁出现缺陷，呈多形性。L型细菌是形态变异的典型例子。

有鞭毛的普通变形杆菌在琼脂平板上生长，菌落形似薄膜，所以称之为 H 菌落，而把它接种到含 0.1% 的石炭酸的培养基上，细菌失去鞭毛，只有几个零散的单个菌落，这样的菌落称 O 菌落，通常我们把失去鞭毛的变异称为 H – O 变异，但这个变异是可逆的，是表型饰变。

细菌的菌落主要有光滑型（S, smooth）和粗糙型（R, rough）两种类型，S 型菌落表面光滑、湿润、隆起、边缘整齐，R 型菌落表面粗糙、干燥而平坦、边缘不整齐。细菌从光滑型变成粗糙型，称为 S→R 变异，不仅菌落形态发生改变，细菌的毒力、生化反应能力、抗原性等均发生改变。如新从动物体分离的肺炎球菌呈 S 型，具有荚膜、毒力较强；实验室培养日久后菌落变异为 R 型，荚膜消失，毒力减弱。

细菌的毒力变异包括毒力的增强和减弱，通过变异后有些细菌毒力增强了，有些变弱了。卡 – 介二氏（Calmette – Guerin）曾把有毒力的牛型结核杆菌在含有胆汁的甘油马铃薯培养基上培养，经过 13 年 230 次传代终于获得了保持抗原性的减毒株，作为活疫苗（即卡介苗）给人接种以预防结核病。又如弱毒肺炎球菌通过小白鼠腹腔传代，可提高其毒力。

以上的分类仅是为了分析问题的方便。实际上，它们之间是互有联系而难以截然区分的，在遗传学研究中，如果仅从研究者能否在大量群体中迅速检出和分离出个别突变体这一角度来看，则突变型只有选择性突变和非选择性突变两种类型，前者具有选择性标记如抗药性、营养缺陷型，后者为非选择性标记，只有一些性状的数量差别，如菌落大小，色素变化和代谢产物量的多少等。微生物的生化活动是通过一系列酶的活动实现的。在外界环境影响下，酶活性会发生变异，从这个意义上说，所有突变都可看做是生化突变型。

185

三、基因突变的分子机制

基因突变是遗传结构的改变，即 DNA 分子中碱基序列改变的结果，可以自发地产生，也可以通过人工诱变处理而产生。根据基因突变产生的过程，可将基因突变分为自发突变和诱发突变。

（一）自发突变机制

自发突变是指在没有人工参与下生物体自然发生的突变，这并不是说自发突变是没有原因的。自发突变可能有以下几种机制。

1. 背景辐射和环境因素的诱变

不少自发突变实质上是由于一些原因不明的低剂量诱变因素的长期综合诱变效应，包括内源性和外源性因素。充满宇宙空间的各种短波辐射、高温以及环境中存在的各种低浓度的诱变物质、放射性氧等都是外源性的诱变因素。微生物自身的各种代谢产物和微生物自身所携带的转座因子等则是内源性的诱变因素。例如过氧化氢是普遍存在于微生物体内的一种代谢产物，同时也是一种诱变剂。转座行为也可引起自发突变。

2. 碱基结构的变化

（1）互变异构效应　　DNA 的四种碱基中，T 和 G 有酮式和烯醇式两种互变异构状态，C 和 A 有氨基式和亚氨基式两种互变异构状态。由于平衡一般倾向于酮式或氨基式，因此，在 DNA 双链中总是以 A－T、G－C 配对的形式出现。但在偶然情况下，T 会以稀有的烯醇式出现，复制时 T 就与 G 配对，再下一轮复制时，G 与 C 配对，从而 A－T 就变成了 G－C 碱基对。同样，如果 C 以稀有的亚氨基式出现，则复制时就与 A 配对，再下一轮复制时，A 与 T 配对，从而 G－C 就变成了 A－T 碱基对。G、A 的互变异构也产生同样的碱基置换效应。

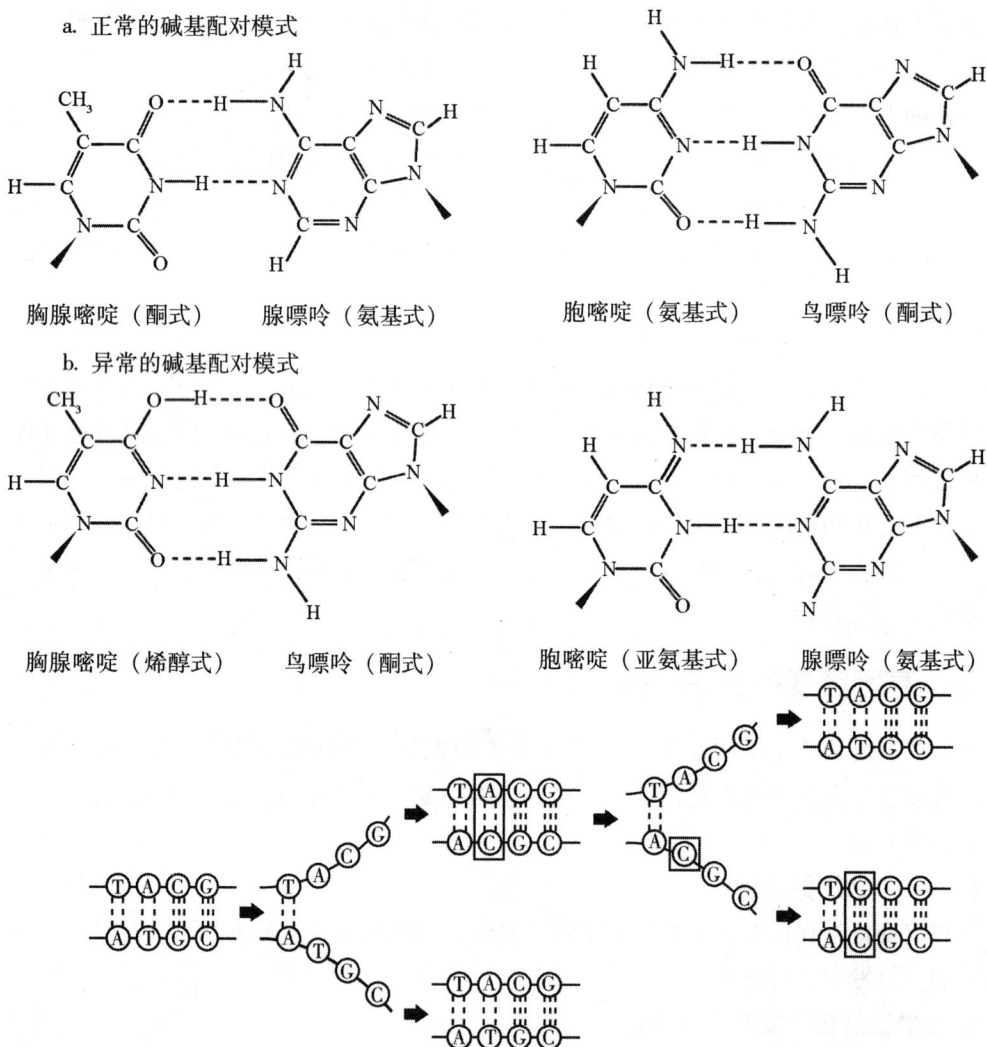

a. 正常的碱基配对模式

胸腺嘧啶（酮式）　　腺嘌呤（氨基式）　　胞嘧啶（氨基式）　　鸟嘌呤（酮式）

b. 异常的碱基配对模式

胸腺嘧啶（烯醇式）　　鸟嘌呤（酮式）　　胞嘧啶（亚氨基式）　　腺嘌呤（氨基式）

图 6－14　碱基配对和异构效应

（2）5－甲基胞嘧啶（5－MeC）自发脱氨作用　　在细菌和病毒的 DNA 中约有 5% 的 5－MeC，它和 G 正常配对。但 5－MeC 偶尔自发脱氨后就成为 5－甲基尿嘧啶（5－

MeU），即胸腺嘧啶 T。这样 G – MeC 配对变为 G – T 配对，再下一轮复制时，T 与 A 配对，从而 G – MeC 就变成了 A – T 碱基对。甲基化的胞嘧啶可能是自发突变的热点（hot spot）。

3. 环出效应

即环状突出效应，在 DNA 复制过程中，如果其中一个或几个核苷酸偶尔向外突出成环，则在新合成的 DNA 链继续复制时就会越过该环出部位，导致缺失突变（图 6 – 15）。如果环出发生在新合成的 DNA 链上，下一轮复制时则可能导致插入突变。

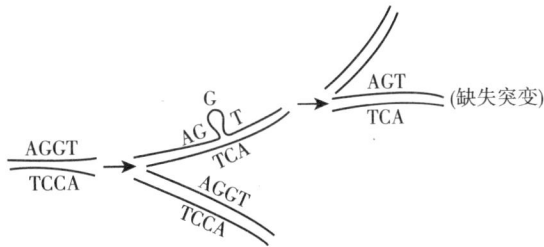

图 6 – 15　环出效应引起自发突变示意图

（二）诱变机制

凡能提高突变率的任何理化因子，都可称为诱变剂（mutagen）。诱变剂种类很多，作用方式多种多样。即使是同一种诱变剂，也常有几种作用方式。从遗传物质结构变化的特点可将突变分为：碱基置换（substitution）、移码突变（frame-shift mutation）、缺失或插入突变等。

1. 碱基置换

诱变剂使某个碱基发生变化，因而引起 DNA 复制时碱基配对的错误，一对碱基被另一对碱基所置换，包括转换（transition）和颠换（transversion）。转换是两种嘧啶互换或两种嘌呤互换，颠换是嘧啶和嘌呤互换（图 6 – 16）。

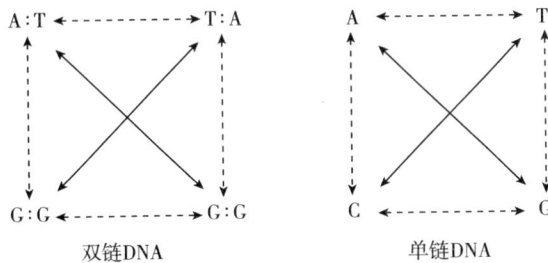

图 6 – 16　碱基的置换

引起置换的化学诱变剂可以分为间接引起置换的碱基类似物和直接与碱基作用的碱基修饰剂。

（1）碱基类似物（base analog）的异构和错配　5 – 溴尿嘧啶（5 – BU），5 – 氨基尿嘧啶（5 – AU），2 – 氨基嘌呤（2 – AP）和 8 – 氮鸟嘌呤（8 – NG）等碱基类似物的作用是通过活细胞的代谢活动掺入到 DNA 分子中后而引起的间接效应。以 5 - BU 为例：5 - BU 是胸腺嘧啶的代谢类似物。当把某一微生物培养在含有 5 - BU 的培养液中时，细胞中有一部分新合成的 DNA 中的 T 就被 5 - BU 所取代。碱基正常配对见图 6 - 17。5 - BU 一般以酮式状态存在于 DNA 中，可与 A 配对；它有时可以烯醇式状态出现于 DNA 中可与 G 配对。当烯醇式的 5 - BU 取代 C 与 G 配对时，导致 G - C 到 A - T 的转换；当 5 - BU 先以酮式取代 T 掺入，在复制过程中出现烯醇式与 G 配对，则造成 DNA 分子碱基对从 A - T 到 G - C 的转换（图 6 - 17）。同样，A 的类似物 2 - 氨基嘌呤（2 - AP）能以氨基式与 T 配对，也能以亚氨基式与 C 配对，从而诱发两个方向的转化，但它更容易诱发 A - T 到 G - C 的转换。

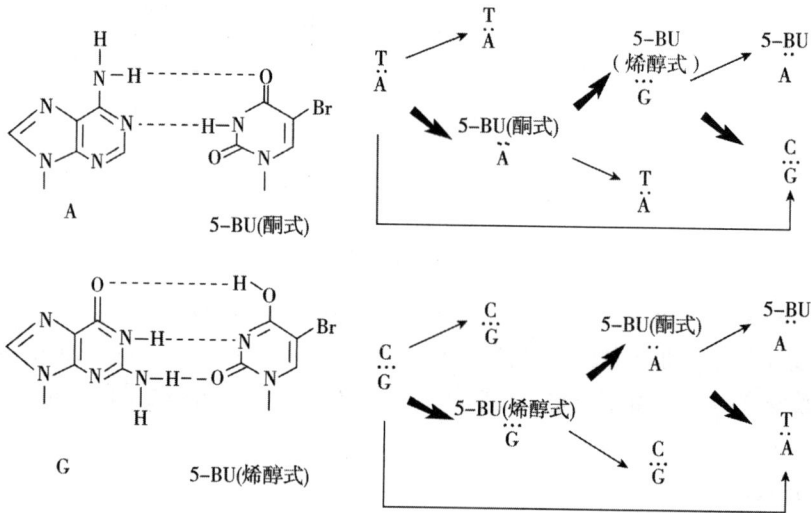

图 6 - 17　碱基类似物 5 - BU 引起碱基转换图解

（2）直接和核酸碱基发生化学反应的诱变剂　许多化学物质是碱基修饰剂，能以不同方式作用于 DNA 的碱基，改变其配对性质而引起置换突变。常用的有：亚硝酸（HNO_2）、羟胺（NH_2OH）、各种烷化剂如硫酸二乙酯（DES）、甲基磺酸乙酯（EMS）、亚硝基胍（NTG）等。例如，亚硝酸能使碱基发生氧化脱氨，使腺嘌呤（A）变成次黄嘌呤（H），胞嘧啶（C）变成尿嘧啶（U），可引起碱基对转换而造成突变，过程见图 6 - 18，而鸟嘌呤脱氨不引起碱基对转换。

（3）引起碱基置换的物理因素　紫外线、X 射线、热等物理因素也是引起碱基置换的重要诱变剂。

紫外线可引起 DNA 发生多种变化，如 DNA 链磷酸 - 戊糖骨架断裂、嘧啶的水合作用以及形成胸腺嘧啶二聚体等。最主要的诱变机制是形成胸腺嘧啶二聚体（图 6 - 19）。当 DNA 两链之间形成胸腺嘧啶二聚体时，会阻碍双链的分开与复制；当同一条链上相邻两个胸腺嘧啶形成二聚体时，会阻碍碱基的正常配对。胸腺嘧啶二聚体使 DNA 分子构型扭曲，从而引起突变。紫外线照射造成的 DNA 损伤常诱导产生的 SOS 修复造成突变率增加（详见后）。

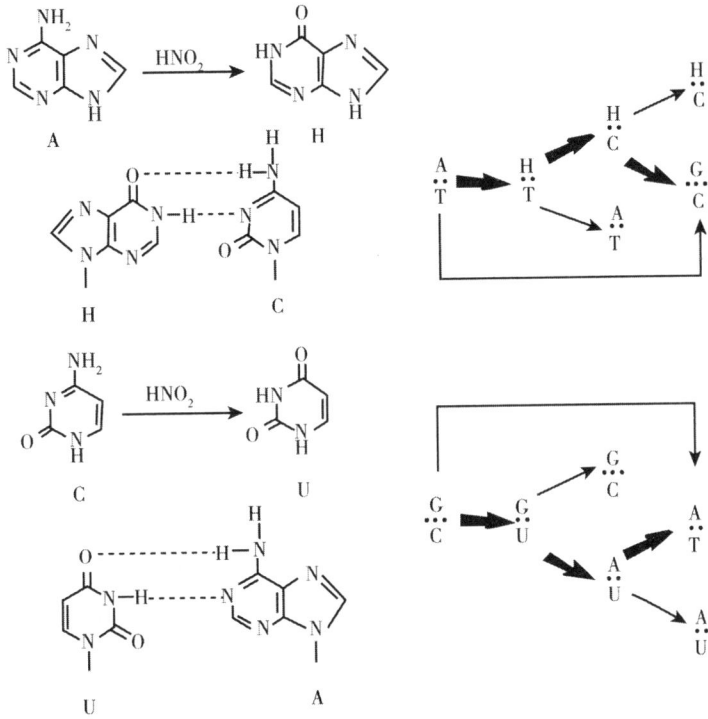

图 6-18 由 HNO₂ 引起碱基脱氨而致的碱基转换

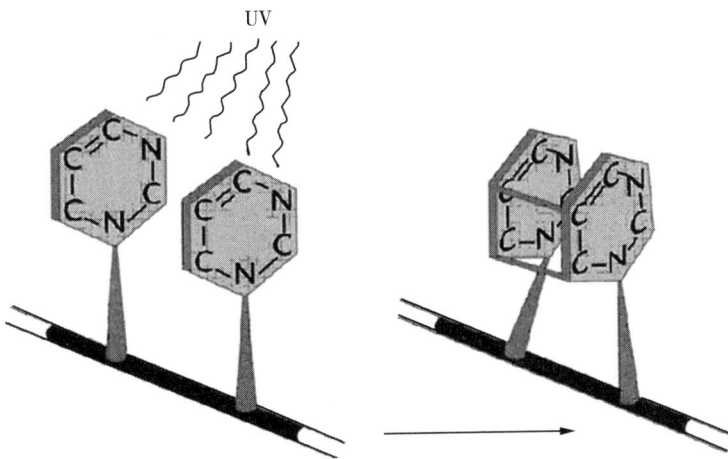

图 6-19 胸腺嘧啶二聚体的形成

2. 移码突变

移码突变是由于 DNA 分子中的 1 对或几对核苷酸的增加或缺失而造成的基因突变。移码突变使三联体密码发生错读，突变点以后所有的氨基酸错译，导致该基因产物完全失活（图 6-20）。当插入或缺失的核苷酸数目为 3 的整数倍时，则该位点后的氨基酸顺序又恢复正常。移码突变多发生在碱基重复的 DNA 序列，且不易发生回复突变。但当移码突变（＋1 或 −1）的邻近位置再一次的移码突变（−1 或 ＋1）时，并且两突变位点之间的氨基酸序列对肽链功能影响不大时，则突变表型可以回复。

吖啶类染料（如原黄素、吖啶黄、吖啶橙和 α－氨基吖啶等）和系列称为 ICR 类化合物（它们由美国肿瘤研究所"Institute for Cancer Research"合成而得名，是一类由烷化剂与吖啶类化合物相结合的化合物）都是移码突变的有效诱变剂。

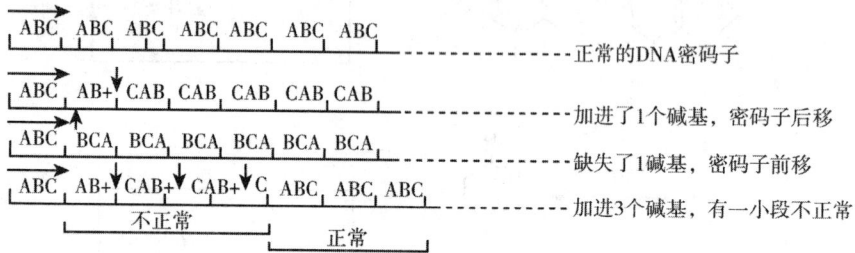

图 6-20　移码突变示意图

应该指出的是，许多化学诱变剂的诱变作用不是单功能的，如常用的诱变剂亚硝酸就既能引起碱基对的转换，又能诱发染色体畸变。某些烷化剂能引起 DNA 的大损伤，导致染色体畸变。

3. 缺失或插入突变

缺失或插入突变是指较大范围的核苷酸序列的缺失或插入所导致的突变。缺失突变常导致缺失部位整个基因及裂缝两端的基因活性受损；插入突变则导致插入部位整个基因灭活，甚至产生极性突变。生物诱变剂（转座因子）以及理化诱变剂，如电离辐射、烷化剂等能诱发缺失或插入突变。

4. 体外诱变

体外诱变是在体外（细胞外）使 DNA 片段的特定位点或区域按照人们的意愿发生变化（置换、插入、缺失等），并且将此发生了变化的 DNA 片段导入体内（细胞内），以分析这些变化对机体的影响，所以这是一个从体外到体内的"逆向"过程，故称之为"反求遗传学"。体外诱变目前大致可分为三种类型：区域随机诱变、寡核苷酸定位诱变以及聚合酶链式反应（PCR）定位诱变。

四、DNA 损伤的修复

微生物 DNA 的突变和损伤可以导致微生物的变异或死亡，在长期进化过程中，微生物亦发展了多种方式去修复损伤后的 DNA。

（一）光复活作用

把经紫外线照射后的微生物暴露于可见光下时，可明显降低其死亡率，这就是光复活作用（photoreactivation）。其机制是细胞内存在一种光复活酶（photoreactivating enzyme，PRE），经紫外线照射后所形成的带有胸腺嘧啶二聚体的 DNA 分子，在黑暗中会被光复活酶结合，当形成的复合物暴露在可见光（300～500nm）下时，会因获得光能而发生解离，从而使二聚体重新分解成单体，光复活酶也同时从复合物中释放出来，可重复进行修复。由于微生物一般都存在着光复活作用，所以在采用紫外线作为诱变剂时其操作必须注意避光或在红光下进行。

（二）切除修复

切除修复（excision repair）又称暗修复（dark repair），是细胞内的主要修复系统，能修复除碱基错配和单核苷酸插入外的几乎所有其他 DNA 损伤（包括胸腺嘧啶二聚体）。切除修复系统由 UvrA、UvrB、UvrC 和 UvrD 四种蛋白质联合作用。以大肠埃希菌为例，其修复步骤（图 6 - 21）如下：① UvrA 以二聚体的形式和 DNA 结合，再吸引 UvrB 结合，成为 $UvrA_2B - DNA$ 复合体；② $UvrA_2B$ 具有解旋酶活性，在 ATP 提供能量的前提下，沿着 DNA 巡视；③ $UvrA_2B$ 遇到 DNA 损伤，解旋不能进行，但 $UvrA_2B$ 和损伤 DNA 的结合能力大为提高（是非损伤 DNA 的近千倍），结合后，释放 UvrA 二聚体；④ UvrC 和 UvrB 结合，UvrB 具有内切核酸酶活性，先在损伤处 3′端 3~5 个核苷酸处切断，再由 UvrC 的内切核酸酶活性在损伤处 5′端 7~8 个核苷酸处切断；⑤ UvrD 将长约 11~13 个核苷酸，含有损伤位点的单链 DNA 片段以及 UvrBC 释放；⑥ 由 DNA 聚合酶 I 和 DNA 连接酶修复单链缺口。

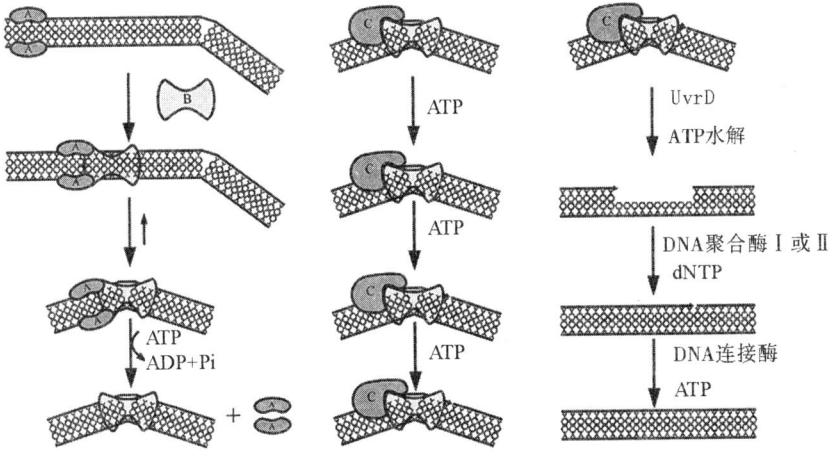

图 6 - 21　切除修复

（三）重组修复

重组修复（recombination repair）又称复制后修复（postreplication repair），这种修复不将损伤的碱基除去，在 DNA 复制时越过损伤部位，而在复制后经 DNA 重组进行修复。带空隙部位的子链与另一条母链间进行重组，使损伤的序列面对正常的单链，再由 DNA 聚合酶和 DNA 连接酶修复空隙部位（图 6 - 22）。重组修复与 recA、recB 和 recC 基因有关。recA 编码一种分子量为 40000 的蛋白质，它具有交换 DNA 的活力，在重组和重组修复中均起关键作用，recB 和 recC 基因分别编码外切核酸酶 V 的两个亚基，该酶也是重组和重组修复所必需的。修复合成中需要的 DNA 聚合酶和 DNA 连接酶的功能与切除修复相

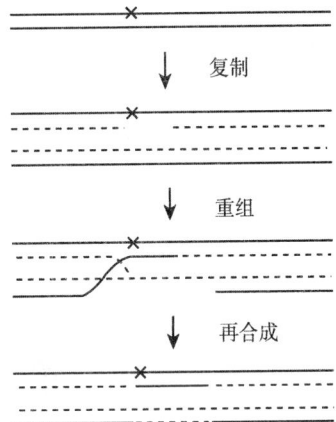

图 6 - 22　重组修复

同。重组修复中损伤的 DNA 并没有被除去，当进行下一轮复制时，留在母链上的损伤仍会给复制带来困难，还需要重组修复来弥补，直到损伤被切除修复消除。但是，随着复制的进行，后代的细胞群中的损伤 DNA 将逐渐被稀释。

（四）SOS 修复

以上三类修复系统都是不经诱导而发生的，当 DNA 分子受到较大范围的重大损伤时，会诱导产生一种应急反应，借用国际紧急呼救信号"SOS"（save our souls），称之为 SOS 反应（SOS response）。SOS 修复（SOS repair）主要通过两条途径：一方面通过增加细胞内原有的修复酶（切除修复、重组修复）的合成，提高酶活性而增强修复功能；另一方面诱导产生新的 DNA 聚合酶来应急修复，以便细胞能够存活下来而不至于死亡。这种经诱导产生的新的 DNA 聚合酶能通过 DNA 上受损伤的部位使子链的合成继续下去而不停留在损伤部位。但是它的校对活性很低，识别碱基的精度差，可在子链任何位置出现错配碱基（图 6－23）。在这一修复过程中，原有的损伤不但保留下来，并且增加了错误的碱基对，所以导致细胞的突变率增加，因此这类 SOS 修复又称为倾向差错的修复（error-prone repair）。一般认为，SOS 修复系统是紫外线诱发突变的主要原因。因为 SOS 修复过程是一个倾向差错的修复过程，所以不到万不得已是不会启动这一系统的；而一旦细胞渡过 DNA 复制受阻的难关，SOS 系统就迅速关闭。

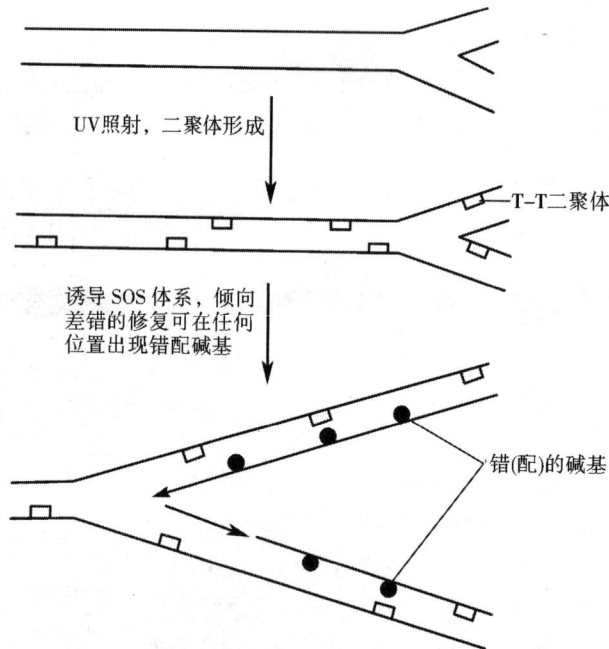

图 6－23　SOS 修复

第三节　基因的转移和重组

微生物不但可以通过基因突变发生遗传性变异并获得新的遗传性个体，也可以通过基因重组方式产生新的遗传个体。

基因重组（gene recombination）是来自不同亲代细胞的 DNA 分子通过重新组合，成为带有双亲遗传信息的新 DNA 分子的过程。产生的新分子称为重组体或重组子（recombinant）DNA。微生物中基因重组的方式有多种。产生有性孢子的微生物的基因重组通过典型的有性生殖，重组涉及整个染色体组。不进行典型有性生殖，并且不产生有性孢子的一些真菌中也有涉及整个染色体组的基因重组，但不进行减数分裂，称为准性生殖。原核生物的基因重组只涉及染色体的一部分，遗传物质是从供体菌（提供 DNA 的菌体）单向转移至受体菌（接受 DNA 的菌体），形成的是部分二倍体（partial diploid），又称为基因转移（gene transfer），主要方式包括转化、转导和接合。在这些方式中，供体菌只有部分 DNA 片段转移入受体菌，与受体菌基因组中同源 DNA 区段进行交换、重组，从而使受体菌获得供体菌的部分遗传性状。微生物通过酶处理去除细胞壁获得原生质体，并进行原生质体融合也会带来基因重组。

在各种方式的基因转移后，进入受体菌的供体 DNA 片段本身不能复制，只有在与受体菌的染色体或质粒进行重组，形成新的复制子后才能复制和遗传。经遗传重组后，含有新的复制子的细胞即重组子。除转座外，重组的进行通常需要受体菌的重组基因编码的酶类（如 RecA）等的参与，在 DNA 分子的同源区段间进行遗传交换（crossing over），细菌遗传交换的可能结果主要有以下三种（图 6-24）。

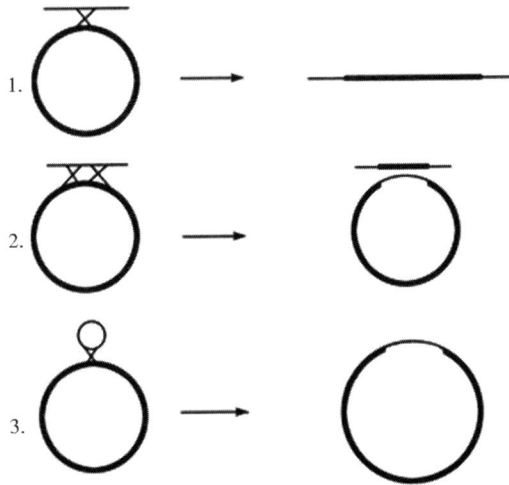

图 6-24　原核细胞间遗传物质交换示意图

（1）线性 DNA 片段与细菌染色体发生单交换，则环状染色体被破坏，形成的线状染色体不能复制，细胞也不能繁殖。

（2）线性 DNA 片段与细菌染色体发生偶数次交换，得到的重组子只有一种类型，即部分供体 DNA 片段被重组入染色体，形成新的复制子，同时染色体上相应的一段 DNA 被置换。

（3）环状质粒本身就是复制子，转移入宿主菌后仍可游离存在，经自主复制遗传至下一代；也可以经单交换后重组入细菌染色体，整合成为一个新的复制子。

193

一、转化

转化（transformation）是细菌中最早发现和研究的基因转移途径，英国医生 Griffith 在 1928 年首先于肺炎链球菌发现转化现象，以后在多种细菌以及部分放线菌中发现。转化是指受体菌直接从周围环境中吸收供体菌游离的 DNA 片段，并整合入受体菌基因组中，从而获得了供体菌部分遗传性状的过程。起转化作用的 DNA 片段称为转化因子（transformation factor），经转化后稳定地表达供体菌部分遗传性状的重组子叫做转化子（transformant）。如果提取病毒或噬菌体的 DNA 来转化感受态的受体菌（或原生质体、圆球体），并产生正常的子代病毒或噬菌体，这种特殊的"转化"称为转染（transfection）。

转化现象的发现，在理论上证明了遗传物质的基础是 DNA，成为现代遗传学和分子生物学的里程碑。在实践中也为菌种选育、基因工程提供了重要的实验方法。

（一）转化的条件与类型

转化成功与否与供体 DNA 片段的大小、性质以及受体菌是否处于感受态有着密切联系。

一般而言，用于转化的 DNA 片段分子量在 $10^6 \sim 10^8$ 时转化率较高，细菌染色体片段或质粒 DNA 均能被成功转化。试验表明，受体菌表面的 DNA 结合位点只能与双链 DNA 结合，而不与单链 DNA 结合，与受体菌同源的、未变性的双链 DNA 分子是有效的转化因子。肺炎链球菌可以和多种来源的 DNA 相结合，而最终能发生转化的只能是同源的供体 DNA 分子。

只有受体菌处于感受态时转化才能成功。感受态（competance）是指受体菌能够从周围环境中吸收外源 DNA 分子并实现转化的生理状态。处于感受态的细胞吸收 DNA 的能力比一般的细胞大 1000 倍以上，而且吸收速度很快，一般只需 5~10min。感受态细胞表面正电荷增加，细胞壁通透性加大，细胞表面分解 DNA 的能力加强。感受态是由受体细胞的遗传性决定的，同时亦受细胞的生理状态、菌龄和培养条件等的影响。不是所有种类的细菌都能自然出现感受态，即使能自然出现感受态的细菌，也只在生长周期的某一特定时期才出现感受态，一般是在对数生长期的后期。根据细菌出现感受态的方式，可以将转化分为三种类型。

1. 自然转化

自然转化（natural transformation）是自发地出现感受态而发生的转化，是细菌细胞在一定的生长阶段出现的生理现象。自然转化现象首先在肺炎链球菌中发现，另外，枯草杆菌、流感嗜血杆菌、淋病奈瑟球菌以及桑格沙门菌等都可以发生自然转化。近年来的研究表明，自然转化可能是自然界基因交换的重要方式。

2. 人工转化

人工转化（artificial transformation）是人工诱导感受态而发生的转化，即人为地对细菌进行物理化学处理，使细菌（甚至是本来不具备自然转化能力的细菌）具有接受外源 DNA 的能力。如加入 Ca^{2+}、冷热激处理大肠杆菌，可以使之处于感受态。也有报道称在转化时加入环腺苷酸（cAMP），可以使感受态水平提高 1 万倍。人工转化是基因工程的基础技术之一，但大多是指将外源质粒 DNA 转化到受体菌中。

3. 原生质体转化和电转化

原生质体转化是将 DNA 分子和聚乙二醇（PEG）一同加入原生质体，造成细胞摄取 DNA。电转化则是用高压脉冲电流在细胞膜上击出小孔，使 DNA 分子通过小孔而导入细胞，又称为电穿孔法，适用于多种细菌、放线菌以及真核细胞的转化。

（二）转化过程及机制

不同种类的细菌转化过程及机制不完全相同，我们主要以研究最多的肺炎链球菌的自然转化为例来说明转化的过程及机制。自然转化的过程包括：感受态的受体菌结合并吸收外源 DNA，单链供体 DNA 片段进入受体菌的基因组，通过同源 DNA 区段的交换重组整合入受体菌的基因组，再通过 DNA 复制、细菌分裂出现稳定的转化子。

1. 转化因子的获得、结合与吸收

（1）转化因子的获得　转化因子（DNA 片段）的获得可通过以下两个途径：①供体菌溶解后释放；②人工提取 DNA。每个感受态细胞约可掺入 10 个转化因子，转化频率通常仅为 0.1% ~ 1.0%，最高亦只有 10%，转化因子在浓度只有 1×10^{-5} μg/ml 时还具有转化功能。

（2）细胞表面的结合　现以证实转化因子双链 DNA 分子，首先要与感受态受体菌细胞表面的 DNA 结合受体相结合。先经短暂的可逆结合再转变为不可逆结合，这种结合对于双链 DNA 是特异性的，因为 DNA - RNA 杂交分子或 RNA、单链 DNA 都不能与该受体结合。对于肺炎链球菌，每个细菌细胞可以结合大约 10 个大小在 15 ~ 20kp 的 DNA 分子。

（3）转化因子的吸收　细菌吸收外源 DNA 的方式因菌种而异。G^- 的嗜血杆菌（*Haemophilus*）仅吸收双链 DNA，但必须是同源 DNA；而 G^+ 链球菌（*Streptococcus*）和芽孢杆菌（*Bacillus*）只吸收单链 DNA，而且能吸收非同源的 DNA（如小牛胸腺 DNA）。

以肺炎链球菌为例，当双链 DNA 与受体菌细胞表面发生特异性地结合后，内切核酸酶（可能位于细胞壁上）首先将其切成约 10^7 大小的片段，然后再由外切核酸酶（可能位于细胞膜上）将其中一条链降解，降解中产生的能量协助把另一条链推进受体细胞。

2. 转化因子的整合

吸收进入受体菌的单链 DNA，以某种被保护的形式［如与特异 DNA 结合蛋白形成复合物和（或）包裹在小囊泡内］被转运到受体菌染色体同源区段。在细胞 RecA 蛋白以及核酸酶、聚合酶、连接酶等参与下，未被降解的单链供体 DNA 以部分或整体地插入受体细胞基因组中，与受体菌染色体同源区段发生置换性重组，从而供体 DNA 和受体菌同源区段形成杂合双链分子，同时未被整合的供体 DNA 剩余片段，以及被置换下来的受体菌单链 DNA 均被降解。

3. 转化子的产生

单链转化 DNA 完成整合形成双链分子后，可通过两条途径产生转化子：一是通过错配修复，将不配对的受体菌碱基切除再经修复合成后形成转化子。若切除的是不配对的供体碱基则不产生转化子。另一条途径是杂合双链分子不经错配修复，而直接发生染

色体复制，再经细胞分裂在部分子代细胞中出现转化子（图6-25）。若转化因子是质粒 DNA，由于质粒本身是个复制子，它可以独立存在自主复制，不管是否发生 DNA 的整合，转化子都能表达质粒编码的表型。

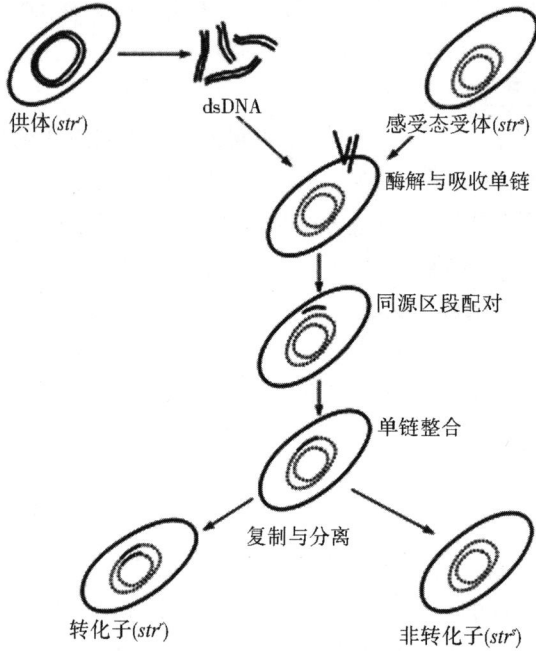

图6-25 转化过程示意图

二、接合

（一）接合的现象和概念

供体菌细胞和受体菌细胞通过性菌毛的作用直接接触，遗传物质自供体菌转移至受体菌，使受体菌获得供体菌的部分遗传性状，这种基因转移方式称为接合（conjugation）。获得供体菌部分遗传性状的受体菌称为接合子（conjugant）。接合现象在细菌和放线菌中都有发现，广泛存在于革兰阴性菌中，几乎包括了所有肠道菌群的细菌，如大肠杆菌（*E. coli*）、沙门菌（*Salmonella*）、志贺菌（*Shlgella*）、假单胞菌（*Pseudomonas*）等，在某些革兰阳性菌中也有发现，在放线菌中研究得较多的是链霉菌属，尤其对天蓝色链霉菌（*Streptomyces coelicolor*）研究得最为详细。

接合作用与供体菌中所含的接合型质粒有关。现以典型的 F 质粒/*E. coli* 接合体系的接合作用为例来加以说明。F 质粒是一种附加体，它既可脱离染色体在细胞内独立存在，也可以整合到染色体上。根据细胞中是否存在 F 质粒及其存在方式的不同，可分为以下四种接合型菌株（图6-26）。不含 F 质粒的菌株称为 F^- 菌株，细胞表面无性菌毛，接合时作为受体菌；含 F 质粒的菌株细胞表面产生 1~4 根性菌毛，接合时作为供体菌，包括 F^+ 菌株、Hfr 菌株和 F′菌株。

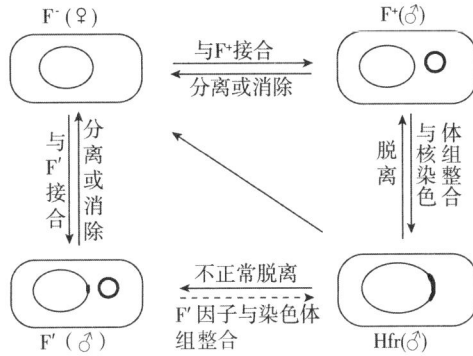

图 6 - 26　F 因子的存在方式及其相互关系

（1）F⁻菌株（F minus，雌性）　在 F⁻菌株细胞内不含 F 质粒，细胞表面也无性菌毛。接合时作为受体菌。

（2）F⁺菌株（F plus，雄性）　在 F⁺菌株细胞内存在游离的 F 质粒，它控制着性菌毛的生成以及自身接合转移。当 F⁺与 F⁻细胞接合时，只是 F 质粒转移而细菌染色体很少转移。

（3）Hfr 菌株　在 Hfr 菌株中，F 质粒整合于宿主细胞染色体上，成为宿主细菌染色体的一部分，随着染色体复制而复制，但编码性菌毛以及接合转移的能力仍然保留。当 Hfr 菌株与 F⁻菌株接合时，能带动细菌染色体转移入 F⁻菌株，并以很高频率与受体菌染色体重组，重组频率比 F⁺与 F⁻菌株接合时高出数百倍以上，所以称为高频重组菌株（high frequency recombination），简称 Hfr 菌株。但很少能使 F⁻菌株变成 F⁺菌株。

（4）F′菌株　Hfr 菌株中的 F 质粒也可以自细菌染色体上正常切离下来，Hfr 菌株又变回 F⁺菌株。但偶尔不正常切离时，可形成携带一小段细菌染色体基因的特殊 F 质粒，称为 F′（F prime）质粒或 F′因子，含有 F′因子的菌株称 F′菌株。当 F′与 F⁻细胞接合时，可使 F⁻菌株也变成 F′菌株，它既获得了 F′因子，同时又获得了 F′菌株携带的宿主菌的遗传性状。这种通过 F′因子的转移而使受体菌改变遗传性状的现象叫做 F′因子转导或性导（F′ - duction 或 sexduction）。

（二）接合的机制

1. F⁺ × F⁻ 的接合

首先 F⁺菌株通过性菌毛识别和连接 F⁻菌株，接着性菌毛收缩使 2 个细胞紧密靠近，直接接触形成接合对。在 F 质粒 *tra* 基因群控制下，F 质粒 DNA 的一条链在转移起始点（*oriT*）处断裂，5′端延伸入 F⁻菌。几乎在转移同时，F⁺菌和 F⁻菌细胞内质粒进行滚环复制。最后接合对分离，结果 F⁻菌转变为 F⁺菌；而原来的 F⁺菌供体仍然是 F⁺菌株。在 F⁺与 F⁻菌株的接合时，仅 F 质粒转移而 F⁺菌的染色体转移频率很小（图6 - 27a）。

197

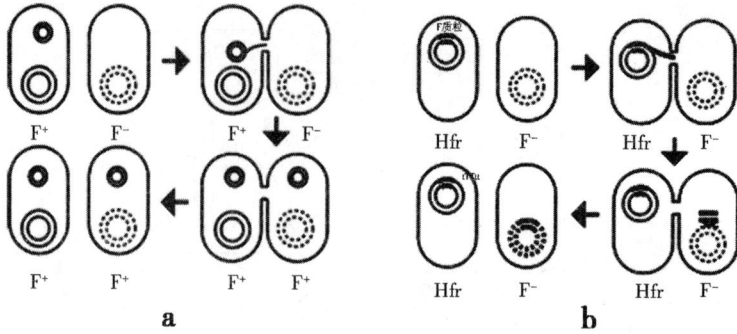

图 6 – 27　细菌的接合转移

a. F⁺介导的接合作用　b. Hfr 介导的接合作用

2. Hfr × F⁻ 的接合

Hfr 与 F⁻ 菌株形成接合对后，首先 Hfr 菌株染色体 DNA 的一条链在 F 质粒的 *oriT* 处断裂，5′端按照 *oriT* – 小部分 F 质粒 – 染色体 – 大部分 F 质粒的顺序向 F⁻ 菌转移。整个染色体 DNA 全部转移入 F⁻ 菌大约需要 100min。接合作用易受环境条件影响常常中断，整个染色体 DNA 进入 F⁻ 菌的可能性极小。最靠近 F 质粒的 *oriT* 的染色体基因能率先高频转移，其后的基因转移频率逐渐降低。因为大部分 F 质粒要在最后才能转移，在此之前接合往往已经中断。所以，Hfr × F⁻ 接合的最终结果绝大多数是：Hfr 菌仍是 Hfr 菌，F⁻ 菌仍是 F⁻ 菌，只是部分供体菌染色体基因进入 F⁻ 菌，通过基因重组形成接合子（图 6 – 27b）。

3. F′ × F⁻ 的接合

F′ × F⁻ 的接合过程与 F⁺ × F⁻ 一样，F′ 因子转移入 F⁻ 菌，结果 F′菌供体仍然是 F′ 菌，而 F⁻ 菌变成了 F′菌。由于 F′因子在 F′ 菌株中可以独立存在自主复制，其携带的细菌染色体基因也同时表达，从而使受体菌能高效表达供体菌的遗传标记。

（三）中断杂交实验和染色体图

F 质粒在染色体 DNA 有多个整合位置和不同方向，从而形成不同的 Hfr 菌株。用不同的 Hfr 菌株与 F⁻ 菌株进行接合，首先进入 F⁻ 菌株染色体基因不同，进入 F⁻ 菌株的染色体基因也呈现方向不同但排列有一定顺序的基因连锁群。分析这些基因连锁的特点证实大肠杆菌的染色体呈环状（图 6 – 28）。

对某一特定的 Hfr 菌株，F 质粒在染色体上的整合位置和方向是一定的。许多试验表明，Hfr 染色体是以恒定速率转移的。如果在接合的不同时间用剧烈搅拌以分散接合中的细菌，终止接合作用（中断杂交），然后分析已转移到 F⁻ 菌株的基因顺序，基因转移的顺序就反映了基因在染色体上的顺序，而某一基因进入受体菌的时间也就反映了该基因在染色体上的位置。因此利用基因转移所需要的时间可进行染色体的基因定位，这种技术称为中断杂交试验（interrupted mating experiment），可用来绘制染色体图，以时间（min）为单位。中断杂交技术能很精确地定位相隔 3min 以上的基因。迄今，利用该技术以及其他基因定位技术，在大肠杆菌的环状染色体上已有约 1717 个基因座位被定位（图 6 – 29）。

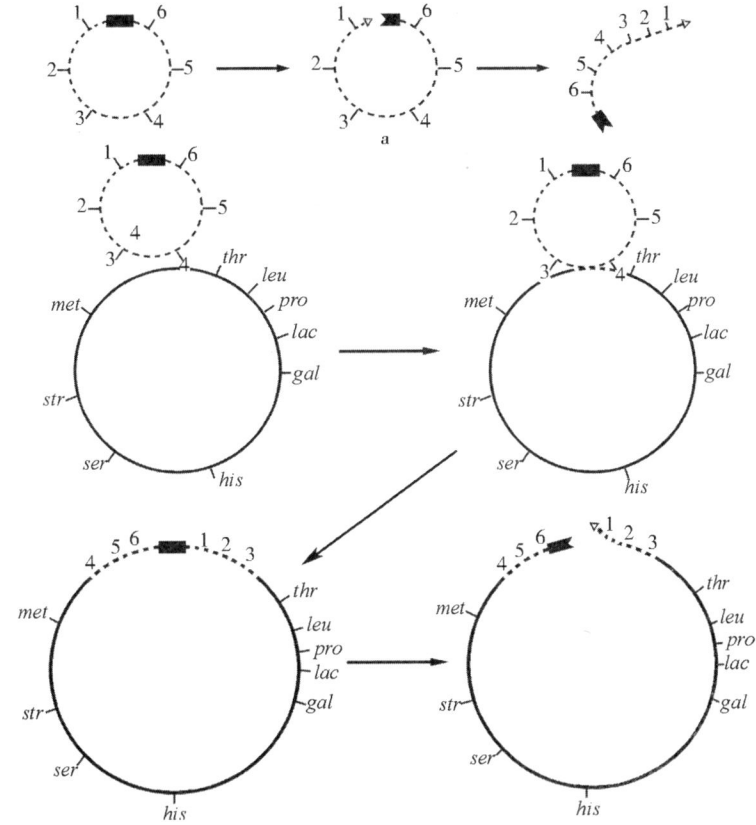

图 6-28 Hfr×F⁻接合时 F 因子的整合与转移

199

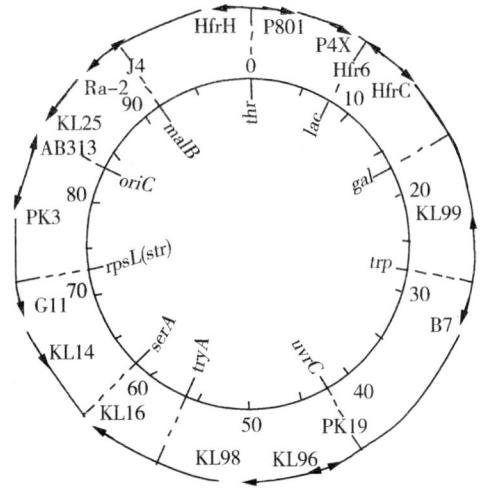

图 6-29 大肠杆菌 K12 的环状染色体简图

thr，苏氨酸；lac，乳糖；gal，半乳糖；trp，色氨酸；uvrC，紫外线损伤的修复；tyrA，酪氨酸；serA，丝氨酸；rpsL，核糖体小亚基蛋白；oriC，复制起点；malB，麦芽糖

三、转导

以噬菌体为媒介，将供体菌的遗传物质转移入受体菌，通过基因重组而使受体菌获得了供体菌的部分遗传性状，这种基因转移方式称为转导（transduction）。媒介噬菌体称为转导噬菌体（transducing phage），它们可以是温和噬菌体，也可以是烈性噬菌体，但都是缺陷噬菌体。通过转导获得新的遗传性状的受体菌叫做转导子（transductant）。1952 年，J. Lederberg 和 N. Zinder 等人在研究鼠伤寒沙门菌是否存在接合现象时首先发现了转导，转导现象在自然界较普遍，在低等生物进化过程中很可能是产生新基因组合的一种重要方式。转导主要还可分为两种类型：普遍性转导和局限性转导。

（一）普遍性转导

通过完全缺陷噬菌体将供体菌任何 DNA 片段转移至受体菌的现象，称为普遍性转导（generalized transduction）。普遍性转导几乎可以转导供体菌基因组的任何基因，故而得名。其转导频率约为 $10^{-5} \sim 10^{-8}$，上面提到的鼠伤寒沙门菌的转导即属于此类。普遍性转导又可分为以下两种。

1. 完全转导

烈性噬菌体感染供体菌后，立即进入裂解周期；温和噬菌体经诱导后也可进入裂解周期。噬菌体裂解细菌，合成自身 DNA 及衣壳蛋白；宿主菌的 DNA 被降解成不同大小的片段。当噬菌体的 DNA 装配入衣壳时，偶尔发生"误包装"，装入与噬菌体 DNA 大小相似的供体菌 DNA 片段，就形成转导噬菌体。转导噬菌体具有噬菌体的衣壳，但没有噬菌体的 DNA，是完全缺陷的噬菌体，又称为假噬菌体（pseudophage）。当供体菌裂解后，释放大量正常的噬菌体和极少数的转导噬菌体。当噬菌体再感染受体菌，则转导噬菌体将其衣壳内所含的供体菌基因转移至受体菌。进入的供体菌染色体片段可能有三种结果：被供体菌的核酸酶降解而消失，完全转导，流产转导。如果供体菌染色体的片段与受体菌染色体经过偶数次交换，则供体菌基因整合入受体菌基因组，形成遗传性状稳定的重组子即转导子，从而实现了完全转导（complete transduction）（图 6 - 30）。转导子并非溶原菌，因为普遍性转导的噬菌体是完全缺陷的。

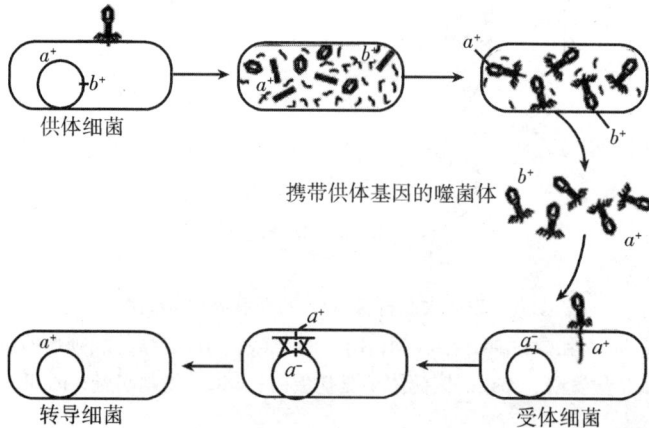

图 6 - 30 普遍性转导机制

2. 流产转导

经普遍性转导进入受体菌的供体菌 DNA，如果既不能整合入受体菌基因组和复制发生完全转导，也未迅速消失，仅仅进行转录、翻译和性状表达，这种现象称为流产转导。发生流产转导（abortive transduction）的细胞，在进行细胞分裂时，外源 DNA 片段只能交给其中一个子细胞，另一个子细胞仅获得该片段的部分表达产物，在表型上仍然表现轻微的供体菌的性状。随着分裂的进行，表现该性状的菌体逐渐被"稀释"，在选择性培养基上只能形成微小菌落（图 6-31）。

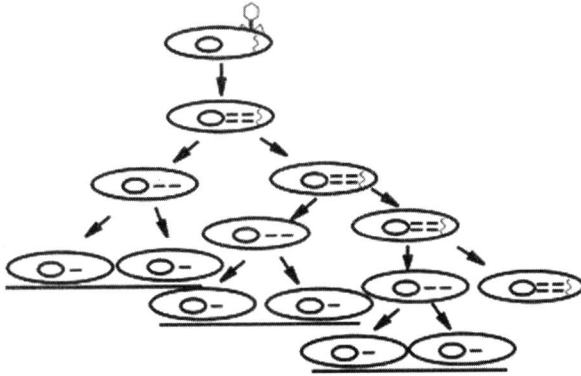

图 6-31 流产转导示意图

（二）局限性转导

局限性转导（restricted or specialized transduction）是指通过部分缺陷的温和噬菌体，把供体菌的少数特定基因转移到受体菌的现象。该现象于 1954 年在大肠杆菌 K12 菌株中首先发现。在局限性转导中所用的噬菌体只能是温和噬菌体，被转导的是宿主染色体附着位点附近的一段 DNA 或少数几个基因。现以 *E. coli K*12 的 λ 噬菌体为例来说明局限性转导发生的过程及机制（图 6-32）。

1. 低频转导

当 λ 噬菌体感染宿主细胞后，其基因组整合在宿主染色体的特定位点上——半乳糖基因（*gal*）和生物素基因（*bio*）之间。这时 λ 噬菌体以前噬菌体的状态存在，而宿主菌变成了溶原菌。诱导溶原菌，前噬菌体从宿主染色体上切离下来，进入裂解周期。通常前噬菌体的切离是十分精确的，但偶尔也会发生不正常的切离（频率为 10^{-6} 左右），"误切离"的结果是将插入位点两侧之一的少数宿主基因连接到噬菌体的 DNA 上，而噬菌体也将相应的一段 DNA 遗留在宿主染色体上。这种噬菌体 DNA 和宿主基因杂合的 DNA 装配入噬菌体衣壳，就形成转导噬菌体，是部分缺陷噬菌体（partial defective phage）。如带有宿主菌的 *gal* 基因就写成 λd*gal*，即带有供体菌 *gal* 基因的 λ 缺陷噬菌体，λd*bio* 表示带有供体菌 *bio* 基因的 λ 缺陷噬菌体。当它们再感染受体菌时，便将供体菌的 *gal* 基因或 *bio* 基因带到受体菌内。如 λd*gal* 再感染 *gal*⁻ 受体菌时，带有供体菌 *gal*⁺ 基因的噬菌体 DNA 与受体菌的染色体在 *gal* 基因位置发生交换，可使受体菌成为一个 *gal*⁺ 转导子。如果发生两次交换，所带的 *gal*⁺ 取代了受体菌的 *gal*⁻ 基因，得到稳定的转导子。由于 λ 噬菌体从宿主菌染色体发生不正常切离的频率极低，因此用诱

导 λ 溶原菌得到的噬菌体进行转导时，只能获得极少量的局限转导子，称为低频转导（low frequency transduction，LFT）。该转导子不是溶原菌，因而对 λ 噬菌体不具备免疫性，仍可被 λ 噬菌体感染。

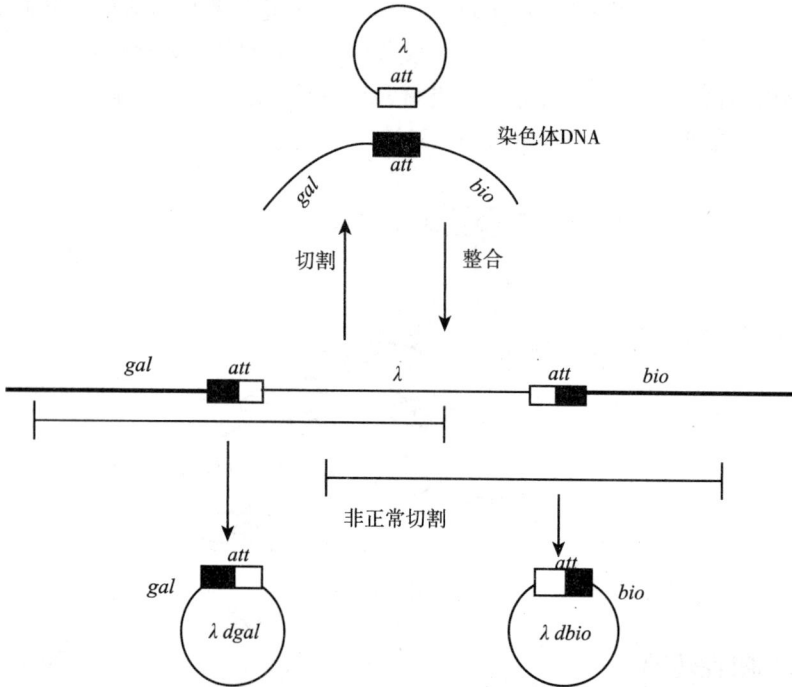

图 6 - 32 λ 噬菌体局限性转导机制

2. 高频转导

如果用转导噬菌体 λdgal 和正常的 λ 噬菌体同时感染受体菌，正常 λ 噬菌体首先整合到受体菌染色体上，产生一个可以使转导噬菌体 λdgal 插入的杂合位点，于是 λdgal 也整合到受体菌染色体上，使受体菌成为双重溶原菌（double lysogen）。正常 λ 噬菌体可补偿 λdgal 所缺失的基因功能，使之可以正常复制，因此这里的正常 λ 噬菌体被称为辅助噬菌体（helper phage）。当该双重溶原菌被紫外线照射诱导而裂解时，两种噬菌体同时复制，裂解产物中含有等量的 λ 和 λdgal 颗粒，用于感染另一个 E. coli gal⁻ 受体菌时，则可高频率地把它转变为 gal⁺ 转导子，所以称为高频转导（high frequency transduction，HFT）。

（三）溶原转变

由于温和噬菌体感染，前噬菌体整合入宿主菌染色体而使其溶原化，同时，使宿主菌的表型也发生改变，这种现象称为溶原转变（lysogenic conversion），又称为噬菌体转变（phage conversion）。当宿主菌丧失这一噬菌体时，通过噬菌体整合而获得的新性状也就同时消失。

溶原转变与转导有着本质的不同，主要体现在四点：①这种温和噬菌体不携带任何来自供体菌的外源基因，是噬菌体基因整合入宿主染色体而使宿主表型改变；②这种温和噬菌体是完整的，而不是缺陷的；③获得新性状的是溶原化的宿主细胞，而不是转导子；④获得的性状可随噬菌体消失而同时消失。

例如，白喉棒状杆菌之所以产毒素是由于它被带有毒素基因的β噬菌体感染并溶原化所致，当产毒菌株一旦失去β噬菌体时，就不再产毒素，表明白喉毒素是由β噬菌体基因组所编码（图6-33）。

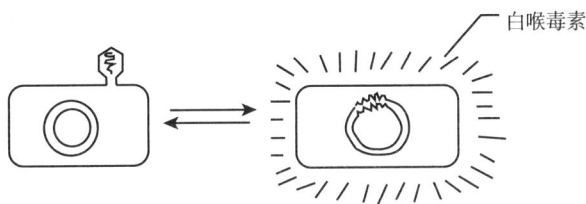

图6-33 溶原转变示意图

四、基因重组

（一）酵母菌的基因重组

1. 酵母菌染色体的结构

酵母菌是真核微生物，但与同为真核生物的动、植物相比，酵母菌的基因组小得多。酿酒酵母（*Saccharomyces cerevisiae*）的基因组大小仅为 *E. coli* 基因组的2.6倍，它可以像细菌一样进行细胞分裂，在平板上能够形成单一的菌落，是在分子水平上研究真核生物遗传学的模式系统。1996年完成了酿酒酵母全基因组测序工作，其单倍体细胞共含有16条染色体，总长度约为 1.2×10^7 bp。其中最短的染色体长度为230kb，最长的达1532kb，所有的染色体共编码5885个蛋白质，即拥有5885个开放读码框（open reading frame，ORF）。酿酒酵母的染色体DNA通过与组蛋白结合形成核小体结构，但是它没有H1组蛋白。

2. 酵母菌的接合型遗传

真核生物细胞有单倍体（haploid）和二倍体（diploid）两种存在形式。二倍体细胞内每个染色体有两个拷贝，而单倍体细胞中只有一个拷贝。酿酒酵母的细胞能够以单倍体形式存在，但是偶尔两个单倍体酵母也可以融合产生一个二倍体细胞。有丝分裂（mitosis）是指伴随着DNA复制，细胞中的染色体浓缩、分裂，被均分为两份，每个子细胞各分到一份染色体的过程。减数分裂是指从二倍体阶段转变成单倍体阶段的过程（meiosis）。减数分裂涉及二次分裂：在第一次分裂中，同源染色体分离，被分配到各自分开的细胞中，遗传状态由二倍体变为单倍体；第二次分裂中，姐妹染色单体分离，两个单倍体细胞分裂，生成四个单倍体配子（子囊孢子）（图6-34）。

203

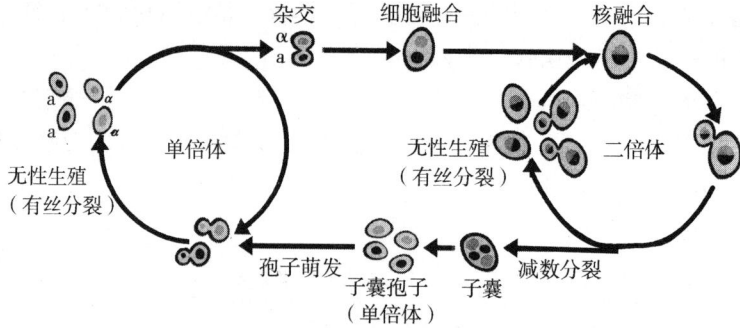

图 6 - 34　酿酒酵母生活史

酵母细胞有两种不同的单倍体细胞类型，称为接合型（mating type），它们类似于高等生物中的雄配子和雌配子。不同类型的单倍体可彼此接合形成二倍体细胞。一个二倍体细胞能形成两种不同接合型的四个配子。形成配子的二倍体细胞称为子囊（as-cus），子囊内的细胞称为子囊孢子（ascospore）。酵母的两种接合型分别为 a 型和 α 型，其接合型分别由 a 和 α 两个基因来控制，相同接合型酵母细胞不能发生接合。所有酵母细胞中同时含有 a 和 α 两个基因，它们可以定期的相互转换，但是只有一个基因能够获得表达。

酵母染色体有一个接合型位点（MAT 位点），其两侧有两个沉默基因 α 和 a，它们均可插入 MAT 位点。若 a 基因插入该位点，则表现为 a 型；若 α 基因插入该位点，则表现为 α 型。所有酵母细胞中同时含有 a 和 α 两个基因，但它们并不表达，这些沉默基因可作为转换时插入基因的来源。接合型基因的转换过程属于同源重组，转化时，适当的 a 基因或 α 基因由沉默位点拷贝并插入到 MAT 位点，替换该位点上原有的基因，因此原有的接合性基因从这里被切除并丢弃，这一机制称为盒式机制（cassette mecha-nism）（图 6 - 35）。

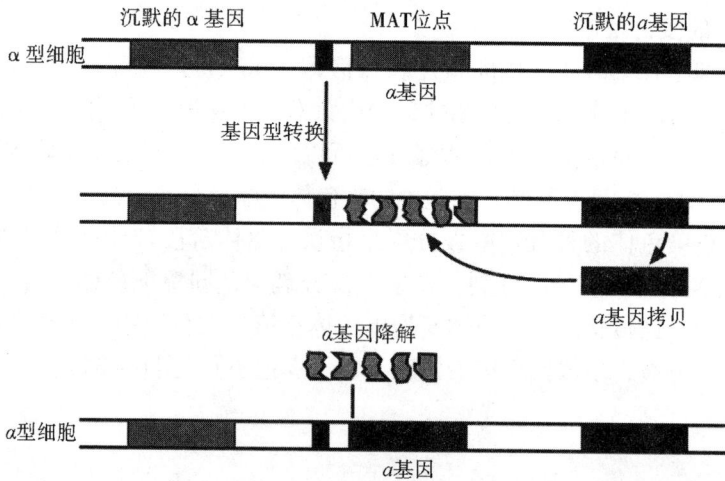

图 6 - 35　基因型转换盒式机制

酿酒酵母的 a 和 α 基因是调节（regulatory）基因，其功能是调控肽类激素 a 因子（a factor）和 α 因子（α factor），这些激素是由处于接合阶段的酵母细胞所分泌的，与接合型不同的细胞有很高的亲和性，一旦结合，则引起细胞表面的变化，并进一步使细胞发生融合而形成一个二倍体合子，合子经减数分裂再转变为单倍体营养形式。

3. 2μm 质粒

酵母中的 2μm 质粒是一个环状、周长 2μm 的 6318bp 的 dsDNA 分子。2μm 质粒存在于大多数酿酒酵母菌株中，位于酵母细胞核内，拷贝数为 50～100。该质粒只携带与复制和重组相关的 4 个蛋白质基因（REP1、REP2、REP3 和 FLP），并不赋予宿主细胞任何遗传表型，属于隐蔽质粒。它的最显著特征是质粒上有两个 600bp 的反向重复序列，分别由 2.7kb 的大单一区域和 2.3kb 的小单一区域所间隔，其中各含有一个专一性重组序列（FRT）。经该区域重组后，可产生 A 型和 B 型两种互变异构型的混合 2μm 质粒（图 6-36）。2μm 质粒既可以作为研究基因调控和染色体复制的理想系统，也可作为酵母菌转化的有效载体，并由此组建"工程菌"，从而进行目的蛋白的表达。

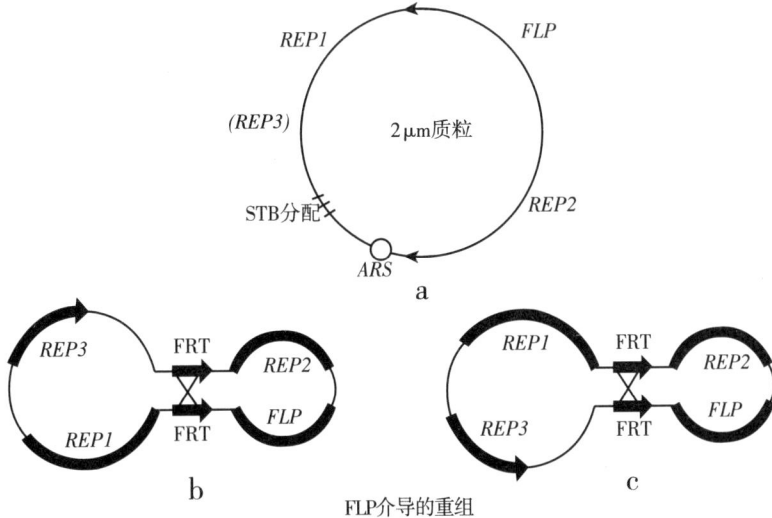

图 6-36 酵母 2μm 质粒及其不同构型
a. 酵母 2μm 质粒 b. 构型 A c. 构型 B

205

（二）丝状真菌的准性生殖

真菌除有性生殖以外还存在一种导致基因重组的过程称为准性生殖（parasexual reproduction 或 parasexuality），类似于有性生殖，但更为原始，可看做是营养细胞的有性生殖，主要存在于一些半知菌中。准性生殖可使同种生物两个不同菌株的体细胞发生融合，它与有性生殖的最大区别是不经减数分裂、不产生有性孢子，但可导致低频率的基因重组并产生重组子。准性生殖过程发生在营养细胞中，并且整个基因组均参与重组，虽然具有有性生殖的效果，但却没有有性生殖的过程。

准性生殖的过程包括异核体的形成、二倍体的形成以及体细胞的交换和单元化。

首先形态上没有区别，但在遗传性状上可能有区别的两个亲本体细胞的菌丝连接，即通过菌丝连接（anastomosis）形成异核体，其频率很低。异核体（heterocaryon）是指同时含有不同基因型的细胞核的细胞，这种现象又称为异核现象。异核体中来自不同菌丝细胞的细胞质发生融合，但核一般不融合。异核体能够独立生活，其分生孢子发生分离后，可表现出亲本的类型，但异核体可以极低的频率发生核融合（nuclear fusion），形成杂合二倍体。

　　二倍体的杂合子在进行有丝分裂过程中，有极少数细胞会发生体细胞交换（somatic crossing – over），即体细胞中染色体间的交换，导致某些基因的重组，形成单倍体；或通过单元化过程的染色体不分离行为及随后的染色体丢失，形成某些基因结合的二倍体或单倍体分离子（图6–37）。在准性生殖过程中，单元化和体细胞交换是两个独立无关的事件。二者发生在同一细胞中的概率很小。

　　单元化实质上来源于有丝分裂异常，其发生频率为 10^{-3}。在减数分裂过程中，每一对染色体同时减为半数，但在单元化过程中，每一次细胞分裂时只有个别染色体可能由一对变为一个，即在一系列有丝分裂过程中一再发生的染色体不分离行为。

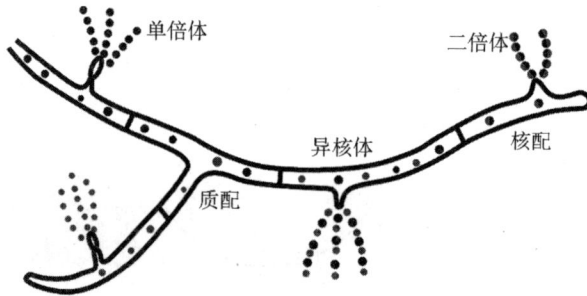

图6–37　准性生殖

第四节　菌种选育和保藏

　　菌种选育（strain screening）是应用微生物遗传与变异的基本理论，通过自发突变、诱发突变或遗传重组改良或改变菌种的特性，筛选出人们所需要的优良菌种，使其符合工业生产或科研的要求。

　　一个优良的菌种被选育出来以后必须进行菌种保藏（culture preservation），根据菌种保藏的原理，采用适当方法保藏，以保持其生产性能稳定，不污染杂菌、不死亡。

一、菌种选育

　　菌种选育技术的应用促进了微生物发酵工业的发展。通过菌种选育，大幅度提高了微生物发酵产量和质量。抗生素、氨基酸、维生素、酶制剂等的发酵产量提高了几十倍、几百倍，甚至几千倍，例如青霉素发酵单位从最初的 20U/ml 提高到 60000U/ml；青霉素的原始生产菌株产生黄色色素，使成品带有黄色，经过菌种选育，产生菌不再分泌黄色色素，提高了产品质量。

　　菌种选育在改变产品组分、改善工艺条件、扩大新的品种、增加菌种遗传标记等方面也发挥了重大作用。例如卡那霉素产生菌经菌种选育后，由生产卡那霉素 A 变成生产卡那霉素 B，改变了产品的组分；土霉素产生菌在培养过程之中产生大量泡沫，经诱变处理后改变了遗传特性，发酵泡沫减少，可节省大量消沫油并增加培养液的装量，改善了发酵工艺条件；微生物原来不产生干扰素，经基因工程育种获得的基因工程菌生产干扰素，扩大了微生物发酵生产的产品范围；采用诱变方法获得营养缺陷型和抗药性突变株是常用的菌种遗传标记方法。

菌种选育过程由 3 个环节组成：①使菌种产生变异；②筛选出变异的菌株；③使变异菌株的特性得到表达。根据使菌种产生变异的方式的不同，菌种选育可分为自然选育、诱变育种、杂交育种、基因工程这四种方法。自然选育、诱变育种是利用基因突变来获得优良菌种，杂交育种、基因工程是通过 DNA 重组来获得优良菌种，都具有改变菌种特性的性质。

(一) 自然选育

自然选育 (selection by spontaneous mutation)，又称自然分离，即不经过人工诱变处理，利用菌种的自发突变而选育出正向变异的个体。正向变异是指微生物变异的表型有利于生产的需要，反之称负向变异。常用的自然选育方法是单菌落分离法。把菌种制备成单孢子悬浮液或单细胞悬浮液，经过适当的稀释后，在琼脂平板上进行分离，然后挑选单个菌落进行生产能力测定，从中选出优良的菌株。

自然选育经常是直接从生产中进行的，例如，在乙醇工业中，曾经在原来为黑色孢子的宇佐美曲霉 (Aspergillus usamii 3758) 自然变异后，选育出白色孢子突变株，糖化能力增强，培养条件也较为粗放。自然选育也可以采用定向选择的办法。定向选择是用某一特定的理化因子长期处理某一微生物群落，同时不断传种接代，以达到积累并选择相应突变株的目的。巴斯德曾在 42℃下培养炭疽杆菌，20d 后，该菌丧失了产芽孢的能力，2~3 个月后，失去了致病力，因而可以作为活菌疫苗用。

207

发酵工业中使用的生产菌种，几乎都是经过人工诱变处理后获得的突变株，往往具有遗传上不够稳定和生活力弱的特点，在使用过程中菌种易衰退。提高自然选育可以纯化菌种、防止菌种衰退、稳定生产、提高发酵产量。在发酵生产过程中，菌种的自然选育是一项日常工作，通常一年应进行一次自然选育工作。

(二) 诱变育种

诱变育种 (selection by induced mutation) 是人为地利用理化因素等诱变剂处理提高微生物的突变率 (诱变)，扩大变异幅度，再经筛选，获得具有优良特性的变异菌株。诱变育种速度快、收效大、方法简便，是一种重要的菌种选育方法，在生产中被普遍应用。但是诱发突变缺乏定向性，必须通过大规模的筛选才能获得有益于生产的正向变异菌株。

诱变育种全过程大致分为 3 个阶段：出发菌株的准备、诱变处理、突变株的筛选，一般步骤如下。

出发菌株（沙土管或冷冻管）→斜面→单细胞或单孢子悬液→诱变处理→涂布平板→挑选单菌落→摇瓶初筛→菌株保存→摇瓶复筛→培养条件考察及稳定性试验→试验罐考察→大型投产试验。

1. 出发菌株的准备

出发菌株就是用于诱变育种的原始菌株。出发菌株的选择是诱变育种工作成败的关键。合适的出发菌株的要求是：①纯种；②遗传特性好，如产量较高且特性稳定，产孢子丰富、生长快、色素少等；③对诱变剂敏感。

出发菌种的斜面非常重要，其培养工艺最好是经过试验已知的最佳培养基和培养条件。要选取对诱变剂最敏感的斜面种龄，要求孢子数量适中。

单细胞或单孢子悬液的制备方法：①对于细菌，因其在固体斜面培养基上常粘在一起，故要求转种到新鲜肉汤液体中进行培养，以取得分散且生长活跃的菌体；②对放线菌和霉菌的孢子，采用玻璃珠或石英砂震荡打散孢子后，用滤纸或棉花过滤。对某些黏性大的孢子，常加入0.05%的分散剂（如Tween 80），以获得分散的单个孢子。

诱变处理前后的孢子悬液要孢子计数，以控制孢子悬液的孢子数和统计诱变致死率，常用于诱变处理的孢子悬液浓度为$10^5 \sim 10^8$个孢子/毫升。孢子计数采用血细胞计数法在显微镜下直接计数。诱变致死率采用平板活菌计数来测定。

2. 诱变处理

常用的诱变剂有物理和化学诱变剂，它们的诱变机制见第二节。

物理诱变剂有紫外线、X射线、快中子及激光，以紫外线最为常用。紫外线诱变最有效的波长是260nm左右，使用前应先开灯预热30min，使光波稳定。诱变时一般将菌（孢子）悬浮液放在平皿内进行处理。若紫外灯的功率为15W，距离30cm，抗生素产生菌的孢子照射时间需30s～2min，照射时最好加电磁搅拌。为避免光复活作用，操作应于暗室进行，照射后容器宜用黑纸包裹，于黑暗条件下培养后再进行分离。

化学诱变剂的种类较多，按它们对DNA作用机制可以分成三类：①直接作用于核苷酸碱基引起结构变化而导致变异的，如亚硝酸（HNO_2）、甲基磺酸乙酯（EMS）、硫酸二乙酯（DES）、亚硝基胍（NTG）、氮芥（NM）、羟胺（NH_2OH）等；②碱基类似物，它们因掺入到DNA分子中，替代正常碱基造成错配而引起变异，如5-溴尿嘧啶（5-BU）、2-氨基嘌呤（2-AP）等；③移码突变诱变剂，它们嵌入DNA分子碱基对中引发移码突变，如吖啶类染料等。化学诱变剂大多有致癌作用，应避免口吸或接触皮肤，用过的器皿应加以处理，以破坏残留的诱变剂。

微生物的诱变作用受到多种因素影响，诱变剂的种类和剂量、出发菌株的遗传背景、菌株的生理状态、被处理菌株诱变前的预培养和诱变后的培养条件以及诱变处理时的外界条件等都会影响诱变效果，常需反复实践才能确定。

诱变剂可以单一处理，也可以复合处理。复合处理可以是两种或多种诱变剂同时使用或不同诱变剂的交替使用，以扩大诱变幅度，提高诱变效果。选择诱变剂时，还应该考虑诱变剂本身的特点。例如紫外线主要作用于DNA分子的嘧啶碱基，而亚硝酸则可以作用于DNA分子的嘌呤碱基，两者复合处理，突变谱宽、诱变效果好。

诱变剂的最适剂量也各有不同。采用致死率较高的剂量，例如90%～99.9%致死率的剂量，可能产生较大的变异幅度，但负变株多；采用中等剂量，例如致死率75%～80%或更低的剂量，不会导致太多的负变株和形态突变株，因而高产菌株出现率较高。较低的诱变剂量可能更有利于高产菌株的稳定。

一般对于遗传上不稳定的菌株，可采用温和的诱变剂，或采用已见效果的诱变剂；对于遗传上较稳定的菌株则采用强烈的、不常用的、诱变谱广的诱变剂。要重视出发菌株的诱变系谱。不要经常采用同一种诱变剂反复处理，以防止诱变效应饱和；但也不要频频变换诱变剂，以避免造成菌种的遗传背景复杂，不利于高产菌株的稳定。菌种的生理状态与诱变效果有密切关系，例如碱基类似物、亚硝基胍等只对分裂中的 DNA 有效，对静止的或休眠的孢子或细胞无效；而另外一些诱变剂，如紫外线、亚硝酸、烷化剂、电离辐射等能直接与 DNA 起反应，因此对静止的细胞也有诱变效应，但是对分裂中的细胞更有效。因此，放线菌、真菌的孢子在诱变前稍加萌发可以提高诱变率。诱变处理前后的培养条件对诱变效果有明显的影响。可有意地于培养基中添加某些物质（如核酸碱基、咖啡因、氨基酸、氯化锂、重金属离子等）来影响细胞对 DNA 损伤的修复作用，使之出现更多的差错，而达到提高诱变率的目的。例如菌种在紫外线处理前，在富有核酸碱基的培养基中培养，能增加其对紫外线的敏感。相反，如果菌种在进行紫外线处理以前，培养于含有氯霉素（或缺乏色氨酸）的培养基中，则会降低突变率。紫外线诱变处理后，将孢子液涂布于富有氨基酸的培养基中，则有利于菌种发生突变。

诱变率还受到其他外界条件，例如温度、氧气、pH、可见光等的影响。

3. 突变株的筛选

出发菌株经诱变后，在大量的群体中选出优良的突变株并不容易，因为优良突变株产生的频率极低。在挑选菌落时要注意探索与产量、性状有关的变异规律，并根据这些特性，分门别类地挑选一定数量的典型菌株进行发酵和鉴定，以确定各种变异类型与产量之间的关系，这样可以大大提高筛选工作的效率。生产上常用的筛选方法有两种。

（1）随机筛选（random screening）　即诱变处理后，随机挑选菌落，从中筛选高产菌株，常采用摇瓶筛选法和琼脂块筛选法。摇瓶筛选法是生产上一直使用的方法，即将挑选出的菌落接种到摇瓶进行发酵试验。初筛以量为主，如每个出发菌株在诱变处理后选出 200 个菌落，移种斜面后逐个进行摇瓶发酵，测定活性。从中再选出 50 株待复筛。复筛以精确为主，每株接种 3~5 摇瓶，测活性后再选出 5 株。以此 5 株为出发菌株再经诱变处理，如此反复进行，直到取得良好的效果。摇瓶筛选的优点是与工业生产条件相近，但缺点是工作量大，时间长，操作复杂等。琼脂块筛选法是将单菌落连同其生长培养基（琼脂块）用打孔器取出，培养一段时间后，置于鉴定平板以测定其发酵产量。琼脂块筛选法的优点是操作简便、速度快，但所得初筛结果必须经摇瓶复筛验证。近年来筛选实验逐步实现半自动化和自动化，省去了繁琐的劳动，筛选效率大大提高。而筛选工具的微型化可使操作简便并加大筛选量，但实验结果的准确性还有待提高。

（2）理性化筛选（rational screening）　理性化筛选是运用遗传学、生物化学的原理，运用产物已知的或可能的生物合成途径、代谢调控机制和产物分子结构来进行设计和采用一些筛选方法，改变微生物原有的代谢调控方式，以获得目的产物的大量积累。若目的产物为代谢途径中间物，可筛选营养缺陷型；筛选细胞膜透性改变的突变株，可以降低代谢终产物在细胞内的浓度，从而避免反馈调节；筛选抗终产物结构类似物的反馈调节突变株，突变株中和终产物合成相关的关键酶结构发生改变，不再受终产物的反馈抑制，或者酶的合成调节系统发生变化，不再受反馈抑制。

在菌种选育的同时，还要重视培养基和发酵条件的研究，以保证突变菌株得到最佳的表现。因为菌种的发酵产量和质量不但取决于菌种的遗传特性，菌种的培养条件也非常重要。突变株的遗传特性发生改变，其培养条件也应该作出相应的改变。例如，四环素产生菌经诱变处理得到的突变株，在原培养基上发酵单位没有明显提高；但是在原培养基配方中增加碳、氮源浓度，调整磷的浓度，该菌株就表现出代谢速度快、发酵产量高的特性，用该菌株进行生产，并采用通氨补料的工艺来适应该突变株代谢速度快的特点，使四环素发酵产量有了新的突破。

总之，在诱变育种过程中，要正确处理出发菌株、诱变因素和筛选条件，全面辩证地考虑三者之间的关系，将是诱变育种能否获得理想效果的关键。

（三）杂交育种

杂交育种（selection by crossing）是指两个不同基因型的菌株接合或原生质体融合使遗传物质重新组合，再从中分离和筛选出具有新基因型个体的育种方法。杂交育种的理论基础是基因重组。原核生物中的转化、转导和接合，真菌中的有性生殖和准性生殖以及原生质体融合都是杂交育种的手段。杂交育种具有定向育种的性质，目的是把双亲（或多亲）的不同遗传性状集中到杂种个体中，以创造出具有双亲（或多亲）的优点，或获得不同于亲代遗传性状的杂种。真菌、放线菌和细菌均可进行杂交育种。

杂交育种主要有常规的杂交育种和原生质体融合这两种方法。常规的杂交育种不需用脱壁酶处理，就能使细胞接合而发生遗传物质重新组合，例如利用青霉菌的准性生殖进行杂交育种。近年来常用原生质体融合法，原生质体融合作为一项新的生物技术，为微生物育种工作提供了一条新的途径。

通过人为方法，使遗传性状不同的两细胞原生质体发生融合，并产生重组子的过程称为原生质体融合或细胞融合（protoplast or cell fusion）。近年来，原生质体融合技术有了很大发展，在动物、植物、真菌、放线菌及细菌间均有报道。利用该技术不但能在微生物的种内、种间，甚至属间形成重组子。细胞融合的过程大致如下：①亲本细胞的选择，两亲株细胞应遗传性能稳定并带有不同的遗传标记，如不同的营养缺陷型或抗药性。②原生质体的制备，在高渗液中用酶去除亲株细胞壁，使成原生质体，细菌和放线菌主要采用溶菌酶，酵母菌和霉菌则一般采用蜗牛酶和纤维素酶。③原生质体的融合，用融合剂促使两脱壁的原生质体凝聚，常用的融合剂是聚乙二醇（polyethylene glycol，PEG），分子量以 4000~6000 为好。④原生质体的再生，将融合的原生质体经离心收集后用高渗培养基制成悬液，适当稀释后涂布于再生培养基的平板上。⑤融合子的选择，在选择性培养基上检查各再生菌落的遗传性状，依据两个亲本的遗传标记互补而挑选出融合子，并进行几代自然分离、选择，最终确定真正的融合子。其流程如图 6-38。

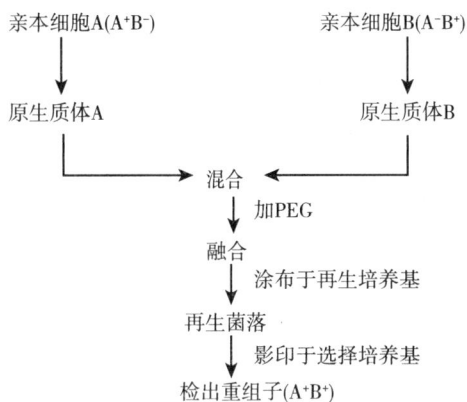

图 6-38 原生质体融合流程图

（四）基因工程

基因工程是一种体外 DNA 重组技术，是人们根据需要在分子水平进行的育种技术，用人工方法取得供体 DNA 上的目的基因，在体外将供体 DNA 与载体 DNA 分子进行重组，再把带有目的基因的重组载体转移入受体细胞使其复制和表达，从而获得新物种。这种使重组 DNA 分子在受体细胞内无性繁殖的技术也被称为分子克隆（molecular cloning）。通过基因工程技术改造了遗传结构的微生物细胞又称为"工程菌"。基因工程技术的应用，扩大了微生物发酵产品的范围，有巨大的市场潜力。

1. 基因工程的基本操作

基因工程的基本操作中涉及基因供体、基因载体、工具酶和基因受体等四个主要方面，包括如下五步操作过程。（图 6-39）

（1）目的基因　目的基因的取得一般有三条途径：①从适当的供体细胞中的 DNA 中分离；②通过逆转录酶的作用由 mRNA 合成 cDNA；③用化学方法合成特定目的基因 DNA。以上三种来源的 DNA 经分离提取获得以后，采用限制性内切核酸酶切割出黏性末端以利于和载体 DNA 重组。

（2）载体　载体 DNA 分子必须具备以下几个条件：①是一个有自主复制能力的复制子；②分子量较小，能在受体细胞中大量增殖，即有较高的复制率，使带有目的基因的重组载体在受体细胞表达较多的基因产物，如松弛型质粒；③有合适的限制性内切核酸酶的酶切位点，使目的基因能固定地插入到载体 DNA 的特定位置；④必须有选择性遗传标记，如抗药性、营养缺陷型等，有助于筛选重组细胞。目前，基因工程中使用的载体主要有：质粒、噬菌体、动物病毒等。

（3）体外重组　用同一种限制性内切核酸酶切割的供体 DNA 和载体 DNA，产生具有互补碱基的黏性末端。在试管内混合，在较低温度下"退火"，黏性末端上碱基互补的片段因氢键的作用而彼此拼接，重新形成双链。再通过连接酶作用，将目的基因和载体共价结合成一个完整的、有复制能力的环状重组载体。

（4）将重组载体引入受体细胞　通过转化或转染等方式，将含有目的基因的重组载体转移入受体细胞，如使用最广泛的大肠杆菌、酵母菌等。作为受体细胞的微生物细

211

胞一般具有如下特性：①便于培养发酵生产；②非致病菌；③遗传学上有较多的研究，便于基因工程操作。

（5）复制、表达与筛选 在理想情况下，通过上述过程重组载体进入受体细胞后，能自主复制而大量扩增，从而使受体细胞表达出供体基因所提供的部分遗传性状。根据载体的遗传标记，用合适的筛选方法，选择出具有重组载体的受体细胞，对培养条件控制，就能在大量重组细胞中筛选出符合原定计划所需要的、能表达目的基因功能的、稳定遗传的细胞无性繁殖系（工程菌）。

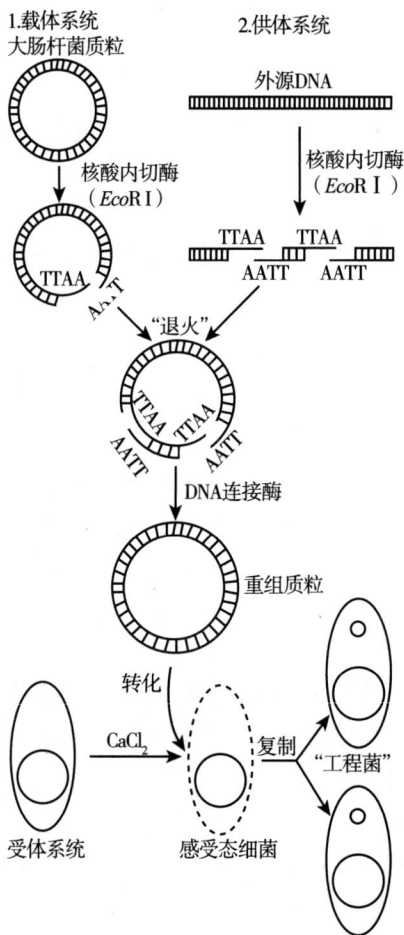

图6-39 基因工程示意图

2. 基因工程在医药工业领域的应用

基因工程是人工的、离体的、分子水平上的遗传重组新技术，能像工程一样事先设计和控制，可完全超远缘杂交育种。基因工程自20世纪70年代开始发展，进展极快，在工业、农业、环境保护、药学、医疗卫生以及基础理论研究等许多方面都取得了令人瞩目的成就。基因工程技术在医药工业领域的应用非常广泛，基因工程产品已经成为医药工业的一个新的生长点。1977年人们首次用基因工程技术使大肠杆菌生产生长激素释放抑制因子（somatostatin，SOM），这是一种14肽的人脑激素，能抑制其他激素的释放和对糖尿病有疗效。SOM 原来需从羊脑提取，50 万只羊的脑组织只能提取 5mg，而用工程菌的 10L 发酵液就可获得同样的产量。此后，用基因工程技术生产的医药产品范围迅速扩大。基因工程药物有胰岛素、干扰素、肿瘤坏死因子、白细胞介素、B 细胞生长因子、巨噬细胞活化因子、集落刺激因子、血清清蛋白、尿激酶、降钙素、促红细胞生成素等；基因工程疫苗有乙型肝炎疫苗、疱疹疫苗、狂犬病疫苗、霍乱疫苗、百日咳疫苗等；被称为"第三代抗体"的基因工程抗体已生产和应用。此外，医药工业中重要的工具酶——青霉素酰化酶也成功用工程菌生产。基因工程在医药工业中的成功应用，使人们有理由相信基因工程是高效表达生物界中几乎一切物种的优良遗传性状的最佳实验手段，基因工程将有广阔的不可估量的发展前景。

二、菌种保藏

一个优良的菌种被选育出来以后，要保持其生产稳定、不污染杂菌、不死亡，这是菌种保藏的目的。

菌种保藏主要是根据菌种的生理、生化特性，人工创造条件使菌体的代谢活动处于休眠状态。保藏时，一般利用菌种的休眠体（孢子、芽孢等），创造最有利于休眠状态的环境条件，如低温、干燥、隔绝空气或氧气、缺乏营养物质等，以降低菌种的代谢活动，减少菌种变异，达到长期保存的目的。一个好的菌种保藏方法，应能保持原菌种的优良特性和较高存活率，同时也应考虑到方法本身的经济、简便。由于微生物种类繁多，代谢特点各异，对各种外界因素的适应能力不一致，一个菌种选用何种方法保藏较好，要根据具体情况而定。

（一）常用的菌种保藏法

1. 斜面保藏法

此方法利用 4℃ 冰箱保存菌种斜面，保存期 1~3 个月。保存期间冰箱的温度不可波动太大，不能在 0℃ 以下保存，否则培养基会结冰脱水，造成菌种性能衰退或死亡。影响斜面菌种保藏时间的一个重要方面是斜面培养基中水分的蒸发。这使培养基成分浓度增大，造成"盐害"，更主要的是脱水后培养基表面收缩，造成板结，对菌种造成机械损伤而成为菌种的致死原因。

2. 液状石蜡保藏法

在斜面菌种上加入灭菌后的液状石蜡，用量高出斜面 1cm，使菌种与空气隔绝，试管直立，置于 4℃ 冰箱保存期 1 年。此法适用于不能以石蜡为碳源的菌种。液状石蜡采用蒸汽灭菌，灭菌后的石蜡在 40℃ 烘箱中干燥备用。

3. 固体曲保藏法

这是根据我国传统制曲原理加以改进的一种方法，适用于产孢子的真菌。该法采用麸皮、大米、小米或麦粒等天然农产品为产孢子培养基，使菌种产生大量的休眠体（孢子）加以保存。该法的要点是控制适当的水分。例如在采用大米孢子保存法时，先取大米充分吸收水膨胀，然后倒入搪瓷盘内蒸 15min（使大米粒仍保持分散状态）。蒸毕，取出搓散成团，稍冷，分装于茄形瓶内，蒸汽灭菌 30min，最后抽查含水量，合格后备用。

213

将要保存的菌种制成孢子悬浮液，取适量加入已灭菌的大米培养基中，敲散拌匀，铺成斜面状，在一定温度下培养，在培养过程中要注意翻动，待孢子成熟后，取出置冰箱保存，或抽真空至水分含量在10%以下，放在盛有干燥剂的密封容器中低温或室温保存。保存1~3年。

4. 沙土管保藏法

本方法是用人工方法模拟自然环境使菌种得以栖息，适用于产孢子的放线菌、霉菌以及产芽孢的细菌。

沙土是沙和土的混合物，沙和土的比例一般为3:2或1:1，将黄沙和泥土分别洗净，过筛，按比例混合后装入小试管内，装料高度为1cm左右，经间歇灭菌2~3次，灭菌后烘干，并作无菌检查后备用。将要保存的菌种斜面孢子刮下，直接与沙土混合；或用无菌水洗下孢子，制成悬浮液，再与沙土混合。混合后的沙土管放在盛有五氧化二磷或无水氯化钙的干燥器中，用真空泵抽气干燥后，放在干燥低温环境下保存。此法保存期可达1年以上。

5. 冷冻干燥法

此法的原理是在低温下迅速地将细胞冻结，以保持细胞结构的完整，然后在真空下使水分升华。这样菌种的生长和代谢活动处于极低水平，不易发生变异或死亡，因而能长期保存，一般为5~10年。此法适用于各种微生物。具体的做法是菌种制成悬浮液，与保护剂（一般为脱脂牛奶或血清等）混合，放在安瓿管内，用低温乙醇或干冰（−15℃以下）使之速冻，在低温下用真空泵抽干，最后将安瓿管真空熔封，低温保存。

6. 液氮超低温保藏法

以上介绍的几种菌种保藏方法，菌种在保藏过程中都有不同程度的死亡，特别对一些不产孢子的菌体保存效果不够理想。微生物在−130℃以下，新陈代谢活动停止，这种环境下可永久性保存微生物菌种。液氮的温度可达−196℃，用液氮保存微生物菌种已获得满意的结果。

液氮超低温保藏法简便易行，关键是要有液氮冰箱装置。该方法要点是：将要保存的菌种（菌液或长有菌种的琼脂块）置于10%甘油或二甲基亚砜保护剂中，密封于安瓿管内（安瓿管的玻璃要能承受很大温差而不致破裂），先将菌液降至0℃，再以每分钟降1℃的速度降至−35℃，然后将安瓿管放入液氮罐的气相中保存（液氮上面的气相温度为−150℃以下）。

（二）菌种的衰退和复壮

微生物的变异性是生物的基本特征。尽管采用了合理的保藏法，长期保存的菌种仍会出现变异。出现不利性状的负向变异称为衰退（degeneration）。导致菌种遗传特性改变的遗传学机制有三个方面：异核现象、自发突变和回复突变。菌种的遗传特性需要在一定条件下才能表现出来，菌种的培养条件对菌种的发酵产量也会有重大影响。由于培养条件不适当，使菌种处于不利于发酵生产的生理状况，其结果也表现为菌种衰退。

1. 防止菌种衰退的主要措施

（1）控制传代次数 微生物自发突变的后果是通过传代于子代显现的，传代次数愈多，突变的可能性就愈大。因此，应尽可能保存原种，并减少传代次数。

（2）用单核细胞传代　放线菌与丝状真菌的菌丝细胞常为多核细胞，有的甚至是异核体，因此用菌丝传代易出现分化或衰退。用单核的孢子传代较稳定。

（3）选择合适的生长条件　根据菌种的来源及营养要求，提供适合原菌生长繁殖的条件是防止菌种衰退的有效措施之一。

（4）采取合适的保藏法　根据菌种的不同，选用合适的保藏法并加以改进，以适应不同类型菌种的保藏。

2. 复壮的措施

使已衰退的菌种恢复原有性状的措施称为复壮（rejuvenation），一般有如下措施。

（1）分离纯化　在衰退的微生物群体中，必定有部分细胞仍然是典型的。通过分离、纯化，可得原有性状的菌种。

（2）淘汰法　采用低温或高温等条件淘汰已衰退的个体，留下未退化的健壮个体，从而达到复壮的目的。例如对大肠埃希菌产青霉素酰化酶斜面菌种采用80℃短时间处理，青霉素酰化酶产量有所提高。

（3）通过合适的宿主　很多微生物接种于相应的动、植物或昆虫宿主可以复壮。如肺炎链球菌通过长期人工培养后，毒力减退。通过小白鼠传代，则毒力增强，荚膜增厚。

（三）菌种的保藏机构

微生物生产菌种的来源主要来自从菌种保藏机构购买菌种和从自然界分离筛选菌种。菌种是国家的重要资源，国内外均有专门的菌种保藏机构负责收集和保藏菌种。国内外大型的菌种保藏机构有：中国微生物保藏管理委员会（China Committee of Culture Collection for Microorganisms，CCCCM）、美国国家典型菌种保藏所（American Type Culture Collection，ATCC）、英国国家典型菌种保藏所（National Collection of Type Culture，NCTC）、日本大阪发酵研究所（Osaka Institutes for Fermentation，IFO）等。除少数特殊菌种外，一般可采用网上查阅定购的方法购买菌种。

215

▼

免 疫 学

抗　原

　　抗原（antigen，Ag），亦称免疫原（immunogen），是一类能刺激人或动物免疫系统，发生适应性免疫应答；并能在体内或体外与免疫应答产物（抗体或效应 T 细胞）发生特异性结合的物质。从抗原的概念可以看出，抗原物质普遍具有两个基本性能：①免疫原性（immunogenicity），即能刺激机体免疫系统发生适应性免疫应答，并产生免疫应答产物的性能；②抗原性（antigenicity），也称免疫反应性（immunoreactivity），即抗原可在体内外与相应免疫应答产物发生特异性结合的性能。

　　自然界大多数抗原兼具免疫原性和抗原性，被称为完全抗原（complete antigen）。但也有一些物质，单独存在不能够刺激机体免疫系统，却能在某些特殊情况下具有抗原性，这样的物质被称为半抗原（hapten）或不完全抗原（incomplete antigen）。例如青霉烯酸（青霉素在水溶液中的降解产物），单独无法刺激免疫系统，进入机体后却能够与蛋白质或多肽等结合形成复合物。该复合物具有完全抗原的性能，刺激机体后产生多种抗体。其中部分抗体具备直接与青霉烯酸结合的能力，最终可引发青霉素过敏性休克（详情见超敏反应部分）。半抗原多为多糖、类脂及某些小分子。与半抗原结合的蛋白质称为载体（carrier）。临床常见的药物过敏现象往往与半抗原药物有极大关系。

　　除了以排除抗原、保护机体稳定为最终结果的正免疫应答外，抗原刺激机体后，还可能导致其他免疫效果。在某些情况下，抗原诱导相应克隆的淋巴细胞对该抗原表现为特异性的负免疫应答，又称免疫耐受。抗原引起病理性的高免疫应答，称为超敏反应。这两种情况下的抗原分别被称为耐受原和变应原。

第一节　抗原的免疫原性

　　抗原免疫原性对机体适应性免疫应答的产生起着决定性作用，与以下影响因素有关。

一、异物性

　　在正常情况下，机体免疫系统具有精确地识别"自己"与"非己"物质的能力。

这一能力得自于胚胎期免疫系统未成熟时的"克隆选择"过程（见第八章第二节 B 淋巴细胞部分）。曾与胚系淋巴细胞接触过的抗原，都将被成熟免疫系统判定为"自己"而发生免疫耐受。与自身成分相异或未曾与胚系淋巴细胞接触过的物质，被成熟免疫系统识别为"非己"，即异物。

异物性是指抗原与自身成分的差异程度。一般而言，抗原来源与宿主亲缘关系越远，异物性越强，免疫原性越强；反之，亲缘关系越近，异物性越弱，免疫原性越弱。

根据异物性，可将抗原分为以下三种。

（1）异种抗原 从生物的进化过程来看，异种生物间的血缘关系愈远，免疫原性愈强，如马血清与人的血缘关系远，免疫原性强；而对驴、骡来说，则血缘关系甚近，免疫原性也相对较弱。

（2）同种异型抗原 同种而不同个体之间，其组织细胞的化学成分不可能完全相同，因而亦具有抗原性。如人体红细胞表面的血型抗原、人类白细胞抗原（见第九章第四节）等。

（3）自身抗原 自身物质由于与胚系淋巴细胞有过接触，一般不具免疫原性，但有些自身组织中的抗原（如精子、眼晶状体蛋白等）在胚胎期与淋巴细胞隔绝，未参与"克隆选择"过程；还有一些自身物质由于感染、药物、辐射等因素，结构发生改变或修饰，均可能成为自身抗原。此外，在某些情况下，自身耐受性遭受破坏，免疫系统对自身组织成分也可产生明显的免疫应答反应，如该反应超越了生理的限度或持续时间过久，将会造成自身组织损伤和相应的功能障碍，导致自身免疫性疾病（如系统性红斑狼疮、类风湿关节炎等）的发生。

二、理化性状

219

1. 大分子胶体

完全抗原多为大分子胶体物质，其分子量一般在 10 万以上。大分子胶体物质化学结构复杂且稳定，不易被机体降解排除。同时，大分子物质免疫原性强，对免疫系统有较强的刺激作用。

半抗原物质虽然本身分子量较小，但其结合的载体蛋白质也具有完全抗原的免疫原性。

2. 一定的化学组成和结构

一种物质仅是分子量大还不一定有免疫原性。例如明胶的分子量虽高达 10 万，但因为结构上缺乏芳香族氨基酸，所以免疫原性很弱；如在其氨基酸组成中加入少量酪氨酸（2%），可增强其免疫原性。这说明抗原物质除分子量大以外，还要求有一定的化学组成和结构。

多数大分子蛋白质具有明显的免疫原性，芳香族氨基酸含量越高，其免疫原性越强。复杂多糖具有免疫原性，如血型抗原、细菌的荚膜多糖、脂多糖均为多糖抗原。多糖的免疫原性取决于单糖的数目、类型及结构的复杂性。核酸及脂类的免疫原性较弱，但与蛋白质结合形成核蛋白或脂蛋白后，有一定免疫原性。

3. 合适的空间构型

抗原分子中一些特殊化学基团在引起免疫应答的过程中起关键作用（见本章第二节）。这些化学基团在抗原分子中的分布部位、与淋巴细胞表面受体接触的难易程度及空间上的吻合程度，与抗原分子的空间构型有关。分布在抗原分子表面的化学基团容易与淋巴细胞抗原受体结合，免疫原性强；存在于抗原分子内部则不易与相应受体结合，不表现免疫原性或免疫原性弱。

抗原分子表位的性质、位置、间距等细微变化会影响其与淋巴细胞表面相应受体的结合，导致免疫原性的改变，如用多聚丙氨酸和多聚赖氨酸合成多肽的研究证明（图7-1），将酪氨酸和谷氨酸残基连接在多聚丙-赖氨酸主链骨架的表面，其表位的性质和位置都易对淋巴细胞形成刺激，这种聚合物是一种良好免疫原（图7-1a）；若将酪氨酸和谷氨酸残基连接在多聚丙-赖氨酸分子内部，虽然表位的性质未改变，但其间距小，不易被淋巴细胞所接近，这种聚合物则无免疫原性（图7-1b）；如果将图b中的物质侧链间的距离增大，这一聚合物的免疫原性又有一定恢复（图7-1c）。

三、完整性

抗原需经非消化道途径（如注射、吸入、经破损伤口等）完整地进入机体内才具有免疫原性，如人工免疫时需经皮内、皮下、肌肉、静脉或腹腔等途径注射抗原物质。

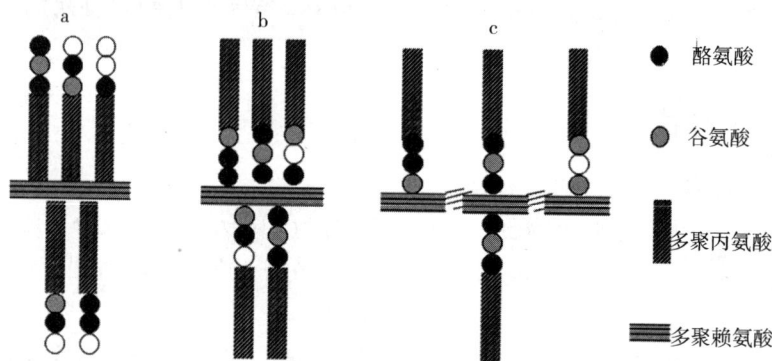

图7-1　抗原分子表面化学基团的性质及位置对抗原免疫原性的影响

四、其他因素

能否成为免疫原，还受宿主遗传基因、年龄、免疫系统功能是否正常等的影响，也与抗原剂量、进入机体途径、免疫间隔时间等多种因素的影响有关。

以上讨论的是影响抗原免疫原性的各种因素，它们相互联系，不可分割。在进行疫苗制备的过程中，需考虑如何增强其免疫原性，而设计其他药物的过程中，需考虑在不影响药效的前提下，如何降低其免疫原性，避免不需要的免疫应答的产生。

第二节 抗原的特异性与交叉反应

一、抗原的特异性

（一）抗原特异性的含义

某一特定抗原只能诱导机体产生针对该抗原的相应抗体和（或）效应 T 淋巴细胞，抗原也只能与相应的抗体和（或）效应 T 淋巴细胞特异性结合，这种性质称为抗原的特异性（specificity）。

抗原的特异性既表现在免疫原性上，也表现在反应原性上。例如注射伤寒沙门菌于兔体内，兔的血清内只出现针对伤寒沙门菌的抗体，该种抗伤寒沙门菌抗体只与伤寒沙门菌发生反应而不能与其他细菌反应。特异性是免疫应答的根本特征，也是免疫诊断、免疫防治的理论依据。

（二）决定抗原特异性的物质基础——抗原决定簇

1. 抗原决定簇的概念

抗原决定簇（antigenic determinant，AD）为抗原分子中决定抗原特异性的特殊化学基团，一般由数个氨基酸、单糖或核苷酸组成，是抗原与淋巴细胞表面的抗原受体特异结合的分子基础，又称表位（epitope）。

抗原表位中化学基团的性质、位置、空间结构决定了抗原的特异性。例如将结构相似的不同化学基团作为半抗原分别与鸡血清白蛋白连接制成人工完全抗原后，免疫家兔，所得到的抗体分别与这些人工抗原进行实验。结果发现，所获得的四种抗体只能与相应的半抗原发生结合反应，不能与其他半抗原起反应。表明化学结构的性质直接关系着免疫反应的特异性（表 7 - 1）。进一步实验证明，组成相同的化学基团，基团位置、空间结构等细微变化对抗原 - 抗体反应的特异性也起决定作用（表 7 - 2）。

221

表 7 - 1 化学结构的性质不同对抗原特异性的影响

抗体	半抗原			
	苯 NH_2	对氨基苯甲酸 NH_2 ... COOH	对氨基苯磺酸 NH_2 ... SO_3H_2	对氨基苯砷酸 NH_2 ... AsO_3H_2
抗苯胺抗体	+	-	-	-
抗对氨基苯甲酸抗体	-	+	-	-
抗对氨基苯磺酸抗体	-	-	+	-
抗对氨基苯砷酸抗体	-	-	-	+

表7-2 空间位置不同对抗原特异性的影响

抗体	半抗原			
	苯 NH₂	邻位氨基苯甲酸 NH₂ COOH	间位氨基苯甲酸 NH₂ COOH	对位氨基苯甲酸 NH₂ COOH
抗苯胺抗体	+	−	−	
抗邻位氨基苯甲酸抗体	−	+	−	
抗间位氨基苯甲酸抗体	−	−		+
抗对位氨基苯甲酸抗体	−	−	−	

2. 表位的分类

不同性质表位引发适应性免疫应答的强度、类型不同，可据此将表位进行分类。

位于分子表面的表位，容易被淋巴细胞表面的抗原受体接近，易被识别，可启动免疫应答，称为功能性表位，其中有个别化学基团起关键性作用，称免疫优势基团；位于分子内部的表位，称隐蔽性表位，可因理化因素作用而暴露在分子表面成为功能性表位，或因蛋白酶解或修饰产生新的表位，它们可成为自身抗原，诱发自身免疫病。

在免疫应答中，T 细胞和 B 细胞所识别的表位不同，分别称为 T 细胞表位和 B 细胞表位。B 细胞表位往往位于抗原分子表面或转折处，呈三级结构的构象表位或顺序表位，可直接被 B 细胞识别；T 细胞表位则往往位于抗原分子内部，为顺序表位，需经抗原提呈细胞（antigen presenting cells，APC）加工处理，并与自身 MHC 分子结合后，才能被 T 细胞所识别。迄今为止尚未发现一个抗原表位能同时被 T 细胞和 B 细胞所识别（表7-3）。

表7-3 T 表位、B 表位特性的比较

特性	T 细胞表位	B 细胞表位
表位的类型	线性决定簇	构象决定簇、线性决定簇
表位的位置	抗原分子任意部位	抗原分子表面
表位的性质	主要为处理后的抗原肽段	天然多肽、多糖、脂多糖或有机化合物
表位的受体	TCR	BCR
识别方式	被 MHC 分子递呈给 TCR	被 BCR 及抗体直接识别

在半抗原与载体结合后引发的免疫应答中，半抗原表位和载体表位均起到作用。其中载体表位有 T 表位，也有 B 表位；而半抗原表位则为 B 表位。

3. 表位的数量——抗原结合价

一个抗原分子表面可具有一种或多种性质不同的抗原表位，每种表位仅具有单一的特异性。抗原分子表面能与抗体分子结合的功能性表位的总数，称抗原的结合价。一般天然抗原结构复杂，分子表面往往有多种、多个抗原表位，为多价抗原。

4. 表位的功能

在免疫应答中，抗原能够通过表位与相应淋巴细胞的抗原受体结合，激活淋巴细胞，启动免疫应答。当免疫系统活化后，抗原能够通过表位与相应的效应 T 淋巴细胞或抗体结合，产生免疫效应。因此，抗原表位是决定抗原免疫原性和抗原性特异性的物质基础。

二、抗原的交叉反应

某些抗原除可与其诱生的抗体或效应淋巴细胞特异性结合发生反应外，有时还可与其他抗原诱生的抗体或效应淋巴细胞发生结合反应。这一现象表面上与抗原的特异性矛盾。究其原因，与自然界抗原间普遍存在共同抗原有关。

共同抗原（common antigen）是指除了具有本身特异性抗原表位外，还可能存在着相同或相似的抗原表位的两种或多种抗原。抗体或效应淋巴细胞对具有相同或相似表位的不同抗原发生的反应，称为交叉反应（cross reaction）（图 7 – 2）。

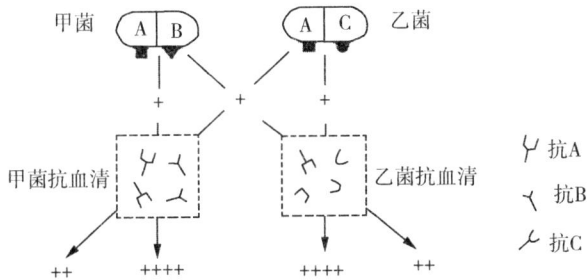

图 7 – 2　共同抗原和交叉反应

共同抗原可分为两种：①若存在于亲缘关系很近的生物之间称为类属抗原（如沙门菌属的伤寒杆菌及甲、乙、丙型副伤寒杆菌之间存在的共同抗原成分）；②若存在于无亲缘关系的生物之间，称为异嗜性抗原，如某些链球菌与人体组织间的共同抗原。当两种共同抗原表位相同时，发生的交叉反应较强，如果仅有一定程度相似，则反应微弱。

交叉反应的存在与疾病发生有关。一些微生物与机体组织存在异嗜性抗原，感染机体后产生的抗体等免疫应答产物也可作用于机体组织，造成免疫病理损伤。临床免疫学诊断上，微生物（如肠道杆菌）间的类属抗原成分，可造成假阳性引起血清学诊断的混乱；但也可利用共同抗原作为替代抗原进行某些来源困难的抗原的检测，用于相关疾病的诊断。

223

第三节　抗原的种类和医学上常见的抗原

一、抗原的种类

抗原多种多样，可以按照不同的分类方法对抗原进行分类和命名。根据抗原的基本性能，将抗原分为完全抗原和半抗原（见前述）；根据抗原来源分类，将抗原分为天然抗原和人工抗原；根据抗原与机体的亲缘关系分类，将抗原分为异种抗原、同种异型抗原和自身抗原（详见本章第四节）；根据刺激免疫应答过程中，是否需要 T 淋巴细胞参与，可将抗原分为胸腺依赖性抗原和胸腺非依赖性抗原。

（一）胸腺依赖性抗原和胸腺非依赖性抗原

1. 胸腺依整性抗原

T 淋巴细胞的分化和成熟在胸腺（thymus）中完成，故被称为胸腺依赖性淋巴细胞。因此，抗原刺激机体时，需要 T 淋巴细胞介导的，可称为胸腺依赖性抗原（thymus – dependent antigen，TD – Ag）。这类抗原须在 APC 及 Th 细胞参与下，才能激活 B 细胞产生抗体。绝大多数蛋白质抗原属于此类，如病原微生物、血细胞、血清蛋白等。其共同的特点是：①分子量大，结构复杂，表面具有多种抗原决定簇，既有 T 细胞表位，又有 B 细胞表位；②可以诱生各类 Ig；③既可诱发体液免疫又可诱发细胞免疫；④可产生免疫记忆。

2. 胸腺非依赖性抗原

胸腺非依赖性抗原（thymus – independent antigen，TI – Ag）刺激 B 细胞产生抗体时不需 T 细胞辅助。TI – Ag 是由多个重复 B 表位组成，又分为 TI – 1Ag 和 TI – 2Ag，它们之间的主要区别是：TI – 1Ag，如细菌的脂多糖（LPS），含有 B 细胞丝裂原和 B 细胞表位。而 TI – 2Ag 如荚膜多糖、多聚的鞭毛素等，仅由多个重复 B 表位组成。这类抗原的特点是：①无 T 表位；②不能激活 T 细胞，只能激活 B 细胞产生 IgM 类抗体；③只能诱导体液免疫应答；④无免疫记忆。

（二）天然抗原和人工抗原

1. 天然抗原

天然抗原为自然界动、植物蛋白质，微生物及产物，同种异型抗原，自身抗原和异嗜性抗原等。

2. 人工抗原

人工抗原是指用化学合成法或基因重组法制备的抗原。人工抗原可分为以下三种。

（1）人工结合抗原 将已知化学结构的决定簇与天然抗原结合在一起，如偶氮蛋白质。

（2）人工合成抗原 用化学方法合成的高分子氨基酸聚合物。

（3）基因工程抗原 利用分子生物学技术将编码抗原的基因，克隆至载体 DNA 中，然后导入受体细胞中使其表达、收集、提取、纯化的而得抗原，如基因工程疫苗。

二、医学上常见的抗原

（一）异种抗原

异种抗原（xenoantigen）多为来自异种动、植物和微生物的抗原性物质，种属关系愈远，免疫原性愈强。

1. 各种病原微生物及其代谢产物

细菌、病毒、立克次体、螺旋体等多种病原微生物对机体有较强的免疫原性。因其化学组成复杂，每个微生物都是由多种性质不同的抗原成分组成的复合体。细菌的主要抗原有以下几种。

（1）菌体抗原 为细菌细胞壁的抗原成分，肠道杆菌的菌体抗原亦称为 O 抗原。

（2）鞭毛抗原 鞭毛为某些细菌的特殊结构，化学性质为蛋白质，肠道杆菌鞭毛抗原称 H 抗原。

（3）菌毛抗原 由细菌表面的菌毛蛋白所形成的抗原。

（4）表面抗原 包围在细菌细胞壁外层的抗原，主要是荚膜或微荚膜抗原。

这些结构抗原成分可作为微生物鉴定、分型的依据，也可作为诊断和治疗微生物感染的靶位。

病原微生物的代谢产物有的也可作为抗原。如白喉杆菌的外毒素，其抗原性强，经 0.4% 甲醛处理后，变成没有毒性而保持抗原性的类毒素，在预防由白喉杆菌外毒素引起的传染病中起重大作用。

2. 疫苗

用微生物的组成成分或相似组分，或细菌外毒素等制成的用于预防接种的抗原性生物制品。

3. 异种动物的免疫血清

临床用于紧急预防和治疗外毒素引起的疾病时，经常使用抗毒素。抗毒素是将外毒素脱毒成类毒素后，免疫马，获得的免疫血清。含有抗毒素的马血清对人具有双重作用：①使用特异性抗毒素以中和患者体内外毒素的毒性，可起到防治疾病的目的；②马血清对人体而言是异种动物蛋白，具有免疫原性，能诱发免疫应答而引起血清过敏性休克或血清病等超敏反应。

4. 植物蛋白

如花粉、花生、坚果等植物蛋白可使某些机体产生超敏反应。

5. 异嗜性抗原

异嗜性抗原（heterophile antigen）是一类与种属特异性无关的，存在于人、动物、植物以及微生物间的共同抗原。最初由 Forssman 发现，又称 Forssman 抗原。异嗜性抗原可造成免疫病理损伤。如 A 族溶血性链球菌某些型别的细胞表面多糖抗原与人心肌、心瓣膜或肾小球基底膜具有共同抗原，当机体感染溶血型链球菌并产生抗体后，可因交叉反应与自身的上述组织结合，临床表现为风湿病或肾小球肾炎等自身免疫性疾病。

有些异嗜性抗原可作为替代抗原协助疾病的诊断。如从牛心肌中提取的心肌类脂与梅毒螺旋体有共同抗原，利用牛心肌提取液检测患者体内是否存在抗梅毒抗体（康氏试验），以此作为梅毒患者的诊断依据。导致斑疹伤寒的立克次体具有与变形杆菌某些株的菌体抗原共同的多糖类抗原，因而临床上常用以代替相应的立克次体抗原进行非特异性凝集反应，进行人或动物血清中斑疹伤寒抗体的检查。这种交叉凝集试验称为外斐反应（Weii - Felix reaction）。

（二）同种异型抗原

在同一种属不同个体之间，由于遗传基因不同，其组织成分有差异，这些组织成分可互为抗原，称为同种异型抗原（alloantigen）。如人类红细胞血型抗原和主要组织相容性抗原。

225

1. 血型（红细胞）抗原

红细胞抗原有 A、B、O、Rh 等十多个型，最重要的为 ABO 系统和 Rh 系统。人类的 ABO 系统有 A、B、AB 和 O 四型。红细胞表面含有 A 抗原，血清中为抗 B 抗体者为 A 血型；红细胞表面为 B 抗原，血清中为抗 A 抗体者为 B 血型。而 AB 型红细胞上有 A 和 B 两种抗原，不含抗 A 和抗 B 抗体；O 型红细胞上不含 A、B 两种抗原，但血清中含抗 A 和抗 B 抗体。误输入异型血，可出现免疫溶血反应，后果十分严重。Rh 血型在人群中有两型，大多数个体为 Rh 阳性，如在某些情况下（如输血或妊娠），Rh 阳性红细胞进入 Rh 阴性的机体内可刺激机体产生抗 Rh 抗体，也可引起严重的溶血反应。

2. 主要组织相容性抗原系统

组织相容性抗原（histocompatibility antigen）是一种重要的同种异型抗原。人类的主要组织相容性抗原最初是在人的白细胞表面发现的，故称为人类白细胞抗原（human leukocyte antigen, HLA）。HLA 是人体最为复杂的同种异型抗原。

（三）自身抗原

多数自身物质由于在免疫系统发育过程中与免疫系统接触过，不具有异物性，所以一般没有免疫原性；但某些情况下，自身物质也会成为抗原，即自身抗原（autoantigen）。

1. 自身组织发生修饰

自身组织在烧伤、感染、电离辐射、化学药品等因素的影响下，结构发生变化，形成新的抗原决定簇，成为自身抗原。例如用甲基多巴治疗高血压时，甲基多巴与患者红细胞膜蛋白结合，发生了抗原性的改变而成为自身抗原，引起自身免疫性贫血；有的患者服用氨基比林，引起白细胞表面抗原结构改变，导致白细胞减少症。另外，许多病毒感染可伴发宿主细胞结构的改变，因此病毒感染与自身免疫病的发生密切相关。

2. "隐蔽" 抗原的释放

机体内有些成分如甲状腺球蛋白、眼球的晶状体蛋白、精子、神经髓鞘磷脂性蛋白等，正常情况下与免疫系统是隔绝的，在胚胎期免疫细胞未能对其建立免疫耐受，所以可被称为 "隐蔽抗原"；但外伤、感染、手术等因素可使之溢出成为自身抗原。如人的甲状腺球蛋白，存在于甲状腺的腺泡内，若甲状腺受损伤或炎症破坏时甲状腺球蛋白漏出，则引起自身免疫性甲状腺炎；精子抗原释放可导致男性不育症；晶状体蛋白的释放可引起交感性眼炎。

3. 自身正常组织

能够与自身物质特异性结合的免疫细胞，由于在免疫系统发育过程中与自身物质接触，而导致成为 "禁忌细胞克隆"，无法被活化引起免疫应答。但在某些情况下，这样的细胞克隆复活，或 T、B 细胞克隆发生突变，形成识别自身成分的高活性的免疫细胞克隆，就可对自身组织产生免疫应答，导致自身免疫病的发生。

4. 独特型抗原

指不同特异性免疫球蛋白分子的 V 区和 T、B 细胞表面的抗原受体 V 区所具有的抗原特异性标记，其特异性由免疫球蛋白高变区的氨基酸序列和构型决定（见第九章第一节）。

226

（四）肿瘤抗原

细胞在癌变过程中出现的新抗原及过度表达的抗原物质总称为肿瘤抗原，可分为两类。

1. 肿瘤特异性抗原

肿瘤特异性抗原（tumor – specific antigen，TSA）是指瘤细胞特有的或只存在于某种肿瘤细胞而正常细胞不表达的新抗原。近年来的研究发现，用化学致癌剂或某些病毒等诱发的实验动物肿瘤，在瘤细胞表面可检出 TSA。但人类的自发肿瘤中尚未完全充分证实，大多数的肿瘤特异性抗原都属于某些肿瘤的共有抗原。黑色素瘤抗原（MAGE），是第一个证实并清楚其结构的人肿瘤特异抗原，人们认为它是肿瘤特异性免疫治疗理想的靶分子。

2. 肿瘤相关抗原

肿瘤相关抗原（tumor – associated antigen，TAA）指在非肿瘤细胞也表达，无严格的肿瘤特异性，但在细胞癌变时其含量明显增多的抗原成分。TAA 可用于某些肿瘤的辅助诊断，TAA 有两类。

（1）与肿瘤有关的病毒抗原　与人类肿瘤有关的病毒主要有 EB 病毒（与 Burkitt 淋巴瘤、鼻咽癌等有关），人乳头瘤病毒（与子宫颈癌、皮肤癌、乳头状瘤有关），肝炎病毒（与原发性肝癌有关），人 T 细胞白血病病毒（与人 T 细胞白血病有关）。目前从上述肿瘤细胞中检出相关病毒的基因和抗原，或在患者血清中查到高滴度的相关病毒的抗体，有助于辅助诊断。

（2）胚胎性抗原　这类抗原是宿主在胚胎发育过程中产生的正常成分，出生后逐渐消失或表达量很低。当细胞癌变时，这类抗原可重新合成。胚胎性抗原分两种：①分泌性胚胎抗原，如肝细胞癌变时产生的甲胎蛋白（α – fetoprotein，AFP），它是由胎儿肝细胞合成的一种糖蛋白，出生后直至成年血清中含量极微。在原发性肝癌和畸胎瘤等患者血清中可检出高含量的甲胎蛋白，故目前 AFP 试验已广泛用于原发性肝癌的诊断和普查。②癌胚抗原（carcinoembryonic antigen，CEA）这类抗原在直肠癌、结肠癌患者的血清中含量可以增高，也可以用于辅助诊断。

（五）其他重要抗原

1. 超抗原

超抗原（superantigen，SAg）是一类不需经抗原提呈细胞（APC）加工处理，可直接与 APC 表面的 MHC – Ⅱ类分子及 TCR 的 V 区结合的抗原。这类抗原只需极低浓度即可使多克隆 T 细胞活化（一种超抗原至少可激活机体 T 细胞库中 1/20 以上的 T 细胞，而普通抗原仅能激活 $1/10^6 \sim 1/10^4$ 的 T 细胞），产生极强的免疫应答，主要包括细菌的某些外毒素（如金黄色葡萄球菌的肠毒素、链球菌致热外毒素等）和某些病毒蛋白（如小鼠乳腺肿瘤病毒蛋白等）。

超抗原可能参与了机体的生理和病理效应，并与食物中毒反应、某些自身免疫病、AIDS 和某些肿瘤发病有关。

2. 有丝分裂原

有丝分裂原（mitogen）是淋巴细胞多克隆激活剂。淋巴细胞表面有多种有丝分裂

227

原的受体，不同有丝分裂原可选择性地活化某一类别的淋巴细胞，T 细胞或 B 细胞。因此可以有丝分裂原刺激淋巴细胞，通过针对激活的淋巴细胞的技术，进行淋巴细胞活性的检测。

第四节 非特异性免疫增强剂

一、免疫佐剂

免疫佐剂（immunoadjuvant）是一类与抗原一起或预先注入机体，能非特异性地增强机体对抗原的免疫应答或改变免疫应答类型的物质，简称佐剂（adjuvant）。佐剂属非特异性免疫增强剂，在疫苗制备过程中得到广泛使用。最早的佐剂研究致力于诱导抗体的传统佐剂，目前涌现出的大量新型佐剂（如 MDP、LPS，甚至树突状细胞等），可在引导细胞免疫应答中起到明显作用。

目前已得到应用的佐剂种类很多，目前尚无统一的分类方法。常用的佐剂可分为五类。

1. 无机佐剂

如氢氧化铝、明矾等。无机佐剂广泛使用在人类疫苗当中，其与抗原结合在一起后，可能起到缓释。

2. 生物性佐剂

多为微生物或其产物，其本身具有免疫原性，如分枝杆菌（结核杆菌、卡介苗）、短小棒状杆菌，百日咳杆菌，革兰阴性杆菌内毒素（脂多糖）等。近年来，人工合成胞壁酰二肽（muramyl dipeptide，MDP）为卡介苗细胞壁中的一种成分，可口服，用于提高疫苗的接种效果，是有效的佐剂。目前还发现了多种细胞因子，如粒细胞－巨噬细胞集落刺激因子（GM－CSF）、白细胞介素－1、2（IL－1、IL－2）、干扰素 γ（IFN－γ）等的佐剂活性。

3. 人工合成佐剂

如双链多聚肌苷酸－多聚胞苷酸（PolyI:C），双链多聚腺苷酸－多聚尿苷酸（PolyA:U）等。

4. 油剂

弗氏（Freund）佐剂、花生油乳化佐剂（佐剂 55）、矿物油、植物油、羊毛脂等。

5. 弗氏佐剂

弗氏佐剂又分弗氏不完全佐剂（FIA，内含石蜡油与羊毛脂）和完全弗氏佐剂（FCA，不完全弗氏佐剂添加死卡介苗），是目前动物实验中最常见的佐剂，但易在注射局部形成肉芽肿和持久性溃疡，因此不适用于人体使用。

免疫佐剂作用机制尚不完全清楚，可能与以下因素有关：①改变抗原的物理性状，形成抗原储存库，增加抗原在体内潴留时间；②有些佐剂本身就是免疫细胞的多克隆激活剂（如脂多糖），可以刺激淋巴细胞增殖分化，扩大免疫应答能力；③促进吞噬细胞对抗原的吞噬及加工处理与提呈；④增加 T 细胞的活化（佐剂可以增强免疫细胞表达 T

细胞活化所需的协同刺激分子和细胞因子；延长抗原肽 – MHC 分子复合物在 APC 表面的表达时间）。

二、其他免疫增强剂

常用的免疫增强剂，卡介苗、短小棒状杆菌、内毒素、免疫核糖核酸、胸腺素、转移因子、双链聚核苷酸等，见第十二章第三节。

▼

免疫系统

　　具有免疫作用的组织、器官、细胞和分子广泛分布于体内各处，构成机体的免疫系统（immune system），是执行免疫功能的机构。免疫系统在长期进化中与各种抗原的不断斗争中逐渐形成。单细胞原生动物能吞噬、溶解和排斥非己异物；低等脊椎动物具有原始淋巴样组织；两栖类和爬行类，T、B 细胞分化分明，特异性细胞和体液免疫增强；鸟类生成特有的腔上囊（又称法氏囊），免疫球蛋白类型也增加为 IgM、IgG 和 IgA 三类；哺乳类动物免疫器官、组织和细胞齐全，功能发达。个体发育中免疫系统也需抗原的刺激才能发育完善。

　　本章主要介绍人体的免疫组织器官和免疫细胞，免疫分子的内容将在第九章中详细阐述。

第一节　免疫组织器官

　　免疫组织器官按功能不同，分为中枢免疫组织器官（又称初级淋巴器官）和外周免疫组织器官（又称次级淋巴器官）（图 8 - 1）。

一、中枢免疫组织器官

　　中枢免疫组织器官（central immune organ）发生较早，出生前已发育完善，是对几乎各类免疫细胞的发生、分化和成熟起决定性作用的器官，能连续不断地向外周淋巴组织及淋巴器官输送未受抗原刺激的成熟淋巴细胞，同时对外周免疫器官的发育起主导作用，主要包括胸腺、骨髓、腔上囊等。中枢免疫组织器官不会受到来自抗原的直接刺激。

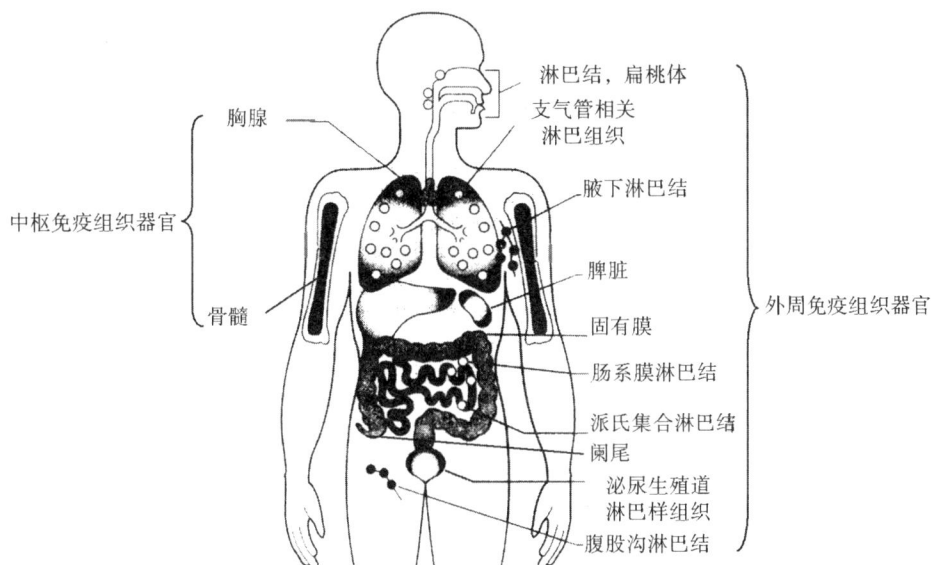

图 8 - 1　人体的免疫器官和组织示意图

（一）胸腺

1. 胸腺的结构与微环境

位于胸骨后、心脏上前方的胸腺分左、右两叶，外包结缔组织被膜。被膜伸入胸腺实质内将胸腺分成许多小叶。小叶的外周部分称为皮质，中央部分称为髓质。初生婴儿胸腺（thymus）重 10～15g，至青春期时达 30～40g，以后逐渐退化，但永远不会完全消失。

胸腺实质主要由胸腺细胞和基质细胞组成。前者是指胸腺中处于不同分化阶段的前 T 细胞，后者主要包括胸腺上皮细胞、巨噬细胞、树突状细胞和抚育细胞等。胸腺基质细胞一方面构成胸腺组织的支架，另一方面与细胞外基质共同构成胸腺细胞选择性分化发育的微环境。其中胸腺基质细胞通过其膜表面表达的黏附分子及其分泌的胸腺素（thymosin）、胸腺生成素（thymopoietin）、胸腺肽（thymulin）及多种细胞因子（如 IL - 1、IL - 2、IL - 6、TNF - α、SCF 及 GM - CSF 等）促进胸腺细胞的分化发育与成熟；细胞外基质可增进胸腺细胞与胸腺上皮细胞的接触及其在胸腺内的移行。

另外，胸腺髓质中的上皮细胞常以同心圆包绕方式构成小体，称其为胸腺小体（thymic corpuscle）或哈氏小体（Hassall's corpuscle），是胸腺的特征性结构（图 8 -2）。

231

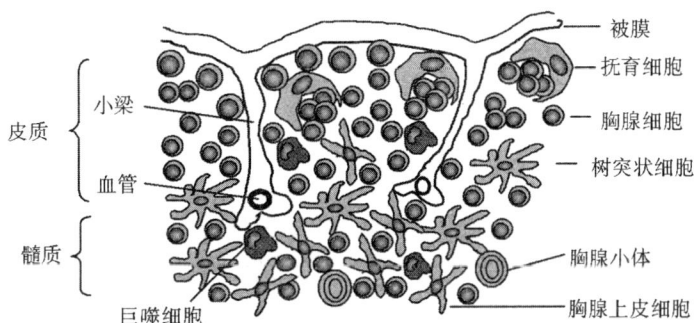

图 8 - 2　胸腺的结构示意图

2. 胸腺的主要功能

（1）T 细胞分化和成熟的场所　　T 细胞，指需要在胸腺中发育分化和成熟的淋巴细胞，即胸腺依赖性淋巴细胞（thymus dependent lymphocyte）。其前体细胞在骨髓中产生后，经血循环趋向性进入胸腺后被称为胸腺细胞。胸腺细胞从胸腺皮质，逐渐向皮质深层和髓质移行，并在胸腺微环境的影响下，先后历经阳性选择和阴性选择（positive and negative selection）最终发育成熟为具有免疫功能的成熟 T 细胞（见本章第二节）。严格的选择，使 90% 以上的胸腺细胞在发育中被淘汰凋亡，只有少数成熟为初始 T 细胞进入血循环，定位于外周免疫器官。

（2）建立自身耐受　　由于阳性选择和阴性选择的作用，胸腺细胞中能够识别自身抗原的部分和不能识别自身 MHC 分子的部分，都无法继续发育。只有能够识别外来抗原和自身 MHC 分子复合物的胸腺细胞能够继续发育为成熟 T 细胞。这一过程使得机体建立了对自身抗原的耐受和 MHC 限制。若胸腺功能障碍，自身反应性 T 细胞不能被清除，会导致自身免疫性疾病发生。

胸腺对机体免疫功能有极重要的作用。新生动物摘除胸腺后，不仅丧失细胞免疫功能，体液免疫功能也严重受损。

（二）骨髓

骨髓（bone marrow）是人及其他哺乳动物的主要造血器官，是几乎所有免疫细胞的发源地。骨髓位于骨髓腔中，包括红骨髓和黄骨髓。红骨髓具有活跃的造血功能，含有骨髓基质细胞（stromal cell）和分化潜力极强的造血干细胞（hematopoietic stem cell, HSC）。HSC 可分化成为红细胞、粒细胞、单核细胞、血小板、NK 细胞等，并能分化出 T、B 淋巴细胞的前体细胞。一部分淋巴细胞前体细胞经血流进入胸腺发育成熟；另一部分，在人类和哺乳动物，仍留在骨髓中分化成熟，成为骨髓依赖性淋巴细胞（bone marrow dependent lymphocytes），但在鸟类则进入腔上囊分化成熟，成为囊依赖性淋巴细胞（bursa dependent lymphocytes），两者均简称 B 细胞。骨髓功能缺陷时，不仅严重损害造血功能，也将导致免疫缺陷症的发生。

1. 骨髓微环境

骨髓微环境主要由骨髓实质周围的微血管、骨髓基质细胞（包括网状细胞、成纤维细胞、巨噬细胞等）及其分泌的细胞因子等组成。如骨髓微血管的血窦内皮细胞可促进淋巴细胞前体迁移与成熟；骨髓基质细胞表面表达的膜分子（如 VCAM - I、黏蛋白、透明质酸）能与 HSC 的相应膜分子受体结合，为 HSC 提供必要的刺激信号；由基质细胞产生的 GM - CSF、M - CSF、IL - 6、IL - 7、SCF 等多种细胞因子可调节 HSC 的增殖发育与分化。

2. 骨髓的主要功能

（1）免疫细胞发生的场所　　骨髓 HSC 在骨髓微环境的作用下，先分化成各种造血干细胞，进而继续增殖分化为不同谱系的成熟血细胞，也即免疫细胞（图 8 - 3）。

（2）B 细胞发育分化的场所　　B 细胞在胚胎期主要于胚肝中发育，出生后至成年期则主要在骨髓中发生、分化成熟。骨髓中的多能造血干细胞在骨髓微环境中历经淋巴干细胞、祖 B 细胞、前 B 细胞、未成熟 B 细胞最终发育为具有免疫功能的成熟 B 淋巴细胞。成熟 B 细胞随后离开骨髓进入血循环，定位于外周免疫组织器官。

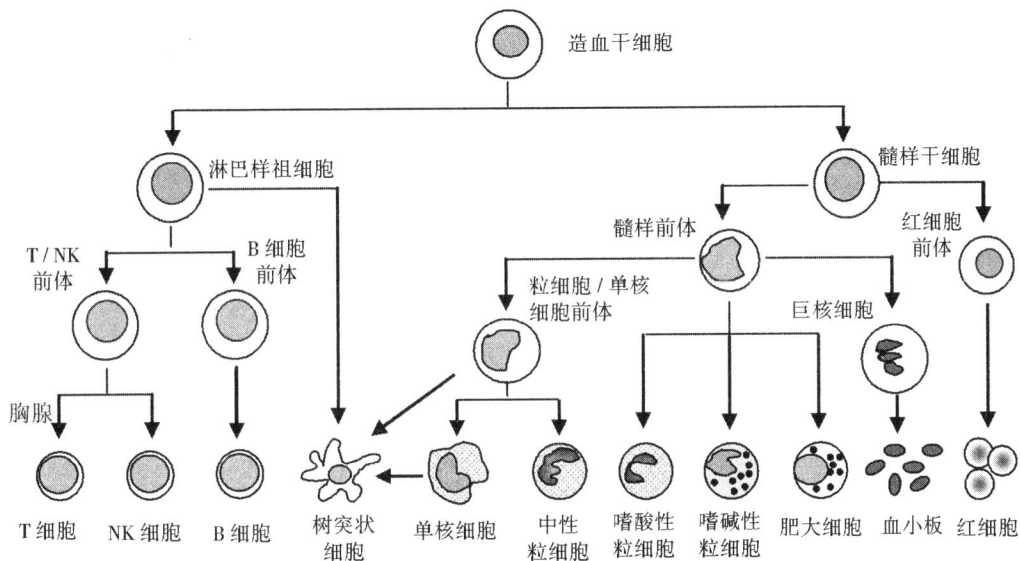

图 8 – 3　造血干细胞分化发育示意

（3）再次体液免疫应答的场所　抗原刺激后，机体产生的记忆性 B 细胞可在外周免疫器官长期存在。当抗原再次进入机体，可激活外周免疫器官具有相应受体的记忆性 B 细胞，并使其经淋巴循环与血循环迁移至骨髓。在骨髓微环境中，被激活的记忆性 B 细胞进一步分化为长寿的浆细胞并持久高效合成抗体（主要为 IgG），成为再次体液免疫应答血清抗体的主要来源，故骨髓兼有中枢与外周免疫组织器官的作用。

（三）其他的 T、B 细胞分化发育场所

T、B 细胞主要在胸腺与骨髓中发育成熟，但目前发现也可在肝、小肠上皮及肠相关淋巴组织等部位发育成熟。

法氏囊（bursa of fabricius）也称腔上囊，是位于鸟类泄殖腔后上方的囊状淋巴组织，是鸟类、禽类 B 细胞分化成熟的场所。哺乳动物和人无此结构。

二、外周免疫组织器官

外周免疫组织器官（peripheral immune organ），分布广泛，在机体出生后数月才逐渐发育完善，是成熟淋巴细胞（T 细胞与 B 细胞）定居的场所，也是 T 细胞与 B 细胞接受抗原刺激发生增殖分化产生免疫应答的场所，包括淋巴结、脾、皮肤相关淋巴组织和黏膜相关淋巴组织等。

（一）淋巴结

1. 淋巴结的结构

淋巴结（lymph node）是广泛分布于全身非黏膜部位淋巴通道上的淋巴组织。正常人有 500～600 个淋巴结。其基本结构由被膜和实质组成（图 8 – 4），被膜深入实质，

233

形成小梁。实质分皮质和髓质两部分，皮质与髓质间通过淋巴窦相通。皮质位于被膜下方，靠近被膜的皮质称浅皮质区，浅皮质区的内侧为深皮质区。浅皮质区由淋巴小结和小结间皮质组成，主要为 B 细胞定居场所，称为胸腺非依赖区（thymus – independent area）。淋巴小结由大量静止的 B 细胞与部分巨噬细胞、滤泡树突状细胞聚集形成，也称为初级滤泡或一级滤泡。当 B 细胞接受抗原刺激后，将在该处增殖分化形成生发中心，称为次级滤泡或二级滤泡。生发中心内含大量称为中央母细胞的 B 淋巴母细胞，中央母细胞在此最终分化为能分泌抗体的浆细胞和记忆性 B 细胞。深皮质区为弥散淋巴组织，有许多由内皮细胞组成的毛细血管后微静脉（post – capillary venule，PCV），也称高内皮细胞小静脉（high endothelial venule，HEV），来自血液的淋巴细胞可穿过此内皮细胞进入淋巴结实质内，再经淋巴液回到血循环中，实现淋巴细胞再循环。深皮质区主要为 T 细胞分布区，也称胸腺依赖区（thymus – dependent area）。此区内尚有树突状细胞、巨噬细胞，它们在捕捉、处理、加工并提呈抗原给 T、B 细胞以及诱导特异性免疫应答中发挥重要作用。

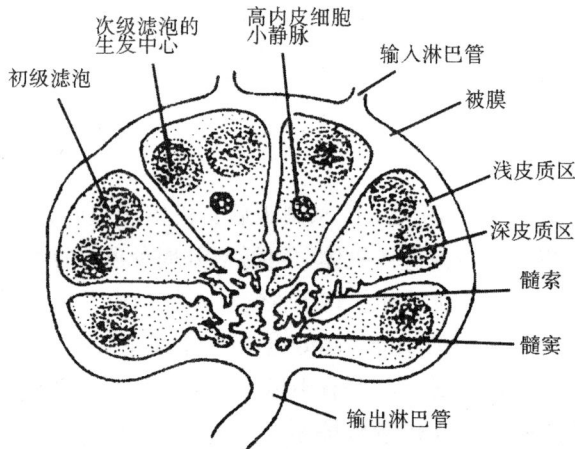

图 8 – 4　淋巴结的结构

2. 淋巴结的主要功能

（1）T、B 细胞定居的场所　T、B 细胞分别由胸腺和骨髓分化成熟后，随即经血循环进入外周免疫器官定居。淋巴结是它们定居的主要场所之一，其中 T 细胞约占该定居场所淋巴细胞总数的 75%，B 细胞约占 25%。

（2）免疫应答发生的场所　淋巴结中不仅富含各种类型的免疫细胞，而且具有 T、B 细胞增殖分化的微环境。因此，淋巴结是 T、B 细胞识别抗原，实现细胞间相互接触，获取激活信号，增殖分化产生效应细胞或效应分子的主要场所之一。淋巴结中产生的效应细胞或效应分子除在淋巴结内发挥作用外，大多离开淋巴结进入血循环，分布全身，以发挥其更为广泛的免疫效应。

（3）参与淋巴细胞再循环　淋巴细胞再循环（lymphocyte recirculation）是指成熟的 T 细胞和 B 细胞由中枢免疫器官经血循环趋向性进入脾、淋巴结等外周免疫器官及组织的相应部位定居后，还可离开外周免疫器官进入淋巴液、血液，游走于全身，并再次返回外周免疫器官的过程。正常情况下，血循环中的淋巴细胞可通过淋巴结深皮质区的毛细血管后微静脉进入淋巴结，然后再经输出淋巴管汇入胸导管，最终经左锁骨下静脉返回血循环。通过淋巴细胞再循环，淋巴组织中耗竭的淋巴细胞可得到及时补充；外来抗原物质看在较短时间内接触淋巴细胞，引发免疫系统的应答；在局部抗原浓度过高时，诱导正免疫应答的发生。

（4）滤过和净化作用 淋巴结是淋巴液的有效滤器，通过吞噬细胞的吞噬作用以及抗体等免疫分子的作用，可以杀伤病原微生物，清除异物，从而起到净化淋巴液，防止病原体扩散的作用。

（二）脾

1. 脾的结构

脾（spleen）是人体最大的淋巴器官，由被膜与脾实质（包括白髓、红髓、边缘区及大量血窦）组成。结缔组织的被膜深入脾内形成许多小梁，进入脾的动脉随小梁走行，贯穿白髓部的动脉分支称中央小动脉。中央小动脉周围有厚层弥散淋巴组织，称动脉周围淋巴鞘，是T细胞主要定居的部位。B细胞主要分布于白髓的淋巴小结（称脾小体）和由脾索和脾血窦组成的红髓脾索中（图8-5）。白髓与红髓的交界处为边缘区，内有B细胞、T细胞和巨噬细胞的分布。血液中的淋巴细胞可经此区进入动脉周围淋巴鞘、淋巴小结或脾索内；而这些部位的淋巴细胞又可经边缘区进入脾血窦，参与淋巴细胞再循环。

235

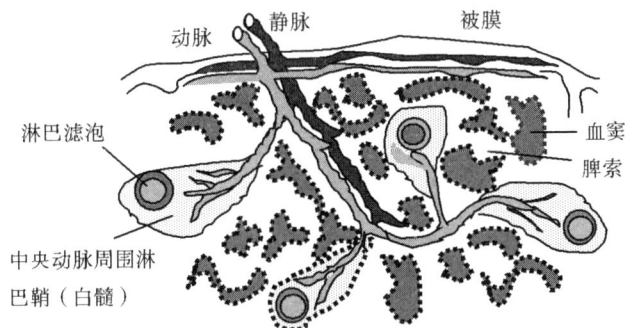

图8-5 脾结构示意

2. 脾的主要功能

脾的免疫功能与淋巴结相似，即：①是T、B细胞定居的部位，其中B细胞约占淋巴细胞总数的60%，T细胞约占40%；②是免疫应答发生的场所，特别是存在于血流中的抗原激发机体免疫应答的主要部位，也是体内产生抗体的主要器官；③滤过作用，体内约90%的循环血液流经脾，脾中存在的大量吞噬细胞等免疫细胞和免疫分子可吞噬清除血液中的病原体及衰老死亡细胞等有害物质；④参与淋巴细胞再循环。

除了上述有完整结构的淋巴器官外，成熟的淋巴细胞和其他免疫细胞还在皮肤和黏膜广泛分布，形成黏膜相关淋巴组织和皮肤相关淋巴组织。由于黏膜和皮肤组织的总体面积巨大且处于机体接受外来抗原刺激的首要部位，其中的淋巴组织被称为人体免疫防御的"第一道防线"。

（三）黏膜相关淋巴组织

黏膜相关淋巴组织（mucosa associated lymphoid tissue，MALT），亦称黏膜免疫系统（mucosal immune system，MIS），主要指呼吸道、肠道及泌尿生殖道黏膜固有层和上皮细胞下散在的淋巴组织以及某些带有生发中心的器官化的淋巴组织（如扁桃体、小肠的 Peyer 淋巴结和阑尾等）。

黏膜相关淋巴组织几乎囊括了全身 50% 的淋巴组织，其中含有大量的淋巴细胞、巨噬细胞、树突状细胞和浆细胞等，是机体发生局部免疫应答的主要场所。另外，人体黏膜的表面积约 400m²，是病原微生物等抗原性异物侵入机体的主要门户，故 MALT 是人体重要的局部免疫防御屏障。

（四）皮肤相关淋巴组织

皮肤相关淋巴组织（skin associated lymphoid tissue，SALT），是表皮和真皮层中免疫细胞的总称，包括朗格罕细胞（Langerhans'cells）、表皮内淋巴细胞等。前者具有递呈抗原给 T 淋巴细胞的作用，后者主要为 T 淋巴细胞。SALT 不仅是免疫应答的激发部位，也是免疫应答的效应部位，T 淋巴细胞介导的细胞免疫常发生在皮肤中。

第二节　免疫细胞

免疫细胞（immunocyte）泛指所有参与免疫应答或与免疫应答有关的细胞。免疫细胞根据主要功能可分为三大类（图 8 - 6）。

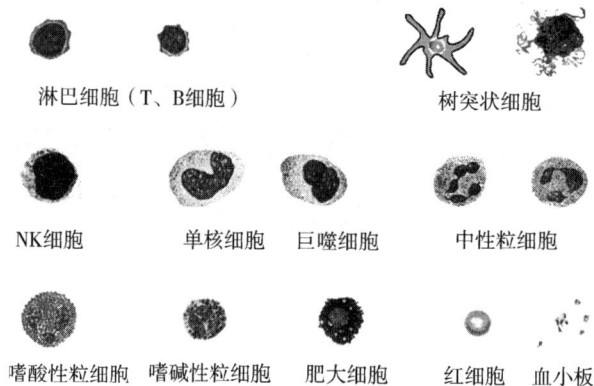

图 8 - 6　免疫细胞种类

第一大类为淋巴细胞（lymphocyte），又可分三类。其中 T、B 淋巴细胞均具有特异性抗原受体，接受抗原刺激后能发生活化、增殖、分化，产生适应性免疫应答，故称免疫活性细胞（immunocompetent cells，ICC），也称抗原特异性淋巴细胞。第三类淋巴细胞为 NK 细胞，不需要抗原刺激就能直接发挥杀伤功能，是固有免疫的参与细胞。

第二大类免疫细胞为抗原提呈细胞（APC），包括单核细胞、巨噬细胞、树突状细胞等，在适应性免疫应答中，起到处理递呈抗原给淋巴细胞的作用。B 细胞也是重要的抗原提呈细胞。

第三大类免疫细胞主要为炎症反应细胞，包括分布在外周血和多种组织中的各种粒细胞、肥大细胞以及血小板等，可在免疫应答的效应阶段发挥作用，参与免疫应答所致的炎症反应。巨噬细胞不仅是抗原提呈细胞，也可参与固有免疫应答，并在细胞免疫所致的炎症反应中起重要作用。

一、淋巴细胞

抗原特异性淋巴细胞是指能对抗原进行特异性识别、在适应性免疫应答中发挥核心作用的细胞，包括 T 淋巴细胞（T lymphocyte）和 B 淋巴细胞。它们的共同特征是：① 具有能特异识别抗原的膜分子，称为抗原受体；② 并非终末细胞，接受抗原刺激后可发生增殖分化，产生相应效应物质；③ 参与淋巴细胞再循环。

（一）T 淋巴细胞

T 淋巴细胞简称 T 细胞，在适应性免疫应答中起关键作用，主要负责细胞免疫，并能辅助和调节体液免疫。

1. T 细胞的分化发育与分布

T 细胞来源于骨髓造血干细胞。由骨髓造血干细胞分化的淋巴样前体细胞进入胸腺后，在胸腺微环境的作用下，经一系列包括阳性和阴性选择在内的有序分化过程，获得功能性 TCR 的表达、自身 MHC 的限制及自身耐受，发育为能特异识别抗原的成熟 T 细胞。

淋巴样前体细胞进入胸腺后称为胸腺细胞。早期胸腺细胞位于胸腺皮质，不表达 CD3、CD4、CD8 分子和功能性 TCR，被称为双阴性 T 细胞（double negative T cell，DN）。随着胸腺细胞向皮质深层迁移，其逐渐发育为 $CD4^+$、$CD8^+$ 的双阳性细胞（double positive cell，DP），同时发生 TCRαβ 链基因重排与表达，称为前 T 细胞。

（1）T 细胞的阳性选择（positive selection） 前 T 细胞表达的 TCR 若能与胸腺基质细胞表面的自身 MHC – Ⅰ 类分子以适当亲和力结合，即可继续分化为 $CD4^-$、$CD8^+$ 的单阳性细胞（single positive cell，SP）；若与胸腺基质细胞表面的自身 MHC – Ⅱ 类分子结合即可分化发育为 $CD4^+$、$CD8^-$ 的 SP 细胞，此为 T 细胞的阳性选择过程。阳性选择使 T 细胞获得了识别自身 MHC 分子的能力，表现出识别抗原时受自身 MHC 分子限制的特点，也即成熟的 $CD4^-$、$CD8^+$ T 细胞须识别自身 MHC – Ⅰ 类分子提呈的抗原，$CD4^+$、$CD8^-$ T 细胞识别自身 MHC – Ⅱ 类分子提呈的抗原。若胸腺细胞的 TCRαβ 链基因没有能够成功地重排与表达，或虽有 TCR 的表达，但不能与胸腺皮质细胞表面的自身 MHC 分子进行有效结合，则该胸腺细胞在胸腺中凋亡。

（2）T 细胞的阴性选择（negative selection） 经历阳性选择，但尚未完全成熟的 CD4 或 CD8 单阳性 T 细胞，由皮质继续移行至皮质与髓质交界处或髓质区。胸腺中存在有大量树突状细胞和巨噬细胞，这些抗原提呈细胞表面能够表达自身抗原肽·MHC – Ⅰ（Ⅱ）类分子复合物。如果经历阳性选择的单阳性 T 细胞表面的 TCR 能够与胸腺 APC 表面自身抗原肽·MHC – Ⅰ（Ⅱ）类分子复合物与呈高亲和力结合时，即可被诱导凋亡。即具有自身抗原结合能力的 T 细胞在胸腺中被选择性淘汰，而未能识别 MHC

237

分子 - 自身肽复合物的单阳性细胞则能继续发育成熟。通过阴性选择，使得保留下来的单阳性 T 细胞均为对自身抗原耐受的 T 细胞。这些 T 细胞逐渐发育为成熟 T 细胞。

成熟的 T 细胞主要分布在外周免疫器官的胸腺依赖区，并作为血液和组织间淋巴细胞再循环的主要成员游走于全身，执行其免疫功能。T 细胞在外周血占淋巴细胞总数的 70% ~ 75%。

2. T 细胞的膜表面分子

T 细胞表面可表达多种膜蛋白分子，它们是 T 细胞特异识别抗原、接受并传递刺激信号、实现与其他免疫细胞相互作用介导免疫应答的物质基础，亦是鉴别和纯化分离 T 细胞的重要依据。伴随 T 细胞发育成熟的过程以及所处功能状态的不同，T 细胞表面膜分子可发生相应变化。

（1）T 细胞抗原受体（T cell antigen - receptor，TCR） T 细胞抗原受体是 T 细胞特异性识别抗原并与之结合的特征性膜结构，是 T 细胞的专有标志，表达于所有成熟 T 细胞表面。现知 TCR 主要有两种结构类型：其一为 αβTCR，也称 TCR2 型，其二为 γδTCR，也称 TCR1 型。外周血 90% 以上 T 细胞膜表达 αβTCR。αβTCR 是由 α、β 两条肽链以二硫键连接组成的异二聚体，两条链均为穿膜肽链，分为胞外区、穿膜区和胞浆区。胞外区分别由链内二硫键折叠成可变区（V 区）和恒定区（C 区）两个功能区。V 区在细胞外侧，是与抗原肽 - MHC 分子复合物结合的部位，C 区与细胞膜相连，其羧基末端伸入胞浆中。与免疫球蛋白相似（见第九章），TCR 的基因编码由多个基因群控制，在 T 细胞成熟过程中，通过重排可形成几百万种以上的不同基因序列，编码相应数量的不同特异性 TCR 分子，以适应对外界各种各样的特异性抗原的识别。不同克隆的 T 细胞，其 TCR 的 V 区结构不同，从而决定了 T 细胞识别抗原的多样性和特异性。

TCR 一般不能识别天然的或游离的抗原分子，只能识别经抗原提呈细胞处理后提呈的抗原肽 - MHC 分子复合物。TCR 对抗原肽 - MHC 分子复合物的特异识别为 T 细胞提供了重要的第一活化信号。但因构成 TCR 两条肽链的胞质区很短，不具备转导信号的功能，这一活化信号的传入必须依赖 CD3 分子的协助。

CD3 分子的胞浆肽段较长，且含有多个与信号转导有关的免疫受体酪氨酸活化基序（immunoreceptor tyrosin activation motifs，ITAM）。CD3 分子是存在于所有成熟 T 细胞表面的重要膜标志。用已知 CD3 单克隆抗体检测淋巴细胞 CD3 分子，已成为临床常用的测定人外周血 T 细胞数量的体外方法。CD3 分子由 γ - ε、δ - ε、ζ - η（或 ζ - ζ）5 种多肽链组成，均为跨膜蛋白。跨膜区带有负电荷的氨基酸残基（天冬氨酸）与 TCR 跨膜区带正电荷的氨基酸残基（赖氨酸或精氨酸）以盐桥结合。CD3 与 TCR 的结合不仅稳定了 TCR 构型，而且在 TCR 特异识别抗原后的信号转导中发挥至关重要的作用。因此常以 TCR - CD3 复合体表示它们的依从关系（图 8 - 7）。

体内少数 T 细胞的 TCR 是由 γ、δ 链组成。它们可组成性表达 TCRγδ - CD3 复合受体分子，称为 γδT 细胞。γδT 细胞的表面标志与 αβT 细胞大致相同，但多为 CD4、CD8 双阴性，少数为 CD8 单阳性。该类细胞主要分布于皮肤、肠道、呼吸道及泌尿生殖道等黏膜和皮下组织，外周血仅占 CD3$^+$ T 细胞的 0.5% ~ 5%，主要参与固有免疫，在机体局部黏膜免疫中发挥作用。

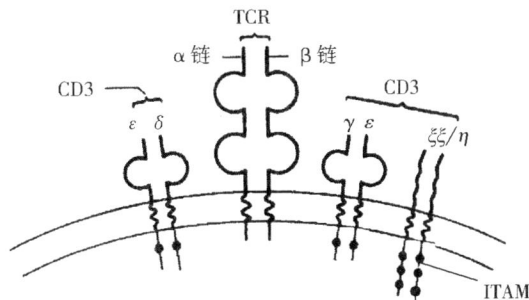

图 8 – 7　TCR – CD3 复合物结构示意图

（2）CD4 和 CD8 辅助受体　CD4 分子和 CD8 分子是重要的 T 细胞膜分子，是鉴定成熟 T 细胞亚群的重要膜标志。根据这两种抗原的排斥性表达可将 T 细胞分为 CD4$^+$T 细胞和 CD8$^+$T 细胞。CD4 分子（单链跨膜蛋白）或 CD8 分子（由 α、β 双跨膜肽链组成）通过与 MHC – Ⅱ类分子或 MHC – Ⅰ类分子的 Ig 样区结合，增强 TCR 与抗原提呈细胞及靶细胞的亲和力，有效刺激 CD4$^+$T 细胞和 CD8$^+$T 细胞的活化。因此，CD4 和 CD8 分子被称为 T 细胞的辅助受体（corecepter）。CD4 和 CD8 分子除了能辅助 TCR 识别抗原外，还能辅助 TCR – CD3 复合体转导信号。因 CD4 和 CD8 分子胞浆肽段结合有蛋白酪氨酸激酶 p56^{lck}，当 p56^{lck}激活后能催化 CD3 分子胞质 ITAM 中的酪氨酸残基磷酸化，启动活化信号转导链，故 CD4 和 CD8 分子的主要功能是辅助 TCR 识别抗原、参与 T 细胞活化信号转导（图 8 – 8）。

239

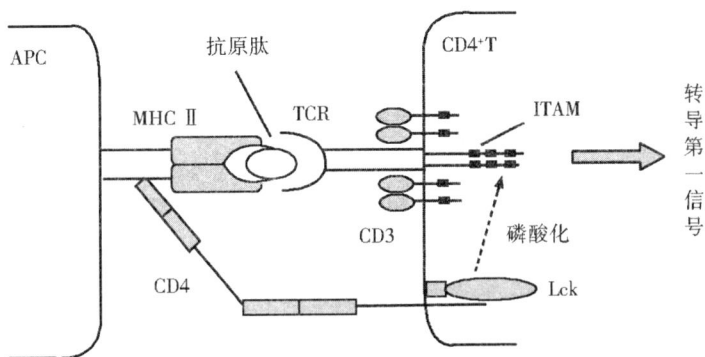

图 8 – 8　CD4 辅助 TCR 识别抗原转导信号示意图

CD4 还是人类免疫缺陷病毒（HIV）的受体，HIV 首先侵染和破坏 CD4$^+$T 细胞是 AIDS 患者免疫功能缺陷的主要原因之一。此外，CD4、CD8 的表达与 T 淋巴细胞发育过程中的阳性选择和阴性选择有着重要的关系。

（3）协同刺激分子　初始 T 细胞的完全活化需要两种信号的协同刺激作用。第一信号由 TCR 特异识别抗原后经 CD3 传入细胞内。第二信号（也称协同刺激信号）则需 T 细胞表面的协同刺激分子与抗原提呈细胞（APC）或靶细胞表面的相应协同刺激分子结合提供。仅接受第一信号，初步活化的 T 细胞将不能充分活化增殖，进入无能（anergy）状态。表达于 T 细胞表面的协同刺激分子有多种，其中对第二信号传递起主要作用的有以下。

①CD28　是由两条相同肽链组成的糖蛋白，表达于几乎所有的 CD4$^+$T 细胞，约 50% 的 CD8$^+$T 细胞。其相应配体主要为表达于专职 APC 表面的协同刺激分子 B7 - 1（CD80）和 B7 - 2（CD86）。当 CD28 与 B7 分子结合后将产生 T 细胞活化必需的协同刺激信号。

②CD2　CD2 分子又称淋巴细胞功能相关抗原 - 2（lymphocyte function associated antigen - 2，LFA - 2），主要表达于 T 细胞和部分 NK 细胞。CD2 的配体为表达于 APC 的协同刺激分子 CD58（LFA - 3）。CD2 与 LFA - 3 结合，可增强细胞间的黏附，促进 T 细胞的活化。

另外，CD2 能与绵羊红细胞（erythrocyte，E）结合，故又称 E 受体。分离人外周血淋巴细胞并与绵羊红细胞混合，在一定条件下，可见 T 细胞周围结合了多个绵羊红细胞，形似玫瑰花环状。临床上曾用该试验（E 玫瑰花环试验）检测人外周血 T 细胞的数量，以协助评价机体的细胞免疫功能。

（4）其他膜分子

①CD45 和 CD45R　CD45 称为白细胞共同抗原，存在于所有白细胞表面，在淋巴细胞的发育成熟、功能调节及信号传递中具有重要意义。CD45 具有至少 5 种异形体。CD45 的分布可作为某些 T 细胞亚群的分类标志。根据 T 细胞表达的 CD45 分子的类别不同，可将 T 细胞分为 CD45RA$^+$初始 T 细胞和 CD45RO$^+$记忆 T 细胞。

②有丝分裂原受体　有丝分裂原（mitogen）简称丝裂原，是指与细胞表面相应受体结合，可促进该细胞母细胞化并进行有丝分裂的物质。丝裂原种类很多，免疫细胞表面常见的有植物血凝素（phytohemagglutinin，PHA）、刀豆素 A（concanavalin A，Con A）、美洲商陆（pokeweed mitogen，PWM）及脂多糖（lipopolysaccharide，LPS）等。T 细胞表面特征性表达植物血凝素受体（PHAR）和刀豆素 A 受体（Con AR）。因此可用 PHA 和 ConA 活化 T 细胞，促进其增殖，也可借此在体外进行淋巴细胞转化试验，测定 T 细胞转化率，以反映机体的细胞免疫功能状态。

③细胞因子受体（CKR）　T 细胞表面有多种细胞因子受体，包括 IL - 1R、IL - 2R、IL - 4R、IL - 6R 及 IL - 7R 等。活化 T 细胞表面 CKR 的数目及亲和力远多于和高于静止 T 细胞。在免疫应答过程中，各种细胞因子可通过与相应受体结合参与对 T 细胞活化、增殖及分化的调节。

④FasL（CD178）　表达于活化 T 细胞表面，是凋亡受体 Fas 分子（CD95）的配体。其与表达 Fas 分子的细胞结合可诱导该细胞凋亡，参与 T 细胞的效应与调节作用。

⑤MHC 分子　T 细胞均表达 MHC - Ⅰ类分子，活化的 T 细胞尚可表达 MHC - Ⅱ类分子。因此，MHC - Ⅱ类分子可视为 T 细胞活化的标志之一。

除上述膜分子外，T 细胞还可表达转铁蛋白（transferrin）受体、激素受体、神经递质受体等。它们均与 T 细胞的功能发挥密切相关。

3. T 细胞的亚群

T 细胞是不均一的异质性群体。根据表面标志、功能、活化阶段等可将其分为不同亚群。根据 TCR 双肽链结构的不同可分为 αβT 细胞和 γδT 细胞；根据表达 CD 抗原的不同分为 CD4$^+$T 细胞和 CD8$^+$T 细胞；根据活化状态分为初始 T 细胞、效应 T 细胞及记忆 T 细胞；根据免疫功能不同分为辅助性 T 细胞（helper T lymphocyte，Th）、调节性 T 细胞（regulatary T lymphocyte，Treg）和细胞毒性 T 细胞（cytotoxic T lymphocyte，CTL 或 cytotoxic T cell，Tc）。关于 αβT 细胞和 γδT 细胞已在 T 细胞抗原受体中述及，下面简介 αβT 细胞中，根据 CD 抗原分类的 CD4$^+$T 细胞和 CD8$^+$T 细胞、据免疫功能分类的 Th、CTL 和 Treg 细胞以及以活化状态分类的初始 T 细胞、效应 T 细胞及记忆 T 细胞。

（1）CD4$^+$T 细胞和 CD8$^+$T 细胞

①CD4$^+$T 细胞　是指 CD2$^+$、CD3$^+$、CD4$^+$、CD8$^-$ 的 T 细胞，约占外周血 T 细胞总数的 65%。该细胞活化后主要分化为 Th 细胞（即辅助性 T 细胞），因此 CD4 分子是鉴定 Th 细胞的重要标志。CD4$^+$T 细胞一般识别抗原肽与 MHC – Ⅱ类分子复合物，即识别抗原受自身 MHC – Ⅱ类分子限制。主要执行辅助体液免疫、介导细胞免疫和参与免疫调节的功能。

CD4$^+$T 细胞是 MHC – Ⅱ类分子限制性 T 细胞，具体特征见 Th 细胞。按功能可分为：a. Th2 细胞，具有协助 B 细胞和其他 T 细胞活化的功能；b. Th1 细胞，又称迟发型超敏反应 T 细胞（TD），在免疫应答的效应阶段和迟发型超敏反应中能释放淋巴因子导致炎症反应，发挥排除抗原的作用。

②CD8$^+$T 细胞　是指 CD2$^+$、CD3$^+$、CD8$^+$、CD4$^-$ 的 T 细胞。该细胞约占外周血 T 细胞总数的 35%。CD8$^+$T 细胞的 TCR 主要识别靶细胞提呈的抗原肽与 MHC – Ⅰ类分子复合物，识别抗原受自身 MHC – Ⅰ类分子的限制。主要介导细胞免疫，活化后，可分化为细胞毒性 T 细胞（CTL）。

（2）Th 细胞、CTL 和 Treg 细胞　据功能不同，可将 T 细胞分为 Th 细胞、CTL 和 Treg 细胞。事实上，这些细胞是初始 T 细胞活化后分化形成的效应细胞。

①Th 细胞　Th 细胞是初始 CD4$^+$T 细胞经抗原刺激后分化形成的效应 T 细胞，据产生细胞因子和功能不同可将其分为 Th1、Th2、Th3 和 Ⅰ型调节性 T 细胞（Tr1）主要亚群等。其中 Th1 细胞也称炎症性 Th 细胞或迟发型超敏反应性 T 细胞（TDTH），主要分泌 IL – 2、IFN – γ 和 TNF – β 等细胞因子。有辅助 CTL 活化，激活单核 – 巨噬细胞、NK 细胞杀伤活性，参与迟发型超敏反应性炎症形成的作用。该细胞在抗胞内病原体（如病毒、细菌及寄生虫等）感染中发挥重要作用。Th2 细胞主要分泌 IL – 4、IL – 5、IL – 6、IL – 10 和 IL – 13 等细胞因子，可辅助 B 细胞增殖并产生抗体，与体液免疫相关。两类 Th 细胞的主要生物学特性见表 8 – 1。

241

表 8 - 1　Th1 和 Th2 细胞的主要生物学特性

特　性	Th1	Th2
分泌细胞因子		
IL - 2	+ + +	+
IL - 3	+ +	+ +
IL - 4	-	+ +
IL - 5	-	+ +
IL - 10	-	+ + +
IL - 13	+ +	+ + +
GM - CSF	+ + +	+ + +
IFN - γ	+ + +	-
TNF - β	+ + +	-
TNF - α	+ +	+
B 细胞增殖	+	+ +
辅助 Ig 合成	+	+ + +
细胞毒效应	+	-
迟发型超敏反应	+ +	-

有关 Th3 和 Tr1 见下述调节性 T 细胞。

②细胞毒 T 细胞　细胞毒 T 细胞（CTL 或 Tc 细胞）是初始 CD8$^+$T 细胞经抗原刺激后分化形成的效应 T 细胞。其功能是特异性直接杀伤抗原靶细胞，杀伤机制见十章。CTL 杀伤靶细胞的功能在机体抗病毒、抗肿瘤免疫中有重要意义。

③调节性 T 细胞　调节性 T 细胞（Treg 细胞）是指在免疫应答的负调节及自身免疫耐受维持中具有重要作用的一些 T 细胞，包括 CD4$^+$ 和 CD8$^+$T 调节性细胞。

CD4$^+$ 调节性 T 细胞主要指表型为 CD4$^+$、CD25$^+$ 和 Foxp3$^+$ 的 T 细胞。CD25 分子表达于细胞膜上，其本质为 IL - 2 受体 α 链；Foxp3（forkhead box P3）表达于细胞质中，是一种与 CD4$^+$Treg 细胞的分化与功能有关的转录因子，也是 CD4$^+$Treg 细胞的重要标志。CD4$^+$Treg 细胞据来源与功能可分为自然调节性 T 细胞（nTreg）和适应性或诱导性调节性 T 细胞（aTreg 或 iTreg）。nTreg 细胞主要由胸腺分化成熟后直接迁移至外周，其主要通过与靶细胞直接接触或分泌 TGF - β、IL - 10 及 IL - 35 等细胞因子抑制 CD4$^+$ 和 CD8$^+$T 细胞的活化与增殖，主要行使对自身反应性 T 细胞应答的抑制效应，参与调控自身生理平衡与稳定。aTreg 或 iTreg 细胞通常由初始 CD4$^+$T 细胞在外周接受抗原等因素刺激后分化形成，主要包括 Th3 和 Tr1 两个亚群。前者主要通过分泌 TGF - β，后者主要通过释放 IL - 10 和 TGF - β 对 Th1 细胞介导的免疫应答和炎症反应发挥抑制作用，也可影响 B 细胞、CTL、NK 细胞及巨噬细胞等的增殖或功能，从而下调机体的免疫应答。最近研究发现，Th3 通常在口服耐受和黏膜免疫中发挥作用，而 Tr1 则主要在调控自身免疫性炎症反应、抑制由 Th1 细胞介导的淋巴细胞增殖及诱导移植耐受中有重要意义。

除 CD4$^+$ 调节性 T 细胞外，也存在 CD8$^+$ 调节性 T 细胞（CD8$^+$Treg），它们能对自身反应性 CD4$^+$T 细胞及移植排斥反应发挥抑制作用。

（3）初始 T 细胞、效应 T 细胞和记忆 T 细胞

①初始 T 细胞　初始 T 细胞（naive T cell）指未接受过抗原刺激的成熟 T 细胞，细胞膜表达 CD45RA，寿命较短，参与淋巴细胞再循环，其主要功能是识别抗原，活化，并最终分化为效应 T 细胞或记忆 T 细胞。

②效应 T 细胞　效应 T 细胞（effector T cell）指初始 T 细胞经抗原刺激后形成的有免疫效应功能的 T 细胞。细胞膜表达 CD45RO，寿命也较短，不参与淋巴细胞再循环，主要向抗原所在部分、炎症等部位迁移，以发挥效应作用。

③记忆 T 细胞　记忆 T 细胞（memory T cell）指初始 T 细胞经抗原刺激后分化形成的长寿性 T 细胞。细胞膜表达与效应 T 细胞相同的 CD45RO，但无效应功能。记忆性 T 细胞需接受抗原刺激后方可增殖分化为效应 T 细胞，但其向效应细胞分化的速度远快于初始 T 细胞，分化所需抗原量远低于初始 T 细胞。主要在机体再次免疫应答中发挥作用。

4. T 细胞的功能

（1）介导适应性细胞免疫　由初始 αβCD4$^+$T 细胞和初始 αβCD8$^+$T 细胞识别抗原后，分化为效应 Th1 细胞和效应 CTL 发挥细胞免疫效应作用。

（2）辅助适应性体液免疫　初始 αβCD4$^+$T 细胞识别抗原后增殖分化形成的 Th2 细胞，可辅助 B 细胞活化、增殖分化及产生抗体。

（3）参与固有免疫　主要分布于黏膜上皮的 γδT 细胞，其 TCR 识别抗原无严格特异性，在非特异黏膜抗感染中发挥重要作用。

（4）免疫调节作用　T 淋巴细胞是高度异质性的细胞群体，其多个亚群参与了机体的免疫调节。如作为调节细胞的 CD4$^+$ nTreg 细胞、aTreg 细胞（包括 Tr1、Th3）及 CD8$^+$Treg 主要对免疫发挥负调节作用。Th1、Th2 可通过释放不同细胞因子参与对免疫应答类型及 T 细胞亚群平衡的调节，活化 T 细胞也可通过表达抑制性 CTLA-4 膜分子对 T 细胞的活化反馈调节，限制细胞免疫发生强度。其次，γδT 细胞、Tc1 与 Tc2 也可通过释放细胞因子在免疫调节中发挥作用。

（二）B 淋巴细胞

B 淋巴细胞（B lymphocyte）简称 B 细胞，其主要功能是产生抗体，负责体液免疫，但对 T 细胞的功能也有重要作用，特别在抗原识别过程中时，能将抗原进行处理、递呈给 T 细胞并提供协同刺激分子，使 T 细胞充分活化。

1. B 细胞的分化发育与分布

B 细胞来源于多能干细胞，其发育分为两期。

（1）抗原非依赖期　抗原非依赖期发生于骨髓。在造血微环境及多种细胞因子和黏附分子的作用下，骨髓多能干细胞按既定的分化程序，从前 B 细胞、未成熟 B 细胞（仅表达 mIgM）到同时表达 mIgM 和 mIgD 的成熟 B 细胞。此期不依赖抗原，故称为 B 细胞分化发育的抗原非依赖期。经抗原非依赖区成熟的 B 细胞可源源不断离开骨髓进入外周免疫器官定居，以维持机体数量庞大的显示多样性 BCR 受体谱的 B 细胞库。如

无抗原刺激，成熟 B 细胞的寿命为 7～10d。

（2）抗原依赖期 主要发生在外周免疫器官。成熟 B 细胞接受抗原刺激后将发生 B 细胞的亲和力成熟，Ig 重链类别转换，最终分化为能产生特异性抗体的浆细胞，分泌抗体或形成长寿的记忆细胞。

与 T 细胞一样，在 B 细胞发育过程中，也有 B 细胞克隆的阴性和阳性选择过程。所不同的是，骨髓中，仅表达 mIgM 的未成熟 B 细胞通过识别骨髓中出现的自身抗原物质，产生负信号，导致发生凋亡或进行受体的重新编辑。自身反应性 B 细胞克隆被清除，从而建立 B 细胞对自身抗原的耐受性，谓之 B 细胞的阴性选择。在外周免疫器官，成熟 B 细胞接受抗原刺激后，可发生 IgV 区基因的体细胞高频突变，突变体经抗原的选择，仅留下了能与相应抗原有效结合的、表达高亲和力 BCR 的细胞克隆。此为 B 细胞的亲和力成熟，有学者称此为 B 细胞的阳性选择。

成熟 B 细胞主要定居于淋巴结、脾的 B 细胞依赖区。在外周血占淋巴细胞总数的 15%～20%。

2. B 细胞的表面膜分子及其功能

与 T 细胞相似，B 细胞表面也存在多种功能性膜分子，它们是 B 细胞特异识别抗原、接受并传递刺激信号、实现与其他免疫细胞相互作用介导免疫应答的物质基础，亦是鉴别和纯化分离 B 细胞的重要依据。

（1）B 细胞抗原受体（B cell antigen receptor，BCR） B 细胞的抗原受体是表达于 B 细胞膜表面的膜免疫球蛋白（membrane immunoglobulin，mIg），是 B 细胞的特征性表面标志。BCR 的结构与抗体类似，也是由二硫键连接的四条肽链组成的蛋白质分子。事实上，BCR 和抗体分别是 B 细胞在不同分化阶段产生的膜结合型 Ig 和分泌型 Ig，前者重链 C 端较后者多一段疏水性氨基酸肽段，使之插入到胞膜双层脂质中。mIg 的类别随 B 细胞发育阶段而异：未成熟 B 细胞仅表达 mIgM；成熟 B 细胞同时表达 mIgM 和 mIgD；接受抗原刺激后，B 细胞 mIgD 很快消失；记忆 B 细胞一般不表达 mIgD。同一克隆 B 细胞上不同类别 mIg 的 V 区结构是相同的。因此单一个克隆 B 细胞只能识别一种特定的抗原表位。不同克隆 B 细胞 mIg 的 V 区结构不同，从而可识别不同的抗原表位。

研究发现，BCR 与 TCR 一样，也因其胞浆肽链较短，不具有免疫受体酪氨酸活化基序（ITAM）及信号转导功能，故其特异识别抗原的信号需由与之呈非共价键结合的异二聚体膜蛋白分子 Igα（CD79a）、Igβ（CD79b）协助传递。因此，B 细胞抗原受体复合物常书写为 BCR－Igα/Igβ（图 8－9），主要作用接受并传递 B 细胞活化的第一信号。

（2）CD19/CD21/CD81 辅助受

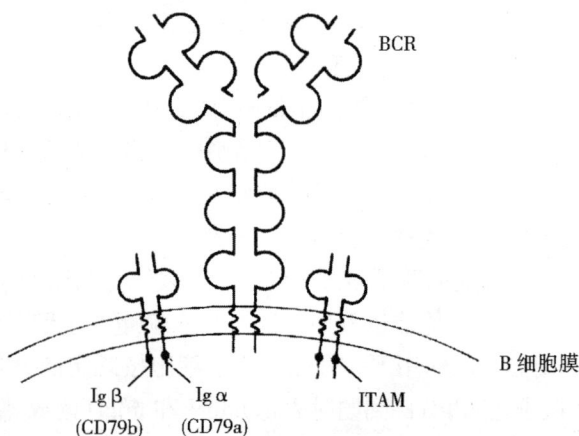

图 8－9 BCR－Igα/Igβ 复合物结构示意图

体 如同 T 细胞的 CD4 或 CD8，B 细胞表面以非共价键连接的 CD19/CD21/CD81 复合体形成 B 细胞特异的辅助受体。复合体中的 CD21 能识别与抗原结合的 C3d 补体片段，增强 BCR 与抗原的结合强度，CD19 胞浆肽段有多个酪氨酸残基能，供胞浆蛋白酪氨酸激酶磷酸化，进而辅助抗原识别信号的传递，以此提高 B 细胞对抗原刺激的敏感性（图 8 - 10）。

（3）协同刺激分子 BCR 识别抗原获取的信号为 B 细胞活化的第一信号，但仅第一信号还不足于使 B 细胞完全活化，还需要第二信号。第二信号主要由 B 细胞和 Th 细胞表面的协同刺激分子相互黏附提供。表达于 B 细胞表面的协同刺激分子主要是 CD40。CD40 是肿瘤坏死因子受体超家族（TNFSF）成员，是成熟 B 细胞的重要膜分子，其与表达在活化 T 细胞表面的 CD40 配体（CD40L）结合产生 B 细胞活化的第二信号，对 B 细胞的活化、抗体产生及类别转换具有重要作用。

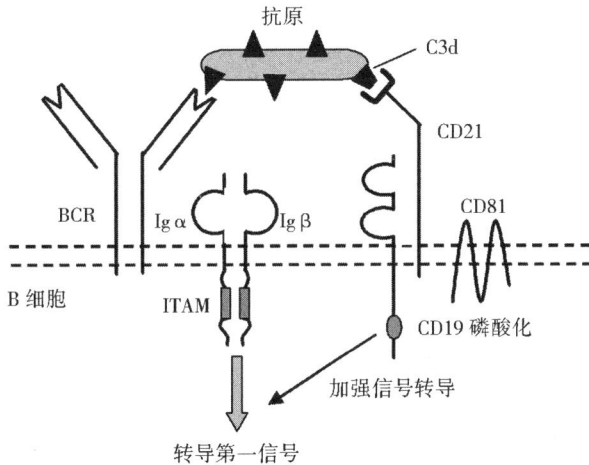

图 8 - 10 CD19/CD21/CD81 辅助 BCR 识别抗原转导信号示意

（4）其他膜分子

①Fc 受体 B 细胞表面主要表达 IgG Fc 受体（FcγRⅡ，即 CD32），可与免疫复合物中的 IgG Fc 段结合，不仅有利于 B 细胞捕获和结合抗原，还对 B 细胞的活化、增殖和分化起调节作用。此外，B 细胞表面尚表达 FcαR、FcμR 及 FcεRⅡ（CD23）。

②丝裂原受体 与 T 细胞不同，B 细胞表面不表达 PHAR 和 ConAR，主要表达葡萄球菌蛋白 A（SPA）和脂多糖（LPS）受体（LPSR 主要在小鼠 B 细胞表达）。丝裂原 SPA 或 LPS 与 B 细胞表面的相应受体结合可促使 B 细胞增殖分化为淋巴母细胞。利用这一原理，可在体外建立 B 细胞转化试验，以评价 B 细胞的功能状态。而丝裂原美洲商陆（PWM）对 T 细胞和 B 细胞均有致有丝分裂作用。

③补体受体 大多数 B 细胞表面表达补体受体（CR），CR 与相应配体结合后，可促进 B 细胞活化。其中 CR1（CD35）主要见于成熟 B 细胞，可与 C3b 和 C4b 结合；CR2（CD21）可与 C3d 结合，也是 EB 病毒受体，与 EB 病毒选择性感染 B 细胞有关。

④细胞因子受体 活化的 B 细胞表面可表达多种细胞因子受体，如 IL - 1R、IL -

245

2R、IL-4R、IL-5R、IL-6R、IL-7R 及 IFN-γ 受体等。细胞因子可通过与 B 细胞表面的相应受体结合参与对 B 细胞活化、增殖和分化等的调节作用。

⑤MHC 分子　B 细胞表面表达 MHC-Ⅰ类分子和 MHC-Ⅱ类分子。MHC-Ⅱ类分子在 B 细胞作为抗原提呈细胞与 T 细胞相互作用时至关重要。

3. B 细胞亚群及功能

关于 B 细胞亚群的研究，目前尚不充分。一般根据其细胞膜上是否表达 CD5 分子，可将人 B 细胞分为 B-1（CD5$^+$）和 B-2（CD5$^-$）细胞。前者在机体内出现较早，其发生不依赖于骨髓细胞，具有自我更新能力。主要识别 TI 抗原，产生低亲和力抗体，参与固有免疫，在防止肠道细菌感染中有重要意义。后者是介导适应性体液免疫应答的主要细胞，由骨髓中多能造血干细胞分化而来，定位于淋巴器官。主要接受 TD 抗原刺激并产生高亲和力抗体，执行体液免疫功能。此外，B 细胞还具有抗原提呈和免疫调节功能。

4. B 细胞的功能

（1）介导适应性体液免疫　循环于外周血与外周免疫器官的 B-2 细胞特异识别抗原后，可增殖分化为浆细胞，进而分泌抗体，介导适应性体液免疫应答。

（2）抗原提呈作用　B 细胞可通过 BCR 的特异识别或非特异胞饮方式摄入抗原并将其处理、加工，以抗原肽·MHC-Ⅱ类分子复合物的形式提呈给 T 细胞识别。

（3）参与固有免疫应答　主要分布于胸腔、腹腔及肠壁固有层的 B-1 细胞，因其 BCR 识别抗原无严格特异性，接受抗原刺激后于 48 内即可产生以 IgM 为主的多反应性抗体，从而在固有免疫应答中发挥作用，是参与机体早期抗感染免疫的重要成员。

（4）免疫调节作用　活化 B 细胞可通过其 FcγRⅡ-B 等细胞膜表面分子和分泌的多种细胞因子参与对免疫应答的调节。

（三）自然杀伤细胞

20 世纪 70 年代初，在肿瘤免疫研究中发现来自正常机体的淋巴细胞可以杀伤某些肿瘤细胞，随后证实这些淋巴细胞的杀伤作用是自发的，无需有抗体存在或预先抗原刺激，因此将其命名为"自然杀伤细胞"（natural killer，NK）。自然杀伤细胞是发现较晚的一类淋巴细胞，它不表达 T 或 B 细胞特有的抗原识别受体，不能特异识别抗原，因此是 T、B 细胞以外的第三类淋巴细胞，曾被命名为裸细胞（null cell）。NK 细胞来源于骨髓造血干细胞，存在胸腺、骨髓两条分化途径。成熟的 NK 细胞主要分布于外周血，占外周血淋巴细胞总数的 5%～10%，脾和淋巴结中也有少量 NK 细胞存在。

1. NK 细胞的一般特性

（1）在形态上，NK 细胞胞浆内含有许多嗜天青染料的颗粒，故又称为大颗粒淋巴细胞（large granular lymphocyte，LGL）。

（2）NK 细胞可表达 CD2、CD16（FcγRⅢ）、CD56、CD57 和 CD69 等多种分化抗原，目前临床上将 TCR$^-$、mIg$^-$、CD56$^+$、CD16$^+$ 淋巴样细胞认定为 NK 细胞。

（3）NK 细胞无需抗原预先激活，即可自发杀伤对其敏感的靶细胞，且杀伤作用不具特异性，也无需 MHC 分子限制。

（4）NK 细胞最为引人瞩目的功能是能识别不表达 MHC-Ⅰ类分子的靶细胞加以

杀伤，或识别Ⅰ类分子而被抑制。这一功能与 NK 细胞表面的受体有关。NK 细胞表面可表达数十种调节 NK 细胞活性的功能性受体，按其功能可分为杀伤抑制受体（killer inhibitory receptor，KIR）和杀伤活化受体（killer activatory receptor，KAR）两大类。目前认为，前者的配体主要为自身 MHC - Ⅰ类分子，后者的配体尚未完全清楚。在正常生理条件下，NK 细胞的 KIR 占主导地位，KIR 与自身组织细胞表面的 MHC - Ⅰ类分子结合后所启动的杀伤抑制信号，可抑制 KAR 的功能，使 NK 细胞对自身组织细胞不表现杀伤效应。在病理情况下，体内一些病毒感染细胞和肿瘤细胞表面 MHC - Ⅰ类分子表达减少或缺失，KIR 因无相应配体而失去负调控作用，导致 NK 细胞活化，使靶细胞溶解破坏或发生凋亡。NK 细胞主要识别并杀伤病毒感染细胞和肿瘤细胞等靶细胞，而对宿主正常组织细胞不表现细胞毒作用。

2. NK 细胞的细胞毒效应机制

（1）直接细胞毒效应　NK 细胞可通过与靶细胞密切接触直接杀伤抗原靶细胞。其杀伤靶细胞的机制主要为：①穿孔素/颗粒酶途径，穿孔素与颗粒酶是 NK 细胞细胞质颗粒中的内容物，因 NK 细胞与靶细胞的紧密结合使其释出。其中释出的穿孔素在钙离子存在的条件下，可在靶细胞膜上聚合成跨膜"孔道"，使水、电解质迅速进入胞内，导致靶细胞溶解破坏。同时释出的颗粒酶是一类丝氨酸蛋白酶，其可沿着穿孔素在靶细胞膜上形成的"孔道"进入靶细胞内，通过诱导与凋亡有关的酶系统，致靶细胞凋亡。② Fas/FasL 途径，活化 NK 细胞膜可表达 FasL，通过与靶细胞表面的 Fas 结合，导致靶细胞凋亡。③ TNF - α/TNFR - 1 途径，活化 NK 细胞可分泌 TNF - α 和 TNF - β，其与靶细胞表面的相应受体（TNFR - 1）结合，可诱导靶细胞凋亡。④释放 NK 细胞毒因子，NK 细胞还可释放 NK 细胞毒因子（NK cytotoxic factors，NKCF），其与靶细胞表面 NKCF 受体结合，杀伤靶细胞。

（2）ADCC 效应（参见第九章第一节）　NK 细胞膜表达 FcγRⅢ（CD16），可通过与结合靶细胞的 IgG Fc 段结合，发挥杀细胞效应。

3. NK 细胞的主要生物学功能

（1）抗感染作用　NK 细胞在免疫应答早期，清除胞内寄生菌、病毒及真菌感染中发挥重要作用。研究表明，在病毒感染后 2 ~ 3d，NK 细胞即可聚集到感染部位，并受局部病毒感染细胞或吞噬细胞分泌的 IFN - α/β、TNF - α 及 IL - 12 等细胞因子的作用而活化。活化的 NK 细胞不仅可直接杀伤破坏病毒感染细胞，而且通过分泌 IFN - γ 及 TNF - β 等细胞因子，干扰病毒复制以及进一步活化吞噬细胞等固有免疫效应细胞，从而扩大和增强机体的抗感染免疫能力。另外，也有研究发现，与 IL - 2 共孵育 3h 的 NK 细胞可产生大量 IFN - γ 及 GM - CSF 杀伤分枝杆菌感染的单核细胞。由于 NK 细胞的抗感染效应一般出现于适应性免疫应答建立之前，因此是参与机体早期抗感染的重要效应细胞。

（2）抗肿瘤作用　NK 细胞因杀伤作用无需抗原致敏，也无抗原特异性和 MHC 限制性，故具有广谱抗肿瘤作用。它们可通过与肿瘤细胞密切接触直接杀伤或通过 ADCC 效应杀伤肿瘤细胞。NK 细胞的抗肿瘤活性可被 IFN - α/β、IL - 2 等细胞因子加强。

鉴于 NK 细胞的上述杀瘤特性，研究者获取人外周血并将其置于含有高浓度 IL - 2

247

的细胞培养液中进行体外培养，诱导细胞大量扩增，获得了一类较 NK 细胞杀瘤谱广、杀伤力强的高效杀伤自身和异体肿瘤细胞的效应细胞，称其为淋巴因子活化的杀伤细胞（lymphokine activated killer cell，LAK）。将 LAK 与 IL-2 联合注入肿瘤患者体内，可对黑色素瘤、肾癌、结肠癌及淋巴瘤等有一定疗效。因大多数 LAK 具有 NK 细胞样标志（CD16⁺、CD56⁺），杀伤肿瘤细胞的特点也与 NK 细胞相似，故一般认为 LAK 的前体细胞是 NK 细胞。

另外，1986 年，Rosenberg 等人又从肿瘤组织中分离出浸润淋巴细胞，将其在加有 IL-2 细胞因子的细胞培养液中体外扩增后输给荷瘤小鼠，可使肿瘤消退，称这种淋巴细胞为肿瘤浸润淋巴细胞（tumor infiltrating lymphocyte，TIL）。研究发现：① TIL 是一群异质性细胞，主要由 T 细胞组成，其次还有 NK 细胞与 B 细胞；②TIL 不仅可从手术切除的肿瘤组织，也可从周围淋巴结或患者的胸、腹腔渗出液中获得；③TIL 比 LAK 有更佳的增殖活性，对肿瘤细胞的杀伤特异性强、效率高，杀伤活性比 LAK 强 50~100 倍。上述两类细胞在肿瘤治疗上均具有广阔前景。

（3）调节免疫作用　NK 细胞是一类重要的免疫调节细胞，如 NK 细胞可通过其膜 KAR 与 KIR 对 NK 细胞的杀伤活性进行调控；活化 NK 细胞也可通过释放 IFN-γ、TNF-α 及 GM-CSF 等细胞因子提高机体早期抗感染能力，增强机体免疫监视作用，参与对免疫的调节。

二、抗原提呈细胞

抗原提呈细胞（antigen presenting cell，APC）指具有摄取、消化、加工与提呈抗原功能的一群细胞。据 APC 膜分子及功能等差异，可将其分为专职和兼职两大类。专职 APC 指细胞膜上组成性表达 MHC-Ⅱ类分子，以及为 T 细胞提供第二活化信号的协同刺激分子的细胞，具有较强抗原提呈能力，主要包括单核-巨噬细胞、B 细胞和树突状细胞。兼职 APC 是指在一般情况下不表达 MHC-Ⅱ类分子，但在炎症或细胞因子等作用下，也可表达 MHC-Ⅱ类分子使其具有一定抗原提呈能力的细胞，如内皮细胞、成纤维细胞、上皮细胞、嗜酸性粒细胞等。另外，表达 MHC-Ⅰ类分子的靶细胞能将内源性抗原处理加工后提呈给 CD8⁺T 细胞，也被称为特殊的兼职 APC，但习惯上称其为靶细胞。下面主要简介三种专职 APC。

（一）巨噬细胞系统

巨噬细胞系统包括外周血中的单核细胞（monocyte，Mon）和组织中的巨噬细胞（macrophage，MΦ），来源于骨髓造血干细胞。造血干细胞在骨髓微环境的作用下，发育为髓样干细胞、粒细胞、单核细胞前体，进而经 M-CSF、IL-3 等细胞因子诱生为单核细胞进入血流，单核细胞在血液中存留数小时至数日后，移行到全身各组织器官内，发育为巨噬细胞。单核细胞占血液中白细胞总数的 3%~8%。

1. 巨噬细胞的主要特征

巨噬细胞形态较大，细胞质内富含溶酶体颗粒，可做变形运动；具有黏附玻璃及塑料表面的能力，故又称黏附细胞，借此在体外可将其与淋巴细胞分离。另外，巨噬细胞表面可表达多种与其识别功能、效应功能等有关的膜分子，主要包括以下几种。

(1) 模式识别受体 模式识别受体（pattern recognition receptor，PRR）指主要表达于巨噬细胞等固有免疫细胞表面能够识别病原体某些共有特定分子的受体，包括甘露糖受体（mannose receptor，MR）、脂多糖受体（lipopolysaccheride receptor，LPSR）、清道夫受体（scavenger receptor，SR）及 Toll 样受体（Toll like receptor，TLR）等，其配体为病原相关分子模式。病原相关分子模式（PAMP）是指某一类病原体及其产物具有的高度保守的特定分子结构，主要包括 G^- 菌脂多糖、G^+ 菌细胞壁肽聚糖和膜磷壁酸、细菌和真菌的甘露糖及病毒的双股、单股 RNA 等。PAMP 只存在于病原体，正常宿主细胞不表达，故 PRR 是固有免疫细胞识别自己与非己的重要膜分子，也是巨噬细胞等固有免疫细胞识别病原体的直接受体。

(2) 调理性识别受体 巨噬细胞还可表达与调理作用有关的 FcγR、C3bR/C4bR。FcγR 可识别与病原体结合的 IgG 抗体的 Fc 段，介导促吞噬作用；C3bR/C4bR 可与附着于病原体表面的补体 C3b/C4b 片段结合，促进巨噬细胞对病原体的吞噬清除。因FcγR、C3bR/C4bR 是通过 IgG 抗体 Fc 段和补体 C3b/C4b 的介导接触吞噬病原体，故也称其为间接识别受体。

(3) MHC - Ⅰ类分子和 MHC - Ⅱ类分子 巨噬细胞可组成性表达 MHC - Ⅰ类分子和 MHC - Ⅱ类分子。它们（特别是 MHC - Ⅱ类分子）是巨噬细胞发挥抗原提呈，进而激发机体适应性免疫应答的重要分子。

(4) 细胞因子受体 巨噬细胞表面可表达多种细胞因子受体，如单核细胞趋化蛋白 - 1 受体（MCP - 1R）和巨噬细胞炎症蛋白 - 1α/β 受体（MIP - 1α/β R）等趋化因子受体，在相应细胞因子的作用下，使巨噬细胞迁移至感染及炎症部位发挥其效应作用；又如表达的 IFN - γ 等细胞因子受体，可接受 IFN - γ 等细胞因子作用，产生对巨噬细胞的功能的活化。

2. 巨噬细胞的主要生物学功能

(1) 吞噬杀伤作用 巨噬细胞通过其直接与间接识别受体摄取病原体等抗原异物，进而被激活，经氧依赖性与氧非依赖性途径将吞入异物消化清除。该作用尚可经抗体或补体的调理作用得以加强。

(2) 细胞毒作用 巨噬细胞可通过释放溶酶体酶、氧中间或氮中间代谢产物、TNF - α 等因子杀伤肿瘤细胞、病毒感染细胞。这种作用在巨噬细胞未激活时较弱，如其被 LPS 或 IFN - γ、GM - CSF 等因子激活后会大大增强。另外，巨噬细胞还可通过ADCC 杀伤抗原靶细胞。

(3) 抗原提呈作用 巨噬细胞是体内重要的抗原提呈细胞，可摄取、加工、处理、提呈抗原并激发适应性免疫应答（见第十五章）。

(4) 免疫调节作用 巨噬细胞通过提呈抗原，分泌多种细胞因子等参与免疫应答和免疫调节。

(5) 免疫病理作用 巨噬细胞可参与超敏反应和自身免疫性疾病中的组织损伤和致炎等多种病理过程。

（二）树突状细胞

树突状细胞（dendritic cell，DC）是一大类重要的专职 APC，具有很强的抗原提呈

249

能力。依据其来源可分为髓系 DC 和淋巴系 DC。前者即为主要发挥抗原提呈作用的 DC；后者主要指浆细胞样 DC（plasmacytoid DC，pDC），该细胞在静息状态时形态似浆细胞，被激活后获得 DC 形态，主要通过释放 I 型干扰素参与抗病毒免疫。DC 分布于除脑组织以外的全身各组织。根据 DC 的分布部位可将其分为：淋巴样组织中的 DC（滤泡 DC、并指状 DC）；非淋巴样组织中的 DC（朗格罕细胞和间质 DC）；循环体液中的 DC（血液 DC 和淋巴液中的隐蔽细胞）等。

1. 树突状细胞的主要特征

DC 典型特征是其细胞膜向外伸展形成许多树状样突起，树突状细胞因此而得名。DC 除形态特征外，其细胞膜上还表达多种膜分子。在正常情况下，由骨髓造血干细胞分化形成的广泛分布于全身各组织的 DC，绝大多数都处于未成熟状态，称为未成熟 DC。未成熟 DC 高表达直接识别抗原的 PRR（如甘露糖受体）及可间接识别抗原的 Fc 及 CR 受体，具有很强摄取、处理抗原的能力。但其 MHC 分子、黏附分子等表达低下，不能有效提呈抗原。当未成熟 DC 在摄取抗原或受某些因子，如 LPS、IL-1、TNF-α 等刺激后可分化成熟，并在成熟过程中同时向外周免疫器官进行迁移。迁移至外周免疫器官的 DC 即处于其分化的成熟阶段。成熟 DC 的膜甘露糖受体、调理性受体表达下调，但 MHC 分子及 CD40、CD58、B7-1、B7-2、CD83、CD25 等多种 CD 分子与黏附分子高表达，有极强提呈抗原的能力，但摄取抗原的能力明显减弱。DC 细胞的这种与功能、分布相伴的分化发育，有利于其广泛而敏感地摄取处理抗原并高效提呈抗原，是体内功能最强的抗原提呈细胞。

2. DC 的生物学功能

（1）抗原提呈　未成熟 DC 可通过多种途径捕获可溶性抗原：①受体介导的胞吞作用，如经 Fc 受体、补体受体捕获免疫复合物并摄取抗原。②液相吞饮功能，其吞饮速度快、吞饮量大。摄取抗原后的未成熟 DC 从非淋巴组织迁移到外周免疫器官，以成熟状态将抗原肽-MHC 分子复合物有效提交给 T 细胞，为 T 细胞的活化提供了抗原刺激信号（第一信号）。与此同时，成熟 DC 高表达的 CD80/CD86（B7-1/B7-2）等协同刺激分子还能为 T 细胞活化提供协同刺激信号（第二信号），从而促进了初始 T 细胞的完全活化。相对于记忆性 T 细胞，初始 T 细胞的活化更依赖于上述两种刺激信号的存在，因此，DC 是惟一能直接激活初始 T 细胞的专职抗原提呈细胞。

（2）其他功能　除抗原提呈功能外，DC 还具有 T 细胞分化诱导和机体自身耐受建立、免疫调节及维持免疫记忆等功能。如胸腺中的 DC 表达 MHC-I 类和 MHC-II 类分子，可在胸腺细胞的阳性及阴性选择中发挥作用；外周淋巴器官 B 细胞依赖区的 DC 可参与 B 细胞发育、分化、激活以及记忆 B 细胞的形成和维持；DC 还可通过分泌多种细胞因子调节免疫功能。

（三）B 淋巴细胞

B 淋巴细胞既是体液免疫介导细胞又是专职抗原提呈细胞。作为 APC，B 淋巴细胞主要通过 BCR 特异结合抗原并内吞抗原入细胞内，也可借助非特异性胞饮作用摄取抗原。进入细胞内的抗原将被加工处理成抗原肽·MHC-II 类分子复合物，表达于 B 细胞膜，提交给相应受体的 Th 细胞识别。由于 BCR 能以高亲和力结合并浓集抗原，因此与巨噬细胞及树突状细胞相比，B 细胞能更有效地提呈低浓度抗原。

三、其他参与免疫应答的细胞

除上述淋巴细胞、抗原提呈细胞外，体内还存在其他许多具有免疫功能的细胞，包括粒细胞、肥大细胞、红细胞等，它们在免疫应答后期的炎症反应中起重要作用。

（一）粒细胞及肥大细胞

1. 中性粒细胞

中性粒细胞（neutrophil）是由骨髓造血干细胞分化发育而成的，存在于外周血的多形核白细胞。其寿命短（2~3d），更新快，占血流中白细胞总数的 60%~70%。中性粒细胞具有很强的吞噬、消化和清除病原微生物的能力，常与巨噬细胞一起被称为吞噬细胞。如同巨噬细胞，中性粒细胞不表达特异性抗原受体，仅表达非特异识别多种病原体等抗原异物的模式识别受体和调理性受体（Fcγ、C3bR 等），细胞质内含有溶酶体颗粒。富含溶菌酶、髓过氧化物酶、过氧化氢酶、阳离子蛋白和各种水解酶等的溶酶体颗粒是中性粒细胞杀菌、溶菌的重要武器。另外，中性粒细胞还可通过其膜 FcγR 以 ADCC 方式杀伤抗原靶细胞。当感染发生时，中性粒细胞可迅速穿越血管内皮细胞首先到达感染部位，发挥识别、杀灭病原体的效应。中性粒细胞在机体早期抗感染免疫中发挥重要作用。

2. 嗜碱性粒细胞与肥大细胞

嗜碱性粒细胞（basophil）与肥大细胞（mast cell）在形态上非常相似，均来源于骨髓髓样前体细胞。嗜碱性粒细胞主要分布于外周血，但数量少，仅占血液白细胞总数的 0.2% 左右；肥大细胞主要分布在黏膜下结缔组织和血管壁周围组织中。两种细胞的细胞质中均含有储存组胺、激肽原酶等生物活性物质的粗大嗜碱性颗粒，细胞膜表达高亲和力 IgE Fc 受体（FcεR I）及补体 C3a 和 C5a 的受体。这些受体如与相应 IgE Fc 段、补体 C3a 和 C5a 结合后可诱导肥大细胞迅速脱颗粒，释放组胺等多种炎性介质以及 IL-1、IL-3、IL-8 及 TNF-α 等炎性细胞因子，引发机体非特异性炎症反应，使大量免疫细胞、免疫分子集聚在炎症局部，从而在抗感染、抗肿瘤及免疫调节中发挥作用。另外，嗜碱性粒细胞与肥大细胞也是 I 型超敏反应的重要效应细胞。

3. 嗜酸性粒细胞

嗜酸性粒细胞（eosinophil）是一类细胞质内含有嗜酸性颗粒的多形核细胞。由骨髓髓样前体细胞分化而来。成熟嗜酸性粒细胞主要分布于呼吸道、消化道和泌尿生殖道黏膜下组织，在血液中仅有少量存在。嗜酸性粒细胞细胞质颗粒内至少含有两类颗粒性物质，其中一类是具有毒性作用的嗜酸性粒细胞阳离子蛋白、主要碱性蛋白、过氧化物酶、神经毒素等；另一类是对嗜碱性粒细胞与肥大细胞释放的介质有灭活作用的组胺酶、芳香基硫酸酯酶、磷脂酶 D 等酶类。嗜酸性粒细胞被某些细胞因子、血小板活化因子等激活后，细胞膜可表达 FcεR、FcγR、CR1，通过这些受体与寄生虫-抗体、寄生虫-抗体-补体复合物结合，脱颗粒释放上述细胞质颗粒内容物杀伤虫体。因此，嗜酸性粒细胞在抗寄生虫感染中发挥重要效应。另外，嗜酸性粒细胞除能释放上述对嗜碱性粒细胞与肥大细胞释放的介质进行灭活的各种酶以外，尚能释放与嗜碱性粒细胞与肥

251

大细胞类似的白三烯（LTs）、血小板活化因子（PAF）等脂类生物活性介质，故嗜酸性粒细胞具有促炎症和对Ⅰ型超敏反应的双向调节作用。

（二）其他免疫细胞

除上述免疫细胞外，红细胞、造血干细胞和血小板等也以直接或间接的方式参与机体的生理和病理性免疫应答。如红细胞、血小板表面表达补体受体CR1，可参与补体介导的免疫黏附作用，从而促进吞噬细胞清除血流中的循环免疫复合物。也可在病理性超敏反应、自身免疫性疾病中发挥作用。

免疫分子

免疫分子由免疫细胞或其他相关细胞产生,包括体液中的免疫分子和细胞膜表面免疫分子两类。体液中的免疫分子包括免疫球蛋白、补体和细胞因子等。膜表面免疫分子主要有 MHC 分子、黏附分子、分化抗原和膜受体等。免疫分子是基础免疫学的主要研究对象,其中的多个类别,如免疫球蛋白、白细胞介素、干扰素等也是重要的生物制品。

第一节 免疫球蛋白

抗体(antibody,Ab)是淋巴细胞在抗原物质刺激下转化为浆细胞时合成和分泌的,能与相应抗原发生特异性结合的球蛋白。抗体主要存在于血清中,也见于其他体液及分泌液中,因此将以抗体为主要分子的免疫效应称为体液免疫,将存在抗体的血清称为抗血清。1937 年经 Tiselius 和 Kabat 用电泳技术对血清蛋白进行分析,发现其包含白蛋白、甲种(α)球蛋白、乙种(β)球蛋白和丙种(γ)球蛋白等组分,抗体活性主要存在于 γ 球蛋白组分中,故也可将抗体称为 γ 球蛋白或丙种球蛋白。但后续研究证明 α、β 球蛋白均含有部分抗体活性,γ 球蛋白也不全为抗体分子。

抗体的化学本质是球蛋白。1968 年,世界卫生组织决定,将具有抗体活性或化学结构与抗体相似的球蛋白统称为免疫球蛋白(immunoglobulin,Ig)。所有的抗体都属于免疫球蛋白,但有少部分异常的免疫球蛋白(如骨髓瘤患者血液中的 M 蛋白)不具有抗体的活性。故免疫球蛋白是化学的概念,而抗体是功能性的定义,抗体均是免疫球蛋白,而并非所有免疫球蛋白都具有抗体的生物学活性。

免疫球蛋白可分为分泌型(secreted Ig,SIg)和膜型(membrane Ig,mIg),前者主要存在于血清等体液中,发挥免疫功能,后者存在于 B 细胞膜上,即 B 细胞表面的抗原受体(BCR)。

一、免疫球蛋白的结构

每个免疫球蛋白单体都是由四条肽链构成。以下结构以 IgG 为例介绍(图 9-1)。

253

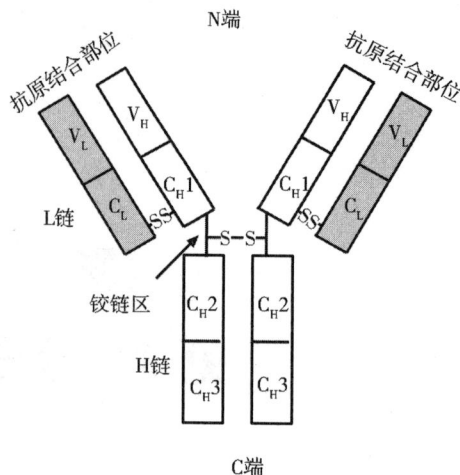

图9-1 免疫球蛋白分子结构示意图（以 IgG 为例）

（一）免疫球蛋白的基本结构

1. 重链和轻链

免疫球蛋白的基本结构是由两条相同的重链（heavy chain，H 链）和两条相同的轻链（light chain，L 链）通过链间二硫键连接而成。其中重链分子量为 50000 ~ 75000，有 450 ~ 550 个氨基酸残基，链间有二硫键相连，呈 "Y" 字形，重链上含有糖基，故 Ig 属糖蛋白。轻链分子量约为 25000，每条约有 214 个氨基酸残基，两条 L 链的羧基端以链间二硫键对称性地与相应的重链相连（图9-1）。

根据免疫球蛋白重链恒定区氨基酸组成上的差异，可将重链分为 μ、δ、γ、α、ε 等 5 种，相应的 5 类免疫球蛋白分别称为 IgM、IgD、IgG、IgA 和 IgE。其中有些类别又分为亚类，例如 IgG 又由于 γ 链的不同分为四种亚类 IgG1、IgG2、IgG3、IgG4。同样原理，轻链可分为两型，即 κ 型和 λ 型。正常人免疫球蛋白所含 κ 链:λ 链约为 2:1。

2. 可变区和恒定区

免疫球蛋白分子的多肽链两端分别称为氨基端（N 端）和羧基端（C 端）。重链和轻链在靠近 N 端约 110 个氨基酸的组成和排列变化很大，其他部分则相对比较恒定，据此将随抗原表位不同而变化明显的区域称为可变区（variable region，V 区），而其他区域称为恒定区（constant region，C 区）。V 区分别占重链靠 N 端的 1/4（δ、γ、α）或 1/5（μ、ε）区域（用 V_H 和 C_H 表示）以及轻链靠 N 端的 1/2 区域（用 V_L 和 C_L 表示）（图9-1）。

可变区决定了 Ig 与表位结合的特异性，其中 V_H 和 V_L 各有 3 个区域的氨基酸组成和排列顺序显示更大的变化，被称为超变区（hypervariable region，HVR）。该区域与抗原表位的三维立体结构互补结合，故又称互补决定区（complementary determining region，CDR）。V 区其他部分相对比较保守，虽不与抗原表位直接接触，但对维持 CDR 的空间构型起着很重要的作用，故称作骨架区（framework region，FR）（图9-2）。

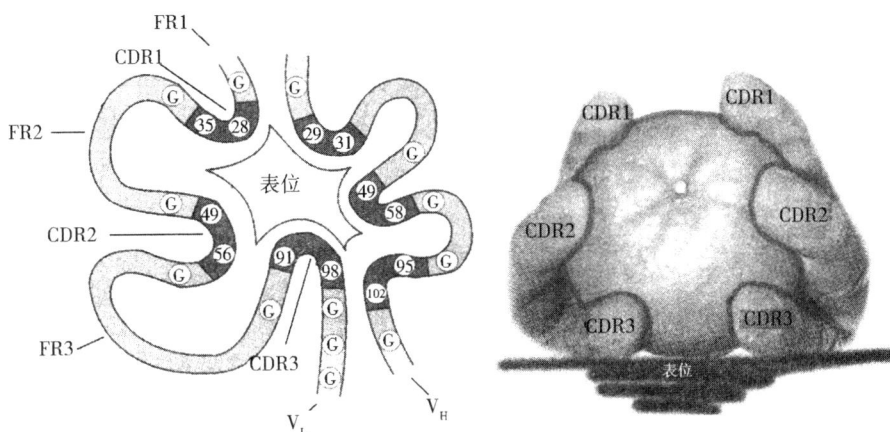

图 9 - 2　CDR 与抗原表位结合示意图

3. 铰链区

铰链区（hinge region）位于 C_H1 和 C_H2 之间，由十几个氨基酸残基组成，富含脯氨酸，具有弹性，易于伸展、弯曲，也易被酶解。铰链区的灵活性有利于抗体的 V 区与不同距离的表位结合，也易使补体结合位点暴露，有利于启动补体的活化。

（二）免疫球蛋白的其他结构

除上述基本结构外，某些 Ig 还具有其他结构。

1. 连接链

连接链（joining chain，J 链）是由浆细胞合成的多肽链，主要功能是将 2 个或 2 个以上的免疫球蛋白单体连接在一起。IgM 经 J 链通过二硫键将 5 个单体相互连接成五聚体，SIgA 经 J 链通过二硫键将两个单体连接形成二聚体，IgD、IgG 和 IgE 为单体，不含 J 链（图 9 - 3）。

2. 分泌片

分泌片（secretory piece，SP）是由黏膜上皮细胞合成的多肽。IgA 与 J 链在浆细胞内合成并连接，在穿越黏膜上皮细胞过程时与分泌片结合，形成分泌型 IgA（SIgA）。分泌片的作用是介导 SIgA 向黏膜上皮外主动输送，并保护 SIgA，使之不易受黏膜环境中各种蛋白酶的破坏，延长其半衰期（图 9 - 3）。

（三）免疫球蛋白的功能区及抗体的功能

免疫球蛋白分子的每条肽链均可通过折叠，并由链内二硫键连接形成若干个球形功能区，或称结构域（domain）。每个结构域约由 110 个氨基酸组成，各具有一定的功能，称为免疫球蛋白功能区。虽各自功能不同，但其二级结构却具有相似性，均包括两个反向平行 β 片层，中心由二硫键垂直连接稳定，形成"β 桶状"，这种折叠方式称为免疫球蛋白折叠（immunoglobulin folding）。

255

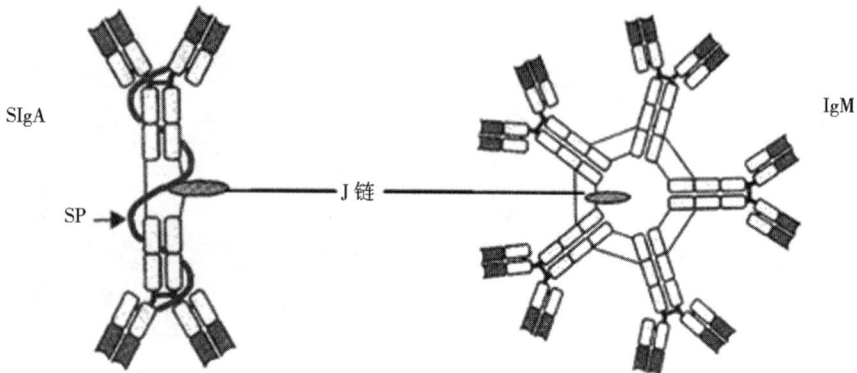

图 9-3 SIgA 和 IgM 结构示意图

轻链有 V_L 和 C_L 两个功能区。IgG、IgA 和 IgD 的重链有四个功能区，分别为 V_H、C_H1、C_H2、C_H3，IgE 和 IgM 则多一个 C_H4，故有五个功能区（图 9-1）。各功能区的功能是：①V_H 和 V_L，结合抗原的部位，可与相应的抗原表位形成精确的空间互补，从而发挥中和作用等效应。②C_H1 和 C_L，具有部分同种异型的遗传标志。③C_H2（IgG）和 C_H3（IgM），补体结合部位，是补体通过经典活化途径激活时 C_1 与免疫球蛋白分子结合的部位。母体的 IgG 借助 C_H2 通过胎盘进入胎儿体内。④IgG 的 C_H3 可与吞噬细胞、B 细胞、NK 细胞表面的 IgG Fc 受体（FcγR）结合，从而介导调理吞噬作用和抗体依赖的细胞介导的细胞毒作用（antibody - dependent cell - mediated cytotoxicity，AD-CC）；IgE 的 C_H2 和 C_H3 可与肥大细胞和嗜碱性粒细胞表面的 IgE Fc 受体（FcεRⅠ）结合，引起 Ⅰ 型超敏反应。

256

IgG 的 H 链恒定区 C_H1 与 C_H2 之间，约 30 个氨基酸残基的结构，富含脯氨酸，不易形成 α 螺旋，伸展自如，对蛋白酶敏感，称铰链区。铰链区的存在使 H 链能够折叠成不同角度，有利于 Ig 的 CDR 与抗原决定簇吻合，利于补体与 C_H2 区的结合，同时也为抗体被蛋白酶酶解提供可能。

（四）免疫球蛋白的水解片段

免疫球蛋白具有蛋白质的通性，能被多种蛋白水解酶裂解。

木瓜蛋白酶能够在免疫球蛋白的铰链区二硫键近 N 端切断重链，将 IgG 分子裂解为分子量基本相等的 3 个片段。其中两个片段完全相同，具有单价结合抗原的能力，被称做抗原结合片段（fragment antigen binding，Fab），含有一条完整的轻链和重链 N 端的 1/2 部分，能与一个抗原表位发生特异性结合，为单价。另外一个片段不能结合抗原，是抗体分子与效应分子以及细胞相互作用的部位，相当于 IgG 的 C_H2 与 C_H3 功能区，由于在低温下可结晶，故名可结晶片段（fragment crystallizable，Fc）（图 9-4）。

将胃蛋白酶在免疫球蛋白的铰链区二硫键近 C 端切断重链，将 IgG 裂解为一个较大片段和两个小片段，前者是由二硫键相连接的两个 Fab 段，以 F（ab′）$_2$ 来表示，具有双价抗体活性，后者被继续水解为若干无生物学活性的 pFc′小片段，不再具有免疫学活性（图 9-4）。

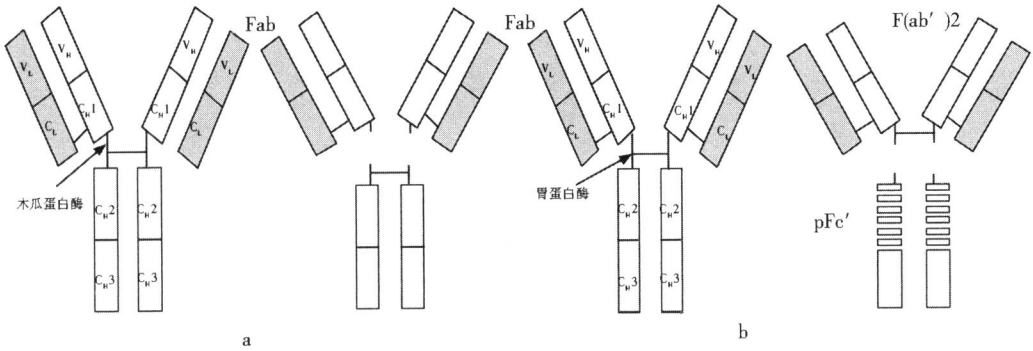

图9-4 免疫球蛋白（IgG）水解片段示意图

a. 木瓜蛋白酶作用位点及水解片段　b. 胃蛋白酶作用位点及水解片段

以酶水解免疫球蛋白分子，不仅是研究免疫球蛋白结构与功能的重要方法，也在制备免疫制剂和医疗实践中具有很重要的实际意义，如取材于马血清的白喉或破伤风抗毒素经胃蛋白酶消化后精制提纯的制剂，除去重链的 Fc 段，不仅可浓缩纯化，提高疗效，还可明显减少超敏反应的发生。

二、免疫球蛋白的异质性

机体内免疫球蛋白是多种多样、高度不均一的，这种现象称为免疫球蛋白的异质性。

（一）免疫球蛋白的类别

1. 类

同一种属所有个体内的 Ig，根据其重链恒定区（C_H）氨基酸组成、排列顺序、构型及二硫键的差异，可分为 IgM、IgD、IgG、IgA 和 IgE 五类。

2. 亚类

同一类 Ig 根据重链恒定区氨基酸组成的细微差异及二硫键位置和数目的不同，又可分为亚类（subclass）。如人类 IgG 有 IgG1、IgG2、IgG3、IgG4 四个亚类，IgA 有 IgA1 和 IgA2 两个亚类。

3. 型

各类 Ig 根据轻链恒定区（C_L）氨基酸组成和排列顺序的差异，可分为 κ 和 λ 两型。

4. 亚型

κ 链无亚型，λ 链根据恒定区个别氨基酸的不同分为四个亚型。

（二）免疫球蛋白的抗原性

Ig 就其功能而言是抗体，具有抗体的多种生物学活性，但就其化学本质而言，是具有复杂结构的糖蛋白分子，具有抗原的特性，在 Ig 分子上存在着各种表位。用相应的抗 Ig 血清测定这些表位并将他们分类，分别称为同种型、同种异型和独特型表位（图9-5）。由于是用血清学方法鉴定 Ig 的表位，故也称为 Ig 的血清型。

257

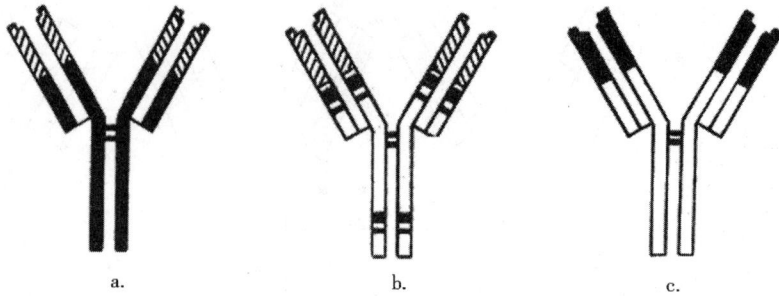

图 9－5　Ig 分子的同种型、同种异型和独特型表位所在位置

a. 同种型　　b. 同种异型　　c. 独特型

1. 同种型

同种型（isotype）指同一物种所有个体同类或同型 Ig 分子上所共有的表位，位于 C_H 和 C_L。同种型有两个重要含义：①根据 C_H 和 C_L 把人类 Ig 分为不同的类和型，这些类别和型别均存在于同种每个个体中；②同一种属所有个体中每一类或亚类、型或亚型上的同种型表位均相同，但有别于其他物种，例如将人的 IgG 免疫其他动物，所获得的抗人 IgG 抗体可以与所有人类的 IgG 的 C_H 和 C_L 发生特异性结合，这种特异性结合现已广泛应用于临床检验和科研。可以说，同种型特异性是因种而异。

2. 同种异型

是指同一种属不同个体间的 Ig 分子其 C 区除有共同的表位外，还可出现某个或者几个氨基酸残基的不同，称为同种异型（allotype）。这是由于不同个体的遗传基因所决定的，可作为个体的遗传标志。

3. 独特型

在同一个体内可含有众多特异性不同的抗体，每一种抗体的 V 区有其独特的氨基酸序列和构型，这就构成了免疫球蛋白 V 区的表位，可称为独特型（idiotype，Id）。该表位不仅对异种、同种异体个体具有免疫原性，在自身体内也可诱导产生抗独特型抗体，从而形成独特型网络，对免疫应答进行调节（见免疫调节部分）。

Ig 不仅存在于体液中，B 细胞表面也有 Ig 分子，称为膜表面免疫球蛋白（surface membrane immunoglobulin，mIg）。mIg 和分泌性 Ig 与抗原结合的特异性一致，但在结构上其重链羧基端多一段可插入细胞并穿过胞膜的疏水性氨基酸。mIgM、mIgD 是外周血多数 B 细胞表面的主要免疫球蛋白，少数 B 细胞可携带 mIgE、mIgG、mIgA。mIg 是 B 细胞的抗原受体（BCR），也是 B 细胞的主要标志分子。

（三）免疫球蛋白异质性产生的原因

免疫球蛋白异质性产生的原因复杂，既有外源性因素，又有内源性因素。

1. 抗原及其表位的多样性

自然界存在着千差万别的抗原，每一种抗原分子表面有着各种性质不同的表位（即抗原决定簇），这是造成免疫球蛋白异质性的外源性因素。针对不同表位，免疫球蛋白 V 区是不一样的，反映出机体对抗原精细结构的识别和应答。

机体内针对多样抗原的特异性抗体究竟是如何产生的，一直存在两类不同观点：

①指令学说，认为一种抗原进入体内后作为模板诱导球蛋白分子形成互补构型而成为某一种抗体；②选择学说，则强调抗原只是刺激事先已经形成的某些结构，使之产生与此结构相同的抗体。

由 Burnet 于 1957 年，提出的克隆选择学说目前已得到大多数学者的认可。此学说以免疫细胞为核心：①免疫细胞是随机形成的多样性的细胞克隆；②已分化的免疫活性细胞只限于表达一种特异性，这一特异性以克隆扩增的形式在体内得以保存；③新分化的免疫活性细胞凡能够与自身的抗原发生反应者都受到抑制，作为禁忌克隆而被清除；④在抗原激发下，成熟的免疫活性细胞增殖并转化为浆细胞而大量产生某一种抗体；⑤早期未被自身的抗原所清除的禁忌克隆是日后发生自身免疫病的原因。

2. 免疫球蛋白异质性的遗传控制

免疫球蛋白编码基因在胚系阶段以分隔的、数量众多的基因片段形式存在。在 B 细胞分化发育过程中，这些基因片段发生重排和组合，由于重排的多样性、基因重排时连接的多样性，以及 B 细胞在发育过程中的高频突变，从而产生数量巨大、能识别多种特异性抗原的抗体。

3. 免疫球蛋白的类型多样性

针对每一个抗原表位的免疫球蛋白分子有其类和型的区别，这种异质性主要体现在抗体的恒定区（如前述）。

三、免疫球蛋白的种类和特性

1. IgG

IgG 多以单体形式存在，人体 IgG 有 IgG1、IgG2、IgG3 和 IgG4 四个亚类，其中以 IgG1 为主。IgG 是血液中的主要抗体成分，占血清免疫球蛋白总量的 75% ~ 80%，半衰期最长，20 ~ 23d。婴儿出生后 3 个月开始合成 IgG，5 岁左右达到成人水平。

IgG 是抗感染的主要抗体，参与组织、黏膜层的抗感染免疫应答，大多数抗菌、抗病毒抗体、抗毒素都为 IgG 类。IgG 是五类免疫球蛋白中惟一能够通过胎盘的抗体，在新生儿被动免疫中起着重要的作用。某些自身抗体如系统性红斑狼疮（SLE）患者的抗核抗体、抗甲状腺球蛋白抗体也属于 IgG。IgG 还参与 II、III 型超敏反应。

两个或以上 IgG 分子同时结合于微生物表面时能够活化补体裂解靶细胞。IgG 以其 Fc 段与吞噬细胞和 NK 细胞表面的相应受体结合，发挥调理吞噬和 ADCC 作用。在免疫学检验中，还能利用 IgG 的 Fc 段与金黄色葡萄球菌表面 A 蛋白（SPA）结合，进行协同凝集试验。IgG 在血清中的半衰期为 16 ~ 24d。故临床使用的丙种球蛋白，以每三周注射一次较适宜。

2. IgM

IgM 是分子量最大的免疫球蛋白，故又称巨球蛋白。IgM 在细胞膜上为单体形式（膜型 IgM，mIgM），在血清中为五聚体形式，占血清免疫球蛋白总量的 10%，体内半衰期为 5d 左右。

IgM 是个体发育过程中最早合成和分泌的抗体，发育晚期的胎儿即能合成 IgM，在

259

机体早期免疫防护中起着重要的作用。由于母体的 IgM 不能通过胎盘，故脐带血中检出 IgM 提示宫内感染。IgM 也是免疫应答过程中最早出现的抗体分子，在机体初次接触抗原后，体内首先出现的抗体是 IgM，然后才是 IgG，因此检查 IgM 水平可进行传染病的早期诊断。同时，在生物进化过程中 IgM 也是最早出现的免疫球蛋白，如八目鳗可产生 IgM。

在个体发育过程中，IgM 是高效能抗体，理论上抗原结合价为 10，但与大分子抗原结合时，由于空间位阻的原因，只表现为 5 价。其激活补体的能力和凝集能力很强，所以在促进溶菌、杀菌及凝集能力方面比 IgG 大，但中和毒素和抗病毒的能力低于 IgG。mIgM 是组成 B 细胞抗原识别受体（BCR）复合物的主要成分。天然血型抗体为 IgM。IgM 也参与Ⅱ、Ⅲ型超敏反应。

3. IgA

IgA 分为血清型和分泌型两种。血清型 IgA 主要存在于血清中，多为单体分子，占血清免疫球蛋白总量的 10%～20%。分泌型 IgA（SIgA）主要存在于外分泌液（初乳、唾液、泪液、胃肠液、支气管分泌液等）中，由 J 链连接而成的二聚体和分泌片组成。IgA 和 J 链主要由呼吸道、胃肠道及泌尿生殖道等处黏膜固有层中的浆细胞合成，在浆细胞内已形成二聚体，当二聚体 IgA 分泌经过黏膜上皮细胞时，与该细胞合成的分泌片结合，形成完整的 SIgA，分布于黏膜表面。

SIgA 是人体分泌液和黏膜免疫中的主要抗体，黏膜局部抗感染的重要因素，是肠道、呼吸道、尿道、乳汁以及眼泪中最丰富的免疫球蛋白，通过阻抑黏附、裂解细菌、免疫排除作用对机体防止局部微生物感染具有十分重要的意义，在黏膜表面也有中和毒素的作用。

婴儿出生后 4～6 个月开始合成 IgA。至青少年时期达成人水平。这也许是新生儿易患呼吸道和胃肠感染的原因。新生儿可从母亲分泌的初乳中获得 SIgA，对其抵御呼吸道和消化道感染起到了很重要的作用，是重要的天然被动免疫。

4. IgD

IgD 在血清中含量很低，占免疫球蛋白总量的 1%。单体形式存在，有一个相对较长的铰链区，对蛋白水解酶和高温十分敏感，故其半衰期很短，仅为 3d，在个体发育的任何时间均产生。

血清中 IgD 的功能尚不清楚，但 B 细胞膜上的 IgD 是 B 细胞成熟的主要标志，未成熟 B 细胞表达 mIgM，成熟 B 细胞同时表达 mIgM 和 mIgD，当受抗原或其他物质刺激活化后或分化成为记忆 B 细胞时，mIgM 和 mIgD 逐渐消失。

5. IgE

IgE 是正常人血清中含量最少的免疫球蛋白，血清浓度极低，主要由呼吸道、消化道黏膜固有层及局部淋巴结的浆细胞产生。在个体发育过程中合成较晚，单体形式。IgE 通过其 C_H2、C_H3 结构域与肥大细胞和嗜碱性粒细胞表达的高亲和力受体（FcεRⅠ）结合，导致Ⅰ型超敏反应，故称亲细胞抗体。IgE 还与抗寄生虫感染免疫密切相关。

四、免疫球蛋白的生物学功能

1. 能与抗原进行特异性结合

一种免疫球蛋白能与其相应抗原发生特异性结合，但抗体本身并不能溶解或杀伤带特异抗原的靶细胞，通常需要补体或巨噬细胞等共同发挥作用。抗毒素可中和外毒素的毒性，详见第十章第二节。

2. 激活补体

免疫球蛋白与抗原结合形成复合物后构象发生变化，原来被掩盖的补体结合点得以暴露，促使补体通过经典途径激活，发挥对靶细胞的杀伤或溶解作用。

3. 结合细胞

抗体 Fc 段与不同细胞的 Fc 受体结合，可发挥不同作用。

（1）调理作用 吞噬细胞表面具有 Fc 受体和补体受体，细菌等颗粒性抗原与抗体或补体裂解成分结合后，可加速其被吞噬细胞吞噬，抗体和补体裂解成分具备的这种作用称为调理作用，详见第十章第二节。

（2）ADCC 作用 当 IgG 与带有相应抗原的靶细胞结合后，其 Fc 段可与 NK 细胞、巨噬细胞等的 FcγR 结合，促使细胞毒颗粒释放，发挥 ADCC 作用，导致靶细胞的溶解，详见第十章第二节。

（3）介导 I 型超敏反应 IgE 与肥大细胞或嗜碱性粒细胞的 FcεR 结合，介导 I 型超敏反应。

此外，人的 IgG Fc 段能非特异地与 SPA 结合，在体内可导致 IgG 对吞噬细胞的调理作用被阻断，在体外可用于 IgG 的纯化及临床检验。

4. 选择性传递

在人类，IgG 是惟一能从母体通过胎盘转移到胎儿体内的免疫球蛋白，在新生儿抗感染中起重要作用。SIgA 可通过黏膜上皮细胞进入消化道及呼吸道黏膜发挥局部免疫作用。

5. 具有抗原性

抗体是大分子球蛋白，因此具有抗原性。Ig 分子抗原性的差异可用血清学方法进行测定和分析，故又称为 Ig 的血清型，可分为同种型、同种异型和独特型。抗体的抗原特异性不同，可引起不同程度的免疫反应。

第二节 补体系统

血清中，除了免疫球蛋白以外，还有多种免疫分子。1894 年，Pfeiffer 最早发现，新鲜免疫血清中加入霍乱弧菌可以使弧菌裂解，并将此现象称为免疫溶菌现象。随后 Bordet 证明，人和动物新鲜血清中存在一种不耐热的成分，可辅助特异性抗体使细菌溶解。由于这种成分是抗体发挥溶细胞作用的必要补充条件，故被称为补体（complement，C）。补体并非单一分子，而是存在于人和脊椎动物血清与组织液中一组具有酶活性的球蛋白，未活化前多以酶原形式存在，包括 30 余种可溶性蛋白和膜结合蛋白，故也称之为补体系统（complement system）。补体广泛参与机体抗微生物免疫和免疫调节，也可介导免疫病理的损伤性反应。

一、补体的理化特性

补体约90%由肝细胞合成，少量由单核－巨噬细胞和肠黏膜上皮细胞等合成。多数为β球蛋白，少数为α或γ球蛋白，含量相对稳定，与抗原刺激无关。约占血浆中球蛋白总量的10%。补体各成分含量差别较大，以C3含量最高，D因子含量最少。补体性质很不稳定，对许多理化因素敏感，其中某些补体固有成分（如C1、C2、C5、C8等）对热敏感，56℃、30min即可灭活。室温下补体活性亦可逐渐减弱甚至丧失，在0～10℃仅能保持3～4d，故检测补体必须用新鲜血清，若存放则应保存在－20℃以下。

二、补体系统的组成

根据补体系统各成分的生物学功能，可将之分为三类。

（1）补体固有成分　存在于体液中，主要参与补体的激活反应过程。包括：①参与经典激活途径的成分，C1、C4、C2；②参与甘露聚糖结合凝集素激活途径的成分，MBL、丝氨酸蛋白酶；③参与旁路激活途径的成分，P因子、D因子、B因子；④三条活化途径共同的末端反应成分，C3、C5、C6、C7、C8、C9。

（2）补体调节蛋白　以可溶性或膜结合形式存在，参与补体激活的调控，包括备解素（properdin，P因子）、C1抑制物、I因子、H因子、C4结合蛋白等。

（3）补体受体（CR）　存在细胞膜上，介导补体活性片段或调节蛋白发挥生物学效应，包括CR1～CR5、C3aR、C2aR、C4aR等。

三、补体系统的命名

补体系统的命名一般有以下规律：将参与经典激活途径的固有成分以符号"C"表示，按其被发现的先后顺序分别称为C1、C2、C3……C9。其中C1又含有三个亚单位，分别称为C1q、C1r、C1s。补体系统其他成分以大写英文字母表示，如B因子、D因子、P因子、I因子等；补体系统调节蛋白多以功能命名，如C1抑制物、C4结合蛋白（C4Bp）、促衰变因子（DAF）等；补体各成分通常是以无活性的状态存在于血清中，当其活化裂解后，一般在该成分的符号后附加小写字母，以a表示裂解后的小分子片段，以b表示大分子片段，如C3b与C3a；补体成分被激活时，具有酶活性的成分或复合物，在其符号上加一横线表示，如 $\overline{C3bBb}$、$\overline{C4b2b}$ 等；被灭活后的成分在其符号前加i表示，如iC3b。

四、补体系统的激活

在生理情况下，血清中大多数补体成分均以无活性的酶前体形式存在。当受到某些激活物质的作用后，各补体成分按一定顺序，以连锁的酶促反应方式依次活化，并表现出各种生物学活性。

补体的激活过程依据其起始顺序的不同，可分为三条途径：由抗原－抗体复合物结合C1q启动激活的途径，为经典途径；由MBL（甘露聚糖结合凝集素）结合至细菌表面的甘露糖残基，启动的激活途径为 MBL 途径；由病原微生物等提供接触表面，从 C3 开始激活的途径称为旁路（替代）途径。但不论哪条途径，其末端通路均相同，即最终形成攻膜复合体（membrane attack complex，MAC），使细胞溶解。同时，活化过程中产生的许多补体片段，具有多种生物活性，参与机体的生理、病理性免疫效应。

（一）补体激活的经典途径

经典途径又称传统途径或 C1 激活途径。IgG（IgG1、IgG2、IgG3）或 IgM 类抗体与相应抗原结合形成的复合物——抗原-抗体复合物（immune complex，IC）是经典激活途径的主要激活物。此复合物与 C1q 结合，依次激活补体各成分。

补体激活过程，可人为分为三个阶段，即识别阶段、活化阶段和膜攻击阶段。

1. 识别阶段

抗原和抗体结合后，抗体发生构象改变，使 Ig Fc 段的补体结合部位暴露出来，补体 C1 与之结合并被激活，这一过程被称为补体经典激活途径的启动或识别。

C1 是由 C1q、C1r 和 C1s 三个单位结合而成的牢固的非活性大分子。C1q 分子量最大，为六个亚单位组成的六聚体，每个亚单位的 N 端为束状，C 端则为球形，呈放射状排列，构成 C1q 分子的头部，亦即 C1q 与抗体的结合部位（识别部位）。C1r 和 C1s 在有 Ca^{2+} 存在的情况下，以 C1s-C1r-C1r-C1s 的顺序连接成四聚体，缠绕在 C1q 分子近头部的六聚体间（图 9-6）。当两个以上 C1q 分子头部与免疫球蛋白分子上的补体结合位点结合时，即 C1q 桥联免疫球蛋白之后，才能激活后续的

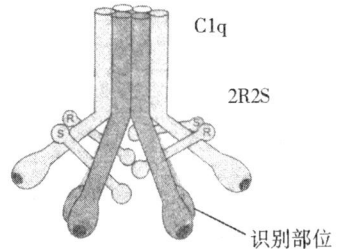

图 9-6 C1 分子结构示意图

补体各成分。IgG 为单体，当其与抗原结合时，只有两个以上的 IgG 分子相互靠拢，提供两个以上相邻的补体结合点与 C1q 接触，才能激活补体。而 IgM 因是五聚体，与抗原结合后，只需一个分子即可启动 C1q，故 IgM 激活补体的能力远远大于 IgG。

C1q 与补体结合位点桥联后，其构型发生改变，导致 C1r 裂解成为大小两个片段，其中小片段即活化的 C1r，可作用于 C$\overline{1s}$，使 C1s 活化形成 C$\overline{1s}$酯酶，其底物为 C4 和 C2。

2. 活化阶段

即 C$\overline{1s}$酯酶作用于后续的补体成分，至形成 C3 转化酶（C$\overline{4b2b}$）和 C5 转化酶（C$\overline{4b2b3b}$）的阶段。在 Mg^{2+} 存在下，C$\overline{1s}$使 C4 裂解所产生的 C4b 可与邻近的细胞膜结合。在 Mg^{2+} 存在时，C2 与胞膜上的 C4b 结合，经 C1 酯酶作用，裂解为 C2a、C2b，C2a 进入液相，C2b 与胞膜上的 C4b 形成 C 复合物，此即 C3 转化酶。

C3 主要是由巨噬细胞、单核细胞、淋巴组织、骨髓、腹膜和肝等合成的一种 β 球蛋白，可被多种蛋白酶水解。C3 被 C3 转化酶作用，可裂解为 C3a 和 C3b 两个片段，分子内部的硫酯基外露，成为不稳定的结合部位。C3b 通过不稳定的结合部位，结合到抗原-抗体复合物上或结合到 C$\overline{4b2b}$激活 C3 所在部位附近的微生物、高分子物质及细胞膜上。C3b 的另一端是稳定的结合部位，C3b 通过此部位与具有 C3b 受体的细胞相结合。这个特点，对于介导调理作用和免疫黏附作用具有重要意义。C3b 与 C$\overline{4b2b}$相结合

263

产生的 C 4b2b3b 为经典途径的 C5 转化酶，C5 是此酶的天然底物。补体裂解过程中生成的小分子 C4a、C2a、C3a 释放到液相中，发挥各自的生物学活性。

3. 膜攻击阶段

C5 转化酶裂解 C5 后，继而作用于后续的其他补体成分，形成膜攻击复合物（MAC），最终导致细胞受损、细胞裂解的阶段。C5 转化酶裂解 C5 产生出 C5a 和 C5b 两个片段。C5a 游离于液相中，具有过敏毒素活性和趋化活性。C5b 可吸附于邻近的细胞表面，但其活性极不稳定，当与 C6 结合成 C5b6 复合物则较为稳定，但此 C5b6 并无活性。C5b6 与 C7 结合成三分子的复合物 C5b67 时，方较稳定，不易从细胞膜上解离。C5b67 即可吸附于已致敏的细胞膜上，也可吸附在邻近的、未经致敏的细胞膜上（即未结合有抗体的细胞膜上），是使细胞膜受损伤的一个关键组分。它与细胞膜结合后，即插入膜的磷脂双层结构中。C5b67 虽无酶活性，但其分子排列方式有利于吸附 C8 形成 C5b678。C5b678 中的 C8 是 C9 的结合部位，通常与 12 ~ 15 个 C9 分子结合，共同形成 C 5b6789n，即补体的膜攻击复合物（MAC）。攻膜复合物（图 9 - 7）贯穿

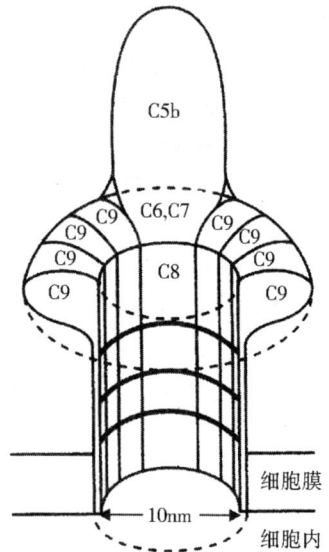

图 9 - 7 MAC 结构示意图

整个靶细胞膜，形成内径约 11nm 的小孔，导致细胞失去通透屏障，电解质从细胞内逸出，水大量内流，细胞膨胀而溶解，此外，MAC 嵌入靶细胞膜，亦可因致死量的钙离子被动透入细胞内，而导致不依赖渗透压作用的细胞死亡。

目前已经证明，C5b、C6、C7 结合到细胞膜上，细胞膜仍完整无损；只有在吸附 C8 之后才出现轻微的损伤，细胞内容物开始渗漏。在结合 C9 后才加速细胞膜的损伤过程，导致细胞死亡（图 9 - 8）。

如果激活这一过程的 IC 为红细胞与溶血素（即针对红细胞的抗血清）的复合物，则 MAC 将造成红细胞的溶解，称为免疫溶血现象。如果抗原是细菌，抗体是对应的抗菌抗体，则最后攻膜阶段引起细菌的溶解，称为免疫溶菌。经典途径的激活由具特异性的抗原－抗体复合物引起，但最终产生的 MAC 发挥作用并无特异性，因此激活后不但能造成靶细胞抗原的溶解，也可能导致邻近正常组织细胞的破坏。

（二）补体激活的甘露聚糖结合凝集素途径

甘露聚糖结合凝集素（MBL）途径也称 MBL 激活途径或凝集素途径，与经典激活途径基本类似。MBL 是 MBL 激活途径的主要激活物，是一种钙依赖性糖结合蛋白，属于凝集素家族，可与某些细菌表面的甘露糖残基结合，然后与体内的丝氨酸蛋白酶结合，形成 MBL 相关的丝氨酸蛋白酶（MBL-associated serine protease，MASP）。在病原微生物感染早期，肝细胞合成分泌的 MBL 等急性期蛋白明显增加。MASP 具有与活化的 C 1s 相同的生物学活性，可分解 C4 和 C2，形成 C3 转化酶，其后的反应过程与经典激活途径相同（图 9 - 8）。

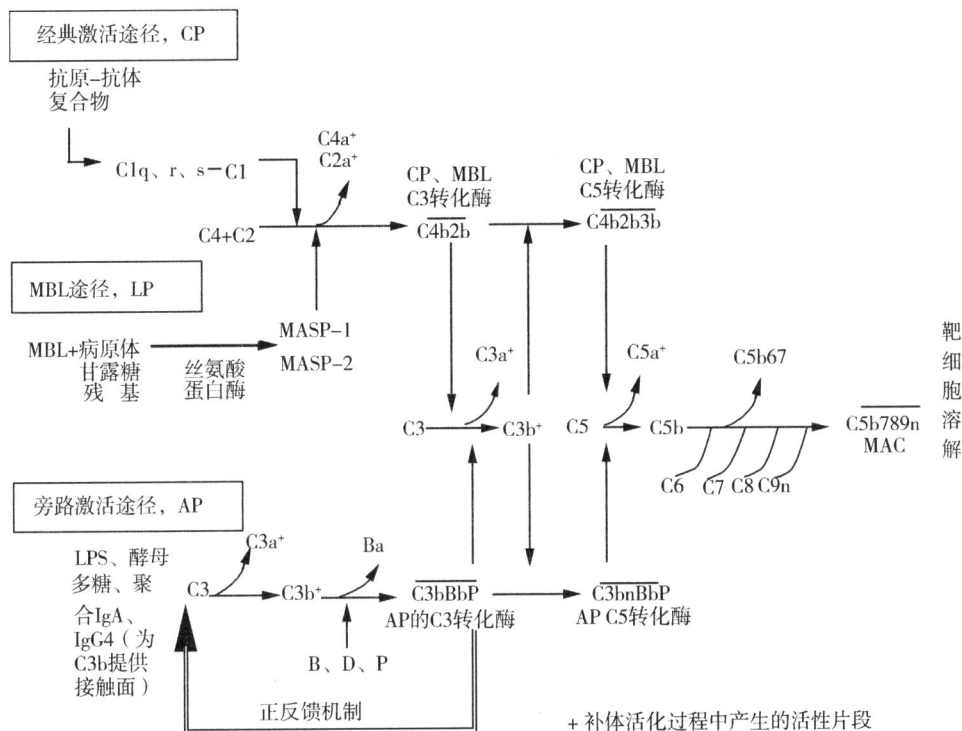

图 9-8 补体三条激活途径全过程示意图

(三) 补体激活的旁路途径

旁路途径又称替代途径,与经典激活途径的不同之处主要是:其激活过程越过 C1、C4、C2 三种成分,直接激活 C3,然后完成 C5～C9 的激活过程。细菌细胞壁成分(脂多糖、肽聚糖、磷壁酸)、酵母多糖,还有凝聚的 IgA 和 IgG4 等物质是旁路激活途径的主要激活物。这些物质提供了使补体旁路激活连锁反应得以进行的接触表面,主要过程如下。

1. C3 转化酶的形成

在生理条件下,不需 C3 转化酶,C3 也可被蛋白酶作用,缓慢、持续地产生少量 C3b。一般而言,这些 C3b 及后续的产物会被 I 因子、H 因子等迅速灭活,机体内环境维持稳定。但当某些激活物质存在,为 C3b 提供了结合表面时,C3b 将不会被 I 因子等灭活。血清中的 D 因子可将结合状态的 B 因子裂解成 Ba 和 Bb。大片段的 Bb 和 C3b 结合成 $\overline{C3bBb}$ 复合物,此即旁路途径的 C3 转化酶。$\overline{C3bBb}$ 极易被迅速降解,血清中的 P 因子可与之结合使之稳定。

2. C5 转化酶的形成

$\overline{C3bBb}$ 裂解 C3 生成 C3a 和 C3b,后者沉积在颗粒表面并与 $\overline{C3bBb}$ 结合形成 $\overline{C3bBb3b}$ (亦称 $\overline{C3bnBb}$),该复合物即旁路途径的 C5 转化酶,其作用类似经典途径的 $\overline{C4b2b3b}$。C5 转化酶一旦形成,其后激活过程及效应与经典途径完全相同,即进入 C5～C9 的激活阶段,形成 MAC,导致靶细胞溶解 (图 9-8)。

265

3. 旁路途径的特点

旁路途径的激活过程也是补体系统的一个重要放大机制。在激活物存在的情况下，C 裂解 C3，产生更多的 C3b，再沉积于颗粒物质表面与 Bb 结合，形成更多的 C3 转化酶，可放大起初的激活作用。故 C3b 既是 C3 转化酶的组成成分，又是 C3 转化酶作用生成的产物。此过程形成迅速放大的正反馈环路。

旁路途径和 MBL 途径活化不需要抗原－抗体复合物参与，故在病原微生物感染时补体发挥作用的时相顺序依次是旁路途径、MBL 途径、经典途径。然而当经典途径和 MBL 途径活化时，通过 C3 放大途径也可活化旁路途径，可见三者是以 C3 活化为中心而密切相连的。

旁路途径、MBL 途径可参与固有免疫应答，在初次感染及感染早期，旁路途径对机体防御有重要意义。经典途径由免疫复合物激活，因此可参与特异性体液免疫的效应阶段，在疾病的持续过程中发挥作用，并通过放大机制进一步激活替代途径。

五、补体系统的生物学功能

补体系统被活化后具有多种生物学活性，体现在两个方面：①补体激活后，在细胞膜上形成膜攻击单位，导致靶细胞裂解；②补体在激活过程中产生不同的蛋白水解片段，发挥各种生物学效应。

（一）补体介导的细胞溶解

补体系统被激活后，可在多种靶细胞表面形成膜攻击单位，从而导致靶细胞溶解，这种效应称为补体依赖的细胞毒作用（complement dependent cytotoxicity，CDC）。如溶血反应就是典型的补体溶细胞作用。当外源微生物侵入后，补体裂解外源微生物是宿主抗感染的重要机制之一。补体能协助抗体溶解某些革兰阴性细菌、支原体、含脂蛋白包膜的病毒、异体红细胞和血小板。如仅有抗体与相应的细胞或细菌结合，而缺少补体参与，则不产生溶解作用。在病理情况下，自身抗体在自身组织细胞上可通过经典途径激活补体，出现补体参与的自身组织细胞破坏等病理现象。

（二）调理作用

补体激活过程中产生的 C3b、C4b 称为调理素，可促进吞噬细胞的吞噬作用，即补体的调理作用。C3b、C4b 一端与靶细胞或免疫复合物结合，另一端与带有相应受体的吞噬细胞（单核－巨噬细胞、中性粒细胞）结合，在靶细胞和吞噬细胞间起桥梁作用，从而促进吞噬细胞对靶细胞或免疫复合物的吞噬。这种调理作用在机体抗感染免疫过程中尤其重要。

（三）参与炎症反应

在补体活化过程中可产生多种具有炎症介质作用的补体活性片段。C3a、C4a 和 C5a 亦称过敏毒素，可与肥大细胞、嗜碱性粒细胞表面相应受体结合，促使其脱颗粒，释放组胺等血管活性介质，引起血管扩张、毛细血管通透性增加、平滑肌收缩，导致急性炎症反应；C5a 还有趋化作用，又称中性粒细胞趋化因子，能吸引中性粒细胞，使其向组织炎症部位聚集，加强对病原微生物吞噬，同时增强炎症反应；C2a 具有激肽样作用，能增加血管通透性，引起炎症反应。

（四）清除免疫复合物

正常情况下，机体血循环中可持续存在少量免疫复合物（IC），当体内存在大量循环免疫复合物时，免疫复合物可沉积在血管壁上，通过激活补体造成局部组织损伤（Ⅲ型超敏反应）。而补体成分的存在，可通过以下机制清除免疫复合物。

1. 抑制 IC 的形成

C3、C4 可结合到免疫复合物上，阻碍免疫复合物相互形成致病性的分子在组织中沉积。

2. 促进 IC 的溶解

C3 可嵌入到抗原 – 抗体分子中，使 IC 中的部分抗原和抗体分子解离，导致复合物变小，易于降解或排出。

3. 免疫黏附作用

补体还可通过 C3b 或 C4b 使免疫复合物黏附到表面带有相应补体受体的红细胞、血小板及某些淋巴细胞上，形成较大的复合物，从而易于被吞噬细胞吞噬和清除，此即免疫黏附作用。由于红细胞的数量巨大，是通过免疫黏附作用清除 IC 的主要参与者。

（五）免疫调节作用

补体可对免疫应答的各个环节发挥作用，主要通过以下方式实现：①C3 可参与捕捉、固定抗原，使抗原容易被 APC 处理与提呈；②补体成分可与多种免疫细胞相互作用，调节免疫细胞的增殖和分化，如 C3b 与 B 细胞表面相应受体结合，可使 B 细胞增殖分化为浆细胞；③补体参与调节多种免疫细胞的效应功能，如杀伤细胞与 C3b 结合后可增强对靶细胞的 ADCC 作用。

第三节 细胞因子

一、细胞因子的概念及共性

（一）细胞因子的概念

细胞因子（cytokine，CK）是指主要由活化的免疫细胞和某些非免疫细胞分泌的一类具有多种生物学活性的小分子蛋白质。细胞因子具有调节固有免疫和适应性免疫、参与细胞生长分化、介导炎症反应、刺激造血功能及参与组织修复等多种功能，在异常情况下也可导致免疫病理反应。临床上，细胞因子作为重要的生物应答调节剂已用于许多相关疾病的治疗，同时又是某些疾病治疗的特异靶点。

曾经根据产生细胞的不同，对细胞因子进行命名。如单核细胞产生的细胞因子称为单核因子（monokine，MK），淋巴细胞产生的细胞因子称为淋巴因子（lymphokinc，LK）。但由于细胞因子产生的多源性和多向性，这些名称的应用逐渐减少。

（二）细胞因子的共性

细胞因子来源广泛，种类繁多，功能各异，但具有以下共性。

1. 理化特性

大多数细胞因子为小分子量（15000～30000）的糖蛋白或多肽。多数以单体形式存在，少数以二聚体或三聚体形式存在。

2. 产生及分泌特性

（1）细胞因子分泌的短暂性和自限性　细胞因子通常没有预存的前体形式，在细胞活化后开始新的转录、翻译，一旦合成，细胞因子迅速分泌导致所需细胞因子的暴发释放。

（2）多源性和多向性　一种细胞因子可以由多种不同的细胞在不同条件下产生，称为细胞因子产生的多源性；而一种细胞可产生多种不同的细胞因子，即细胞因子产生的多向性。例如，IL-1可由活化的单核-巨噬细胞、NK细胞、B细胞、内皮细胞等产生，活化的T细胞可以产生IL-2、IL-3、IL-4、IL-5等。另外，一种细胞因子还能激发更多细胞因子产生瀑布效应。

3. 生物学作用特性

（1）高效性　细胞因子与靶细胞表面相应的细胞因子受体特异结合表现其生物学效应，在极微量水平（$10^{-10} \sim 10^{-12}$mol/L）即可表现明显的生物学效应。

（2）作用范围的局部性与系统性　大部分细胞因子作用于自身细胞（自分泌，autocrine）或其邻近的细胞（旁分泌，paracrine），在局部发挥生物学效应。T细胞分泌的细胞因子主要作用于与APC接触形成的免疫突触。少数细胞因子也可以作用于远端靶细胞（内分泌，endocrine），表现系统性效应。

（3）作用效应的复杂性　①一种细胞因子可以作用于多种不同的靶细胞，产生多种不同的生物学效应（图9-9），即多效性（pleiotropy）。如IFN-γ可以激活并增强单核-巨噬细胞杀伤活性，可增强NK细胞的细胞毒作用，促进CTL成熟与功能分化。②细胞因子常可以影响其他细胞因子的活性，如一种细胞因子增强另一种细胞因子的某种生物学作用称为协同性（synergism）；一种细胞因子也可以抑制另一种细胞因子的某种生物学作用称为拮抗性（antagonism）；几种不同的细胞因子还可表现相同或相似的效应称为重叠性（overlapping）。③双向性：适量的细胞因子表现为生理性调节作用，过量则可能表现为病理损伤。

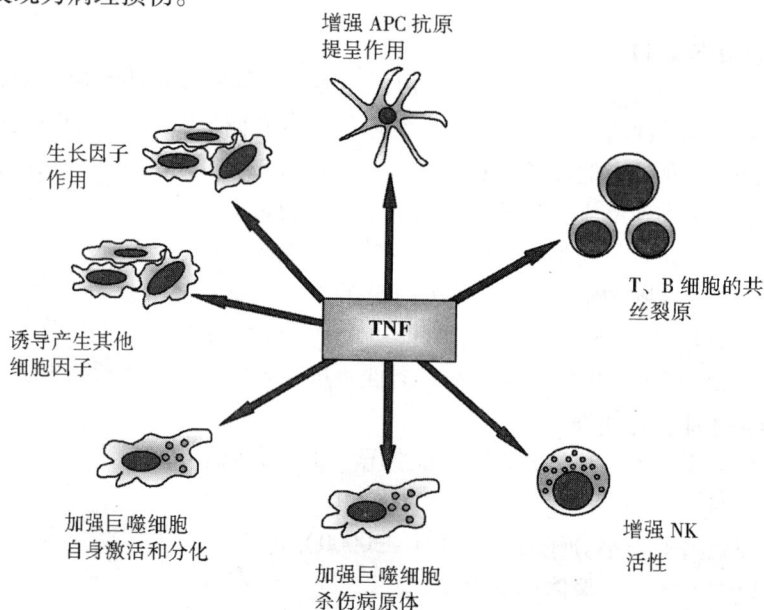

图9-9　细胞因子作用多效性示意

（4）非特异性作用方式　细胞因子通常对靶细胞的作用无抗原特异性，也不受MHC限制。

4. 网络特性

细胞因子的产生和作用不是独立的，表现为通过合成分泌的相互调节、受体表达的相互诱导与制约、生物效应的相互影响而构成细胞因子的网络性。此外，细胞因子与神经递质和激素等物质之间也存在相互影响与调节，参与构成免疫系统－神经系统－内分泌系统网络。

二、细胞因子的种类及主要功能

细胞因子的类别复杂，目前根据其结构与功能，将其中主要成员分为白细胞介素、干扰素、肿瘤坏死因子、集落刺激因子、生长因子及趋化性细胞因子6个种类。

（一）白细胞介素

白细胞介素（interleukin，IL）因最初发现由淋巴细胞、单核－巨噬细胞等白细胞产生，并在白细胞间发挥作用而得名。后来研究发现，许多细胞能产生IL，而且IL不仅介导白细胞相互作用，也可作用于其他细胞，但这一名称仍被沿用。目前发现的白细胞介素已超过30种（表9－1）。

表9－1　几种重要白细胞介素的特性及功能

名称	来源细胞	靶细胞	主要功能
IL-1	单核－巨噬细胞、树突状细胞、纤维母细胞、内皮细胞	Th细胞、B细胞、NK细胞、单核－巨噬细胞、内皮细胞等	刺激T和B细胞的增殖、分化和成熟，刺激造血细胞，参与炎症反应
IL-2	活化的T细胞	活化T细胞、B细胞、NK细胞、单核－巨噬细胞、DC	刺激T和B细胞的增殖和分化，增强NK细胞、单核细胞杀伤活性
IL-3	活化的T细胞	造血干细胞、肥大细胞等	促进多能造血干细胞增殖，促进肥大细胞、嗜酸、嗜碱性粒细胞增殖与分化
IL-4	活化的T细胞	活化B细胞、T细胞、内皮细胞	促B细胞和T细胞增殖，刺激造血祖细胞增殖与分化，诱导IgE、IgG产生参与I型超敏反应
IL-5	活化的T细胞	嗜酸性粒细胞、B细胞	促进细胞增殖与分化，诱导IgA产生
IL-6	淋巴细胞单核细胞纤维母细胞	活化B细胞、造血干细胞、浆细胞、T细胞	促进B细胞分化，促进肝细胞产生急性期蛋白，抑制乳腺癌细胞，刺激骨髓瘤细胞，刺激造血细胞，参与炎症
IL-8	单核－巨噬细胞血管内皮细胞	中性粒细胞、嗜碱粒细胞、淋巴细胞	中性粒细胞趋化和活化作用，T细胞趋化作用，促进血管生成，参与炎症及过敏反应
IL-10	活化的T细胞单核－巨噬细胞	巨噬细胞、B细胞、肥大细胞、Th细胞	抑制Th合成分泌细胞因子，促进胸腺细胞增殖，促进B细胞增殖
IL-12	B细胞	活化T细胞、NK细胞	促进Tc、NK、LAK细胞杀伤功能，诱导细胞免疫
IL-13	活化的T细胞（Th2）	Th2细胞、B细胞、巨噬细胞	诱导B细胞增殖分化，促进IgG和IgE合成，抑制单核－巨噬细胞合成分泌炎性因子
IL-14	活化的T细胞	活化的B细胞	诱导活化B细胞增生，对静止B细胞无刺激作用
IL-15	T及其他组织细胞	T细胞、活化的B细胞	与IL-2作用相似

续表

名称	来源细胞	靶细胞	主要功能
IL-17	活化的 T 细胞	上皮细胞、内皮细胞及其他细胞	促破骨细胞的生成，促血管形成，诱导炎症性细胞因子
IL-18	巨噬细胞	Th1 细胞、NK 细胞	诱导 T 细胞、NK 细胞产生 IFN-γ，有利于 Th1 产生细胞因子
IL-21	活化的 Th 细胞、NKT 细胞	所有淋巴细胞、DC	$CD8^+$ T 细胞活化和增殖的协同刺激分子，促进 NK 细胞的细胞毒作用，促进 Th17 细胞分化
IL-23			促进血管形成，减少 $CD8^+$ T 细胞浸润
IL-24			抑制肿瘤细胞增殖、诱导肿瘤细胞凋亡、抑制血管形成、促进免疫细胞增殖，促进伤口愈合
IL-35	调节性 T 细胞		抑制 Th 细胞的活化

（二）干扰素

干扰素（interferon，IFN）是最早发现的细胞因子，是由病毒或其他干扰素诱生剂诱导机体产生的一类抗病毒蛋白，因其具有干扰病毒感染和复制的能力而得名（详见第五章）。根据来源和理化性质，最常见的人干扰素有 α、β 和 γ 三种。IFN-α、IFN-β主要由白细胞、成纤维细胞和病毒感染的组织细胞产生，也称 Ⅰ 型干扰素。IFN-γ为 Ⅱ 型干扰素，主要由活化的 T 细胞和 NK 细胞产生，又称免疫干扰素。不同类型 IFN 功能相似，主要生物学活性为抗病毒、抗肿瘤和免疫调节。

（三）肿瘤坏死因子

肿瘤坏死因子（tumor necrosis factor，TNF）为一种能使肿瘤组织出血坏死的细胞因子。根据其来源和结构不同分为 TNF-α 和 TNF-β 两种类型。TNF-α 主要由活化的单核-巨噬细胞产生。大剂量 TNF-α 可使食欲减退、脂蛋白合成受到抑制，引起恶液质，故 TNF-α 也称恶液质素。TNF-β 又称淋巴毒素（lymphotoxin，LT），主要由活化的 T 细胞产生。TNF-α 和 TNF-β 的生物学作用相似，具有抗肿瘤、参与免疫应答、介导炎症反应和发热反应。

（四）集落刺激因子

集落刺激因子（colony stimulating factor，CSF）是由活化的 T 细胞、单核-巨噬细胞、血管内皮细胞和成纤维细胞等产生，可刺激造血干细胞和不同发育阶段的造血细胞的增殖分化，在半固体培养基上形成相应细胞集落的细胞因子。根据 CSF 的主要功能和靶细胞有粒细胞集落刺激因子（G-CSF）、巨噬细胞集落刺激因子（M-CSF）、粒细胞-巨噬细胞集落刺激因子（GM-CSF）、促红细胞生成素（erythropoietin，EPO）、干细胞生长因子（SCF）及多能集落刺激因子（multi-CSF）等。

（五）生长因子

生长因子（growth factor，GF）为具有刺激细胞生长作用的细胞因子，根据其作用的细胞不同分为转化生长因子（transforming growth factor，TGF）、成纤维细胞生长因子（fibroblast growth factor，FGF）、表皮生长因子（epithelial growth factor，EGF）等。

（六）趋化因子

趋化因子（chemokine）是具有趋化功能的细胞因子，参与白细胞尤其是吞噬细胞和淋巴细胞的游走和活化。由数十种结构相似、分子量为 8000～19000 的蛋白质亚家族组成，主要由白细胞与造血微环境中的基质细胞分泌。目前将趋化因子家族分为 α、β、γ 和 δ 四个亚家族。α 亚家族中的代表为 IL-8，主要吸引中性粒细胞、嗜酸性粒细胞、嗜碱性粒细胞和 T 细胞。β 亚家族中的代表为单核细胞趋化蛋白-1（MCP-1），主要趋化单核细胞。γ 和 δ 亚家族的成员主要是趋化 T 淋巴细胞和 NK 细胞。

三、细胞因子的应用

（一）细胞因子与某些疾病的发生发展有关

1. 细胞因子与感染性疾病

感染可诱生多种细胞因子参与炎症反应，如 IL-8 可吸引中性粒细胞等聚集于病灶，同时 IL-1、TNF-α 和 GM-CSF 等可以激活单核吞噬细胞、中性粒细胞，促进其释放多种炎症介质。IL-1、IL-6 和 TNF-α 还作用于体温调节中枢引起发热反应。目前认为 G⁻ 菌引起弥漫性血管内凝血（DIC）、中毒性休克是与细菌内毒素刺激机体产生过量 TNF-α 有关。

2. 细胞因子与肿瘤

细胞因子对肿瘤的作用具有双重性，如 TNF-α 和 LT 可直接杀伤肿瘤细胞；IFN-γ、IL-4 可抑制多种肿瘤细胞生长；IL-2 和 IFN-γ 可诱导增强 NK、LAK 和 CTL 对肿瘤细胞的杀伤作用。但有些细胞因子可促进肿瘤细胞生长，如 TGF-β。

3. 细胞因子与移植排斥反应

移植排斥反应发生时患者血清及移植物局部细胞因子水平常发生明显变化，如肾移植后发生排斥的患者血清中 TNF 水平常见升高，移植物局部 IL-1、TNF 及 M-CSF 水平明显升高。骨髓移植后发生排斥反应的患者 IFN 水平明显升高。

4. 细胞因子与免疫性疾病

IL-4 过度分泌和 IFN-γ 产生不足可诱导Ⅰ型超敏反应。SLE、类风湿关节炎、多发性硬化症等患者血清 IL-2、TNF-α 水平升高；银屑病病损局部和患者血清中TNF-α和 IL-6 水平均见升高。表明细胞因子参与超敏反应及自身免疫性疾病的发生发展。

（二）细胞因子检测与某些疾病的辅助诊断

细胞因子单独作为疾病诊断的指标尚缺乏特异性，但某些特定细胞因子检测可作为辅助指标用于某些疾病的早期诊断、鉴别诊断或预后及疗效评估。如在类风湿关节炎的滑液中 IL-8 和 MCP-1 的水平升高，而骨性关节炎则不升高。临床多种疾病的病情严重程度与血清或局部 TNF-α 水平相关，如脑膜炎或 HIV 感染患者血清 TNF-α 水平与病死率相关。

（三）细胞因子及其受体与疾病的治疗

细胞因子治疗疾病的方法基本可分为两大类，即细胞因子补充和添加疗法及细胞因子阻断和拮抗疗法。目前，已用于临床的细胞因子制品有 IFN-α、IFN-β、IFN-γ、G-CSF、GM-CSF、EPO、IL-Ⅰ、SCF 等，它们的补充和添加多应用于治疗肿瘤、感染、造血障碍自身免疫病等。用于细胞因子阻断和拮抗疗法的方法包括制备细胞因子的单克隆抗体、受体拮抗剂和重组可溶性细胞因子受体等，适用于自身免疫性疾病、移植排斥、感染性休克的治疗等。

重组细胞因子作为药物具有许多优越之处。例如分子量小，不易引起免疫应答；活性高，极低剂量即可发挥作用；半衰期短，停药后副作用即可消失等。因此，作为一种全新的生物制剂，已成为治疗或干预疾病的重要手段。

由于细胞因子制品在体内半衰期短，需要给患者反复多次注射高剂量细胞因子制品后方能取得一定疗效，因此往往导致严重副作用。目前，细胞因子的基因疗法研究正逐渐展开。将细胞因子或其受体的基因通过一定技术方法导入体内，可使其在体内局部高浓度长期表达并发挥治疗效应。

第四节　免疫细胞膜分子

免疫应答过程涉及免疫系统中细胞、分子等多种因素，而各种细胞之间的相互作用都是通过其细胞膜表面分子来实现的。这些分子参与调节和控制免疫细胞的抗原识别、信号转导、细胞活化及靶细胞杀伤等效应机制，共同完成机体免疫应答。免疫细胞膜分子主要包括多种抗原分子和受体分子。这些膜分子的存在与数量，也是区别和鉴定不同免疫细胞及细胞状态的重要指标，故又称之为细胞表面标志（cell surface marker）。

免疫细胞的膜表面分子大多为具有跨膜结构的糖蛋白，膜外区通常接受或递呈刺激信号，胞质区则多起传递信号的作用。膜表面分子可根据其结构、功能及检测方法不同而分类和命名。常用的免疫细胞膜分子包括白细胞分化抗原、黏附分子和膜受体，三者之间并无严格界限。

膜受体中的抗原受体、Fc 受体、补体受体以及细胞因子受体等，前面已提及，不再赘述。

本章简单介绍白细胞分化抗原和黏附分子，并重点介绍其中的 MHC 分子。

一、主要组织相容性抗原系统

（一）相关概念

免疫学的兴起揭开了同种异体组织不相容的奥秘，研究表明，同种异体组织不相容的本质是供者与受者细胞表面存在不同的同种异型抗原，诱发产生了免疫应答，致使机体发生移植排斥反应。因此，移植排斥反应的本质是特异性免疫应答，这种代表个体组织特异性的同种异型抗原被称为移植抗原（transplantation antigen）或组织相容性抗原（histocompatibility antigen）。

到 20 世纪中叶，已证实诱发移植排斥反应的组织相容性抗原有多种，其中起主导作用、可引起强而迅速排斥反应的抗原称为主要组织相容性抗原系统（major histocompatibility antigen system，MHAS）；而另一些起次要作用，引起弱而缓慢排斥反应的抗原称为次要组织相容性抗原系统（minor histocompatibility antigen system，mHAS）。编码主要组织相容性抗原系统的基因群称为主要组织相容性复合体（major histocompatibility complex，MHC)，MHAS 也称为 MHC 分子（或抗原）。

以后的数十年间，多种哺乳动物的 MHAS 及其编码基因群相继得到鉴定和命名。人类的 MHAS 称为 HLA，编码基因为 HLA 复合体；小鼠的 MHAS 称 H-2 抗原系统，相应的基因群称为 H-2 复合体等。在研究中还发现，不同种属的哺乳类动物，虽然其 MHC 及其编码的抗原系统有不同的命名，但它们的组成、结构、分布和功能却非常相似。小鼠由于具有繁殖快、易于饲养等特点，成为研究 MHC 的最佳动物模型，迄今对人类 MHC 的认识，也大多借鉴于小鼠 H-2 复合体的实验资料。

但需说明的是，主要组织相容性抗原的名称源于器官移植手术，随着免疫学的飞速发展，MHAS 的概念已远远不能涵盖其真正的生物学功能。因此，MHC 现代概念为定位于不同哺乳动物某一染色体的一组紧密连锁在同一条染色体上具有高度多态性的基因群，编码产物除参与移植排斥反应外，在免疫应答和免疫调节中发挥重要作用。

（二）HLA 复合体

HLA（human leucocyte antigen）复合体即人类的 MHC。由一系列连锁基因组成，具有高度多态性，是迄今发现的人类最为复杂的基因系统。现知，HLA 基因全长 3600kb，占人基因组的 1/3000。

1. HLA 复合体的定位与结构

定位于人类第 6 对染色体短臂 6p21.31 区域，1999 年完成了该基因全部序列分析及定位。该区域共确认出了 224 个基因座，其中有 128 个可表达蛋白质的功能性基因，96 个假基因。依据基因座在染色体上的分布及其编码产物功能、结构的不同，可将 HLA 复合体的基因座分为 3 个基因区，分别称作 HLA-Ⅰ类基因区、HLA-Ⅱ类基因区和 HLA-Ⅲ类基因区（图 9-10）。

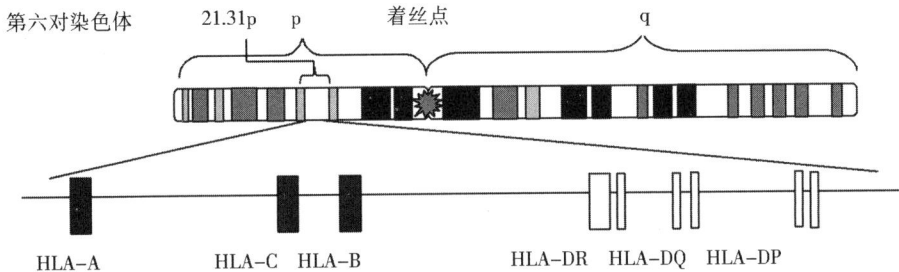

图 9-10　第 6 号染色体短臂 HLA 区域主要基因

（1）HLA-Ⅰ类基因区　HLA-Ⅰ类基因区位于复合体远离着丝点的一端，最早发现的 3 个功能性基因：HLA-A、HLA-B、HLA-C，称为经典 HLA-Ⅰ类基因（classical class Ⅰ gene），又称 HLA-Ⅰa 基因，分别编码 HLA-Ⅰ类分子的 HLA-A 抗原、B 抗原和 C 抗原的 α 链。HLA-Ⅰa 基因具有高度多态性，每个基因座有为数众多的复等位基因。另外，近年来还在该区相继发现了一些与Ⅰ类基因结构类似的基因，命名为 HLA-E、HLA-F 和 HLA-C 等基因座。但这些基因座因其等位基因数的有限性和编码产物分布的局限而有别于经典 HLA-Ⅰ类基因，被称为非经典 HLA-Ⅰ类基因（non-classical class Ⅰ gene），又称 HLA-Ⅰb 基因。其功能尚未完全清楚。

（2）HLA-Ⅱ类基因区 HLA-Ⅱ类基因区位于复合体的近着丝点端，包括较早发现的 HLA-DR、HLA-DP 和 HLA-DQ 3 个功能性基因座，称为经典 HLA-Ⅱ类基因。HLA-Ⅱ类基因同样具有较高多态性，分别编码 HLA-Ⅱ类分子的 HLA-DR 抗原、DP 抗原和 DQ 抗原的 α 链与 β 链，因此 HLA-DR、HLA-DP 和 HLA-DQ 亚区均分别有编码 α 链与 β 链的两个基因座。另外，HLA-Ⅱ类基因区还有位于 HLA-DQ 与 HLA-DP 之间的多个与抗原提呈相关的基因，称为免疫功能相关基因。其中参与内源性抗原提呈的主要有 TAP 和 LMP 基因，参与外源性抗原提呈的有 DM 和 DO 基因。

①TAP 基因 抗原处理相关转运体（transpoter associated with antigen processing）或称抗原肽转运体（transpoter of antigen peptide）基因，包括 TAP1 和 TAP2 两个基因座位，其产物表达于内质网膜，参与内源性抗原肽向内质网腔的转运。

②LMP 基因 巨大多功能蛋白酶体（large multifunctional proteasome）或低分子量多肽（low molecular weight polypeptide）的基因，包括 LMP2/LMP7 两个基因座位，其产物存在于胞质溶胶中，是组成胞浆蛋白酶体的重要蛋白质成员，参与对内源性抗原的降解。

（3）HLA-Ⅲ类基因区 位于 HLA-Ⅰ类基因区与 HLA-Ⅱ类基因区之间。该区主要是免疫功能相关基因，包括：①编码血清补体成分的基因，C2、C4A、C4B、Bf（B factor）；②编码细胞因子的基因，TNF 基因，编码 TNF-α；LT 基因，编码淋巴毒素（lymphotoxin，LT）或称 TNF-β；③热休克蛋白基因，热休克蛋白（heat shock protein，HSP）基因编码 HSP。该基因在进化上高度保守，基因产物参与炎症和应激反应，并在内源性抗原的加工提呈中发挥作用；④21 羟化酶基因，21 羟化酶（CYP21）基因编码肾上腺 21 羟化酶。其缺失可导致肾上腺增生症，是与免疫无关的基因。

2. HLA 复合体的遗传特点

（1）单倍型遗传 连锁在一条同源染色体上的 HLA 基因组合称为 HLA 单倍型（haplotype）；两条同源单倍型组成了 HLA 基因型（genotype）。单倍型遗传即指在遗传过程中，HLA 单倍型是以一个完整的遗传单位由亲代传给子代。因此，子代的两条 HLA 单倍型一个来自父方，一个来自母方。而同胞间，一个单倍型完全相同的概率为 50%，两个单倍型完全相同或完全不同的概率为 25%（图 9-11）。这一遗传特点，使 HLA 在法医学上鉴定亲子关系和临床器官移植选择供、受体中得到应用。

（2）高度多态性 多态性是指在随机婚配的群体中，染色体同一基因座上有两种以上基因型，可编码两种以上的基因产物。丰富的多态性是 HLA 基因系统的一个重要特点。造成 HLA 的高度多态性的原因主要为：①HLA 等位基因均为共显性（codominant），共显性是指在每一世代中，无论是纯合子状态还是杂合子状态，同源染色体上的一对等位基因控制的性状均能表现出来。由于多数个体的 HLA 位点都是杂合子，故这一遗传特点增加了个体 HLA 表型的多态性。②存在复等位基因（multiple alleles），在群体中，属于同一基因座的不同结构的基因系列称为复等位基因。HLA 复合体的基因座在人群中拥有为数众多的复等位基因。即使仅以 HLA-Ⅰ类基因座 A、B、C 和 HLA-Ⅱ类基因座 DR、DQ、DP 所具有的复等位基因来计算，在随机组合的情况下，人群中可能出现的基因型别已远远超过世界人口总数。因此，在无关人群中很难找到

HLA 基因型完全相同的两个个体。HLA 的高度多态性极大地扩展了个体和群体对不同抗原肽提呈和产生应答的范围，但也为组织器官移植中选择供受体、增加了障碍。

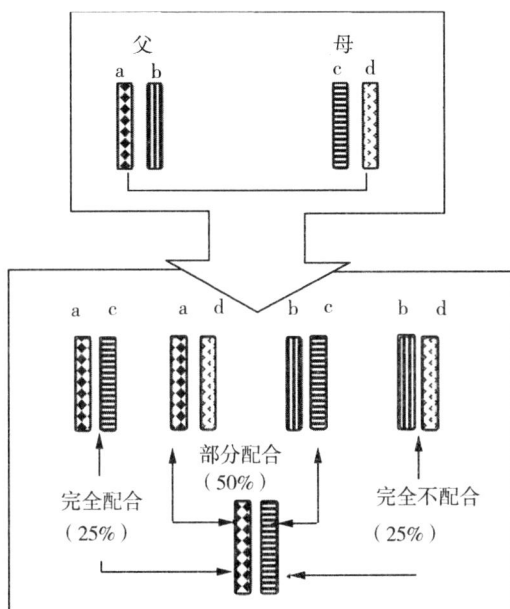

图 9 – 11　HLA 单元型遗传示意图

（3）连锁不平衡　连锁不平衡（linkage disequilibrium）是指在某一群体中，分属两个或两个以上基因座的等位基因同时连锁出现在一条染色体上的预测频率不等于实测频率。实测频率与预测频率的差值称连锁不平衡参数。现已发现，HLA 复合体中至少有 50 余对等位基因显示连锁不平衡，而且一些连锁不平衡倾向于出现在某些人群、某些人种和某些民族，但其产生机制尚不清楚。该特征说明 HLA 各基因并非完全随机地组成单倍型，某些基因比其他基因更多或更少地相伴出现。这一现象在一定程度上限制了群体中 HLA 单倍型的多样性，为临床器官移植寻找匹配供、受体提供了机会。

（三）HLA 的分类与生物学功能

　　HLA 为人类的 MHAS，是由 HLA 复合体编码的表达于有核细胞表面的一组抗原，代表个体组织特异性，具有多种生物学功能和医学意义。因最先在白细胞表面发现而得名，主要包括经典 HLA – Ⅰ类分子和经典 HLA – Ⅱ类分子（图 9 – 12）。

1. HLA 分子结构与分布

　　（1）HLA – Ⅰ类分子　HLA – Ⅰ类分子是由 HLA – Ⅰ类基因区基因编码的 α 链（重链，44kD）和第 15 对染色体基因编码的 $\beta_2 m$ 链（轻链，12kD）组成的膜蛋白分子。其中 α 链为穿膜肽链，分为胞浆区、穿膜区和胞外区。α 链的胞浆区为羧基端部分，参与细胞内、外信号转导；疏水性的穿膜区肽段形成螺旋状穿过胞膜脂质双层，将 HLA – Ⅰ类分子锚定在膜上；α 链的胞外区为氨基端部分，肽段较长，借助链内二硫键折叠成 α_1、α_2、α_3 三个结构域，分别包含约 90 个氨基酸残基。

　　α_1 和 α_2 为 α 链的多态区，共同组成 HLA – Ⅰ类分子的抗原结合槽，因能与经过消化处理的内源性抗原肽结合而被命名为肽结合区。α_3 结构域是 α 链的恒定区，与免疫球蛋白结构同源，故名 Ig 样区，能与 T 细胞的 CD8 分子结合。$\beta_2 m$ 不穿过细胞膜，与 α 肽链胞外区以非共价键结合，起稳定 HLA－Ⅰ类分子的作用。$\beta_2 m$ 氨基酸序列高度保守，在不同物种间差别很小，同属于 IgSF 结构域。

HLA－Ⅰ类分子主要分布在除成熟红细胞以外的几乎所有有核细胞表面，包括网织红细胞和血小板。不同的组织细胞表达 HLA－Ⅰ类抗原的密度各异。其中外周血白细胞 HLA－Ⅰ类抗原的表达量最高，又便于获取，因此成为研究此类抗原的最好材料。神经细胞、成熟滋养层细胞一般不表达经典 HLA－Ⅰ类抗原。

（2）HLA－Ⅱ类分子　HLA－Ⅱ类分子是由两条同为 HLA－Ⅱ类基因区基因编码的 α 链（35kD）和 β 链（28kD）组成的异源二聚体。基本结构与 HLA－Ⅰ类分子相似（图9－12）。α、β 链均为穿膜肽链，分别有胞浆区、穿膜区和胞外区。胞浆区为 α、β 链的羧基端部分，参与细胞内、外信号转导；穿膜区肽段形成螺旋状穿过细胞膜脂质双层，分别将 α、β 肽链锚定在细胞膜上；两条链的胞外区均为肽链的氨基端部分，分别形成 α_1、α_2，β_1、β_2 两个结构域。

α_1、β_1 是 α 链、β 链的多态区，共同组成 HLA－Ⅱ类分子的抗原肽结合槽，主要与经过消化处理的外源性抗原肽结合，参与外源性抗原的提呈。α_2 和 β_2 结构域是 α、β 链的恒定区，与免疫球蛋白结构同源，也称为 Ig 样区，能与 T 细胞的 CD4 分子结合。

HLA－Ⅱ类分子主要分布在专职抗原提呈细胞以及激活的 T 细胞、内皮细胞、成纤维细胞等表面。

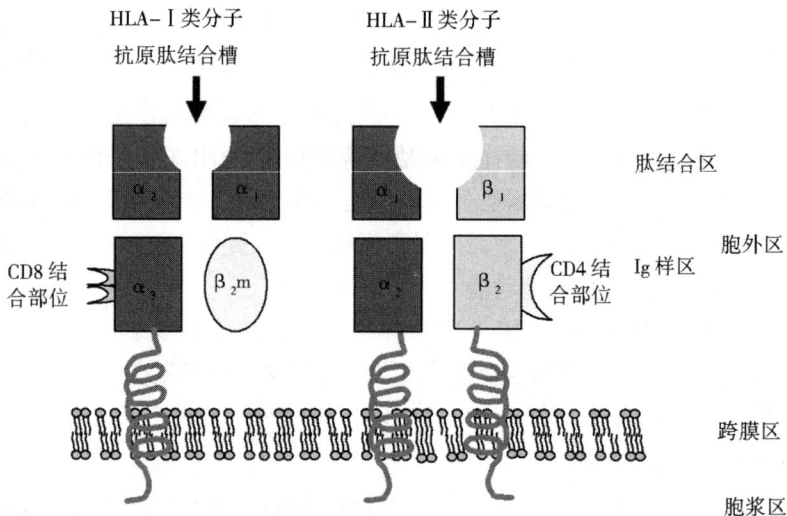

图9－12　HLA 分子的结构示意图

另外，血清、尿液、唾液、精液及乳汁等体液中也可检出游离的可溶性 HLA－Ⅰ、HLA－Ⅱ类分子（sHLA）。sHLA 通过多种机制调节机体免疫应答，在感染性疾病、肿瘤和移植排斥反应中可能成为病理变化的指标。

2. HLA 的主要生物学功能

（1）参与抗原加工与提呈　T、B 细胞特异识别抗原的分子基础是其细胞膜表面的抗原受体（TCR 和 BCR）。其中，TCR 一般不能识别天然抗原分子，必须识别抗原提呈细胞（APC）提呈的抗原肽 - HLA 分子复合物。因此，天然抗原分子必须经专职或兼职 APC 摄取消化后，将抗原分子中的免疫显性肽段与 APC 新合成的 HLA - Ⅰ类分子或 HLA - Ⅱ类分子的抗原肽结合槽结合，加工成抗原肽·HLA - Ⅰ类或Ⅱ类分子的复合抗原，表达在 APC 和（或）靶细胞表面，供给 T 细胞识别。因此，HLA 分子是参与抗原提呈的重要因素。HLA - Ⅰ类分子主要参与内源性抗原的提呈，HLA - Ⅱ类分子主要参与外源性抗原的提呈。

（2）约束免疫细胞间的相互作用——MHC 限制性　如前所述，TCR 必须识别经 APC 加工后的复合抗原。当 TCR 识别 APC 表面的复合抗原时，一般要同时识别抗原肽与 HLA 的多态区，称为 TCR 的双识别。换言之，T 细胞要求 APC 的 HLA 型别与之相同才能有效识别 APC 提呈的抗原肽，这一现象称为 MHC 限制性（MHC restriction）。此外，Th 细胞与 Tc 细胞、Tc 细胞与靶细胞间的相互作用也受 MHC 限制。APC 与 Th 细胞相互作用受 HLA 与Ⅱ类分子的限制，Tc 细胞与靶细胞的相互作用受 HLA 与Ⅰ类分子的限制。

（3）参与对机体免疫应答的遗传控制　早已发现，不同机体对同一抗原的免疫应答存在差异，提示免疫应答受遗传基因控制。控制免疫应答的基因称为免疫应答（immune response，Ir）基因。人类的 *Ir* 基因一般认为即 HLA 基因。由于不同个体携带的 HLA 型别不同，致 HLA 分子抗原肽结合槽的构型各异，故与抗原肽结合的亲和力有别。由此决定 APC 对特定抗原的提呈能力和应答强度，从而实现机体对免疫应答的遗传控制。另外，某些非经典 HLA - Ⅰ类分子（HLA - E、G）的免疫负调节作用也参与机体免疫应答的控制。

（4）参与 T 细胞在胸腺的分化成熟及中枢性免疫耐受的建立　T 细胞在胸腺的分化成熟需先后经历严格的阳性选择和阴性选择。在此过程中，HLA 分子起到了至关重要的作用。在阳性选择中胸腺基质细胞表面的 HLA - Ⅰ、HLA - Ⅱ类分子选择性地和双阳性 T 细胞表面 CD8、CD4 分子结合，使其分化为 CD8$^+$ 和 CD4$^+$ 单阳性 T 细胞；在阴性选择中，APC 表面 HLA - Ⅰ、HLA - Ⅱ类分子与自身肽形成复合物分别诱导自身反应性 CD8$^+$ 和 CD4$^+$T 细胞克隆凋亡，参与建立 T 细胞对自身抗原的中枢性耐受。经过两次选择使 T 细胞获得识别抗原时的 MHC 限制性和对自身组织的耐受性。

（四）HLA 医学意义

1. HLA 与疾病发生的相关性

通过群体调查并比较患者与正常人的 HLA 基因或抗原频率，已发现人类有 50 多种疾病与特定的 HLA 型别相关联。最典型的例子是北美白人中的强直性脊柱炎患者 HLA - B27 抗原携带率高达 91% 以上，而正常人仅为 9%。表明 HLA - B27 与强直性脊柱炎的发生高度相关。目前，HLA - B27 的测定已成为辅助诊断强直性脊柱炎的重要参考指标。HLA 型别与疾病的相关性常用相对危险性（relative risk，RR）评估。相对危险性是指携带某种 HLA 的人群发生某种疾病的频率与不携带该抗原的人群发生某种疾病频率的比值。其计算公式为：RR = 患者 Ag$^+$ 与 Ag$^-$ 的比值/对照 Ag$^+$ 与 Ag$^-$ 的比值。

277

RR 值愈大表示某病与该抗原的关联性愈强。一般 RR > 3 即表示相关性较强。HLA 在相关疾病中的作用尚未完全清楚。

另外，HLA 的异常表达也与疾病发生相关。例如，有核细胞应表达 HLA - Ⅰ类分子，但在许多小鼠和人类肿瘤细胞或肿瘤衍生的细胞株都发现 MHC - Ⅰ类分子的表达密度往往减弱甚至缺失。这可能成为导致肿瘤细胞逃逸免疫监视得以在体内大量生长增殖的原因。若转染 HLA - Ⅰ类基因，则这些肿瘤细胞株的成瘤性和转移性即降低或消失。又如，HLA - Ⅱ类抗原常异常表达于某些器官特异性自身免疫病的靶细胞表面（诸如 Graves 病的甲状腺上皮细胞、原发性胆管肝硬化的胆管上皮细胞、1 型糖尿病的胰岛 B 细胞等），这种异常表达的 HLA - Ⅱ类分子可能以组织特异性方式把自身抗原提呈给自身反应性 T 细胞，从而启动自身免疫应答，损伤组织，引起疾病。

2. HLA 与器官移植

MHAS 一词来源于组织器官移植手术，所以，HLA 首先与器官移植相关。在同种异体移植术中，器官移植的成败主要取决于供、受者间的组织相容性，其中 HLA 等位基因的相配程度起关键作用。供、受者 HLA 型别不符，即组织不相容，会引起组织排斥反应。因此，对于所有器官移植者均必须进行组织 HLA 配型。

3. HLA 与法医

HLA 因其高度多态性而成为最能代表个体特异性并伴随个体终身的稳定的遗传标志——生物"身份证"，在无关个体之间 HLA 型别完全相同的概率极低。法医学通过 HLA 基因型或表型检测进行个体识别，同时因其单倍型遗传特征，HLA 分型也是亲子鉴定的重要手段。

4. 其他

除上述意义外，HLA 还可引起非溶血性输血反应。多次接受输血的患者体内可产生抗供者 HLA 抗体，从而发生因白细胞或血小板受到破坏而引发的输血反应。另外，某些 HLA 基因或单倍型在不同种族、民族或地区人群的分布频率有明显差异，可以用于人类学的研究。

二、CD 分子与黏附分子

（一）概念与特点

1. 白细胞分化抗原

白细胞分化抗原（leukocyte differentiation antigen，LDA），是指造血干细胞分化成熟为不同谱系、各个谱系分化的不同阶段及成熟细胞活化过程中，出现或消失的细胞表面分子。其种类繁多，分布广泛，除表达于白细胞外，还广泛分布于红系、巨核细胞、血小板谱系和血管内皮细胞、成纤维细胞、上皮细胞、神经细胞等非造血细胞表面。大多是跨膜的糖蛋白。根据胞膜外区结构特点可分为不同的家族或超家族。

2. CD 分子

CD 即分化群（cluster of differentiation，CD）。应用以单克隆抗体鉴定为主的聚类分析方法，将来自不同实验室的单克隆抗体所识别的同一种分化抗原归为一个分化群，简称 CD 分子或 CD 抗原，并以此代替分化抗原以往的命名。简言之，CD 分子即位于细胞膜上一类分化抗原的总称，CD 后的序号代表一个或一类分化抗原分子。目前，人的 CD 抗原已鉴定出 300 种以上，以 CD1、CD2、……表示。

3. 黏附分子

黏附分子（adhesion molecule，AM）是指存在于细胞表面和细胞外基质（extracel-lular matrix，ECM）中、介导细胞与细胞或细胞与 ECM 间相互接触和结合的一类膜表面糖蛋白分子。黏附分子是以其黏附功能归类和命名的。事实上，许多黏附分子也是 CD 分子，可用 CD 单克隆抗体识别。

4. 特点

CD 分子与黏附分子种类繁多，生物学作用广泛，但具有以下共性：①通过受体与配体结合发挥作用，并且这种结合常为可逆性；②缺乏多态性，同一种属不同个体的同类 CD、AM 基本相同；③同一 CD、AM 可具有多种生物学效应，而同一生物学功能往往由多种 CD、AM 参与介导；④其表达密度及亲和力与细胞活化状态有关。

（二）主要成员

参与 T 细胞识别、黏附与活化的 CD 分子主要有 CD3、CD4、CD8、CD2、CD58、CD28、CTLA - 4 和 CD40L 等。CD3 分子分布于所有成熟 T 细胞和部分胸腺细胞表面。CD3 分子的主要功能是与 TCR 结合，转导 TCR 特异识别抗原所产生的活化信号，也是鉴别 T 细胞的标志。CD4、CD8 分子的主要功能是作为 TCR - CD3 识别抗原的辅助受体（co - receptor），又是识别 T 细胞亚群的标志。CD28 功能是作为协同刺激分子提供 T 细胞活化的第二信号。参与 B 细胞识别、黏附与活化的 CD 分子主要有 CD79、CD19、CD20、CD21、CD22、CD81、CD80、CD86、CD40、CD35 和 CD72 等。CD79 功能主要是介导 BCR 途径的信号转导，CD19、CD21、CD81 则作为 B 细胞活化的辅助受体。CD40 分子提供 B 细胞活化的第二信号。现将参与免疫应答的一些重要 CD 分子列于表 9 - 2。

目前克隆成功的黏附分子基因已近百种。按其结构特点可分为：整合素家族、选择素家族、黏蛋白样家族、免疫球蛋白超家族及钙黏蛋白家族五类及一些尚未归类的黏附分子。现将在免疫应答中发挥重要功能的黏附分子列于表 9 - 3。

279

表 9 - 2　参与免疫应答的重要 CD 分子

CD	主要表达细胞	功能
CD2	T 细胞、胸腺细胞、NK 细胞	即 SRBCR，与 LFA - 3 结合，黏附作用，传递信号
CD3	T 细胞、胸腺细胞	T 细胞标志，转导 T 细胞活化的抗原特异刺激信号
CD4	Th 细胞	Th 标志，MHC - Ⅱ类分子受体，参与信号转导、HIV 受体
CD5	部分 B 细胞	与 CD72 结合，B1 细胞的标志
CD8	Tc 细胞	Tc 细胞标志，MHC - Ⅰ类分子的受体，参与信号转导
CD16	MΦ、中性粒细胞、NK 细胞	低亲和性 IgGFcR、NK 细胞的标志
CD19	B 细胞	传递信号
CD21	B 细胞、FDC	C3d、CD23 和 EBV 受体，参与 B 细胞活化
CD23	活化 B 细胞、MΦ	低亲和性 IgEFcR，CD21 配体
CD28	T 细胞亚群	与 CD80、CD86 互为配体，提供 T 细胞协同刺激信号

CD	主要表达细胞	功　能
CD32	B 细胞、MΦ、NK 细胞	中亲和性 IgGFcR，传递信号，调理作用
CD34	骨髓、脐带造血细胞的前体细胞、血管内皮细胞等	干细胞标志，外周淋巴结递质素
CD40	B 细胞、M 细胞、DC	结合 CD40L，提供协同刺激信号
CD45	白细胞	PTP，调节信号转导
CD64	M 细胞、MΦ、中性粒细胞	高亲和性 IgG FcR，促吞噬、ADCC，MΦ 活化
CD72	B 细胞	与 CD5 结合，调节 B 细胞活化、增殖
CD79a	B 细胞	组成 BCR 复合物
CD79b	B 细胞	组成 BCR 复合物
CD80	B 细胞、MΦ、T 细胞	CD28/CTLA – 4 的配体
CD86	B 细胞、MΦ、T 细胞	CD28/CTLA – 4 的配体
CD152	活化 T 细胞	与 CD80、CD86 结合，抑制 T 活化

表 9 – 3　参与免疫应答的重要黏附分子的分布和识别配体

黏附分子	家族	分布	配体
LFA – 1（CD11a/CD18）	整合素家族	L、M、MΦ、G	ICAM – 1、2、3
VLA – 4（CD49d/CD29）	整合素家族	L、M、Thy、NK	FN、VCAM – 1
LFA – 2（CD2）	Ig 超家族	T、Thy、NK	LFA – 3
LFA – 3（CD58）	Ig 超家族	广泛	LFA – 2
ICAM – 1（CD54）	Ig 超家族	广泛	LFA – 1
ICAM – 2（CD102）	Ig 超家族	En、T、B、My	LFA – 1
ICAM – 3（CD50）	Ig 超家族	Leu	LFA – 1
CD4	Ig 超家族	Th	MHC – Ⅱ类分子
CD8	Ig 超家族	Tc	MHC – Ⅰ类分子
MHC – Ⅰ类分子	Ig 超家族	所有有核细胞、Pt	CD8
MHC – Ⅱ类分子	Ig 超家族	Ta、B、DC、MΦ、活化 En	CD4
VCAM – 1（CD106）	Ig 超家族	En、DC、MΦ	VLA – 4
CD28	Ig 超家族	T、Ba	B7 – 1、B7 – 2
B7 – 1（CD80）	Ig 超家族	Ba、活化 MΦ	CD28/CD152
B7 – 2（CD86）	Ig 超家族	Ba、活化 MΦ	CD28/CD152

　　注：B 为 B 细胞；Ba 为活化 B 细胞；DC 为树突状细胞；En 为内皮细胞；G 为粒细胞；L 为淋巴细胞；Leu 为白细胞；M 为单核细胞；MΦ 为巨噬细胞；My 为髓样细胞；NK 为自然杀伤细胞；Pt 为血小板；T 为 T 细胞；Ta 为活化 T 细胞；Th 为辅助 T 细胞；Thy 为胸腺细胞；Tc 为细胞毒 T 细胞。

　　FN（fibronectin）纤连蛋白；ICAM（intercellular adhesion molecule – 1，2，3）为细胞间黏附分子 – 1，2，3；LFA（lymphocyte function-associated antigen – 1，2，3）为淋巴细胞功能相关抗原 – 1，2，3；VCAM – 1（vascular cell adhesion molecule – 1）为血管细胞黏附分子 – 1；VLA（vary late appearing antigen）为迟现抗原。

（三）生物学功能

CD 抗原不仅是人类研究细胞分化和鉴定细胞种类及亚群的重要标志，而且是参与机体免疫应答的分子基础。它们既参与识别、捕捉抗原，作为受体或辅助受体或配体提供细胞活化的信号，启动细胞活化信号转导的级联效应，某些 CD 分子还具有其他功能如作为黏附分子介导细胞之间或细胞与细胞外基质之间的黏附，在免疫应答及其他生理活动中发挥重要作用。某些 CD 分子还是病毒或原虫的受体。

黏附分子与 CD 分子具有相似的功能：即在免疫应答的细胞识别、信号转导以及细胞活化增殖过程中发挥重要作用（参阅第十章免疫应答），并参与了淋巴细胞再循环及细胞的生长分化、炎症、血栓形成、伤口愈合、肿瘤转移等一系列重要生理病理过程。由于黏附分子广泛而重要的生物学功能，已使其在细胞生物学、分子生物学、免疫学、病理生理学、肿瘤学及其他生命科学中受到人们的普遍关注。

（四）CD 分子、黏附分子与临床

临床通过检测细胞膜上 CD 分子、黏附分子或循环中可溶性 CD 分子、黏附分子可阐明某些疾病的发病机制、辅助诊断疾病或了解疾病进程和估计预后，尤其对肿瘤、自身免疫性疾病和移植排斥等具有重要的参考意义。

1. 用于阐明发病机制

（1）与感染性疾病　许多 CD 分子是病毒的受体，借此感染表达相应 CD 分子的细胞。如 CD4 分子胞膜外区第一结构域可与 HIV 表面蛋白 gp120 结合，因此，CD4 分子成为 HIV 的主要受体。HIV 感染 CD4$^+$细胞，通过病毒在细胞内的增殖复制干扰细胞代谢、形成包含体以及由病毒激发的 CTL 和相应特异性抗体破坏 HIV 感染细胞等多种机制，造成 CD4$^+$细胞数量减少，功能降低，从而使机体免疫功能低下，出现 AIDS 的症状。此外，CD81 是 HCV 的受体，CD21 是 EB 病毒受体。

（2）与自身免疫性疾病　许多黏附分子参与某些自身免疫性疾病的组织损伤。如类风湿关节炎发病过程中，患者 T 细胞表面 CD2、LFA-1、VLA 等分子表达明显上调，炎症部位淋巴细胞、单核细胞、粒细胞表达 L-选择素和 CD44 等归巢受体，在细胞因子作用下，内皮细胞 ICAM-1、CD31 等表达也增高，因此增强白细胞与内皮细胞的黏附及穿越血管壁，促进这些细胞向病变部位浸润，导致局部病变加重和器官功能损害。

（3）与肿瘤　黏附分子同肿瘤的发生、发展和转移有着密切的关系。例如某些异型（isoform）CD44 分子的表达，可提高肿瘤细胞的转移能力；VLA-2、α7/β1 表达增加可使肿瘤细胞的成瘤性增加并获得转移能力；VCAM-1 介导黑素瘤黏附到内皮细胞上，可能与肿瘤转移有关。

（4）与免疫缺陷病　一些先天性免疫缺陷病的发生，其根本原因就在于某些黏附分子的缺陷，如 Bernard-Soulier 综合征的发生与 gpIb-IX（CD42）遗传缺陷有关；Glanzmann 血小板无力症与 gpⅡb/Ⅲa 基因缺陷有关，先天性白细胞黏附缺陷症（leukocyte adhesion deficiency，LAD）患者 *CD*11/*CD*18（*LFA-*1）、*sLex*、*CD*15 等基因缺陷导致相应分子表达缺陷，从而引发相关的临床症状。

2. 提供辅助诊断依据，监测疾病进展

通过测定外周血 CD4/CD8 比值及 CD4$^+$细胞数可辅助临床诊断和判断疾病的预后，

281

如用于监测 AIDS 等进展，CD 单抗已广泛用于白血病、淋巴瘤等的诊断、分型及疗效观察。

3. 用于疾病预防和治疗

某些 CD、黏附分子的单克隆抗体可阻断免疫细胞相互作用，降低免疫细胞的活化水平，已用于自身免疫病及移植排斥等的预防和治疗。如抗 LFA－1、抗 CD3 和抗 CD25 等单抗与常规免疫抑制剂共同用于骨髓移植，抗 ICAM－1 加环孢素用于肾移植，以防止排斥反应的发生。另外，利用抗 ICAM－1 单抗或抗 LAF－1 单抗可减轻和治疗类风湿关节炎、支气管哮喘等自身免疫性疾病。CD 单抗与毒素偶联，制备免疫导弹，定向杀伤表达相应 CD 分子的肿瘤细胞，如 CD19 和 CD20 单抗免疫毒素已用于治疗 B 系白血病和淋巴瘤。

三、其他受体分子

多种膜受体分子参与机体免疫应答。重要的膜受体分子有：抗原受体、丝裂原受体、Fc 受体、补体受体、细胞因子受体、激素受体、神经递质受体等。它们均在免疫应答的各个阶段发挥重要作用。

第十章 CHAPTER

▼

免 疫 应 答

免疫应答（immune response，Ir）是指机体免疫系统对抗原性异物进行识别和清除的整个过程，是机体排除异己以保持内环境稳定的重要机制，其类型可分为固有免疫应答与适应性免疫应答。

第一节　固有免疫应答

固有免疫应答（innate immune response）是长期种系进化过程中逐渐建立起来的一种可遗传的防御功能，是机体与生俱有的应答能力，因此也称为天然或先天免疫应答（native or congenital immune response）。其主要特征是：①识别抗原的非特异性，固有免疫细胞识别的靶结构通常是病原微生物及其产物的共有保守序列，或是结合抗原的 IgG Fc 段及补体 C3b、C4b 片段，没有类似适应性免疫那样对抗原识别具有严格的一一对应性，故又称为非特异性免疫应答（non-specific immune response）；②效应作用的及时性，固有免疫应答能力通过遗传获得，一般无需出生后个体自己建立，在病原微生物等抗原异物进入机体后立即发挥效应，有"即刻免疫应答"之称，是机体早期抗感染的重要机制；③与适应性免疫应答的协同性，参与固有免疫相关的效应细胞和效应分子同样广泛介入适应性免疫应答的启动、效应与调节，从而使固有免疫应答成为适应性免疫应答的基础，固有免疫应答的效应作用也因适应性免疫应答的建立得以加强。

一、固有免疫系统的组成

固有免疫系统由组织屏障、固有免疫细胞和固有免疫分子组成。

（一）组织屏障
组织屏障是阻挡病原微生物等抗原性异物侵入机体以及防止其在体内扩散的重要防线，包括体表屏障和体内屏障。

1. 体表屏障
体表屏障（surface barrier）主要由机体皮肤及与外界相通腔道内衬着的黏膜及其附

283

属结构共同组成。体表屏障功能如下。

（1）物理屏障 通常病原体通过皮肤或消化道、呼吸道、泌尿生殖道等黏膜途径侵入机体造成感染，结构特殊的皮肤黏膜构成了机体抗微生物感染的第一道防线。其中皮肤表面覆盖多层鳞状上皮细胞，构成阻挡微生物的有效屏障；黏膜上皮细胞的屏障作用较弱，但其表面纤毛的定向摆动、胃肠蠕动及黏膜表面分泌液的冲刷等均有助于排除人体黏膜表面病原体。

（2）化学屏障 黏膜和皮肤的附属器官可分泌多种具有杀菌和抑菌作用的化学物质。例如皮脂腺分泌的脂肪酸；汗腺分泌的乳酸；胃黏膜分泌的胃酸；肠消化液中的蛋白分解酶以及唾液、泪液等中的溶菌酶等均具有一定的抗菌作用。

（3）生物学屏障 众多寄居在黏膜和皮肤与宿主有共生关系的微生物群，正常情况下不致病，称为正常菌群。当病原微生物侵入机体时，正常菌群可通过阻止其附着、竞争必要的营养和释放抗菌物质等方式对病原体的定居和繁殖发挥拮抗作用。例如口腔中唾液链球菌产生过氧化氢，能杀死脑膜炎球菌、白喉杆菌等；肠道中的大肠埃希菌能分泌大肠菌素，抑制志贺痢疾杆菌及某些厌氧菌的生长。

2. 体内屏障

（1）血-脑屏障（blood-brain barrier） 由脑毛细血管内皮细胞、血管基膜和神经胶质细胞所组成（图10-1）。其结构致密，仅允许水、氧、葡萄糖等小分子物质穿行，能阻挡血液中的病原微生物及其他大分子进入脑组织及脑室，从而保护中枢神经系统。婴幼儿血-脑屏障发育尚未完善，故较易发生中枢神经系统感染。

（2）血-胎盘屏障（blood-placental barrier） 由胎盘绒毛膜滋养层、毛细血管内皮细胞及两者的基膜共同构成（图10-2）。此屏障是胎盘中介于母体血与胎儿血循环间的特殊生理屏障结构，可有效阻止母体血流中的病原微生物侵入胎儿血循环，保护胎儿免受感染。妊娠早期（前3个月内），血-胎盘屏障发育尚未完善，当孕妇感染风疹病毒、巨细胞病毒等病原微生物时，易引起胎儿感染，甚至导致胎儿发育障碍、畸形、死胎或流产。

（3）血-胸腺屏障（blood-thymus barrier） 此屏障位于胸腺皮质，由连续的毛细血管内皮、上皮网状细胞及内皮基膜、血管间隙等组成。其主要功能是限制血液内的大分子抗原物质进入胸腺实质。

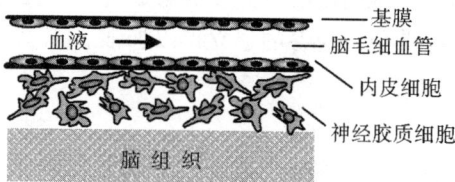

图10-1 血-脑屏障示意图

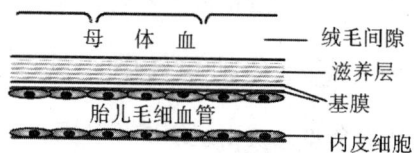

图10-2 血-胎盘屏障示意图

（二）固有免疫细胞

固有免疫细胞是执行机体非特异防御功能的重要成员，主要包括单核-吞噬细胞系统、粒细胞、NK 细胞、NKT 细胞、γδT 细胞、B-1 细胞等。当病原微生物突破机体的体表屏障向体内侵入、扩散时，这些细胞会发挥强大非特异吞噬、杀伤效应，筑起机体抵抗感染的第二道防线。其中单核-吞噬细胞系统、树突状细胞、NK 细胞、粒细胞及肥大细胞见第八章第二节，下面主要介绍固有免疫样淋巴细胞，包括 NKT 细胞、γδT 细胞、B-1 细胞。

固有免疫样淋巴细胞是指主要分布于机体某些特定部位的具有 TCR 或 BCR 抗原受体的 T、B 细胞群，因其抗原受体多样性极为有限，且识别抗原缺乏严格特异性，故主要参与机体的固有免疫应答。

1. NKT 细胞

NKT 细胞是一群同时表达 TCR-CD3 复合物和 NK 细胞受体（NK1.1）的固有免疫样 T 淋巴细胞。与参与适应性免疫的 T 细胞不同，NKT 细胞表面的 TCR 表达密度低，缺乏多样性，抗原识别谱窄，主要针对 CD1 分子递呈的脂类抗原（如分枝杆菌胞壁成分），且识别抗原不受 MHC 限制。成熟的 NKT 细胞主要分布于骨髓、肝和胸腺，少量存在淋巴结、脾、外周血。

NKT 细胞的主要功能为：①细胞毒作用，NKT 细胞识别抗原活化后具有 NK 细胞相似的细胞毒活性，主要通过释放穿孔素或 Fas-FasL 途径杀伤靶细胞；②免疫调节作用，NKT 细胞受到刺激后可分泌多种细胞因子发挥免疫调节作用，如分泌 IL-4 和 IL-13，促进 Th0 细胞向 Th2 亚群分化，上调体液免疫应答；分泌 IFN-γ 和 IL-12 促进 Th0 细胞向 Th1 细胞发育，增强细胞免疫应答；③参与炎症反应，NKT 细胞通过分泌 MCP-1、MIP-1p 等趋化性细胞因子参与炎症反应；④抗肿瘤作用，活化 NKT 细胞可通过增强 NK 细胞、CTL 活性或分泌 IFN-γ 发挥抗肿瘤作用。

2. γδT 细胞

γδT 细胞是指 TCR 由 γ 链和 δ 链组成的 T 淋巴细胞，其组成性表达 TCRγδ-CD3 复合物和 CD2 分子。γδT 细胞主要分布于皮肤、肠道、呼吸道及泌尿生殖道等黏膜及皮下组织，是构成表皮内淋巴细胞和黏膜组织上皮内淋巴细胞（intraepithelial lymphocyte，IEL）的主要成员，在外周血仅占 T 细胞的 0.5%~1%。

γδT 细胞 TCR 一般缺乏多样性，可直接识别某些完整的多肽抗原，无 MHC 限制性。分布在不同黏膜部位的 γδT 细胞可表达不同的 TCRγδ，识别不同性质的抗原，而分布在同一黏膜组织中的 γδT 细胞只表达一种相同的 TCRγδ，识别相同性质的抗原。因此，γδT 细胞识别抗原不具有明显特异性，抗原识别谱较窄，只能识别多种病原体的共同抗原成分，如表达在感染细胞表面的热休克蛋白（HSP）、脂类抗原-CD1 复合物以及某些病毒蛋白（如疱疹病毒、牛痘病毒的糖蛋白）或细菌裂解产物中的磷酸化抗原等。γδT 细胞是皮肤黏膜局部早期抗感染免疫的主要效应细胞，也具有非特异杀瘤作用。

γδT 细胞的功能主要有：①产生的纤维细胞生长因子Ⅶ可促进多种上皮细胞的生长与分化，以此参与维持第一道抗感染屏障的完整性；②释放穿孔素、颗粒酶，表达 FasL，以类似 CTL 的细胞毒机制杀伤某些病毒和胞内寄生菌感染的靶细胞和病原微生物；③释放 IL-2、IL-4、IL-5、IL-6、IL-10、IFN-γ、TNF-α 和 GM-CSF 等细胞因子增强机体非特异免疫，并参与免疫调节。

3. B – 1 细胞

B – 1 细胞即 $CD5^+$、$mIgM^+$ B 细胞，是机体发育中出现较早的 B 细胞，具有自我更新能力，主要分布于胸腔、腹腔和肠壁固有层中。B – 1 细胞的 BCR 缺乏多样性，主要识别某些细菌表面的共有多糖抗原，如细菌脂多糖、肺炎链球菌荚膜多糖及聚合鞭毛素等 TI 抗原，也可识别某些变性的自身抗原，如变性 Ig 及变性单股 DNA。B – 1 细胞识别抗原后，可产生多反应性抗体。所谓多反应性抗体是指这些抗体不是针对某一种病原体，而是针对多种细菌或自身抗原发挥免疫清除作用。因此，B – 1 细胞在机体固有抗感染免疫中发挥重要作用。

B – 1 细胞能产生与多种病原体糖类抗原结合的天然抗体，又可在接受多糖抗原刺激后的较短时间内（48h）产生以 IgM 为主的低亲和力抗体，这对机体早期抗感染和清除变性自身抗原具有重要意义。

（三）固有免疫分子

固有免疫分子是固有免疫应答中重要的效应分子，主要有补体系统、细胞因子、溶菌酶、急性期蛋白、乙型溶素和防御素等。

1. 补体系统

补体系统由一组不耐热、活化后具有酶活性、可介导免疫和炎症反应的蛋白质。补体系统激活涉及三条途径。当病原微生物侵入机体，在抗体尚未产生前即可通过替代途径或 MBL 途径激活补体发挥溶菌作用。经典激活途径主要由抗原 – 抗体复合物激活，其发生效应的时相较迟。补体激活后产生的活化片段还可发挥趋化、调理、免疫黏附及促炎作用。

2. 细胞因子

微生物感染机体，可刺激免疫细胞和非免疫细胞（如感染的组织细胞）分泌多种细胞因子。细胞因子在机体非特异抗病毒、抗肿瘤、免疫调节及炎症反应中发挥重要作用，如 IL – 8、MCP – 1 等趋化性细胞因子可介导中性粒细胞和巨噬细胞向炎症灶聚集；IL – 2、IFN 等可干扰病毒复制，活化巨噬细胞、NK 细胞，增强机体抗感染、抗肿瘤能力。

3. 溶菌酶

溶菌酶（lysozyme）是一种分子量为 14 700 的碱性蛋白，广泛分布在血液、泪液、唾液、尿液、肠液、乳汁及吞噬细胞溶酶体中。溶菌酶可直接作用于革兰阳性菌细胞壁的关键组分肽聚糖，使细菌裂解。在抗体和补体的参与下，也可溶解革兰阴性菌。

4. 急性期蛋白

急性期蛋白（acute phage protein）是指在病原微生物感染早期，体内巨噬细胞和中性粒细胞产生 TNF – α、IL – 1 和 IL – 6 等炎性细胞因子，诱发机体急性期反应，肝细胞合成分泌的一系列具有不同生物学活性的蛋白质，包括 C 反应蛋白（C – reactive proteinA，CRP）、甘露糖结合蛋白（mannose binding protein，MBP）、血清淀粉样蛋白 A（serum amyloid proteinA，SAA）、金属结合蛋白、补体成分等，其功能见表 10 – 1。

表 10 – 1　主要急性期蛋白的非特异免疫功能

急性期蛋白	生物学功能
CRP	与细菌磷酸胆碱结合，激活补体，促进吞噬
SAA	与 C1q 结合激活补体，促进吞噬
MBP	与细菌表面的甘露糖结合后再黏附在吞噬细胞的 MBP 受体上，促进吞噬
金属结合蛋白	除去微生物生长所需的基本金属离子

5. 乙型溶素

乙型溶素（β – lysin）是一种热稳定阳离子蛋白，由凝聚状态的血小板释放，可杀伤除链球菌外的革兰阳性细菌。

6. 防御素

防御素（defensin）是由上皮细胞、中性粒细胞及小肠 Paneth 细胞等多种细胞产生的一类富含精氨酸的小分子多肽，对细菌、真菌和包膜病毒具有广谱的直接杀伤活性。杀伤机制主要是通过与病原体表面负电荷成分（如革兰阴性菌 LPS、革兰阳性菌磷壁酸、病毒胞膜脂质等）相互作用，致膜屏障结构破坏及膜通透性增高，干扰离子运输，致病原体裂解死亡。

二、固有免疫应答的生物学意义

（一）早期抗感染作用

固有免疫作为机体抵御微生物侵袭的第一道防线，在抗感染中发挥极为重要的作用。机体固有免疫系统通过组织屏障、免疫细胞和免疫分子的协同作用可有效阻挡或迅速发挥清除体内病原微生物、微生物感染细胞、凋亡与突变细胞的效应，以维持机体生理功能的平衡与稳定。尤其在机体早期抗感染中发挥重要作用。

固有免疫应答的抗感染作用具有即时性，当病原体突破机体组织屏障进入体内时，在 0～4h 内（瞬时固有免疫应答阶段），即遭遇：①分布于病原体入侵部位的巨噬细胞直接发挥吞噬清除作用；②经替代途径或 MBL 途径激活补体，产生细胞毒及调理吞噬效应；③募集在感染部位的中性粒细胞对其发挥强大吞噬杀菌作用。同时，补体活化产生的 C3a 和 C5a 具有过敏毒素作用，可诱导肥大细胞、嗜碱性粒细胞脱颗粒，释放组胺等炎症介质以及感染部位组织细胞产生的 IL – 1、IL – 8 及 TNF – α 等细胞因子，致使局部血管内皮细胞黏附分子表达上调、血管扩张、通透性增强，促进中性粒细胞迅速聚集感染部位发挥效应。一般而言，绝大部分病原体感染会终止于此时相。

当病原体因数量大、毒力强，没有能够在瞬时固有免疫阶段被完全清除，固有免疫应答即进入早期固有免疫应答阶段，该阶段发生于感染后 4～96h。此时，借某些细菌成分（如脂多糖）及感染部位炎症介质、细胞因子等的作用，感染周围组织的巨噬细胞被很快募集到感染部位并被活化，进一步增强局部吞噬杀菌效应和抗原提呈能力；B – 1 细胞也因受某些细菌共有多糖抗原刺激活化，48h 内产生 IgM 抗菌性抗体，在补体的协助下对病原体行使杀伤效应；NK 细胞、NKT 细胞及 γδT 细胞也同时于此阶段被募集活化，能对某些病毒和胞内寄生菌感染的细胞发挥细胞毒作用。另外，分布于感染局部的未成熟树突状细胞摄取抗原后，逐渐向外周免疫器官移行，并对摄取抗原进行处理、递呈。这些机制将有力增强机体抗感染效应，并为适应性免疫的建立创造了条件。

（二）对适应性免疫应答的调控作用

1. 参与适应性免疫应答的启动

适应性免疫应答启动的关键是T、B细胞对抗原的特异性识别。事实上，介导细胞免疫应答和辅助体液免疫应答的T细胞不能直接识别游离天然抗原。巨噬细胞、树突状细胞等固有免疫细胞（均为APC）摄取抗原，并将经加工处理的抗原肽以MHC限制性方式提呈给T细胞，从而提供T细胞活化的第一信号；激活的巨噬细胞、树突状细胞等高表达共刺激分子（如B7等），提供T细胞活化的第二信号。因此，适应性免疫应答的启动有赖于巨噬细胞、树突状细胞对抗原的递呈。

2. 影响适应性免疫应答的类型

在适应性免疫应答中，初始T细胞具有向不同效应细胞分化的潜能，其具体分化方向很大程度上依赖于局部微环境的组成。活化的固有免疫细胞可通过分泌不同种类的细胞因子，参与对Th0细胞分化的调控，进而影响机体免疫应答的类型。例如活化的NK细胞可产生IFN - γ，进一步激活巨噬细胞并分泌IL - 12。Th0细胞在IL - 12、IFN - γ的作用下可分化为Th1细胞，使机体表现以细胞免疫为主的免疫现象；若在IL - 4、IL - 10的作用下可分化为Th2细胞，使机体表现以体液免疫为主的免疫现象。

3. 调控适应性免疫应答的强度

补体系统可通过多种机制参与调节免疫应答的强度。在体液免疫应答发生时，抗原 - 抗体复合物激活补体经典途径，通过补体介导的细胞毒作用、C3a和C5a趋化作用以及C3b等的免疫调理或黏附作用，增强体液免疫应答。

4. 参与维持免疫记忆

免疫记忆性是适应性免疫应答的重要特征之一，其表现为相同抗原再次侵入机体时，免疫系统可迅速、高效地产生特异性应答。这种免疫记忆性的维持需要抗原对相应淋巴细胞的持续刺激。例如淋巴组织生发中心的滤泡树突状细胞借助其所表达的FcγR、CR1与抗原 - 抗体复合物或抗原 - 抗体 - 补体复合物结合并使其长期滞留于细胞表面，从而维持记忆性B细胞克隆生存。

三、对急性炎症的促进作用

炎症（inflammation）是机体对致炎因子引起的组织损伤所产生的防御性反应。其临床表现主要为受累组织的红、肿、热、痛和功能障碍。固有免疫应答过程中主要由活化吞噬细胞释放的溶酶体酶及 H_2O_2、OH^-、O_2^-、NO 等氧与氮的中间代谢产物；多种活化细胞产生的炎性细胞因子（IL - 1、TNF - α 等）；补体活化过程中形成的C2a、C3a、C5a等活性片段均为炎症启动的重要致炎因子，而吞噬细胞与血管内皮细胞的黏附与游出也在促进急性炎症的发生与发展中发挥重要作用。

第二节　适应性免疫应答

适应性免疫应答（adaptive immune response）是指个体出生后接触特定抗原而产

生，仅针对该特定抗原的免疫反应。此类免疫反应非机体出生时即具有，故又称获得性免疫应答或后天免疫应答。其特征为：①识别抗原的特异性，适应性免疫应答对抗原的识别依赖于抗原特异性 T、B 细胞，不同的 T、B 细胞克隆所具有的抗原受体（TCR、BCR）存在差异，能特异性识别进入机体的不同抗原；②效应作用的放大性，T、B 细胞受抗原刺激活化后，经历增殖和分化，才能进入效应阶段。借此过程诱导抗原特异性的 T、B 细胞克隆迅速扩增，并产生大量的效应物质（如效应细胞及效应分子），发挥免疫效应；③对诱导抗原的记忆性，T、B 细胞在抗原刺激下分化为效应性细胞同时，少数分化为针对诱导抗原的长寿记忆细胞群体，从而保留"记忆性"。当该抗原再次进入机体时，记忆性细胞会发生更为迅速而强大的应答效应。

一、适应性免疫应答的基本过程

适应性免疫应答是抗原刺激机体免疫系统产生的、由多种免疫细胞和免疫分子参与的复杂系列反应。为便于叙述和理解，通常将这一连续过程人为地分为感应、反应和效应三个阶段。

（一）感应阶段

感应阶段也称抗原识别阶段，是指抗原出现于机体后，被具有相应抗原受体的 T、B 细胞特异识别的阶段。感应阶段主要发生抗原的加工提呈、T、B 细胞对抗原的特异性识别两个重要事件。

1. 抗原的加工和提呈

T 细胞的 TCR 仅能识别与 MHC 分子结合成复合物的抗原肽：$CD4^+T$ 细胞识别抗原提呈细胞表面的抗原肽·MHC – II 类分子成复合物；$CD8^+T$ 细胞识别靶细胞表面的抗原肽·MHC – I 类分子成复合物。抗原提呈细胞将抗原摄取、消化、处理、加工成抗原肽 – MHC 分子复合物并转运至细胞膜表面供 T 细胞 TCR 特异识别的全过程，称为抗原提呈（antigen presentation）。根据抗原的性质和来源不同，APC 主要循二条不同途径对抗原进行加工和呈递，即外源性抗原提呈途径和内源性抗原提呈途径（图 10 – 3）。

（1）外源性抗原提呈途径 外源性抗原提呈途径也称溶酶体途径或 MHC – II 类途径，主要涉及对外源性抗原的加工和提呈。外源性抗原一般是指存在于抗原提呈细胞胞外的抗原，需经抗原提呈细胞摄取后进入细胞质内体被处理，如病原微生物、异种蛋白或某些自身成分等。其提呈过程是：外源性抗原被抗原提呈细胞通过吞噬、吞饮或受体介导的内吞作用由细胞质膜包裹摄入胞内，称为内体（endosome），向细胞质深处移行与溶酶体（lysosome）融合为内体 – 溶酶体。抗原在内体 – 溶酶体的酸性环境中被溶酶体酶降解成 13 ~ 18 个氨基酸的肽段，适合与 MHC – II 类分子结合。与此同时，在抗原提呈细胞内质网腔中新合成的 MHC – II 类分子离开内质网腔经高尔基体转运进入内体 – 溶酶体，并以其抗原结合槽与相应外源性免疫显性肽段结合为复合物。抗原肽·MHC – II 类分子复合物通过胞内转运和胞吐作用表达在抗原提呈细胞表面，供 $CD4^+T$ 细胞识别。

289

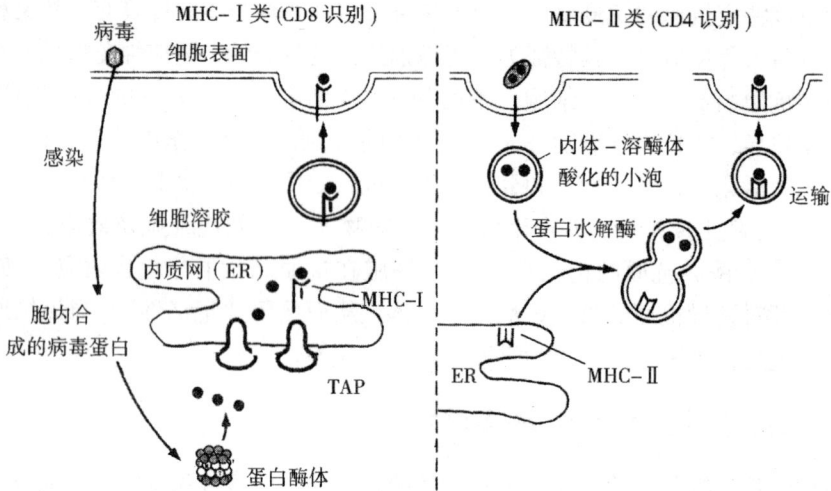

图 10 - 3 MHC - Ⅰ类与 MHC - Ⅱ类抗原提呈途径示意图

（2）内源性抗原提呈途径　内源性抗原提呈途径也称胞质溶胶途径或 MHC - Ⅰ类途径，主要涉及对内源性抗原的加工提呈。内源性抗原一般是指出现在胞质内的抗原，如肿瘤细胞及病毒感染细胞产生的肿瘤抗原或病毒蛋白抗原等。内源性抗原在细胞质内多种酶和 ATP 的作用下与泛素结合，泛素化的内源性抗原解除折叠，以线形方式进入蛋白酶体（proteosome）。经蛋白酶体降解的抗原肽片段进入内质网与 MHC - Ⅰ类分子结合，该过程依赖于 ER 的抗原加工相关转运体（TAP）。TAP 可选择性转运含 8 ~ 12 个氨基酸残基、适合与 MHC -Ⅰ分子结合的抗原肽。抗原肽·MHC - Ⅰ类分子复合物经高尔基复合体运送至细胞膜表面，供 $CD8^+T$ 细胞识别。

2. T、B 细胞特异识别抗原

机体内存在具有不同抗原受体的抗原特异性 T、B 细胞，它们对进入机体的各种抗原进行识别。T 细胞的抗原受体 TCR 与 B 细胞的抗原受体 BCR 识别抗原的方式存在差异，如 TCR 必须双识别抗原提呈细胞表面的抗原肽 - MHC 分子复合物，即 TCR 在特异性识别抗原提呈细胞提呈的抗原肽时，还需同时识别与抗原肽形成复合物的 MHC 分子，这种特性称 MHC 限制性。与 TCR 不同，BCR 可直接识别天然抗原分子表面的 B 细胞表位，且不受 MHC 限制（图 10 - 4）。

（二）反应阶段

反应阶段也称活化、增殖和分化阶段，是指 T、B 细胞特异性识别抗原后，在多种细胞间黏附分子、细胞因子等协同作用下，发生活化、增殖、分化，产生免疫效应物质（效应细胞和抗体分子）的阶段。反应阶段最关键的因素是使识别抗原后的特异性 T、B 细胞进入激活状态，只有进入激活状态的 T、B 细胞才能启动胞内一系列细胞学、生物化学反应，发生增殖分化。T、B 细胞的激活均需接受两个胞外信号刺激，此即淋巴细胞活化的双信号（图 10 - 5）。第一信号来自 TCR 或 BCR 对抗原的特异性识别；第二信号又称协同刺激信号（costimulatory signal），是由与 T、B 细胞直接相互作用的细胞表面的黏附分子所提供，这些黏附分子与 T、B 细胞表达的相应黏附分子以配受体（如

B7/CD28、LFA-1/ICAM-1 或 ICAM-2、CD2/LFA-3 等）方式结合，可向 T 细胞提供第二激活信号，从而使 T 细胞完全活化。

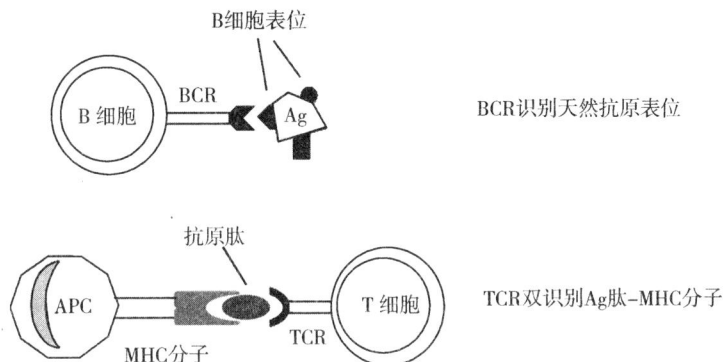

图 10-4 T、B 细胞识别抗原方式示意图

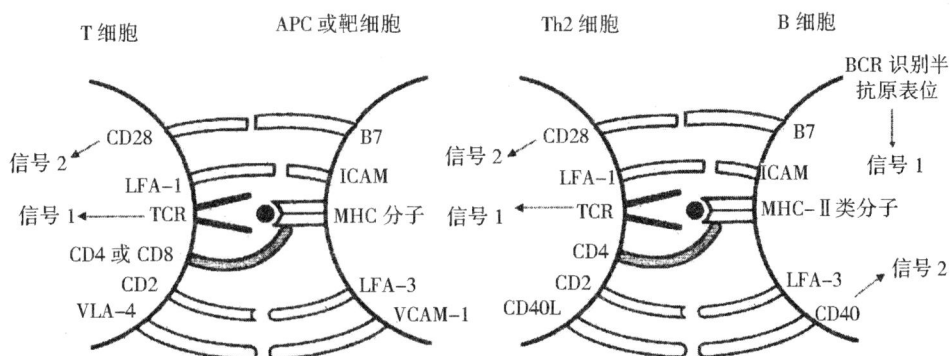

291

图 10-5 T、B 细胞的双信号示意图

双信号刺激导致 TCR 或 BCR 出现适度交联，并在多种膜分子如 CD3、CD4、CD8 或 Igα、Igβ、CD21 等的参与下，使胞外刺激信号传入细胞内，通过一系列级联反应，促进相关基因表达，使 T、B 细胞活化。激活的 T、B 细胞迅速进入细胞周期，通过有丝分裂而大量增殖，并分化为效应 T 细胞或浆细胞，后者为抗体产生细胞，迅速合成并分泌抗体。在此过程中，部分接受抗原刺激而活化的特异性 T、B 细胞可分化为长寿记忆细胞。记忆细胞再次接触相同抗原刺激时，可迅速增殖分化为效应 T 细胞和浆细胞，产生免疫效应。

（三）效应阶段

效应阶段也称抗原性异物被清除阶段（在病理免疫中是组织损伤阶段），是指免疫效应细胞和效应分子共同发挥作用、发挥效应，清除抗原的阶段。不同效应物质清除抗原的机制不同，将分别在体液免疫应答和细胞免疫应答过程中阐述。

适应性免疫应答是多细胞、多分子参与的复杂反应，虽然其应答的基本过程相似，但因激发免疫应答的抗原种类、数量和进入机体途径的不同以及机体免疫功能状态和反应性等的差异，机体免疫应答可表现为不同的类型（表10－2）。正常情况下，机体对"非己"抗原产生阳性应答，以免遭微生物等有害抗原物质的侵袭；机体对自身抗原则产生阴性应答（即免疫耐受），以保护组织器官不受免疫系统攻击。阳性应答依据其发生机制可分为 B 细胞介导的体液免疫和 T 细胞介导的细胞免疫；而依据效应结果又可分为对机体有利的生理性免疫和给机体带来伤害的病理性免疫，但无论生理性免疫还是病理性免疫，它们的发生机制均属体液免疫或细胞免疫。阴性应答是免疫应答的一种特殊形式，是指在某些条件下，免疫系统对特定抗原表现出的特异性低应答或无应答状态，它的发生与多种因素有关。

表10－2 适应性免疫应答的基本类型

	阳性应答（正反应）		阴性应答（负反应）
据发生机制	细胞免疫应答	体液免疫应答	免疫耐受
据效应结果	生理免疫应答	病理免疫应答	

二、T 细胞介导的细胞免疫应答

细胞免疫应答（cellular immuno response）是指初始 CD4$^+$T 细胞和 CD8$^+$T 细胞特异识别 TD 抗原后增殖分化为效应 Th1 细胞和效应 CTL 发挥免疫效应清除抗原的过程。因此类应答主要由抗原激活的效应 T 细胞（Th1 和 CTL）参与下完成，故称细胞介导的免疫（cell mediated immune）。

（一）CD4$^+$T 细胞介导的细胞免疫应答过程

1. CD4$^+$T 细胞对抗原的识别

TD 抗原进入机体后首先被抗原提呈细胞摄取、加工和处理，以抗原肽·MHC－Ⅱ类分子复合物的形式表达在细胞表面。初始 CD4$^+$T 细胞表面的 TCR 特异识别抗原提呈细胞所呈递的抗原肽时，必须同时识别与抗原肽形成复合物的 MHC 分子，此即 T 细胞的双识别。TCR α、TCRβ 可变区的 CDR1 和 CDR2 结合 MHC－Ⅱ类分子的多态区和抗原肽的两端，CDR3 结合位于抗原肽中央的 T 细胞表位，显示 TCR 对抗原肽的 MHC 限制性识别。同时，CD4$^+$T 细胞表面的 CD4 分子与抗原提呈细胞表面的 MHC－Ⅱ类分子 Ig 样区结合，不仅增强抗原肽·MHC－Ⅱ·TCR 三元件的结合稳定性，并借助其细胞质肽段结合的蛋白酪氨酸激酶（Lck）的作用参与了第一信号的启动和转导。如此，初始 CD4$^+$T 细胞获得了使之活化的第一信号，并经 CD3 分子传入胞内。

2. CD4$^+$T 细胞活化、增殖和分化

T 细胞接受抗原刺激后，需要双信号和细胞因子的作用才能完全活化。

抗原提呈细胞和 T 细胞表面多种黏附分子对（如 B7/CD28、LFA－1/ICAM－1 或 ICAM－2、CD2/LFA－3 等）结合，可向 T 细胞提供第二活化信号，即协同刺激信号。CD28/B7 是重要的共刺激分子，其主要作用是促进 IL－2 基因转录和稳定 IL－2mRNA，从而促进 IL－2 合成。接受双信号刺激的初始 CD4$^+$T 细胞，启动活化信号转导通路，引起多种细胞因子及其受体基因的转录和表达。在细胞因子的自分泌及旁分泌作用下，抗原特异性 CD4$^+$T 细胞进入克隆扩增及分化阶段，由初始 CD4$^+$T 细胞经 Th0 细胞分化为效应 Th1 细胞，其中 IL－12、IFN－γ 在促进 Th1 细胞的分化形成过程中发挥重要作用。此外，部分活化的 CD4⁺T 细胞还可转变为长寿记忆 T 细胞，参与再次免疫应答。

CTLA－4（CD152）与 CD28 具有高度同源性，该分子与 B7 的亲和力比 CD28 高约 20 倍。CD28/B7 参与 T 细胞激活，但在 T 细胞活化至高峰后 CTLA－4 表达则增加，后者与 B7 结合后启动抑制性信号，使活化 T 细胞及其子代细胞对抗原刺激的敏感性降低，从而抑制 T 细胞的应答强度。

3. Th1 细胞的效应功能

CD4⁺T 细胞在外周免疫器官增殖分化为 Th1 细胞后，随血液、淋巴液到达抗原所在部位。Th1 细胞释放多种细胞因子如 IL－2、IL－3、GM－CSF、IFN－γ、TNF－α 等发挥免疫效应。其效应为：①诱导靶细胞凋亡，如 TNF－β 与其受体 TNFR 结合，通过 Caspase 系统，介导靶细胞凋亡。②集聚并活化单核－巨噬细胞和 NK 细胞等，使其发挥清除抗原作用。IL－3、GM－CSF 和 IL－2 能通过刺激骨髓多种未成熟前体细胞分化，促进单核细胞、粒细胞分化成熟，诱导 T 淋巴细胞增殖等途径扩大免疫细胞数量；单核细胞趋化蛋白－1（MCP－1）等趋化性细胞因子可将单核－巨噬细胞、淋巴细胞等趋化集聚在抗原所在部位；IFN－γ、IL－2 可显著增强集聚于抗原局部的单核－巨噬细胞、NK 细胞的活性，进而吞噬杀伤病原体等抗原异物（图 10－6），特别是对胞内病原体的清除。③扩大免疫队伍，放大免疫效应，如 IL－2、IL－3、GM－CSF 可促进单核－巨噬细胞和淋巴细胞数量增加；IFN－γ 尚可诱导单核－巨噬细胞高表达 MHC－Ⅱ 类抗原，增强其抗原提呈能力；IL－2 和 IFN－γ 能协同刺激 CTL 细胞的增殖分化等。

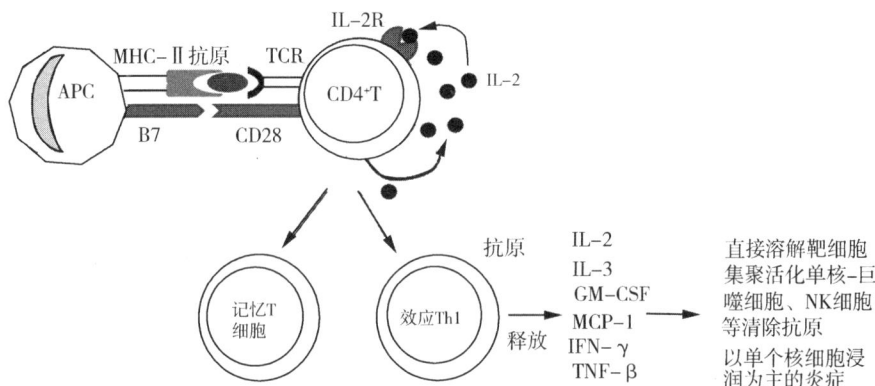

图 10－6 CD4⁺T 细胞介导的免疫应答示意图

由上所知，效应 Th1 细胞在释放细胞因子发挥免疫效应清除抗原的过程中，大量活化的单核－巨噬细胞和淋巴细胞被募集于抗原所在部位，导致以单个核细胞浸润为主的炎症现象，此为迟发型超敏反应（delayed type hypersensitivity，DTH）的典型组织病理学改变。因此，由 Th1 介导的细胞免疫应答常与局部组织损伤伴随发生。正常情况下，免疫应答强度适中，在有效清除抗原的同时，组织损伤轻微可视为生理性免疫；若免疫应答过强或抗原持续存在的情况下，往往致局部组织出现明显炎症及损伤，并出现明显的临床症状，即为迟发型超敏反应或称Ⅳ型超敏反应，故 Th1 细胞也被称为迟发型超敏反应性 T 细胞（T DTH）。

（二）CD8$^+$T 细胞介导的细胞免疫应答

1. CD8$^+$T 细胞对抗原的识别

初始 CD8$^+$T 细胞对抗原的识别与 CD4$^+$T 细胞相似，所不同的是：①CD8$^+$T 细胞的 TCR – CD3 复合体识别表达在病毒感染细胞或肿瘤细胞等靶细胞表面的抗原肽·MHC – Ⅰ类分子复合物上，从而获得活化的第一信号，即其识别抗原受 MHC – Ⅰ类分子限制。②共受体是 CD8$^+$T 细胞表面的 CD8 分子，通过与 MHC – Ⅰ类分子的 Ig 样区（α_3 功能区）结合，以类似 CD4$^+$T 细胞表面的 CD4 分子方式行使其辅助受体的功能。

2. CD8$^+$T 细胞的增殖、分化

如同 CD4$^+$T 细胞，初始 CD8$^+$T 细胞的活化也需要双信号。CD8$^+$T 细胞的 TCR 特异性双识别靶细胞表面的抗原肽·MHC – Ⅰ类分子复合物产生第一活化信号；靶细胞与 CD8$^+$T 细胞表面多种协同刺激分子对（如 B7/CD28、LFA – 1/ICAM – 1 或 ICAM – 2、CD2/LFA – 3 等）提供第二信号，其中 CD28/B7 是重要的共刺激分子。激活的 CD8$^+$T 细胞同样经过信号转导、基因转录、合成产物等一系列复杂事件，进入增殖分化阶段，生成效应性 CTL，部分 CD8$^+$T 细胞分化为记忆 T 细胞。

CD8$^+$T 细胞的活化常需要 CD4$^+$T 细胞提供帮助。如一些已获双信号的 CD8$^+$T 细胞还需 Th1 细胞为其提供 IL – 2 等细胞因子，以促进其克隆扩增与分化（图 10 – 7）；CD8$^+$T 细胞作用的靶细胞不表达或低表达 B7 等共刺激分子，不能活化 CD8$^+$T 细胞，而需抗原提呈细胞和 Th1 细胞的辅助。因此，CD8$^+$T 细胞介导的细胞免疫在很多情况下表现为 Th1 细胞依赖性。

294

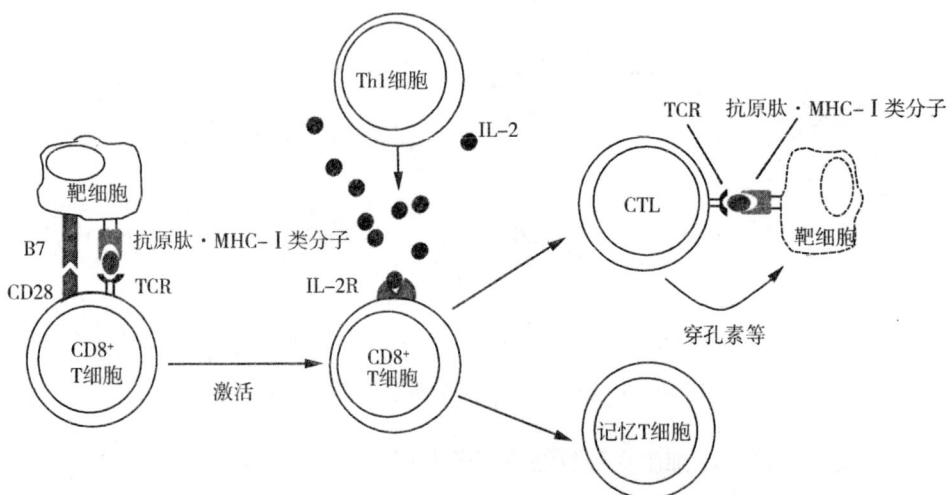

图 10 – 7 CD8$^+$T 细胞介导的细胞免疫应答示意图

3. CTL 介导的的细胞毒效应

细胞毒 T 淋巴细胞（CTL）主要杀伤胞内寄生病原体（病毒、某些胞内寄生菌等）的宿主细胞、肿瘤细胞等。CTL 可高效、连续特异性地杀伤靶细胞，其杀伤效应分两个阶段。

（1）效 - 靶细胞结合阶段 效应 CTL 在外周免疫器官分化形成后，随血液、淋巴液移向感染灶或肿瘤部位，与相应靶细胞相遇并紧密结合，谓之效 - 靶细胞结合。效应 CTL 表面 TCR 识别靶细胞表面的特异性抗原肽·MHC - Ⅰ类分子复合物，从而选择性杀伤所接触的靶细胞，但不影响邻近的正常细胞。

（2）靶细胞溶解阶段 CTL 与靶细胞结合后，可通过以下机制杀伤靶细胞。

①释放穿孔素 穿孔素（perforin）也称细胞溶素（cytolysin），主要由 CTL 和 NK 细胞产生，生物学效应类似于补体激活所形成的攻膜复合体。穿孔素通常以单体形式存在于静止 CTL 和 NK 细胞的细胞质颗粒中，当效应 CTL 识别并结合靶细胞表面的抗原肽·MHC - Ⅰ类分子复合物后，能迅速诱导 CTL 脱颗粒，释放穿孔素。释入效 - 靶细胞间的单体穿孔素，在 Ca^{2+} 存在下，可与双层脂质膜结合并聚合成插入靶细胞膜的中空管状结构。所形成的跨膜管状结构允许水和电解质通过而阻止蛋白质大分子穿行，破坏胞内外渗透压平衡，从而导致靶细胞溶解。

由于 CTL 本身可表达或释放 A 型硫酸软骨素蛋白聚糖、硫酸软骨素 A 和同源限制因子等保护性调节因子，故可避免穿孔素对自身的攻击。

②释放颗粒酶 颗粒酶（granzyme）是存在于 NK 细胞和 CTL 胞内颗粒中的一类丝氨酸蛋白酶。颗粒酶随 CTL 脱颗粒释放，经多聚穿孔素在靶细胞膜上形成的孔道进入靶细胞，通过激活凋亡相关的酶系统诱导靶细胞凋亡。

③FasL 途径 效应 CTL 可高表达膜型 FasL 及可溶性 FasL（sFasL），与靶细胞表面的 Fas 结合，可介导靶细胞凋亡。此外，高表达 FasL 的活化 T 细胞也可诱导表达 Fas 的自身或相邻 T 细胞凋亡，称为激活诱导的细胞死亡（activation induced cell death，AICD），是机体的一种重要杀伤效应调节机制。

④TNF 途径 效应 CTL 还可释放 TNF - α 和淋巴毒素（也称 TNF - β），可通过与靶细胞表面的相应受体结合诱导靶细胞凋亡。

效应 CTL 通过上述机制完成对靶细胞杀伤后，随即与之分离，继续寻找表达相同抗原特异性的靶细胞，对其进行攻击，从而高效、连续特异性地杀伤靶细胞。

（三）细胞免疫应答的主要生物学意义

1. 生理意义

（1）抗感染 细胞免疫应答主要清除胞内感染的病原体，如胞内寄生菌（结核杆菌、布氏杆菌、麻风杆菌等）、病毒、某些真菌及寄生虫等。

（2）抗肿瘤 细胞免疫在机体抗肿瘤中发挥重要作用，其机制包括 CTL 的特异性杀伤作用、$CD4^+T$ 细胞释放的细胞因子的直接损伤作用和经细胞因子活化的单核 - 巨噬细胞、NK 细胞的杀伤效应等。

2. 病理意义

（1）介导Ⅳ型超敏反应、移植排斥反应等。
（2）参与某些自身免疫性疾病的组织损伤。

三、B 细胞介导的体液免疫应答

成熟的初始 B 细胞离开骨髓进入外周循环，遭遇特异性抗原而被激活、增殖，并分化为浆细胞,通过产生抗体而发挥抗病原体的作用。在 B 细胞介导的免疫应答中,因其效应分子抗体主要存在于体液中,故将这种免疫称体液免疫。体液免疫应答可分别由胸腺依赖性抗原(TD - Ag)和胸腺非依赖性抗原(TI - Ag)诱发。

(一) 体液免疫应答过程

1. TD 抗原诱发的体液免疫应答

(1) B 细胞对抗原的识别　与 TCR 不同,BCR 分子可直接识别天然抗原决定簇,而无须 APC 对抗原的处理和递呈。BCR - Igα/Igβ 复合物在 B 细胞识别抗原中发挥重要作用。BCR 识别不同抗原分子,获得活化第一信号,经 Igα/Igβ 传入细胞内。B 细胞表面的 CD19、CD21 和 CD81 复合物作为辅助受体,其作用是增强 B 细胞对抗原刺激的敏感性。

(2) B 细胞的增殖分化　与 T 细胞活化相似,B 细胞活化也需双信号,且 B 细胞活化的第二信号也由多种协同刺激分子对提供,其中 CD40/CD40L 是重要的协同刺激分子。CD40 主要表达于 B 细胞、单核细胞和 DC 表面;而 CD40L 仅表达在活化 $CD4^+T$ 细胞和肥大细胞表面。在 B 细胞的 BCR 识别抗原获得第一信号时,B 细胞作为抗原提呈细胞可将抗原 - BCR 复合物内化,加工处理并以抗原肽·MHC - Ⅱ类分子复合物形式表达于细胞表面。初始 $CD4^+$ 细胞识别 B 细胞提呈的抗原肽·MHC - Ⅱ类分子复合物获得第一活化信号,B 细胞识别抗原后表达的 B7 分子与 T 细胞表面的 CD28 结合,为 T 细胞活化提供协同刺激信号。激活后的效应 Th 细胞迅速高表达 CD40L 和细胞因子受体,并分泌多种细胞因子。Th 细胞表面的 CD40L 与 B 细胞组成性表达的 CD40 结合,为 B 细胞的活化提供重要的协同刺激信号。

B 细胞接受双信号刺激后,启动胞内信号转导途径,诱导 B 细胞激活并表达多种细胞因子受体,与 Th 细胞分泌的相应细胞因子(如 IL - 4、IL - 5、IL - 6、IL - 10、IL - 13 等)发生反应,促进 B 细胞增殖分化为浆细胞及记忆性 B 细胞(图 10 - 8)。

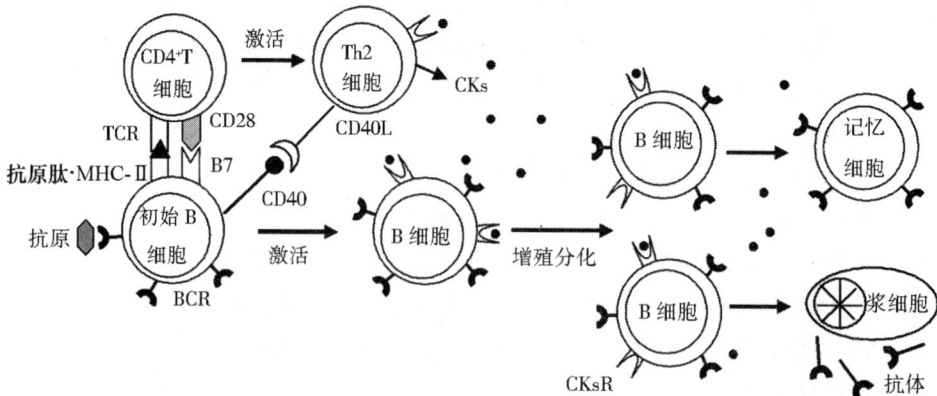

图 10 - 8　TD 抗原诱发 B 细胞活化及增殖分化示意图

由此可见,TD 抗原诱发的体液免疫应答需要活化的 $CD4^+T$ 细胞提供帮助。其作用主要表现在:①与 B 细胞相互作用,为 B 细胞的活化提供第二信号;②通过其分泌的多种细胞因子促进 B 细胞增殖分化及抗体类别转换。

（3）抗体的效应作用 抗体作为体液免疫的效应分子可借助其不同功能区，通过单独或与补体、吞噬细胞、NK细胞等的联合作用发挥广泛的生物学效应。

①中和作用与黏膜免疫作用 抗毒素抗体与外毒素特异结合后可封闭外毒素的毒性基团或阻断外毒素与靶结构的结合，使其不能发挥致病作用；抗病毒抗体与病毒结合后，可改变病毒的表面结构，阻止病毒吸附于易感细胞，从而使其失去感染性。抗体的这种单独抗外毒素与抗病毒的效应称为抗体的中和作用。另外，大多数病原微生物需经黏膜感染人体。由黏膜淋巴组织中B细胞合成的SIgA主要分布于胃肠道和呼吸道等黏膜表面，可与从这些门户入侵的微生物特异性结合，从而阻断微生物与黏膜上皮细胞的黏附和侵入，发挥重要的黏膜免疫作用。

②激活补体溶细胞作用 抗体与抗原结合形成免疫复合物后，通过经典途径活化补体，进而在靶细胞膜上形成膜攻击复合体（MAC），裂解靶细胞。补体活化过程中产生的多种活性片段也在清除抗原中发挥重要作用。

③调理作用（opsonization） 抗体的Fab段与细菌等颗粒性抗原结合，其Fc段与吞噬细胞表面Fc受体结合，促进吞噬细胞对颗粒性抗原的吞噬，即为抗体的调理作用。抗体因此被称为调理素（opsonin），其中重要的调理素是IgG。另外，在抗原-抗体复合物激活补体的过程中，附在细菌或其他颗粒的补体活性片段C3b、C4b和IC3b，通过与吞噬细胞表面相应补体受体结合而促进其吞噬，即为补体的调理作用。因此补体也是重要的调理素。

④抗体依赖性细胞介导的细胞毒作用 IgG的Fab段与肿瘤细胞、病毒感染细胞表面结合后，其Fc段可与具有细胞毒作用的效应细胞（如NK细胞、单核-巨噬细胞、中性粒细胞）表面的Fc受体结合，促使效应细胞释放多种效应分子，依赖抗体杀伤靶细胞，称为抗体依赖性细胞介导的细胞毒作用（antibody dependent cell mediated cytotoxicity，ADCC）。

2. TI抗原诱发的体液免疫应答

TI抗原（如某些细菌荚膜多糖、多聚鞭毛素及脂多糖等）可直接激活未致敏B细胞，而无需抗原特异性T细胞辅助，一般也不需抗原提呈细胞的处理提呈。据结构特点，可将TI抗原分TI-1和TI-2两类，它们以不同机制激活B细胞（图10-9）。

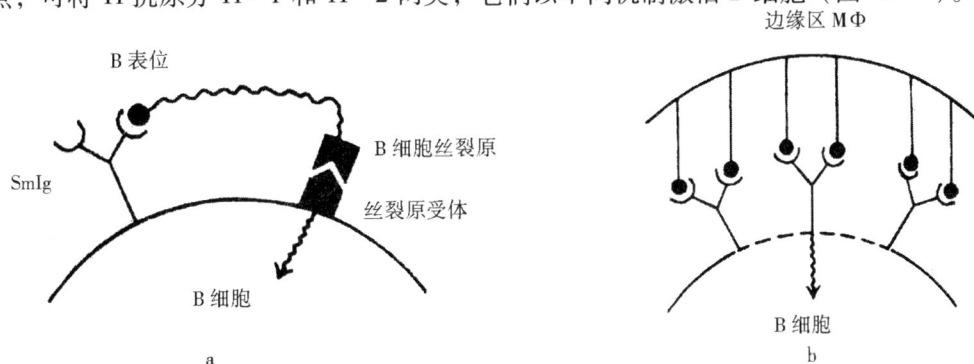

图10-9 TI抗原对B细胞的活化作用示意图
a. Ⅰ型TI抗原与B细胞的结合方式 b. Ⅱ型TI抗原有多个重复排列的抗原决定簇使受体交联

（1）TI－1 抗原诱导的体液免疫应答　TI－1 抗原（如脂多糖）常被称为 B 细胞有丝分裂原，具有激活多个 B 细胞克隆的作用。这类抗原同时具有与相应 BCR 特异结合的表位和非特异性的 B 细胞丝裂原结构（图 10－9a）。高浓度时，TI－1 抗原借助其丝裂原结构与广泛存在于 B 细胞表面的相应丝裂原受体结合，诱导多克隆 B 细胞增殖和分化，产生低亲和力 IgM 抗体；低浓度时，TI－1 抗原激活具有相应 BCR 的 B 细胞，从而产生特异性应答反应，但其产生的抗体仍为亲和力较低的 IgM，无免疫球蛋白类别转换，也无记忆细胞形成。因这种应答无需对抗原预处理，也无需 Th 细胞辅助，故较 TD 抗原诱导的免疫应答发生早，常在感染的早期发挥作用。

（2）TI－2 抗原诱导的体液免疫应答　TI－2 抗原（如细菌细胞壁多糖、肺炎球菌荚膜多糖等）表面含有多个重复的抗原表位。TI－2 抗原可与 B－1 细胞的多个 BCR 高亲和性稳定结合，从而使 B－1 细胞因 mIg 广泛交联而活化（图 10－9b）。研究发现，TI－2 抗原的表位密度在其激活 B 细胞中可能起决定作用，如密度过低，BCR 交联程度不足以激活 B 细胞；如密度过高，可使 B 细胞表面的 BCR 超广泛交联，诱导 B 细胞无能。针对 TI－2 抗原的应答一般只产生 IgM 抗体，不发生 Ig 类别转换，也无记忆细胞形成。新近发现，T 细胞的辅助可增强 B 细胞对此类抗原的反应，并发生类别转换，但其机制尚不明确。

（二）抗体产生的一般规律

抗体在体液免疫应答中产生的过程一般分为四个时期：①潜伏期（lag phage），指从抗原进入机体至血清中检出特异性抗体的阶段，此期长短取决于机体状态、抗原的性质及进入机体的途径、所用佐剂类型等因素影响；②对数期（log phage），指抗体量呈指数增长期，抗体的"倍增时间"（doubling time）与抗原剂量和抗原性质等因素有关；③平台期（plateau phase），指血清中抗体量处于相对恒定的阶段，抗体到达平台期所需时间及平台高度和持续时间依抗原刺激机体的次数和时间不同而异；④下降期（decline phase），此期抗体合成率小于降解率，血清抗体呈缓慢下降趋势。

B 细胞对 TD 抗原的免疫应答可分为初次应答（primary response）和再次应答（secondary response）。抗原初次进入机体引发的应答称为初次应答；相同抗原再次进入机体，免疫系统可迅速、高效、特异地产生应答，即为再次应答。初次应答和再次应答抗体产生规律不同，见表 10－3。

表 10－3　初次应答和再次应答抗体产生规律比较

特点	初次应答	再次应答
潜伏期	长（约5d至数周）	短（约为初次减半）
到达平台期时间	一般较长	一般较短
平台高度（抗体水平）	低	高
高平台维持时间	较短	较长
下降期	下降期短（数天至数周）	下降期长（数月至数年）

续表

特点	初次应答	再次应答
亲和力	低	高
类别	主为要 IgM	主要为 IgG

再次应答抗体产生的量受多种因素影响。如两次抗原注射的间隔时间过短，初次应答产生的抗体还未消失，可与再次注入的抗原结合而形成抗原－抗体复合物被迅速清除，影响再次应答强度；相对间隔过长，免疫应答也弱，因为记忆细胞并非永生。

（三）体液免疫应答的生物学意义

体液免疫应答具有重要的生物学意义，通过抗体的多种生物学功能在黏膜局部抗感染及清除病原微生物及其毒性产物、杀伤病毒感染细胞、衰老死亡细胞及肿瘤细胞等免疫中发挥重要作用。但在一定条件下，体液免疫也可表现出病理作用，可介导Ⅰ、Ⅱ、Ⅲ型超敏反应和自身免疫性疾病的组织损伤。

第三节 免疫耐受与免疫调节

一、免疫耐受

免疫耐受（immune tolerance）指机体免疫系统接触某种抗原后所表现的特异无应答或低应答状态，是免疫应答的特殊形式。它具有免疫应答的多种特征，如需抗原诱导，具有特异性、记忆性和通过免疫细胞介导的被动转移性等，因此免疫耐受又称为阴性免疫应答或负免疫应答。免疫耐受有别于临床常见的免疫抑制，后者不具特异性，即对进入机体的各种抗原均呈现无应答或低应答状态。

（一）免疫耐受的类型

免疫耐受有多种分类法，主要有以下几种。

1. 根据免疫耐受形成的特点分类

根据免疫耐受形成的特点可将免疫耐受分为天然耐受（nature tolerance）和获得性耐受（acquired tolerance）。天然耐受是指机体与生俱有的对某种抗原的不应答或低应答状态，如免疫系统对自身组织成分表现的无应答状态称为自身耐受（self tolerance），即属于天然耐受。自身耐受赋于机体免疫系统精确识别"自己"和"非己"的能力，是机体维持自身稳定的一种重要机制。获得性耐受也称人工诱导耐受，是指人为地给机体注入抗原而诱导产生的耐受。诱导耐受产生的抗原称为耐受原（tolerogen）。研究表明，无论是用自身抗原、同种异型抗原或异种抗原，用适当的方法均能诱导实验动物建立免疫耐受。但从动物年龄来看，以胚胎期最佳。

2. 根据免疫耐受形成的机制分类

根据免疫耐受形成的机制可分为中枢耐受（central tolerance）和外周耐受（peripheral tolerance）。中枢耐受是指在胚胎期或在中枢免疫器官处于分化发育阶段的 T、B 细胞接触相应抗原产生的耐受。上面提及的天然耐受即属于中枢耐受。外周耐受是指成熟的功能性 T、B 细胞，接触相应抗原后不产生有效免疫应答的状态。

299

3. 根据诱导耐受形成的抗原剂量分类

根据诱导免疫耐受建立的抗原剂量可将免疫耐受分为高区带耐受（high zone tolerance）和低区带耐受（low zone tolerance）。前者是用大剂量抗原诱导形成的耐受，后者是用小剂量抗原诱导形成的耐受。T、B 细胞产生耐受所需的抗原剂量明显不同。低剂量即可诱导 T 细胞产生耐受，而且耐受建立快（24h 内），耐受形成后维持的时间也较长（数月）；而 B 细胞必须高剂量（比 T 细胞诱导剂量高 100 ~ 10000 倍）才能诱导产生耐受，且耐受建立较缓慢（1 ~ 2 周），耐受形成后维持的时间也较短（数周）。另外，T 细胞除可用低剂量耐受原诱导产生耐受外，也可以高剂量诱导耐受形成。因此 T 细胞较 B 细胞易形成耐受。

（二）影响免疫耐受形成的因素

免疫耐受是机体对抗原的一种特殊应答形式，因此影响免疫耐受（主要指获得性耐受）建立的因素应取决于抗原和机体两方面。

1. 抗原方面

免疫耐受为抗原特异性，故抗原是免疫耐受形成的始动因素。抗原的种类、性质、进入机体的剂量和途径等都是决定耐受是否能够建立的重要条件。一般而言，分子量较小的可溶性、非聚合状态的抗原致耐性较强，而分子量较大的颗粒性或聚合状态的抗原易引起免疫应答。如丙种球蛋白是免疫原，如用超速离心去除其中的聚体分子即成为耐受原。另外，有些抗原因本身具有诱导调节性细胞增殖的特殊表位而易成为耐受原，如鸡卵溶菌酶、乙型肝炎病毒表面抗原等。通常 TD 抗原在高剂量和低剂量时均易诱导耐受形成，而 TI 抗原需高剂量时方易引起耐受。抗原经口服和静脉注射最易诱导免疫耐受，其次是腹腔、皮下和肌内注射。

2. 机体方面

机体免疫功能状态、免疫系统发育成熟程度、遗传背景等与免疫耐受建立密切相关。不同种属、不同品系的动物免疫耐受建立和维持的难易程度有较大差别。大、小鼠对建立耐受较敏感，而兔子、有蹄类和灵长类敏感性较差。免疫耐受与机体年龄有关，一般对建立免疫耐受的敏感性是胚胎期大于新生期，新生期大于成年期。另外，处于低免疫状态的机体比高反应性机体易形成耐受，故免疫抑制剂的使用对耐受形成起促进作用。

（三）研究免疫耐受的意义

免疫耐受的研究不仅有助于人类进一步了解免疫应答的发生机制，而且免疫耐受机制的阐明对多种疾病的发生、发展与转归具有重要意义。如建立并维持耐受可防治自身免疫性疾病、超敏反应性疾病和移植排斥反应；设法解除免疫耐受，激发免疫应答有利于治疗反复感染和对肿瘤的控制。

目前已发现许多恶性肿瘤细胞表面 MHC－I 类分子或协同刺激分子表达低下或缺失，导致 CD8$^+$T 细胞 MHC 限制性识别和活化发生障碍，使肿瘤细胞逃逸免疫监视得以在体内大量增殖，进而使机体对肿瘤抗原形成免疫耐受。因此，利用转基因技术促进 MHC－I 类分子和协同刺激分子（如 B7）表达，提供 T 细胞活化的双信号，打破机体免疫耐受状态，已成为抗肿瘤免疫治疗的新策略。

二、免疫调节

机体受抗原刺激后所产生的免疫应答是免疫系统所介导的极其复杂的生物学反应过

程。在正常情况下，机体免疫系统能精确地识别"自己"和"非己"，并以最有效的方式清除"非己"成分，使机体尽快恢复正常生理状态，维持内环境稳定。这一过程的正常运行，需要免疫系统自身因素、免疫系统以外其他系统因素及遗传基因等共同进行严密地调控。

（一）免疫系统的自身调节

免疫系统的自身调节是指在免疫应答过程中，免疫细胞之间、免疫分子之间以及免疫细胞与免疫分子之间存在的促进与抑制、正作用及负作用，从而构成一个相互制约的网络结构，使免疫系统得以行使免疫防御、免疫自稳和免疫监视功能。

1. 免疫细胞的调节

参与免疫应答的免疫细胞如 T 细胞、B 细胞、APC 及 NK 细胞等均能在免疫应答中表现出刺激和抑制两种效应，从而使免疫应答的进行始终处在两种相反作用的控制下，表现出适当的强度。

（1）T 细胞亚群的调节　T 细胞在免疫应答中以多类亚群参与免疫调节。其中活化 $CD4^+Th$ 细胞对 B 细胞及 CTL 介导的体液免疫和细胞免疫均有辅助和促进作用，而 nTr 细胞和 iTr 则对免疫应答发挥抑制效应。

另外，在局部微环境中某些细胞因子诱导下，$CD4^+Th0$ 可分别分化为 Th1 或 Th2 细胞。Th1 细胞分泌 IL-2、IL-12、IFN-γ 和 TNF-α、TNF-β，参与对细胞毒 T 细胞的活化，并介导细胞免疫或迟发型超敏反应。Th2 细胞产生 IL-4、IL-5、IL-6 和 IL-10 等细胞因子，辅助 B 细胞分化增殖并产生抗体，与体液免疫相关。Th1 细胞因子和 Th2 细胞因子对体液免疫和细胞免疫的发生显示不同的免疫调节效应。Th1 细胞释放的 IFN-γ 可诱导 Th1 细胞的分化，但却抑制 Th2 细胞的增殖，上调细胞免疫应答；而 Th2 细胞释放的 IL-4 可促进 Th2 细胞的增殖，但却对 Th1 细胞发挥抑制功能，从而上调体液免疫应答（图 10-10）。性质不同的抗原往往需要不同的免疫应答类型加以清除，Th1 细胞和 Th2 细胞所表现出的这种相互拮抗作用，有利于机体表现出以细胞免疫为主或以体液免疫为主的状态，从而对不同性质的抗原作出最适当的免疫应答。

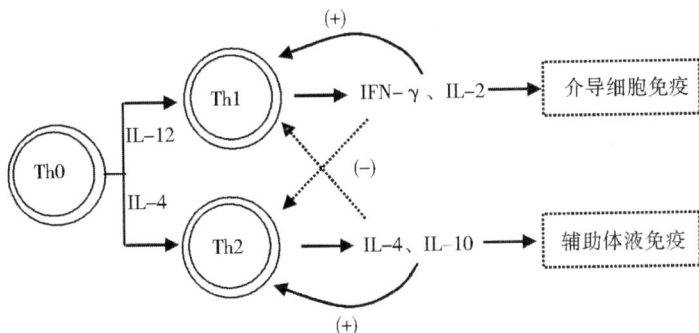

图 10-10　Th1 与 Th2 细胞的免疫调节作用示意图

（2）免疫细胞抑制性受体的反馈调节　初始 T 细胞表面组成性表达活化性受体 CD28，当 TCR 识别抗原获得第一活化信号时，CD28 随即与 APC 表面的 B7 分子配体结合，为其提供第二信号，使 T 细胞进入激活状态。激活后的 T 细胞诱导表达抑制性受体CTLA-4，其配体也是B7分子。由于B7分子与CTLA-4的亲和力明显高于与CD28的亲和力，由此对T细胞的活化进行负反馈调节。

B细胞表面可表达活化性受体BCR-Igα/Igβ复合物和抑制性受体FcγRⅡ-B。B细胞通过BCR-Igα/Igβ复合物识别抗原启动活化信号转导，激活B细胞介导体液免疫；当足够量抗体生成后，体内即出现抗原-抗体（IgG）复合物及抗BCR独特型抗体（或称抗抗体或Ab2），前者通过免疫复合物中的抗原与B细胞上的BCR结合，Fc段与FcγRⅡ-B结合（图10-11a）；后者通过抗抗体的抗原结合部位识别BCR可变区的独特位，Fc段则与FcγRⅡ-B结合（图10-11b）。如此致同一B细胞BCR与FcγRⅡ-B发生交联，通过FcγRⅡ-B细胞质肽段的免疫受体酪氨酸抑制基序（ITIM）启动抑制信号，进而负反馈调节体液免疫的强度。

另外，NK细胞表面的抑制性受体KIR也对其杀伤活性具有重要调节作用。

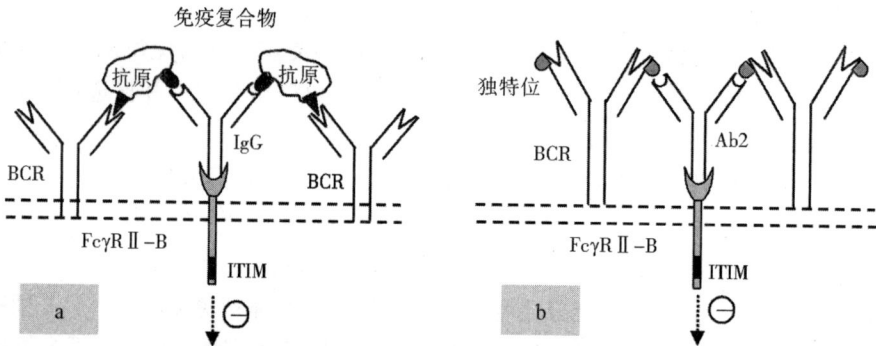

图10-11 FcR-ⅡB对抗体产生的负调节示意图

2. 免疫分子的调节作用

（1）抗原的调节作用 抗原是免疫应答的启动剂，但其质和量的改变可影响和调节免疫应答的类型和强度。不同化学性质的抗原可诱导不同类型的免疫应答，先进入机体的抗原可影响后进入抗原的应答。同一抗原的不同剂量也可诱发免疫应答的强度和性质不同，过高或过低的抗原剂量使机体呈现高带或低带耐受，而适中的抗原可有效地激发免疫应答。在一定范围内免疫应答依抗原量的增加而加强，但这种应答一般不会无限制地增强，随着效应物质的产生，抗原逐渐被清除减少，应答水平也随之减弱。

（2）抗体的调节作用 抗体既是体液免疫应答的效应产物，也是体内较强的免疫调节分子。例如抗体与抗原结合形成免疫复合物后，一方面可通过FcR和CR介导的胞吞作用促进APC对抗原的摄取提呈，另一方面又通过活化补体、ADCC等机制增强体液免疫效应，上调免疫应答。与此同时，抗体与抗原特异结合后，加速机体对抗原的清除，减少了诱发T、B细胞活化的抗原量，从而负反馈调节免疫应答。

（3）补体的调节作用 不同补体组分通过与细胞表面的相应补体受体结合而发挥免疫调节作用。例如补体活化产生的C3b与iC3b能与吞噬细胞表面的CR1（CD35）结合，发挥调理作用，增强吞噬细胞对免疫复合物及抗原的清除，对免疫应答产生正调节作用。补体也可通过存在于体液或结合在细胞膜上的补体调控因子（I因子、C4bp、DAF及MCF等）的作用对体液免疫起负调节作用。

（4）细胞因子的调节作用　细胞因子的种类繁多，且相互影响、相互协同、相互制约，在体内形成复杂的细胞因子网络，从而精确、有效地调节免疫应答。例如IFN-γ可上调APC细胞MHC-II类分子表达，促进抗原提呈；而IL-10则降低MHC-II分子的表达，抑制抗原提呈。IL-2、IL-4、IL-5及IL-6等可促进T、B细胞的活化、增殖和分化，而TGF-β则对T、B细胞的增殖分化起负性调节作用。

（5）MHC的调节作用　MHC通过抗原提呈、约束细胞间的相互作用及影响T细胞的分化成熟，从而对免疫应答进行调控。在群体中，MHC型别具有高度多态性，若进入机体的某种抗原与MHC抗原肽结合槽有相应的序列基序，即可与MHC高亲和力结合，并被有效提呈，激发特异性免疫应答；若这种抗原与MHC抗原肽结合槽不具有相应的基序，则不能被其提呈，该个体将不对这一抗原作出反应。近年来发现，MHC不仅控制机体对某一抗原是否发生免疫应答，还可通过抗原序列基序与MHC抗原肽结合槽的吻合程度参与调控免疫应答的类型。MHC与抗原肽高亲和力结合，可诱导Th1细胞活化，产生细胞免疫为主的免疫应答；而与抗原肽低亲和力结合，则诱导Th2细胞活化，产生体液免疫为主的免疫应答。此外，MHC借其在细胞表面的表达密度差异还可调节免疫应答的强度。

3. 独特型网络的调节作用

独特型（idiotype，Id）是存在于Ig、TCR、BCR分子可变区中所特有的抗原特异性标志，其表位又称独特位（idiotope）。独特型表位不同于一般抗原表位，具有较强的自身免疫原性，也即针对某种抗原产生的特异性抗体（Ab1）V区的独特型表位可诱发机体产生与之对应的特异性抗抗体（Ab2），这种针对独特型产生的抗体称为抗独特型抗体（anti-idiotype antibody，AId）。独特位主要分布于互补决定区（CDR）和骨架区（FR）。针对FR独特位的AId称为α型（Ab2α），而针对CDR独特位的AId称为β型（Ab2β）。Ab2β的独特型结构与Ab1对应的抗原表位相似，故Ab2B又被称为体内的抗原内影像。

独特型网络是1974年Jerne根据独特型和抗独特型的原理提出的学说。独特型网络学说认为：体内T、B细胞通过TCR或BCR独特型和抗独特型相互识别，形成潜在的相互制约的网络体系，并保持相对平衡。机体受抗原刺激后，针对该抗原的特异性淋巴细胞增殖分化，引起免疫应答，使网络失去平衡。由此产生的大量特异性抗体（Ab1）和扩增形成的淋巴细胞克隆通过其独特型，诱导体内针对该独特型的相应淋巴细胞增殖，并产生抗独特型抗体（即Ab2，分为Ab2α和Ab2β）。Ab2抑制Ab1分泌，降低Ab1对抗原的特异性应答，发挥负反馈调节；而Ab2β可作为抗原的内影像，模拟抗原增强放大免疫效应（图10-12）。因此，独特型网络对免疫应答发挥着重要的调节作用。

303

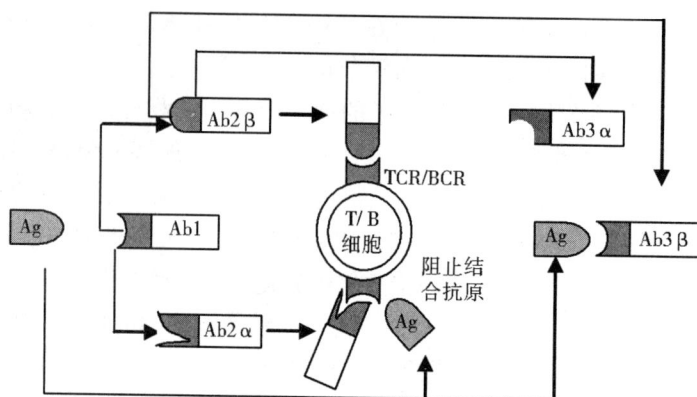

图 10 - 12　独特型 - 抗独特型对免疫应答的调节示意图

（二）细胞凋亡对免疫应答的调节

　　细胞凋亡从不同环节参与了对机体免疫应答的调节，主要表现为：①分别在胸腺或骨髓中发育的 T 细胞或 B 细胞，需经历阴性选择阶段。阴性选择即是未成熟的 T、B 细胞在与自身抗原高亲和力结合后被诱导凋亡的过程，由此使成熟免疫细胞获得了对自身抗原的耐受性，从而维持机体的免疫自稳功能。②FasL 与 Fas 结合，可诱导表达 Fas 的细胞凋亡。Fas 表达于包括 T 细胞在内的多种细胞表面，但 FasL 仅表达于激活的 T 细胞和 NK 细胞表面。活化的 T 细胞通过 FasL - Fas 途径杀伤靶细胞的同时，也可通过其高表达的膜 FasL 及可溶性 FasL 与自身和旁邻 T 细胞 Fas 结合，介导这些细胞凋亡，称为激活诱导的细胞死亡（activation induced cell death，AICD）。AICD 使已发生克隆扩增的特异性 T 细胞数量迅速下降，通过负反馈调节维持免疫自稳。

（三）神经 - 内分泌系统对免疫系统的调节

　　机体的免疫功能除受免疫系统的自身调节外，也受体内其他有关系统的调节，其中神经 - 内分泌系统尤为重要。神经 - 内分泌系统主要通过神经纤维、神经递质和激素对免疫系统发挥调节作用。现已知，中枢免疫器官和周围免疫器官均受交感神经和副交感神经的支配，两类神经分别对免疫细胞的发育、成熟和功能发挥起促进和抑制效应。胸腺交感神经可抑制成熟过程中 T 细胞增殖和表面标志的表达，而副交感神经则起促进作用。神经 - 内分泌系统产生和释放的神经递质（如肾上腺素、多巴胺、乙酰胆碱等）和激素（如糖皮质激素、生长激素、性激素等）均可通过与免疫细胞表面相应受体的结合，实现对免疫系统的正、负调节作用。

　　免疫系统在接受神经 - 内分泌系统调节的同时，也借多种方式影响神经 - 内分泌系统的功能。例如淋巴细胞受抗原刺激被激活，产生的细胞因子作用于神经 - 内分泌组织相应受体，影响神经元的生长分化、功能活动及神经递质、神经肽、激素等的释放。此外，活化的免疫细胞还能合成并释放多种神经递质和激素类物质，如淋巴细胞和巨噬细胞分泌的促肾上腺皮质激素（irACTH）、T 细胞能分泌的甲状腺刺激素（TSH）、淋巴细胞产生的生长激素（GH）等。这些体液性因子不仅可作用于免疫系统自身，也可作用于神经内分泌系统影响其功能，有利于维持机体内环境稳定。

超 敏 反 应

超敏反应（hypersensitivity reaction）是指机体再次接触相同抗原时，发生以生理功能紊乱和（或）组织损伤为主的特异性免疫应答。引起超敏反应的抗原又称为变应原（allergen）。超敏反应的本质与免疫应答相同，但应答结果不同，前者表现为异常或病理性免疫应答，后者表现为保护性或生理性免疫应答。

根据超敏反应的发生机制和临床特点分为四型：Ⅰ型即速发型，Ⅱ型即细胞毒型，Ⅲ型即免疫复合物型和Ⅳ型即迟发型。Ⅰ、Ⅱ和Ⅲ型超敏反应均由抗体介导，可经血清被动转移；而Ⅳ型超敏反应由致敏 T 细胞介导，可经细胞被动转移。

第一节 Ⅰ型超敏反应

Ⅰ型超敏反应又称过敏反应或速发型超敏反应（immediate hypersensitivity），可发生于局部，也可发生于全身。其特点是：①由 IgE 或 IgG4 抗体介导；②参与细胞为肥大细胞和嗜碱性粒细胞，此外，局部或血清中嗜酸性粒细胞明显增高，对Ⅰ型超敏反应有一定的负调节作用；③免疫效应可分为即刻相和延缓相，前者速发速消，后者较缓慢，前者只导致机体生理功能的紊乱，后者可引起组织细胞的损伤；④具有明显的个体差异和家族遗传倾向；⑤补体不参与。

一、发生机制

Ⅰ型超敏反应的发生大致可分为致敏、介质释放和介质发挥效应三个阶段。

（一）致敏阶段

致敏阶段指变应原进入机体后诱导机体产生 IgE 类抗体，其 Fc 段与肥大细胞和嗜碱性粒细胞 FcεR 结合的阶段。

1. 变应原

凡经吸入、食入和注射等途径进入机体后，引起 IgE 类抗体产生并导致超敏反应的抗原性物质，均可视为诱导Ⅰ型超敏反应的变应原，一般为多价抗原。多数天然变应原分子量为10000～70000，分子量过大不易穿过呼吸道和消化道黏膜，分子量过小则不能将吸附在肥大细胞和嗜碱性粒细胞膜上的两个相邻IgE抗体桥联，进而触发细胞释放介质，引起 I 型超敏反应。

常见的变应原有花粉（豚草花粉）、异种动物免疫血清、屋尘（主要为螨类、人和动物皮屑）、药物（最常见为青霉素、普鲁卡因等）、食物类。

2. IgE 抗体

IgE 由鼻咽、扁桃体、支气管和胃肠道黏膜固有层的浆细胞合成，变应原经这些部位进入体内，也是 I 型超敏反应的好发部位。IgE 的合成与遗传因素有关，大多数人的血清IgE水平很低，但在特应性素质个体IgE水平升高，且肥大细胞数量和细胞表面IgE受体亦增多。IgE Fc 段具有组织细胞亲嗜性，与肥大细胞和嗜碱性粒细胞表面的FcεR结合后，其半衰期延长，并使机体处于致敏状态。

除IgE抗体外，IgG4也能与肥大细胞结合，介导 I 型超敏反应。

3. 效应细胞

（1）肥大细胞和嗜碱性粒细胞　肥大细胞分布于皮肤、呼吸道和消化道黏膜下结缔组织，而嗜碱性粒细胞存在于外周血液，二者均表达高亲和力 FcεR，若与IgE Fc 段结合，则成为致敏靶细胞。靶细胞致敏状态可维持数月甚至更长，如长期不接触相同变应原，致敏状态可逐渐消失。

（2）嗜酸性粒细胞　嗜酸性粒细胞在肥大细胞或嗜碱性粒细胞释放的多种细胞因子作用下，被募集到炎症局部，发挥以下效应：①释放大量有神经和细胞毒性的碱性蛋白颗粒及酶类物质，介导细胞损伤或死亡，也可杀伤寄生虫和病原微生物；②释放多种与肥大细胞和嗜碱性粒细胞相似的生物活性介质和酶类（如血小板活化因子、白三烯、前列腺素等）；③释放组胺酶、芳香基硫酸酯酶和磷脂酶D灭活组胺、白三烯和血小板活化因子等；④吞噬抗原－抗体复合物和嗜碱性颗粒。

（二）介质释放阶段

介质释放阶段也称发敏阶段，指相同变应原再次进入致敏体内，与肥大细胞或嗜碱性粒细胞表面IgE抗体结合，使靶细胞脱颗粒，释放生物活性介质的阶段。

多价变应原与致敏靶细胞表面两个或两个以上相邻IgE分子结合，使膜表面FcεR交联聚集，从而启动细胞的活化反应。活化的致敏靶细胞脱颗粒释放胞质中原有的介质和合成新介质。

1. 颗粒内预先形成的储备介质

此类介质通常以复合物的形式存在于颗粒内，当颗粒排至胞外后，可通过离子交换的方式释放，如组胺、激肽释放酶和嗜酸性粒细胞趋化因子（ECF－A）。组胺和激肽释放酶的主要作用是使平滑肌收缩、小血管和毛细血管扩张、血管通透性增加、血压下降和腺体分泌增加等作用。ECF－A有趋化嗜酸性粒细胞作用。

2. 细胞内新合成的介质

（1）白三烯（leukotriene，LT）　是花生四烯酸经脂氧合酶代谢的产物，包括LTC4、LTD4和LTE4。LT可使支气管平滑肌强烈而持久地收缩，是引起支气管哮喘的主要介质。

（2）前列腺素（PG） 是花生四烯酸经环氧合酶代谢的产物，包括 PGD2、PGE2 和 PGF2a 等。各种 PG 的生物学活性存在差异，如 PGD2 和 PGF2a 使支气管平滑肌痉挛，而 PGE1 和 PGE2 则使平滑肌松弛，说明 PG 对超敏反应具有一定的调节作用。

（3）血小板活化因子（PAF） 是由多种细胞合成和分泌的一种磷脂类物质，可聚集和活化血小板，使之释放组胺、5 - 羟色胺等血管活性介质，引起毛细血管扩展和通透性增加。此外，PAF 对中性粒细胞、单核 - 巨噬细胞及嗜酸性粒细胞有明显的趋化和活化作用。

（三）介质发挥效应阶段

介质发挥效应阶段简称效应阶段，是指介质与靶器官或靶组织（毛细血管、平滑肌和腺体）结合后，引起病理作用（使血管扩张、毛细血管通透性增高、平滑肌痉挛和腺体分泌增加），导致局部或全身过敏症的阶段。

1. 速发相（即刻或早期相反应）

再次接触变应原后几秒钟内发生，可持续数小时（主要由组胺引起）。

2. 迟发相（晚期相反应）

变应原刺激后 6 ~ 12h 内发生，可持续数天（主要由新合成的 LT、PAF 引起）。

I 型超敏反应发病机制的全过程见图 11 - 1。

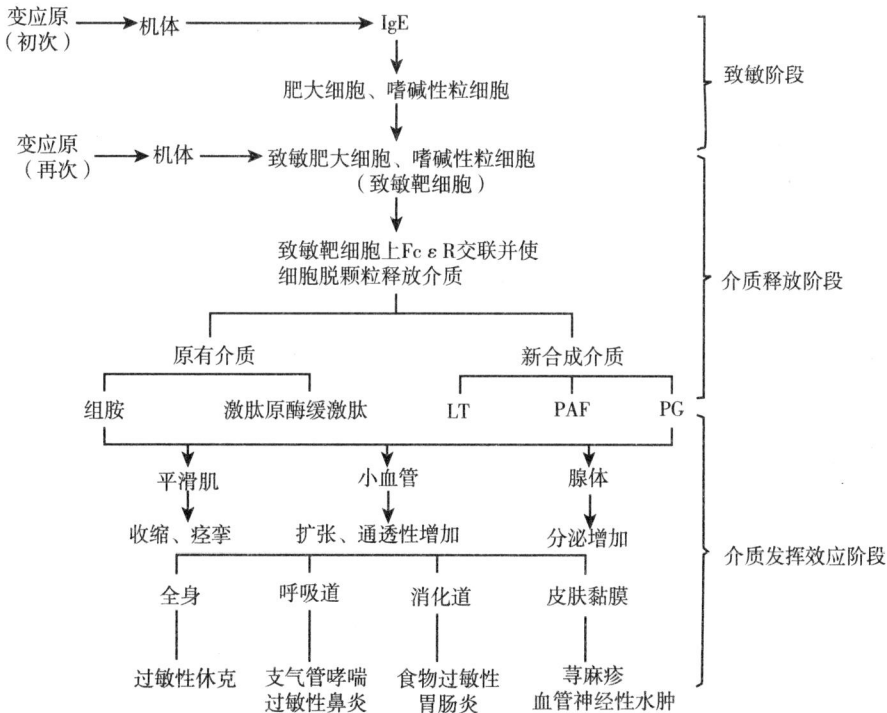

图 11 - 1 I 型超敏反应的发生机制示意图

二、临床常见疾病

（一）过敏性休克

过敏性休克是后果最严重的 I 型超敏反应性疾病。常在致敏机体接触变应原数分钟内出现休克症状，若抢救不及时可导致死亡。

1. 药物过敏性休克

青霉素引起的过敏性休克最为常见，其他有些小分子的药物如链霉素、先锋霉素、有机碘、维生素 B_1 和维生素 B_{12}、氨基比林、普鲁卡因等偶可引起。

青霉素是半抗原，其降解产物青霉噻唑酸或青霉烯酸能与体内组织蛋白结合，获得免疫原性，刺激机体产生特异性 IgE，其 Fc 段与肥大细胞和嗜碱性粒细胞上 FcεR 结合，使机体致敏。当机体再次接触青霉素时，即可诱导 I 型超敏反应发生，重者血容量下降，循环衰竭而休克。临床上少数人在初次注射青霉素时也发生过敏性休克，其原因可能是曾吸入空气中青霉菌孢子或使用青霉素污染的注射器而被致敏。

2. 血清过敏性休克（血清过敏症）

临床上注射动物免疫血清治疗或紧急预防外毒素引起的疾病时，也可能发生过敏性休克。其原因是抗毒素马血清为异种蛋白，能使少数具有过敏体质患者产生特异性 IgE，当再次注射时即可出现过敏性休克（也称再次注射血清病）。

（二）呼吸道过敏反应

最常见的疾病是支气管哮喘和过敏性鼻炎（又称枯草热），常因吸入植物花粉、细菌、动物皮毛和尘螨等引起。80% 的患者有家族史，有明显的遗传倾向。

（三）消化道过敏反应

因食入鱼、虾、蟹、蛋、牛奶等食物后发生过敏性胃肠炎，出现恶心、腹痛、腹泻、呕吐等症状，个别严重者亦可出现过敏性休克。食物超敏反应以儿童多见，可能与儿童消化道黏膜柔嫩、血管通透性高，消化道屏障功能差及胃肠道 SIgA 遗传性缺乏有关。

（四）皮肤过敏反应

可由药物、食物、花粉、肠道寄生虫或寒冷刺激等引起，主要表现为皮肤湿疹、荨麻疹和血管神经性水肿。此类患者往往有过敏史和明显家族史。

三、防治原则

I 型超敏反应性疾病的防治主要针对变应原和机体免疫状态两个方面：一是尽快找出变应原，避免再次接触；二是针对超敏反应发生发展的进程，切断或干扰某些环节，终止其发病。

（一）找出变应原，避免接触

详细询问过敏史及家族史，尽量避免接触变应原；检出变应原并避免与其接触。常用的方法可采用变应原皮肤试验、特异 IgE 抗体测定法等。

（二）脱敏疗法和减敏疗法

1. 脱敏疗法

脱敏疗法指在应用动物免疫血清时，若皮试呈阳性者，可采用小剂量多次、短间隔注射的方法。其机制可能是小剂量变应原进入体内，使致敏靶细胞释放少量活性介质，并被体内某些物质灭活，不引起明显的临床症状。经短时间内少量多次反复注射，可使机体致敏细胞逐渐脱敏，直至机体致敏状态暂时解除，此后大量注射变应原即不会发生超敏反应。

2. 减敏疗法

减敏疗法指对已检出而难以避免接触的变应原如花粉、尘螨等，可采用少量多次反复皮下注射，逐步递增剂量及浓度的方法。其机制可能是改变抗原进入体内途径，诱导机体产生 IgG 类抗体；并且通过 IgG 与变应原结合，阻断变应原与致敏靶细胞表面 IgE 的结合，从而抑制致敏靶细胞脱颗粒。

（三）药物治疗

1. 阻止生物活性介质释放

色苷酸二钠可稳定肥大细胞的细胞膜，抑制活性介质释放。肾上腺素、异丙肾上腺素等儿茶酚胺类及前列腺素类药物可通过激活腺苷酸环化酶，提高 cAMP 浓度，抑制活性介质释放。

2. 竞争靶器官受体的药物及生物活性介质拮抗药

苯海拉明、马来酸氯苯那敏、异丙嗪等药物可与组胺竞争靶器官上组胺受体，多根皮苷酊磷酸盐有拮抗 LT 的作用。

3. 改善靶器官的反应性

肾上腺素、麻黄素可解除支气管痉挛，减少腺体分泌；葡萄糖酸钙、维生素 C 等除可解痉外，还能降低毛细血管的通透性，减少渗出。

309

第二节　Ⅱ型超敏反应

Ⅱ型超敏反应又称细胞溶解型（cytolytic type）或细胞毒型（cytotoxic type）超敏反应。其特点为：①参与的抗体是 IgG1、IgG2、IgG3 和 IgM；②有补体、吞噬细胞和 NK 细胞参与；③抗体与靶细胞抗原结合后通过激活补体、调理作用或 ADCC 溶解破坏靶细胞。

一、发生机制

（一）抗原

引起Ⅱ型超敏反应的变应原都存在靶细胞膜上，或是靶细胞自身成分，或是吸附于靶细胞上的外源性抗原。靶细胞膜表面的抗原分为以下三类。

1. 同种异型抗原

ABO 血型抗原、Rh 抗原和 HLA 抗原。

2. 自身抗原

（1）异嗜性抗原所导致疾病中的自身抗原，如与链球菌胞壁多糖有共同抗原的心脏瓣膜、肾小球基底膜和关节组织糖蛋白。

（2）由感染和理化因素等修饰的自身抗原。

3. 吸附在组织细胞上的外来抗原或半抗原

某些药物（如青霉素半抗原）或化学制剂进入机体，可与细胞或组织结合构成完全抗原。

（二）抗体

1. 天然抗体

天然抗体如 ABO 血型抗体，为 IgM。

2. 免疫性抗体

免疫性抗体是指针对结合在自身细胞表面的外来抗原刺激机体产生的抗体和自身抗原诱导产生的自身抗体，包括 IgG（IgG1、IgG2、IgG3）和 IgM。

（三）组织损伤机制

抗体与靶细胞膜上的抗原结合后，通过下列三条途径杀伤靶细胞：①激活补体经典途径溶解靶细胞；②IgG Fc 段和补体 C3b 片段与吞噬细胞表面的 CR 或 FcγR 结合，发挥调理作用，促进靶细胞被吞噬溶解；③IgG Fc 段与效应细胞（NK 细胞、巨噬细胞和中性粒细胞）表面 FcγR 结合，介导 ADCC 效应，溶解破坏靶细胞。

二、临床常见疾病

（一）由同种异型抗原引起的疾病

1. 输血反应

多发生在 ABO 血型不符的输血。如将 A 型血（红细胞表面 A 抗原和血清含抗 B 抗体）输入 B 型（B 抗原和抗 A 抗体）受血者，抗 A 抗体与红细胞膜上 A 抗原结合，在补体参与下，可引起溶血反应。因此，尽量选择同型输血，仔细鉴定供、受血者血型及交叉试验。

此外，经产妇及曾多次接受输血者体内有白细胞同种异型抗体产生，可出现脸红、心跳过速、胸闷、寒战、发热等白细胞输血反应。

2. 新生儿溶血症

由母胎间 Rh 血型不符引起，多见于母亲为 Rh⁻ 而胎儿为 Rh⁺ 情况。Rh⁻ 母亲因输血、流产、分娩等原因，接受 Rh 抗原刺激后产生 IgG 类 Rh 抗体。如已产生 Rh 抗体的母体再次妊娠，IgG 类 Rh 抗体可通过胎盘进入胎儿体内，与胎儿 Rh⁺ 红细胞结合，激活补体，导致胎儿红细胞溶解。为预防 Rh 抗原所致新生儿溶血症，可初产后 72h 内给母体注射 Rh 抗体，及时清除进入母亲体内的 Rh⁺ 红细胞，避免 Rh 抗原使母体致敏，该方法对再次妊娠的胎儿有较好的预防效果。

母胎 ABO 血型不合的新生儿溶血症更为多见，但症状较轻。其原因为：①ABO 血型抗体多为 IgM 类，不能通过胎盘；②ABO 血型抗原除红细胞表达外，胎儿血清和其他组织细胞也存在，故少量进入母体的胎儿红细胞所诱生的 IgG 类抗体，虽可经胎盘进入胎儿血液循环，但首先与游离的血型抗原结合。

（二）由外来抗原或半抗原引起的疾病

常见于药物过敏性血细胞减少症，包括溶血性贫血、粒细胞减少症及血小板减少性紫癜等。引起此类疾病的药物有非那西丁、对氨基水杨酸、异烟肼、奎宁及青霉素等。青霉素易吸附于红细胞，导致溶血性贫血；奎宁、奎尼丁等易吸附于血小板，导致血小板减少性紫癜；氨基比林易吸附于粒细胞，导致粒细胞减少症。

（三）由改变性质的自身抗原引起的疾病

某些药物如甲基多巴、吲哚美辛等的作用，或病毒（如流感病毒、EB 病毒等）感染可导致血细胞膜表面的抗原成分发生改变，诱发自身抗体而发生自身免疫性溶血性贫血。

（四）由异嗜性抗原引起的疾病

急性链球菌感染所致肾小球肾炎的部分病因是由于乙型溶血性链球菌（A 族 12型）与人肾小球基底膜有共同抗原成分，即抗链球菌抗体可与肾小球基底膜发生交叉反应，导致组织损伤。

（五）自身免疫性受体病

某些针对细胞表面受体的抗体与相应受体结合后，可导致细胞功能紊乱，但无炎症现象和组织损伤。细胞功能的异常既可表现为受体介导对靶细胞的刺激作用，也可表现为抑制作用。例如甲状腺功能亢进（Graves 病）患者体内可产生针对甲状腺刺激素（thyroid stimulating hormone，TSH）受体的 IgG 类自身抗体，该抗体的表现为受体介导的刺激作用，与 TSH 受体结合后，刺激甲状腺细胞合成分泌大量甲状腺素，引起甲状腺功能亢进。重症肌无力患者体内往往有针对乙酰胆碱受体的抗体，该抗体的表现为受体介导的抑制作用，可导致神经肌肉传导障碍，重复活动后肌肉无力或易疲劳，严重时可危及生命。

311

第三节　Ⅲ型超敏反应

Ⅲ型超敏反应又称免疫复合物型（immune complex type）或血管炎型超敏反应。其特点是：①抗原抗体结合成可溶性中等大小的免疫复合物（immune complex，IC），即致病性 IC，易沉积在局部或全身毛细血管基底膜；②IC 可激活补体，并在血小板、中性粒细胞、嗜碱性粒细胞参与下引起组织损伤；③局部以充血水肿、坏死和中性粒细胞浸润为特征。

一、发生机制

（一）致病的抗原和抗体

诱导Ⅲ型超敏反应的抗原可分为两类：①外源性抗原，如各种病原微生物、寄生虫、药物、动物免疫血清等；②内源性抗原，如系统性红斑狼疮患者的核抗原、类风湿关节炎患者产生的变性 IgG 等。针对这些抗原产生的抗体主要是 IgG 和 IgM 类，也可是 IgA。

（二）中等大小免疫复合物的形成

正常情况下，抗原与抗体在体内结合形成 IC，在补体参与下经调理作用被吞噬，或与红细胞表面 CR1 结合，转运至肝、脾被吞噬细胞吞噬清除。只有在下列情况下，才能形成致病性的 IC，造成组织损伤。

1. 抗原持续存在

抗原大量持续存在，以至 IC 不断形成、蓄积并沉积于毛细血管壁，可导致组织损伤。微生物感染时，持续或间歇地繁殖，血流中可出现大量的抗原，为 IC 形成提供了条件。

2. 抗原的性质

可溶性抗原、单价或双价抗原形成的 IC，不易被吞噬和清除；而细菌、细胞等颗粒性抗原、多价抗原形成的 IC 则易被吞噬及清除。

3. 抗体的性质及抗原、抗体的比例

高亲和力抗体在抗原、抗体比例合适时，形成大分子不溶性 IC，易被吞噬细胞捕获与清除；低亲和力抗体，在抗原过剩时，形成可溶性小分子 IC，可长期存在于血清中，但易透过肾小球滤过排出体外。中等亲和力的抗体和稍过剩的抗原，则形成中等大小的可溶性 IC（沉降系数 19～22S，或分子量约 10×10^5），既不易被吞噬清除，又不能通过肾滤过，易沉积于毛细血管壁。

（三）中等大小免疫复合物沉积的影响因素

1. 血管通透性增高

IC 活化补体后产生过敏毒素 C3a 和 C5a，诱导肥大细胞、嗜碱性粒细胞释放组胺、PAF 或血小板释放血管活性胺，促使血管通透性增高。中性粒细胞释放某些碱性蛋白和细胞因子，也能增高血管壁通透性。

2. 组织结构特点

IC 常沉积于毛细血管分支多、管腔小且曲折处，因其血流缓慢，有利于 IC 的沉积，如肾小球、关节滑膜、心肌及皮肤等处的血管壁常易使 IC 滞留。

（四）中等大小免疫复合物的致病机制

中等大小免疫复合物并非是引起组织损伤的直接原因，而是始动因素。IC 造成组织损伤的机制是：①IC 激活补体后，产生的 C3a、C5a、C5b67 趋化中性粒细胞聚集在 IC 周围，释放溶酶体酶，造成邻近组织损伤或血管壁、基底膜病变；C3a 和 C5a 可使肥大细胞、嗜碱性粒细胞脱颗粒，释放血管活性介质，使血管通透性增加，局部充血、水肿。②内皮基底膜暴露，可使血小板凝聚，形成血栓，导致局部缺血、瘀血和出血。Ⅲ型超敏反应的发生机制见图 11－2。

中等大小IC沉积在血管
壁或肾小球基底膜

活化补体

| C3a、C5a
（过敏毒素） | C3a、C5a、C5b67
（趋化因子） | 激活内源性凝血系统
血小板聚集 |

肥大细胞、嗜碱性粒细
胞释放血管活性介质

（PAF）

中性粒细胞浸润

微血栓形成

血管通透性增加

释放溶酶体酶

局部水肿、充血

局部组织分解、坏死

局部缺血、出血

局部或全身免疫复合物病

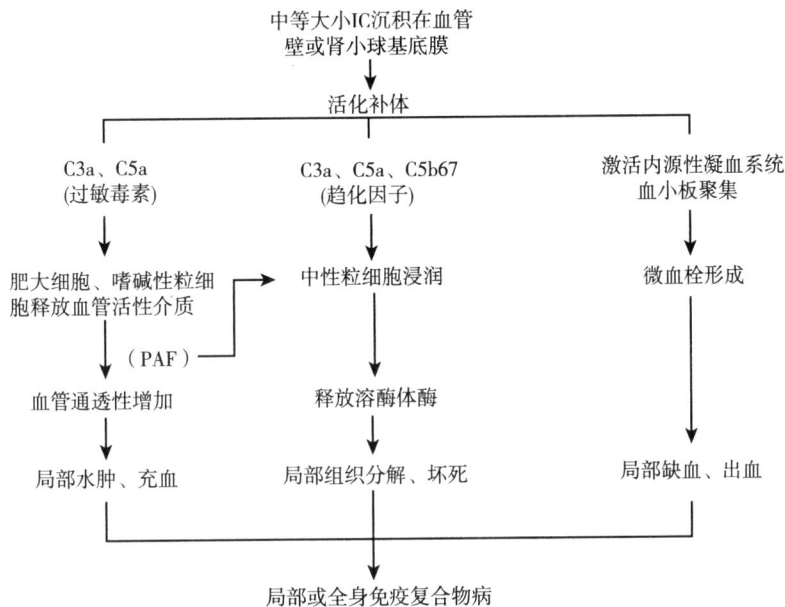

图 11-2　Ⅲ型超敏反应发生机制示意图

二、临床常见疾病

（一）局部免疫复合物病

给家兔皮下注射马血清，数周后，再次注射马血清，局部出现水肿、出血和坏死，称为 Arthus 反应。人类局部免疫复合物病主要有人类 Arthus 反应，发生在多次注射胰岛素、狂犬病疫苗或使用动物来源的抗毒素时，其注射局部出现红肿、出血和坏死。其原因是 IC 沉积于注射部位小静脉血管壁基底膜所致。

（二）全身免疫复合物病

1. 血清病

血清病是指一次注射较大剂量含抗毒素的马血清，1～2 周后患者出现发热、皮疹、淋巴结肿大、关节痛、蛋白尿等症状。这是由于机体产生的抗马血清抗体与尚未完全消失的马血清形成中等大小的免疫复合物，沉积全身小血管壁，引起的全身免疫复合物病。血清病有自限性，停止注射后即逐渐恢复。有时应用大剂量青霉素、磺胺药等也能引起类似血清病样反应，其机制与上述相同，也称药物热。

2. 链球菌感染后肾小球肾炎

多发生于链球菌感染后 2～3 周，其机制是某些型别的 A 族溶血性链球菌感染机体后产生的抗体可与链球菌的抗原成分形成 IC，沉积于肾小球基底膜，引起免疫复合物型肾炎。其他微生物如沙门菌、乙型肝炎病毒等感染后亦可发生类似肾病变。

3. 系统性红斑狼疮

系统性红斑狼疮（systemic lupus erythematosus，SLE）是一种以Ⅲ型超敏反应损伤为主的慢性自身免疫病。其发病机制是体内持续出现 DNA-抗 DNA 复合物，并反复沉

313

积于肾小球、关节或其他部位血管内壁。SLE 病变主要表现为皮肤红斑、肾小球肾炎、关节炎和脉管炎等。

4. 类风湿关节炎

发病机制尚不清楚，可能是一些病原体的持续性感染改变了 IgG 分子结构，使其成为自身抗原，刺激机体产生抗 IgG 的自身抗体（多为 IgM，称类风湿因子），二者结合形成 IC，沉积于关节滑膜，引起类风湿关节炎。

（三）过敏样休克反应

在血流中迅速出现大量 IC 时，激活补体产生 C3a、C5a，促使嗜碱性粒细胞和肥大细胞脱颗粒，释放血管活性介质，造成毛细血管扩张，血压下降，引起过敏性休克。如大剂量注射青霉素治疗钩端螺旋体病或梅毒时，大量病原体被破坏，释放出大量抗原，与血流中相应抗体结合形成 IC，可引起过敏性休克。

第四节　Ⅳ型超敏反应

Ⅳ型超敏反应亦称迟发型超敏反应（delayed type hypersensitivity，DTH）。其特点是：①再次接触抗原后 48~72h 出现明显反应；②与抗体、补体无关，是由致敏 T 细胞介导的免疫病理损伤；③局部表现为以单个核细胞浸润和细胞变性坏死为特征的反应；④个体差异小。

一、发病机制

Ⅳ型超敏反应大致分为 T 细胞致敏阶段和致敏 T 细胞的效应阶段。

（一）CD4$^+$T 细胞和 CD8$^+$T 细胞

多种抗原可引起Ⅳ型超敏反应，既可为胞内寄生菌、寄生虫、真菌、异体组织等，也可为油漆、化妆品、农药等半抗原。

CD4$^+$T 细胞和 CD8$^+$T 细胞经抗原致敏后 2 周左右，分化为效应性 CD4$^+$Th1 细胞和 CD8$^+$CTL，其过程与机制同生理性细胞免疫。

（二）致敏效应 Th1 细胞和 CTL 的组织损伤机制

致敏效应 Th1 细胞和 CTL 的组织损伤机制即致敏 T 细胞的效应阶段。

1. 效应 Th1 细胞介导的炎症反应和组织损伤

效应 Th1 细胞再次接触抗原而被激活，可释放一系列细胞因子。细胞因子的效应表现为：①形成单个核细胞浸润为主的炎症反应，如巨噬细胞趋化因子、巨噬细胞移动抑制因子、粒细胞 - 巨噬细胞集落刺激因子、转移因子、促分裂因子等；②活化单核 - 巨噬细胞，释放溶酶体酶等炎性介质引起组织损伤，如 IFN - γ、IL - 2、巨噬细胞活化因子、巨噬细胞武装因子等；③细胞毒性作用，如 TNF - α、TNF - β 等。

2. CTL 介导的细胞毒作用

致敏 CTL 能特异性识别靶细胞表面抗原，并过释放穿孔素、颗粒酶等介质导致靶细胞溶解破坏。

二、临床常见疾病

(一) 传染性超敏反应

在胞内寄生菌（如结核杆菌、麻风杆菌、布氏杆菌等）、病毒及某些真菌感染过程中引起的以 T 细胞介导为主的细胞免疫应答称为传染性超敏反应。机体免疫系统在清除胞内寄生物感染时所发生的免疫应答，如其结果是以清除病原体为主，称为细胞免疫；若免疫应答过强造成组织损伤为主，则称为Ⅳ型超敏反应。

一般而言，出现传染性超敏反应的个体已获得对特定病原体细胞免疫的能力。例如，结核菌素皮肤试验阳性者，表示已感染过结核杆菌，对结核杆菌的再感染有免疫力；如结果为强阳性，表明体内有活动性结核病灶，需进一步检查。因此，结核菌素试验广泛用于辅助结核病的诊断、判断卡介苗接种效果和评价机体的细胞免疫水平等。

(二) 接触性皮炎

这是一种小分子化学物质与皮肤长期接触所致的迟发型超敏反应，又称接触性皮炎。引起接触性迟发型超敏反应的化学物质多为半抗原，如油漆、染料、化妆品、碘酊、重金属盐类和某些药物（如青霉素和磺胺药），能穿过表皮与体内蛋白结合形成完全抗原，使机体致敏。当机体再次接触相同抗原时，可在 24h 后发生湿疹样皮炎，表现为局部红肿、硬结、水泡，48～96h 达高峰，严重者可发生剥脱性皮炎。

超敏反应性疾病的发生机制十分复杂，临床实际中往往为混合型，可表现为某一型损伤为主。例如，Ⅰ型超敏反应时，所释放的血管活性胺可使血管壁通透性增高，若血清中存在中等大小的 IC，则有可能沉积于血管壁，引起Ⅲ型超敏反应。系统性红斑狼疮时发生的肾损伤主要起因于Ⅲ型超敏反应，但也可因多种自身抗体造成贫血和粒细胞减少，提示有Ⅱ型超敏反应存在。此外，同一抗原可因接触方式、剂量和机体反应性的差异，可引起各种不同类型的超敏反应。如青霉素进入机体可引起不同类型的超敏反应，也可引起Ⅰ、Ⅲ和Ⅱ、Ⅳ混合型超敏反应。

315

免疫学的应用

随着免疫学基础理论和技术方法的发展,免疫学在生物学、医学、药学等领域中的应用日渐广泛。本章主要介绍免疫学检测技术的基本原理和免疫学在疾病的诊断、预防及治疗方面的应用。

第一节　免疫学检测原理及应用

抗原与相应抗体在体内、外相遇时,将发生特异性结合。体外的抗原-抗体反应可通过不同的技术进行观察,它是免疫学测定的基础。由于用于检测的抗体通常存在于血清等体液中,故利用体外抗原-抗体反应进行的免疫学检测也称为血清学检测。其应用包括两个方面:一是用已知的抗原去检测未知的抗体,这是临床上广泛使用的血清学诊断法;二是用已知的抗体去检测未知的抗原,如微生物、激素、药物的鉴定。

一、抗原-抗体反应

(一)抗原-抗体反应的特点

1. 特异性与交叉反应

抗原-抗体反应的特异性是指抗原与相应抗体之间的特异性结合反应,即一种抗原一般只能与由其刺激产生的抗体结合。抗原与抗体发生结合反应的物质基础在于抗原决定簇和抗体高变区结构上的互补性,结构互补程度不同,结合力强弱也各异,互补程度越高,结合能力越强。但是,如果两种抗原存在着相同或相似的抗原决定簇,就会发生交叉反应。

2. 分子表面的结合

抗原、抗体的结合是分子表面的结合,为非共价键可逆的结合。这种结合由离子键、氢键、疏水键、范德华力所决定,在一定条件下可发生解离,解离的程度视抗原抗体的适合程度而定。若两者的适合性好,结合就牢固,解离倾向就弱,这类抗体称为高亲和力抗体;反之为低亲和力抗体。

3. 合适比

抗原-抗体结合是否出现肉眼可见的反应与抗原、抗体的数量比例相关。若反应体系中抗原-与抗体的比例适当，就能形成大分子抗原-抗体复合物，出现沉淀或凝集等肉眼可见的反应。如果抗原、抗体的比例不适当，就不能形成大分子免疫复合物，不出现可见反应。

4. 反应的两个阶段

反应的第一阶段是在抗原与相应抗体相遇时，两者迅速发生特异性结合。此阶段反应发生快，但不出现肉眼可见的现象。在环境因素（如适宜的电解质、pH、温度）的影响下，抗原-抗体复合物进一步交联和聚集，表现为凝集、沉淀、溶解等肉眼可见的现象，即为反应的第二阶段。此阶段需较长时间，往往需数分钟至数小时。

（二）常见的抗原-抗体反应

1. 凝集反应

细菌、红细胞等颗粒性抗原与相应抗体结合，在适量电解质存在的条件下，形成肉眼可见凝集团块，此类反应称为凝集反应（agglutination reaction）。参与凝集反应的抗原称为凝集原，而抗体称为凝集素。

（1）直接凝集反应　颗粒性抗原与相应抗体直接结合所呈现的凝集现象称为直接凝集反应，分玻片法和试管法。玻片法是已知抗体和相应抗原在玻片上进行凝集反应，用于抗原的定性检测，如 ABO 血型鉴定、细菌鉴定。试管法是在试管中系列稀释待检血清，加入已知颗粒性抗原，用于抗体的定量检测，如诊断伤寒的肥达试验。

（2）间接凝集反应　将可溶性抗原包被在颗粒载体（如红细胞或乳胶颗粒）表面，与相应抗体反应出现的凝集现象称为间接凝集反应。如用变性 Ig（抗原）包被乳胶颗粒检测类风湿关节炎患者血清中的类风湿因子（抗体）。也可用抗体包被颗粒载体，再与相应抗原反应也可出现凝集，称为反向间接凝集反应。

2. 沉淀反应

可溶性抗原与相应抗体相结合，在适量电解质存在的条件下，出现肉眼可见沉淀物的现象，称为沉淀反应（precipitation reaction）。参与沉淀反应的抗原称为沉淀原，而抗体称为沉淀素。沉淀原通常是蛋白质、多糖、类脂等，其体积小，在单位体积中的分子数比沉淀素多，故做定量检测时常需要进行稀释，并以稀释度作为沉淀反应的效价。沉淀反应试验大致分为琼脂扩散法、环状法、絮状法三种基本类型，其中以琼脂扩散法应用较为广泛。

琼脂扩散试验是利用半固体琼脂凝胶作为介质，可溶性抗原与抗体在凝胶中进行扩散，在比例合适处相遇时形成可见的白色沉淀。琼脂扩散试验分为双向扩散和单向扩散两种基本类型，与电泳技术结合，可衍生出对流电泳、火箭电泳、免疫电泳等多种检测方法。

317

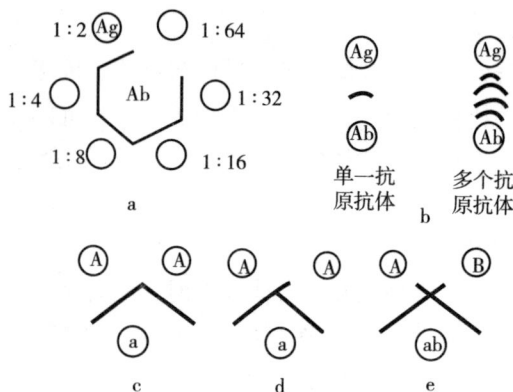

图 12 - 1　双向琼脂扩散试验的结果示意图

a. 定量测定　b. 单一抗原抗体与多个抗原抗体　c. 一致性反应　d. 部分一致性反应　e. 不一致性反应

（1）双向琼脂扩散试验　将抗原和抗体分别加入琼脂凝胶小孔中，在两者自由扩散相遇时可特异性结合，在抗原、抗体分子比例合适处形成可见的沉淀线。沉淀线的位置和抗原、抗体的浓度有关，当抗体浓度大于抗原浓度时，沉淀线位置靠近抗原，反之则靠近抗体。如反应体系中含两种以上的抗原 - 抗体系统，则可形成两条以上的沉淀线，故可根据沉淀线的数目推断反应体系中抗原、抗体的性质（图 12 - 1）。本法为定性试验，常用于各种 Ig 的类别和亚类测定。

（2）单向琼脂扩散试验　将一定量的已知抗体混于琼脂凝胶中制成琼脂板，在适当位置打孔后加入抗原，当抗原向周围扩散时与琼脂中抗体相结合，即形成沉淀环，环的直径与抗原浓度呈正相关。若用已知抗原绘制标志曲线，则可对待测抗原进行定量测定。本法常用于免疫球蛋白及补体的含量测定（图 12 - 2）。

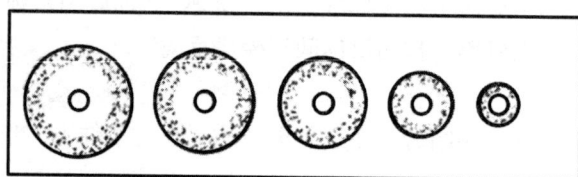

图 12 - 2　单向琼脂扩散结果示意图

（3）对流免疫电泳　对流免疫电泳是双向琼脂扩散电泳相结合的一种检测技术。将抗原加入近阴极孔，抗体加入近阳极孔，进行电泳。抗原和抗体在电场力、电渗力（电渗力是指在电场作用下，琼脂中水溶液带动胶体粒子由阳极向阴极移动的作用力）作用下相对而行，在两者相遇最适比例处形成沉淀线。对流免疫电泳通过在电场下限制抗原、抗体自由扩散，缩短了反应时间，提高了敏感度。此法常用于检测血清中 HBsAg 和甲胎蛋白等可溶性抗原。

（4）火箭免疫电泳　火箭免疫电泳是将单向琼脂扩散与电泳相结合的一种定量检测技术。在电场作用下，琼脂凝胶中的抗原向阳极迁移，与不发生泳动的抗体特异性结合，在分子比例合适处形成火箭状的沉淀峰，峰高与抗原含量呈正相关。

（5）免疫电泳 免疫电泳是将蛋白质区带电泳与双向琼脂扩散结合的一种检测方法。将抗原加入琼脂板孔进行电泳，使各种抗原成分按电泳迁移率的不同而分离。然后在与电泳方向平行的琼脂槽加入相应抗体进行双向行琼脂扩散，抗原－抗体特异性结合，在分子比例合适处形成沉淀弧。对照正常血清形成沉淀弧的数量、形状和位置，可分析待测标本中的抗原成分。此法常用于血清蛋白组分的分析。

3. 免疫标记技术

免疫标记技术是用酶、荧光素、放射性核素、化学发光剂或电子致密物质等标记抗体或抗原，进行抗原－抗体反应，是目前应用最广泛的免疫学检测技术。该技术将标记物的高度敏感性与抗原－抗体反应的特异性有效结合，具有快速、定性或定量，甚至定位等优点。

（1）酶免疫测定技术 是用酶标记抗体（或抗原）进行的抗原抗体反应。它将抗原抗体反应的特异性与酶催化作用的高效性相结合，通过酶催化底物后的显色反应判断待测样品中抗原（或抗体）的含量。酶免疫技术的标记酶常采用辣根过氧化物酶（horseradish peroxidase，HRP），其次是碱性磷酸酶（alkaline phosphatase，AP）。

酶联免疫吸附试验（enzyme linked immunosorbent assay，ELISA）是利用抗原或抗体能非特异性吸附于聚苯乙烯等固相载体表面的特性，使抗原抗体反应在固相载体表面进行的一种酶免疫测定技术。ELISA 包括三种基本方法：①间接法，是将抗原吸附到固相载体上，加入待检血清，再加酶标记的二抗，加酶的底物观察显色反应，用于测定抗体。②双抗体夹心法，是将已知抗体吸附于固相载体，加入待检样本，再加入酶标记抗体，加酶的底物观察显色反应，用于测定抗原。③竞争法，将已知抗体吸附到固相载体表面，待测抗原与酶标记特异抗原按适当比例混合后加入，同时以缓冲液代替待测抗原作对照，加入酶的底物观察显色反应，用于测定抗原。

319

（2）免疫荧光技术 将荧光素（异硫氰酸或罗丹明等）标记抗体制成荧光抗体，再与相应抗原结合后，在荧光显微镜下观察荧光的有无、强弱、部位等，对抗原作鉴定和定位。

①直接荧光法 将待检标本固定于玻片上，滴加荧光抗体直接与相应抗原反应。其优点是操作简便、特异性高；缺点是每检测一种抗原就要制备一种相应的荧光抗体。

②间接荧光法 用一抗与标本中的抗原结合，再用荧光素标记二抗检测。此法灵敏度比直接荧光法高，可用于多个抗原抗体系统的检测，但非特异性荧光亦增多。

（3）放射免疫测定技术 是用放射性核素标记抗原或抗体进行免疫学检测的技术。它将放射性核素的高度灵敏性与抗原抗体反应的特异性相结合，使检测水平达 pg/ml 水平。常用于微量物质的检测，如胰岛素、生长激素、甲状腺素等激素以及吗啡、地高辛等药物。

（4）免疫胶体金技术 氯金酸（$HAuCl_4$）在还原剂作用下，可聚合成一定大小的金颗粒，形成带负电的疏水胶溶液，成为稳定的胶体状态，称为胶体金。在碱性条件下，胶体金颗粒表面带负电荷，可与蛋白质所带正电荷基团之间产生静电吸引而牢固结合，这种结合对所标记蛋白质的生物学活性无明显影响，且无内源酶干扰及放射性核素污染等问题，所以胶体金作为示踪标志物或显色剂，是应用于抗原抗体反应的一种新型免疫标记物。免疫胶体金技术灵敏度高，操作简单，无需特殊仪器，并且检测结果可以长期保存，现已广泛应用于电镜、流式细胞仪、免疫印迹、蛋白质染色等领域。

4. 其他类型的抗原抗体反应

（1）溶菌反应　某些细菌与相应抗体结合，可激活补体使细菌溶解。常用于某些革兰阴性菌（如霍乱弧菌）的鉴定。

（2）溶血反应　红细胞与相应抗体结合，可激活补体使红细胞溶解，称为溶血反应。参加反应的抗体称为溶血素（hemolysin），它们与相应红细胞可作为补体结合试验的指示系统。

（3）补体结合试验　此试验包括两个系统：①以绵羊红细胞、溶血素、补体为指示系统；②抗原和抗体组成的待检系统。补体结合试验具有灵敏度高、特异性强、易于普及等特点，但由于参与反应的成分多、影响因素复杂及操作繁锁已逐渐被其他方法取代。

（4）中和试验　抗体与相应毒素或病毒结合后，使其丧失生物学活性的现象称为中和反应。引起中和反应的抗体称为中和抗体。中和试验主要包括病毒中和试验和毒素中和试验，常用于病毒或毒素的鉴定以及病毒感染性疾病的诊断。

二、细胞免疫测定法

在体内或体外测定细胞介导免疫功能的方法称为细胞免疫测定法，主要包括各类免疫细胞数量、比例、功能测定等。体内法常用皮肤试验，如结核菌素皮肤试验等。体外法主要包括测定 T 细胞的数量和功能以及相关细胞因子的活性。

（一）免疫细胞的分离与计数

由于检测的目的和方法不同，免疫细胞的分离技术也各异。有时仅需分离白细胞，有时需分离单个核细胞（其中含淋巴细胞和单核细胞），而有时则需纯化 T 细胞和 B 细胞及其亚群。

分离免疫细胞的原则为：①依据免疫细胞的大小、沉降率、黏附和吞噬能力差异进行区分，如自然沉降法、密度梯度离心法、花环沉降法等；②按照免疫细胞的表面标志不同进行选择性分离，如免疫磁珠分离法、流式细胞术、MHC‑I 四聚体技术等。

免疫细胞分离后，经染色（如瑞特‑吉姆萨染色）借助显微镜观察，可对不同类型的细胞进行计数。通过检测细胞某些表面标志，可确定细胞的群和亚群，如免疫荧光染色技术。

（二）免疫细胞功能的测定

1. 淋巴细胞增殖试验

淋巴细胞转化试验是指 T 细胞在体外培养时，受到非特异性有丝分裂原如植物血凝素（PHA）等刺激后，转化为淋巴母细胞。淋巴母细胞体积增大，胞浆丰富、出现空泡，核仁明显，蛋白质及 RNA、DNA 合成增加，随后细胞可发生分裂增殖。根据 T 细胞的转化率，可判断机体的细胞免疫功能水平，常用的方法如下。

（1）形态学法　用植物血凝素作为刺激物，与分离的待测淋巴细胞在 37℃ 共同培养 72h 后，涂片染色。在显微镜下计数 200 个淋巴细胞中转化的淋巴母细胞所占百分率。正常人外周血的淋巴细胞转化率为 70% 左右。形态学方法因影响因素较多，准确性较差。

（2）MTT 法　　MTT 是一种噻唑盐，化学名为 3 - （4，5 - 二甲基噻唑 - 2）- 2，5 - 二苯基四氮唑溴盐。MTT 法基本原理是根据活细胞线粒体中的琥珀酸脱氢酶能使外源性 MTT 还原为不溶性的蓝紫色结晶甲臜并沉积在细胞中，而死细胞无此功能。二甲基亚砜溶解细胞中的甲臜，用酶标仪检测 490nm 处 OD 值。MTT 结晶形成的量与细胞增殖水平成正相关，故 OD 值可反映细胞增殖水平。MTT 法相对而言简单、灵敏、成本低。

（3）氚标记胸腺嘧啶掺入法　　在 PBMC 中加入 PHA 共同培养，在终止培养前 8 ~ 16h 加入氚标记胸腺嘧啶。在淋巴母细胞转化过程中，将吸收氚标记的胸腺嘧啶合成 DNA，经液体闪烁仪测定样本的放射活性，可反映细胞增殖水平。

2. 细胞毒试验

CTL、NK 细胞、LAK 细胞、TIL 细胞对靶细胞有直接杀伤作用，可选用相应的靶细胞，如肿瘤细胞、移植供体细胞等来检测效应细胞的活性。该试验用于肿瘤免疫、移植排斥反应、病毒感染等方面的研究，常用的方法有 ^{51}Cr 释放法。

^{51}Cr 释放法：用 $Na_2^{51}CrO_4$ 标记的靶细胞，加入待检效应细胞混合培养。若待检效应细胞能杀伤靶细胞，则 ^{51}Cr 从靶细胞内释放，用 γ 射线测量仪检测上清中放射活性，可反映效应细胞的杀伤活性。

3. T 细胞功能的体内检测（迟发型超敏反应）

皮肤试验和接触性超敏反应的诱发是检测迟发型超敏反应（DTH）的常用方法。细胞免疫功能正常者，可出现硬结、红斑等阳性反应。因此，临床上不仅用来作为病原微生物感染的检测指标，同时也作为观察被测者细胞免疫状态的指标。

（1）皮肤试验　　用皮肤试验诊断 DTH，常用的抗原有结核菌素（OT）及结核菌纯蛋白衍生物（PPD）。在受试者前臂皮内注射少量可溶性抗原，24 ~ 48h 后，测量红肿硬结的大小，硬结直径大于一定标准，视为阳性，表明受试者对该病原菌有了一定的细胞免疫能力。若皮试无反应，表明可能受试者未接触过此抗原，也可能由于细胞免疫功能缺损或严重感染（麻疹、慢性播散性结核）造成无反应性。

（2）接触性超敏反应　　常应用低分子量化合物如二硝基氯苯（DNCB）诱发接触性超敏反应。化合物与皮肤组织蛋白结合而导致 DTH。在动物试验时，初次皮肤上涂抹 DNCB 后间隔 7 ~ 10d 再激发刺激，皮肤出现红肿、硬结、水泡或溃疡等即为阳性。由于此试验对局部反应大，故已不使用。

（三）细胞因子的检测

细胞因子的检测主要用于了解细胞因子在免疫调节中的作用，鉴定分离的淋巴细胞，监测某些疾病状态的细胞免疫功能。其方法很多，主要有 ELISA 方法（采用细胞因子单克隆抗体）、生物活性测定法（采用细胞因子依赖的细胞株）和聚合酶链反应（采用特定的细胞因子引物）。例如，IL - 2 是活化的 T 细胞所分泌的一种非常重要的细胞因子，已成为评价细胞免疫功能的重要指标。可选用 IL - 2 依赖细胞株测定 IL - 2 的水平，因细胞株的增殖反应与 IL - 2 的量呈正相关，故可据细胞株的增殖水平可检测样品中 IL - 2 的含量。

第二节　免疫预防

一、免疫预防的类型

特异性免疫的获得方式有自然免疫和人工免疫两种。

1. 自然免疫

自然免疫主要指机体感染病原体后建立的特异性免疫，也包括胎儿经胎盘或新生儿经初乳从母体获得抗体。

2. 人工免疫

人工免疫是人为地给机体输入抗原（疫苗、类毒素等）或抗体（免疫血清、丙种球蛋白等）而获得的特异性免疫，是免疫预防的重要手段。人工免疫包括人工主动免疫和人工被动免疫两类（表 12 - 1）。

表 12 - 1　人工主动免疫和人工被动免疫特点

项目	人工主动免疫	人工被动免疫
接种物质	抗原	抗体
接种次数	1 ~ 3 次	1 次
生效时间	2 ~ 3 周	立即
维持时间	数月至数年	2 ~ 3 周
主要用途	预防	治疗和紧急预防

人工主动免疫是通过接种疫苗、类毒素等抗原物质，刺激机体免疫系统发生免疫反应，产生针对该抗原的特异性抗体和（或）致敏淋巴细胞，从而使机体获得该抗原的特异性免疫。人工主动免疫的特点是免疫力出现时间缓慢，在免疫接种后 1 ~ 4 周，但免疫力维持时间较长，可达半年至数年。因此，人工主动免疫主要用于传染病的特异性预防。

二、疫苗

由细菌菌体成分制备的生物制品称为菌苗。由病毒制备的生物制品称为疫苗。但是广义的疫苗也包括菌苗在内。按制备和使用的特点，分以下两类疫苗。

1. 减毒活疫苗

减毒活疫苗是用人工定向诱导或直接从自然界中筛选出毒力减弱或无毒力的活病原微生物制成。传统的制备方法是将病原微生物在培养基或动物细胞中反复传代，使其失去毒力，但保留免疫原性。例如，用牛型结核杆菌在人工培养基上多次传代后制成的卡介苗，用脊髓灰质炎病毒在猴肾细胞中反复传代后制备的活疫苗。减毒活疫苗接种类似隐性感染或轻症感染，病原体在体内有一定生长繁殖能力，一般只需接种一次。活疫苗免疫效果良好，可持续 3 ~ 5 年。其不足是在体内有回复突变的危险，故制备与鉴定要求严格。为延长保存期限，一般制备成冻干制剂，冷藏保存。免疫缺陷者和孕妇一般不宜接种活疫苗。常用的制剂有卡介苗、脊髓灰质炎糖丸疫苗和麻疹活疫苗等。

2. 死疫苗

死疫苗是选用免疫原性强的病原微生物，经人工培养后，用理化方法灭活制成。死疫苗的优点是易于制备，比较稳定，容易保存，使用安全。其缺点是不能在体内繁殖，故接种剂量大、次数多，引起的不良反应也明显；由于灭活的死疫苗不能进入宿主细胞，难以通过内源性抗原加工递呈诱导出 CD8$^+$ CTL，故细胞免疫弱，免疫效果不如活疫苗。常见的死疫苗有百日咳、伤寒、副伤寒、霍乱、流行性乙型脑炎、钩端螺旋体、斑疹伤寒和狂犬病疫苗等。

三、用于免疫预防的其他生物制品

（一）类毒素

细菌的外毒素经 0.3% ~0.4% 甲醛处理后，失去毒性保留其免疫原性而制成的生物制品称为类毒素。类毒素接种后能诱导机体产生抗毒素（抗体）。在纯化的类毒素中加入氢氧化铝，制成精制类毒素。其中吸附剂氢氧化铝可延缓类毒素在体内的吸收，能较长时间刺激机体产生相应的抗体，以增强免疫效果。常用的制剂有白喉类毒素和破伤风类毒素。类毒素也可与死疫苗制成混合制剂，如白百破三联疫苗即由白喉类毒素、百日咳菌苗、破伤风类毒素混合制成。

（二）新型疫苗

新型疫苗是指近年来发展的亚单位疫苗、合成多肽疫苗、基因工程疫苗以及治疗性疫苗。它们是免疫学、生物化学、遗传学、分子生物学等多学科发展和相互渗透的产物。

1. 亚单位疫苗

亚单位疫苗是去除病原体中与产生保护性抗体无关的成分，保留有效免疫原成分制成的疫苗。如用化学试剂裂解流感病毒，提取其有效免疫原成分（血凝素与神经氨酸酶）制成的流感亚单位疫苗。它不含病毒核酸和与免疫无关的蛋白质。此外，还有肺炎球菌荚膜多糖疫苗、脑膜炎球菌荚膜多糖疫苗、腺病毒衣壳亚单位疫苗、霍乱毒素 B 亚单位疫苗等。

2. 合成多肽疫苗

合成多肽疫苗是病原微生物的有效蛋白质抗原被阐明后，人工合成一段免疫原性多肽，配以适当载体与佐剂制成，以期用最小的免疫原性肽来激发有效的特异性免疫应答。研制成功的合成多肽疫苗有乙型肝炎病毒多肽疫苗、白喉外毒素多肽疫苗和流感病毒血凝素多肽疫苗等。

3. 基因工程疫苗

基因工程疫苗按制备方法大致可分为以下四种类型：①重组抗原疫苗，是利用DNA 重组技术制备的只含有保护性抗原的纯化疫苗。此类疫苗不含活的病原体和病毒核酸，安全有效。目前获准使用的有乙型肝炎疫苗、口蹄疫疫苗和莱姆病疫苗等。②重组载体疫苗，是将编码病原体的有效抗原的基因插入载体（减毒的病毒或细菌疫苗株）基因组中，接种后随着疫苗株在体内增殖，表达相应的抗原。例如，将 HBV 表面抗原、流感病毒血凝素和单纯疱疹病毒基因插入痘病毒基因组中，表达后可获得相应的多价基

323

因工程疫苗。③DNA 疫苗，是将编码病原体有效抗原基因与细菌质粒构建的重组体直接接种，体内表达的保护性抗原刺激机体产生特异性的免疫应答。DNA 疫苗在体内可持续表达，免疫效果好，维持时间长。④转基因植物疫苗，将编码有效抗原的基因导入可食用植物细胞的基因组中，人和动物通过摄食这些表达有效抗原的食用植物而达到免疫接种的目的。常用的植物有番茄、马铃薯、香蕉等，其中马铃薯表达乙型肝炎病毒表面抗原已在动物试验中获得成功。

4. 治疗性疫苗

治疗性疫苗是指在已感染病原微生物或已患有某些疾病的机体中，通过诱导特异性的免疫应答达到治疗或防止疾病恶化的天然、人工合成或用基因重组技术表达的产品或制品。治疗性疫苗常见的类别有蛋白质抗原加佐剂、富含 T 表位的重组抗原、DNA 疫苗等。

治疗性疫苗作为一种新型疫苗，其特点主要体现为：使用对象为持续性感染者，常伴有免疫应答低下，使用目的是治疗疾病；其组成成分一般不像预防性疫苗那样简单，往往根据需要进行调整，以便打破免疫耐受，提高特异性免疫反应；以激发细胞免疫应答为主要目的，并常伴有免疫损伤或副反应；目前对其效果评价指标尚待完善，多需结合临床症状、疾病相关的实验指标等进行综合测试。

治疗性疫苗应用领域涉及肿瘤、心血管疾病、高血压、糖尿病、慢性感染性疾病（如 HIV 感染、慢性乙肝）等。

第三节　免疫治疗

免疫治疗是指运用免疫学的理论和方法，人为地增强或抑制机体的免疫功能，以达到治疗疾病为目的所采取的措施。免疫治疗包括人工特异性免疫制品、免疫增强剂、免疫抑制剂的应用等。免疫治疗的应用范围已日趋广泛，除治疗感染性疾病外，还用于免疫缺陷病、自身免疫病、移植物排斥反应、肿瘤等与免疫相关疾病的治疗。

一、人工特异性免疫制品

1. 抗毒素

抗毒素通常是将细菌类毒素给马多次注射后，取其免疫血清分离免疫球蛋白精制而成，包括白喉抗毒素、破伤风抗毒素、气性坏疽抗毒素等。抗毒素应早期、足量使用才能达到效果。因为一旦毒素与靶器官结合，抗毒素将不能发挥中和毒素的作用。

2. 抗菌血清和抗病毒血清

用细菌免疫动物制备的免疫血清称为抗菌血清，用病毒免疫动物制备的免疫血清称为抗病毒血清。这类抗血清随着化学治疗剂和抗生素的发现和应用，目前已很少使用。生物制品中，现只有抗百日咳鲍特菌血清，抗狂犬病、抗乙型脑炎、抗腺病毒血清等几种抗血清。

3. 胎盘球蛋白和血浆丙种球蛋白

胎盘球蛋白由健康产妇分娩后的胎盘提取的球蛋白制成，血浆丙种球蛋白是从正常成人血浆中提取的球蛋白。这些球蛋白实际上是具有多种抗体的制剂，存在正常人群中流行的传染病病原微生物的抗体。在某些传染病流行时，为了防止免疫力弱的婴幼儿感染或减轻症状，可使用这些制品。

4. 治疗性疫苗

在传统的免疫治疗中，使用较多的是非特异性免疫治疗或特异性被动免疫治疗。治疗性疫苗则属于特异性主动免疫治疗范畴。它的使用将有利于打破机体对特定抗原（如乙肝病毒）的免疫耐受，具有极为广泛的应用价值。

二、免疫增强治疗

免疫增强剂主要分为以下四类。

（一）免疫分子制剂及免疫细胞

1. 免疫分子制剂

许多免疫分子制剂具有增强免疫或免疫调节作用，可供临床使用的主要有以下几种。

（1）转移因子 是从致敏淋巴细胞中提取的一种多核苷酸和多肽小分子物质，它能将供者的某种细胞免疫功能特异性转移给接受者。转移因子分两类：①特异性转移因子，来自某一疾病康复者的淋巴细胞，使用后能使受者获得针对该疾病特异的细胞免疫力；②非特异性转移因子，来自正常人的淋巴细胞，能非特异性地增强受者的细胞免疫功能。转移因子广泛用于病原体胞内感染及细胞免疫缺陷或功能降低的各种疾病，如结核病、麻风病、带状疱疹、红斑狼疮、恶性肿瘤、免疫缺陷病等。

（2）IL-2 也称T细胞生长因子，是由活化的T细胞产生的一种重要的细胞因子，具有促进T细胞、B细胞、NK细胞增殖分化，增强免疫效应细胞活性，诱导IFN生成以及免疫调节作用。现已用于多种免疫相关性疾病的治疗，如肿瘤、病毒感染、自身免疫病等。

（3）胸腺素 是从小牛、羊或猪的胸腺中提取的一种可溶性多肽，由胸腺上皮细胞合成的类似激素的物质。胸腺素能诱导前T细胞发育为成熟的T细胞，增强T细胞的免疫功能，主要用于治疗细胞免疫功能低下或缺陷的患者。

（4）免疫核糖核酸 先将抗原（肿瘤细胞或乙型肝炎病毒表面抗原等）免疫动物，然后取免疫动物的脾、淋巴结分离出淋巴细胞的核糖核酸（免疫核糖核酸），以提高患者的体液免疫及细胞免疫功能。目前免疫核糖核酸试用于治疗肿瘤及慢性乙型肝炎等疾病。

2. 免疫细胞

（1）LAK细胞与TIL细胞 LAK细胞即淋巴因子激活的杀伤细胞（lymphokine activated killer cell，LAK）。从肿瘤患者外周血中分离单核细胞，在体外培养时加入高剂量的IL-2，使之活化增殖成LAK细胞。LAK细胞再回输患者体内，可抑制肿瘤的生长。TIL细胞即肿瘤浸润性淋巴细胞（tumor infiltrating lymphocyte，TIL）。从手术切除的患者肿瘤组织中分离出淋巴细胞，在体外经IL-2活化增殖为TIL细胞，再回输患者体内，具有比LAK细胞更强的杀瘤活性和特异性。

（2）造血干细胞 在机体免疫功能极度低下（癌症、自身免疫性疾病、造血系统疾病等）的情况时，可移植造血干细胞，从而增强或恢复机体的免疫功能。移植所用的造血干细胞来源于自体或同种异体，由于受到 HLA 型别的限制，配型极为困难。建立脐血库、骨髓库等将有利于造血干细胞移植的进行。

（二）微生物制剂

1. 卡介苗

卡介苗为结核杆菌的减毒活疫苗，具有很强的免疫刺激作用。卡介苗可活化巨噬细胞，促进多种细胞因子的产生，增强 NK 细胞和 T 细胞的活性。现用于多种肿瘤的治疗。

2. 短小棒状杆菌

短小棒状杆菌可以非特异性地增强机体免疫功能，其主要作用方式是活化巨噬细胞，促进产生 IL、INF 等细胞因子。对黑色素瘤、乳腺癌、白血病、肝癌等有一定疗效。

（三）化学制剂

1. 左旋咪唑

左旋咪唑能激活吞噬细胞功能，促进 T 细胞产生 IL－2 等细胞因子，增强 NK 细胞活性等。左旋咪唑对免疫功能低下的机体有较好的免疫增强作用，对正常的机体作用不明显。

2. 聚肌胞

聚肌胞是人工合成的多聚肌苷酸、胞苷酸聚合物。具有干扰素诱生剂、免疫佐剂的作用。聚肌胞能增强巨噬细胞吞噬能力，促进抗体生成，用于肿瘤和病毒感染的治疗。

（四）中药制剂

1. 香菇、灵芝等真菌的多糖成分

某些真菌多糖成分有明显的非特异性免疫刺激作用，可促进淋巴细胞的分裂、增殖并产生多种细胞因子。香菇、灵芝等真菌的多糖可作为传染病和恶性肿瘤的辅助治疗药物。

2. 药用植物及其有效成分

许多药用植物，如黄芪、人参、枸杞子、刺五加等有明显的免疫刺激作用。植物中提取的多糖，如黄芪多糖、枸杞子多糖、刺五加多糖等也有免疫增强作用。

3. 中药方剂

补肾填精、活血化瘀、健脾益气类中药方剂有一定的免疫增强功能。

三、免疫抑制治疗

免疫抑制剂是一类抑制机体免疫功能的药物，常用于防止移植排斥反应的发生和自身免疫病的治疗。

（一）化学合成药物

用于免疫抑制治疗的化学合成药物主要是抗肿瘤药物和激素。

1. 烷化剂

常用的烷化剂药物包括环磷酰胺、氮芥、苯丁酸氮芥等。它们的主要作用是影响 DNA 结构、DNA 复制和蛋白质合成，阻止细胞分裂，诱导细胞死亡。处于增殖状态肿

瘤细胞和淋巴细胞对烷化剂比较敏感，因此，烷化剂可用于抗肿瘤和抑制免疫。目前环磷酰胺主要用于器官移植和自身免疫病的治疗。

2. 抗代谢药

用于免疫抑制的抗代谢药主要有嘌呤和嘧啶的类似物以及叶酸拮抗剂两大类。嘌呤类似物硫唑嘌呤等主要通过干扰 DNA 复制起作用；叶酸拮抗剂甲氨蝶呤等主要通过干扰核酸和蛋白质合成起作用。

3. 激素

许多激素可以通过神经 – 内分泌 – 免疫网络参与免疫应答的调节。糖皮质激素具有明显的抗炎和免疫抑制作用。因此，糖皮质激素广泛用于预防移植物排斥反应、治疗超敏反应性疾病及自身免疫性疾病等。

（二）微生物制剂

环孢素是一种只含 11 个氨基酸的环形多肽。对 T 细胞（尤其 Th 细胞）有较好的选择性抑制作用，而对其他的免疫细胞抑制作用较弱，因此是一种较好的抗移植排斥反应的理想药物。环孢素也用于自身免疫病的治疗。

他克莫司（FK – 506）属大环内酯类抗生素。其作用机制与环孢素相似，但其作用比环孢素强 10 ~ 100 倍。他克莫司已在临床器官移植中使用，取得很好的效果。

雷帕霉素（rapamycin）属大环内酯类抗生素。其作用机制可能是通过细胞因子受体阻断信号传导，阻断 T 淋巴细胞及其他细胞由 G_1 期至 S 期的进程，从而发挥免疫抑制效应。可用于抗移植排斥反应和治疗类风湿关节炎、红斑狼疮等自身免疫病。

（三）其他制剂

1. 抗淋巴细胞丙种球蛋白

抗淋巴细胞丙种球蛋白是用人胸腺细胞或胸导管细胞免疫动物，分离血清提取球蛋白而制成。它抑制细胞免疫作用较强。临床上用于预防和治疗器官移植后移植物排斥反应。

2. 抗 T 细胞及 T 细胞亚群单克隆抗体

通过杂交瘤技术可以制备针对多种 T 细胞表面标志的单克隆抗体。抗 CD3、抗 CD4、抗 CD8 等单克隆抗体可以封闭相应 T 细胞，达到特异性免疫抑制效果。这些单克隆抗体用于抑制移植物排斥反应和治疗某些自身免疫病，取得明显疗效。

第四节 抗体药物

抗体是机体免疫应答的重要效应物，可通过特异性识别及结合来自体内外的"异物"，对机体发挥保护作用。抗体具有靶向性强、性质均一、稳定性高的优点。与其他生物药相比，以治疗性抗体为基础进行药物研究与开发，具有更为诱人的前景，已成为生物制药领域的工作热点，在目前肿瘤、器官移植、自身免疫病、感染性疾病、心血管疾病等的治疗方面得到应用。

一、抗体药物的类型

从分子结构来看，抗体药物可分四类。

1. 完整抗体

嵌合抗体、人源化抗体、人源抗体等均属于完整抗体，其抗体的人源化程度依次升高，分别为70%、90%～95%和100%。完整抗体都具有重链、轻链、铰链区等的结构。其生物学活性与天然抗体相同。

2. 小分子抗体

包括Fab（由完整的轻链和Fd构成，Fd段约含225个氨基酸残基，包括V_H、C_H1和部分铰链区），Fv（由V_H和V_L构成），ScFv（单链抗体，在V_H和V_L之间使用一连接肽连接而成），单域抗体（仅由V_H组成）等几种类型。小分子抗体的优势主要是制备相对简单、分子量小、免疫原性弱，但由于缺乏完整C区，不能介导抗体的某些生物学效应。

3. 抗体偶联物

又称免疫偶联物，由抗体或抗体片段与相关物质连接而成。与抗体偶联的物质有放射性核素、化疗药物或毒素等。这些物质与抗体连接，分别构成放射免疫偶联物、化学免疫偶联物和免疫毒素，可以通过抗体的特异性，在特定靶位点发挥细胞毒等作用，被称为"生物导弹"，在抗肿瘤药物的研究中前景广阔。

4. 抗体融合蛋白

由抗体片段和活性蛋白构成。活性蛋白主要有毒素、细胞因子、受体、酶等。根据活性蛋白和抗体的不同片段相连，可将其分为Fab融合蛋白和Fc融合蛋白。Fab融合蛋白是将Fab段与其他生物活性蛋白结合，利用抗体对抗原的特异识别功能将活性蛋白导向特定部位，使活性蛋白在特定部位发挥抗肿瘤等生物作用。Fc融合蛋白主要是将活性蛋白与Ig的铰链区及C_H2、C_H3区结合。Fc融合蛋白的设计主要是为了利用Fc段的生物学效应（如ADCC、固定补体及免疫调节作用）及增加该蛋白在血液中的半衰期等。对融合蛋白的研究在临床治疗方面有极好的应用前景，在科学研究中也可发挥重要作用。

二、抗体药物的制备

在抗体药物研制和生产过程中，一些重要技术起着关键作用。

1. 噬菌体抗体库技术

用于构建抗体药物的抗体基因最初来源于杂交瘤细胞，必须经过动物免疫、细胞融合及克隆筛选等长期、复杂的工艺流程，且不能制备针对稀有抗原的抗体和人源性抗体，无法改善抗体的亲和力，也无法保证获得的单克隆抗体一定是针对所需特定抗原表位。为了克服传统单抗制备过程中的这些缺点，组合化学方法在抗体药物制备过程中得到了应用。组合化学法是一种快速制备大量相关或同类化合物的革新性方法。噬菌体抗体库技术是组合肽库与噬菌体展示技术在抗体筛选中的成功应用。

利用抗原抗体特异性结合的特性，对噬菌体抗体库中噬菌体衣壳表面表达的抗体蛋白进行筛选，得到与抗原进行高亲和力结合的噬菌体颗粒。随后获得该噬菌体携带的抗体基因，即可获得针对特定靶抗原的抗体。

采用噬菌体抗体库技术筛选抗体不必进行动物免疫，易于制备稀有抗原的抗体、筛选全人源性抗体和高亲和力抗体。因此，噬菌体抗体库技术是生命科学研究的突破性进展之一，同时也将抗体的研究推向了一个新的高潮。

2. 抗体 Fc 段修饰

对单抗 Fc 段的修饰可以增强或降低 IgG 单抗与 FcR 的结合，从而延长或缩短其在血清中的半衰期，以便抗体执行生物学效应，或者加速毒素偶联抗体的清除。同时，这种修饰也可以提高单抗 Fc 段与杀伤细胞上 FcR 的结合能力，是提高 ADCC 作用的有效策略。

这些修饰单抗的方法包括在单抗 Fc 段引入突变或者改变 Fc 段糖基化模式。例如岩藻糖的缺失，可导致抗 CD30 抗体的 ADCC 活性升高 100 倍。

3. 重组抗体药物的表达系统

重组抗体药物的表达，在结构、产量等方面均受到表达系统的影响。不同种类抗体药物的表达，可采用不同的表达系统。

对于结构相对简单、分子量较小的一些小分子抗体，可采用大肠杆菌等原核表达系统或酵母表达系统进行表达，可大规模生产。但表达后蛋白质的正确折叠和糖基化修饰等问题难以解决，因此不适合用于完整抗体的表达。

昆虫杆状病毒表达系统可正确完成抗体翻译后加工和糖基化，但大规模生产有一定困难。

哺乳动物细胞表达系统是目前生产中最常用的表达系统，常用细胞有非洲绿猴肾细胞、骨髓瘤细胞和中国仓鼠细胞等。其表达的抗体可进行正确的翻译后修饰且遗传稳定。与原核细胞表达系统相比，其生产规模仍受到许多因素影响，生产成本较高。

转基因动物可大量稳定地进行重组蛋白的生产，是包括重组抗体药物在内的多种药用蛋白生产的优质生物反应器。

三、抗体药物的质量控制

重组抗体产品的质量控制根据相关法规、指导原则的要求及产品自身特性，其原液检定主要包括各种理化分析、活性测定、残留杂质分析等，成品除包括含量与活性测定外，还需要对安全性和注射剂的常规项目进行质控。

1. 理化分析

（1）结构确证 抗体药物批检验的常规质控中，针对结构的理化分析主要包括 N 端氨基酸序列、肽图、糖基化分析等测定等，并通过引入已全面分析的理化对照品进行比对，可以有效确保生产工艺的稳定及抗体药物的批间一致。

（2）纯度分析 抗体药物的纯度直接反应了纯化工艺水平及产品质量的优劣。为避免一种检测方法在蛋白质纯度检测中的偏差，一般选用至少两种不同原理的方法进行检测，以尽可能地分离相关杂质并得到相对准确的纯度结果。测定抗体纯度的常用方法包括 SDS – PAGE 法及毛细管电泳等方法以及反相、分子排阻和离子交换等高效液相色谱法。

（3）蛋白质含量测定 蛋白质含量测定目前常用的方法，主要包括分光光度法、Lowry 法、Bradford 法、BCA 法、凯氏定氮法等。除凯氏定氮法以外，其余方法的原理均与蛋白质结构和氨基酸组成相关，并且所需含量测定对照品要和供试品一致。目前绝大多数重组抗体的含量测定采用的是分光光度法。

（4）其他理化特性分析　此类质控主要包括分子量和等电点等指标。

2. 生物学活性

生物学活性测定是确保重组抗体有效性的重要质控指标。生物学活性测定主要是在体外建立相应的细胞评价模型，模拟其作用机制产生客观的全程量－效反应，并通过与活性标准品的比较对其生物学活性进行评价。根据其作用机制主要分为补体依赖的细胞毒法、细胞生长因子信号通路阻断后产生的杀伤活性中和或细胞增殖抑制法、报道基因测定等方法，主要测定方法包括 ELISA 法、流式细胞仪法和基于表面等离子共振技术（surface plasmon resonance，SPR）的生物分子相互作用分析法（biomolecular interaction analysis，BIA）等。

3. 残留杂质

重组抗体一般由哺乳动物细胞表达生产，因此需要对制品中来自表达体系及纯化过程中可能存在的外源组分进行限量控制。根据其生产工艺，相关杂质的限量控制主要包括残余 DNA、残余宿主细胞蛋白、残留蛋白 A 等。其中针对宿主细胞蛋白、蛋白 A（亲和纯化柱的配基）的残留限量检测主要采用夹心 ELISA 的方法。

4. 抗体药物的成品质控

抗体药物的成品除含量、生物学活性及必要的理化特性检测外，还应该按照注射剂的要求，进行其他常规项目的检测，包括鉴别试验、外观、可见异物、装量、水分、pH 值、无菌检查、细菌内毒素检查、异常毒性检查等，具体测定方法参见现行《中华人民共和国药典》及其他相关技术文件。

330

四、抗体药物的应用

随着分子生物学技术的发展，近年来重组抗体药物的应用发展很快。治疗性重组抗体药物，包括鼠源单抗、鼠－人嵌合抗体以及人源化抗体在内有 100 多个处于不同的临床试验阶段。其中有 1/3 用于肿瘤治疗，近 1/2 用于过敏症、自身免疫性疾病和感染性疾病等。此外，抗阿尔茨海默病（Alzheimer's diseases，AD）、抗血小板聚集以及抗凝血单克隆抗体药物研究也逐步跟进。

1. 抗肿瘤

重组抗体药物应用于肿瘤治疗大大提高了治疗效果并且降低了传统抗肿瘤药物治疗的不良反应。重组抗体凭借其对肿瘤的靶向性和独特的生物学效应主要用于肝癌、血液系统肿瘤等。肿瘤治疗的靶分子大多是肿瘤相关抗原、肿瘤特异抗原、肿瘤特异性的表面标志分子、肿瘤相关信号转导途径中的各种信号分子。抗体发挥导向分子的作用，将效应细胞和免疫活化因子富集于靶点部位，发挥杀伤作用。

2. 抗病毒感染

病毒病仍然是传染病死亡的首要原因，至今还没有特异性药物。基因工程抗病毒中和性抗体为病毒性疾病的预防和治疗提供新的手段。近年研究表明，人源化抗体在肝炎、艾滋病以及其他呼吸系统病毒感染治疗中显示了强大的优势。目前，针对狂犬病病毒、流感病毒、巨细胞病毒等的人源化抗体也先后进入不同的试验阶段。

3. 抗阿尔茨海默病

阿尔茨海默病（AD）是一种难治性神经退行性疾病，其发病机制复杂，目前尚无明确的实验室诊断以及防治的方法。研究表明，β 淀粉样蛋白（Aβ）在脑组织的聚集是 AD 病理过程的关键。可溶性寡聚体（$Aβ_{1-42}$）是阿尔茨海默病最主要早期致病因子，对神经元的毒性最强。AD 的免疫治疗为目前该领域的最新发展方向之一。针对 Aβ 的单克隆抗体，百特（Baxter）公司的 IvIg（Intravenous immunoglobulin）、美国礼来公司（Eli Lilly and Company）的单抗 LY2062430 已成功用于 AD 的临床研究。

4. 抗自身免疫性疾病

通过深入了解抗体作用的分子机制，重组抗体药物可以针对炎性细胞的激活反应和细胞因子的释放过程，抑制过度的免疫病理学反应。抗体对类风湿关节炎、系统性红斑狼疮、多发性硬化等疗效较好。近年研究表明，人源化单克隆抗体已经成功应用于局限性回肠炎和 Crohn 病的治疗。

此外，具有抗凝血、抗血小板功能的基因工程抗体药物在心脑血管疾病的治疗中起着重要作用。

▼

微生物学在药学中的应用

微生物制药

本章主要介绍抗生素、维生素、氨基酸、酶制剂、甾体化合物等与医药有关并适合用微生物发酵方法制备的微生物发酵产物。掌握这些微生物发酵产物的发酵特点与发酵技术，对于了解微生物制药和微生物代谢调节控制技术具有重要意义。其中，抗生素生物合成的主要代谢调控机制代表了次级代谢产物生物合成的特点；氨基酸的代谢控制育种与控制生产菌种稳定的技术代表了初级代谢产物生物合成的特点；酶制剂发酵的诱导与分解代谢物调节代表了产酶发酵的特点；维生素 C 的两步发酵法和甾体化合物微生物转化工艺代表了微生物转化法发酵的思路。以上种种发酵调控机制和技术可为药学类专业的学生从事微生物制药研究工作打下必要的理论基础。

第一节 抗 生 素

两种微生物培养于同一培养基中，一种微生物抑制另一种微生物生长的现象称为拮抗现象。抗生素（antibiotic）是通过深入研究拮抗现象而发现的。1929 年，Fleming 研究金黄色葡萄球菌时发现培养物上污染的青霉菌产生一种抗菌物质对葡萄球菌、白喉杆菌等细菌有抗菌作用，并将这种抗菌物质命名为青霉素。1940 年，Florey 和 Chain 采用溶剂萃取法从青霉菌培养液获得青霉素粗品，1941 年，青霉素临床试验获得成功，第一个能供医疗用的抗生素就此诞生。继之，Waksman 又从土壤分离的放线菌培养液中获得链霉素等放线菌产生的抗生素。20 世纪 50 年代抗生素发酵生产进入高峰时期。20 世纪 60 年代，以已知抗生素为原料进行结构改造的半合成抗生素兴起。20 世纪 70 年代，半合成抗生素的研制进入高潮。目前，从自然界发现和分离的抗生素已达 1 万多种，通过结构改造制备的半合成抗生素接近 10 万种。可供临床使用的抗生素大约 100 多种。

我国的抗生素发酵工业是新中国成立后建立和发展起来的。1953 年青霉素在上海第三制药厂正式投产，1958 年我国最大的抗生素生产厂华北制药厂建成，随后全国各地建立起一批抗生素厂。抗生素产量居世界前列。但从产品研制和生产水平来看，和发达国家相比还有一定的差距。因此仍需继续努力研究开发新品种，改良原有菌种，提高发酵产量，以满足医疗需要。

一、抗生素的概念和分类

（一）抗生素的概念

抗生素是生物在其生命活动过程中产生的（以及用化学、生物、生物化学方法衍生的），能在低微浓度下有选择性抑制或影响它种生物功能的有机化合物。抗生素的早期概念被称为抗菌素，是指那些由微生物产生的，能抑制其他微生物生长的物质。其产生局限于微生物，其作用局限于抗菌作用。随着研究的深入，又加上了"低微浓度、选择性"的含义，以便和其他抗菌物质相区别。以后随着研究的进一步深入和抗生素应用领域的不断扩大，抗生素的内涵也逐步扩大。为了通俗地理解抗生素的本质和主要作用，可将抗生素理解为：抗生素是一类主要由微生物产生的具有抗菌作用的微生物次级代谢产物。

除微生物外，植物和动物也能产生抗生素。植物的抗菌性能已早为人知，在已知的50万种植物中从植物化学角度去研究过的只有1/10，而从产生抗菌物质角度去研究的更是为数极少。但是，植物产生的长春花碱、美登素、地衣酸、蒜素等均符合现有的抗生素定义。人们从海绵动物中得到300多种新颖独特的抗菌的、抗肿瘤的、抗病毒的化合物，从动物脏器中得到鱼素等表明动物也是抗生素的一个来源。目前，抗生素的工业化生产主要是用微生物生产。某些结构简单的抗生素可以用化学方法全合成，如氯霉素。此外，采用化学方法或生物化学方法对天然抗生素进行结构改造制备半合成抗生素也是抗生素的一个重要来源。

按照现有的抗生素定义，抗生素的作用不仅仅是抗菌作用，其作用还包括抗肿瘤作用、抗病毒作用、抑制免疫作用、杀虫作用、除草作用等。

（二）医疗用抗生素的特点

人们发现的抗生素较多，但用于医疗上的却不多。这主要是由于医疗用的抗生素有其基本要求。医疗用抗生素的基本要求包括有较大的差异毒力和生物活性强大而具有选择性。

1. 有较大的差异毒力

差异毒力即抗生素对微生物或癌细胞的抑制、杀灭作用，与对机体损害的差异。抗生素的差异毒力越大，就越发有利其临床应用。抗生素的差异毒力大小和抗生素作用机制有关。当某种抗生素抑制了微生物的某一代谢，而此代谢又是宿主不具有的，该抗生素就具有较大的差异毒力。例如青霉素能抑制细菌的细胞壁合成，而人及哺乳动物细胞不具有细胞壁，因此青霉素的差异毒力非常大，临床应用非常广泛。

2. 生物活性强大而具有选择性

抗生素生物活性强大体现在极微量的抗生素就对微生物具有抑制或杀灭作用。一种抗生素抗菌作用的强弱常用最低抑菌浓度（minimal inhibitory concentration，MIC）来表示。MIC即指能抑制细菌生长所需的药物最低抑菌浓度。抗生素的 MIC 一般以 $\mu g/ml$ 为单位表示。抗生素的作用具有选择性，各种不同的抗生素的作用机制有所不同，因而

335

每种抗生素都具有一定的抗菌谱或抗瘤谱。抗菌谱是指某种抗生素所能抑制或杀灭微生物的范围和所需剂量。范围广泛者称为广谱抗生素，范围狭窄者称为窄谱抗生素。抗癌抗生素所能抑瘤的范围称为抗瘤谱。

以上两点只是医疗用抗生素的最基本要求。此外，良好的抗生素还应该具有不容易产生抗药性，毒副作用小，不易引起超敏反应，吸收快，血药浓度高等优点。

（三）抗生素的分类

抗生素种类繁多，性质复杂，有多方面的用途，先尚无较统一的分类方法。研究者根据需要从不同角度对抗生素进行分类，习惯上一般以产生来源、作用对象、作用机制、化学结构等作为分类依据。这些分类方法各有其适用范围。以下简单介绍两类抗生素分类方法。

1. 根据抗生素的产生来源分类

（1）细菌产生的抗生素　由细菌产生的抗生素约有 850 种，占微生物产生的抗生素的9%，产生抗生素的细菌主要是芽孢杆菌属的多黏芽孢杆菌和枯草芽孢杆菌、假单胞菌属的铜绿假单胞菌和肠道细菌。芽孢杆菌属细菌产生的抗生素绝大多数是多肽类抗生素，如多黏菌素、杆菌肽等。这些多肽类抗生素对肾的毒性较大，多作为局部用药。值得注意的是，人们还分别从芽孢杆菌、假单胞菌、节杆菌、棒状杆菌中筛选到属于氨基糖苷类、β-内酰胺类、大环内酯类、氯霉素类的新抗生素。这说明从细菌中寻找新抗生素是有潜力的。

（2）放线菌产生的抗生素　放线菌产生的抗生素约有 4200 种，其中以链霉菌属产生的抗生素最多，其次是小单孢菌属和诺卡菌属。不过，现已有越来越多的新抗生素来源于上述三个属以外的放线菌，即所谓稀有放线菌属。放线菌产生的抗生素主要有氨基糖苷类、四环类、大环类酯类、多烯类、放线菌素类。

（3）真菌产生的抗生素　真菌产生的抗生素约有 1450 种，其中比较重要的有青霉菌属产生的青霉素和头孢菌属产生的头孢菌素。此外，还有青霉菌属产生的灰黄霉素等。

（4）植物和动物产生的抗生素　植物和动物产生的抗生素约 2800 种，如地衣和藻类植物产生的地衣酸，从被子植物蒜中制得的蒜素，从动物脏器制得的鱼素等。

2. 根据抗生素的化学结构分类

化学结构决定抗生素的理化性质、作用机制、疗效，所以按化学结构分类有重要意义。习惯上将抗生素分为五大类，但由于抗生素结构的类型很多，尚有许多抗生素不被包括在五大类抗生素之中。

（1）β-内酰胺类抗生素　这类抗生素分子中含有一个β-内酰胺环，如青霉素、头孢菌素等。

（2）氨基糖苷类抗生素　这类抗生素分子中既含有氨基糖苷，又含有氨基环醇的结构，如链霉素、卡那霉素等。

（3）大环内酯类抗生素　这类抗生素分子中含有一个大环内酯，如红霉素、麦迪霉素等。

（4）四环类抗生素　这类抗生素分子中含有四骈苯，如四环素、金霉素等。

（5）多肽类抗生素　这类抗生素是由氨基酸组成的小分子多肽，分子中常含有一些非蛋白质氨基酸、环状结构，有些还含有部分非氨基酸组分。常见的多肽类抗生素有多黏菌素、杆菌肽等。

二、抗生素产生菌的分离和筛选及临床试验

抗生素产生菌的分离和筛选是研究开发新抗生素的第一步工作。以下以分离土壤放线菌为例，简要说明抗生素产生菌的分离和筛选过程以及研究开发新抗生素的工作步骤。

（一）土壤微生物的分离

1. 采土

采土需注意土壤的环境和性质、采土的时机、记录、无菌操作等。放线菌在较干燥、偏碱性、有机质丰富的土壤中数量较多。采土以春、秋两季为宜，避免雨季。雨季易长霉，影响放线菌的生长。采土时，去除植被及表土，取 5~10cm 深处的土壤，装入无菌容器，贴上标签。

2. 分离放线菌

取土壤样品以无菌水稀释或直接取少量研碎的土壤，接种于对放线菌适宜的琼脂培养基上，培养基不同可分离到不同的菌种，因此在分离时最好多选用几种培养基。为避免真菌污染，分离时可于培养基中加入一些抑制真菌生长的药物。经培养后挑取放线菌菌落移种与斜面，经斜面培养后，获得纯培养。根据菌的形态、培养特征，初步排除相同菌。

（二）抗生素产生菌的筛选

筛选是指从大量分离到的放线菌中鉴别出极少数有实用价值的抗生素产生菌的过程。在新抗生素产生菌的筛选中，应根据目的选择合适的筛选模型和筛选方法。

1. 筛选模型

筛选模型是指在筛选工作中为检测抗生素生物学活性而使用的试验菌、噬菌体、肿瘤细胞等。应根据筛选目的选用合适的筛选模型。为了避免感染病原菌的危险，通常选用非致病的、而又能代表某些类型病原菌的微生物作为试验菌。例如，用金黄色葡萄球菌代表革兰阳性球菌，枯草芽孢杆菌代表革兰阳性杆菌，耻垢分枝杆菌代表结核分枝杆菌，大肠埃希菌代表革兰阴性杆菌，白假丝酵母菌代表酵母状真菌，曲霉代表丝状真菌，噬菌体代表病毒或肿瘤细胞等。

2. 筛选方法

要筛选具有抗菌作用的抗生素一般采用琼脂扩散法。先制备含试验菌的琼脂平板，然后以含有放线菌摇瓶培养发酵液的滤纸片或一定大小的放线菌琼脂培养块放在含试验菌的平板上，培养后观察有无抑菌圈产生。可供选择的筛选方法有多种多样。例如，筛选抗肿瘤抗生素可采用噬菌体、细胞膜缺陷型酵母突变株、精原细胞、肿瘤细胞等多种筛选方法。其原理是抗肿瘤抗生素对以上的微生物或细胞有抑制作用。

（三）抗生素产生菌的早期鉴别

经过筛选后获得的抗生素产生菌需早期鉴别，对有价值的抗生素产生菌需从产生菌

和其产生的抗生素两个方面进行鉴定，鉴定过程中需和已知菌及已知抗生素进行比较鉴别。

产生菌方面应进行形态、培养、细菌生化反应等试验对抗生素产生菌进行初步的分类鉴定。了解产生菌的生物学性质有利于和已知菌比较，有利于对发酵条件的掌握。

抗生素方面应进行抗菌谱（或抗瘤谱）的测定，还应采用纸色谱法测定抗生素的极性和在各种溶剂中的溶解度，用纸电泳法判断抗生素是酸性、碱性、中性或两性，所得结果除与已知抗生素比较进行鉴别外，还供进一步从发酵液分离抗生素时作为参考。随着抗生素进一步的分离、纯化，可采用更为深入的方法鉴别，如各种光谱分析，测定抗生素的结构。

（四）抗生素产生菌的分离精制

将可能产生新抗生素的产生菌进行扩大发酵培养，然后选择合适的方法将抗生素从培养液中提取出来，加以精制纯化。获得足够量的精制抗生素样品供临床前试验研究和临床试验使用。

（五）抗生素的临床前试验研究

分离精制获得的抗生素样品必须先进行一系列的临床前试验研究。临床前研究包括对动物的（急性、亚急性、慢性）毒性试验，动物体内治疗试验，药物在动物体内的分布、排泄、代谢等动力学试验，摸索适宜的药物剂量、给药方式，了解药物不良反应、致突变、致癌、致畸胎试验等。

为了保障人民群众的用药安全，规范临床前试验管理，国家制定了《药物非临床研究质量管理规范》（Good Laboratory Practice for Nonclinical Stadies，GLP）。GLP是临床前试验研究必须遵循的规范。临床前试验研究的结果需上报有关药政管理部门审查合格后方可进行临床试验。

（六）抗生素临床试验

临床试验是将药物应用到人体的试验。为了用药安全，国家制定了《药物临床试验质量管理规范》（Good Laboratory Practice for Clinical Studies，GCP）。凡新药进行各期临床试验，均需严格按照GCP进行。经临床试验效果良好的药物，再经药政部门审查批准，才可投入生产和临床使用。

三、抗生素的制备

抗生素的制备分为发酵和提取两个阶段。发酵是指抗生素产生菌在一定培养条件下生物合成抗生素的过程，此过程包括菌体生长和产物合成这两种不同性质的代谢过程。提取是指将抗生素从发酵培养物中提取出来并加以精制，制成抗生素成品。抗生素生产的一般流程如下：菌种→孢子制备→种子制备→发酵→发酵液预处理→提取和精制→成品检验→成品包装。

（一）发酵阶段

1. 抗生素发酵的特点

抗生素发酵具有需氧发酵、深层发酵、纯种发酵的特点。

（1）需氧发酵　目前的抗生素发酵一般都是需氧发酵，在发酵过程中需要不断地通入无菌空气和进行机械搅拌，以提供足够量的氧给抗生素产生菌进行代谢。

（2）深层发酵 抗生素的现代化工业生产一般采用液体深层发酵，在大型发酵罐中进行生产。发酵罐体积较大，并附有控制发酵温度的冷却设备。

（3）纯种发酵 抗生素发酵工业要求纯种发酵，发酵过程需注意防止杂菌的污染。发酵液一旦染菌，后果比较严重，可导致产量下降、提取困难、甚至全部发酵液报废。

2. 抗生素发酵的一般流程

抗生素发酵流程一般包括孢子制备、种子制备、发酵这三个阶段。这是对产生菌逐步扩大培养的过程。

（1）孢子制备 孢子制备的目的是将菌种进行培养，制备一定数量和质量的孢子供种子制备使用。孢子制备一般在茄子瓶内进行，根据真菌、放线菌产生孢子的特点，产孢子培养基中的氮源、碳源不宜丰富。

（2）种子制备 种子制备的目的是使孢子萌发生长，形成一定数量和质量的菌丝供发酵使用。种子制备一般在种子罐内进行。由孢子接种进罐的种子罐称为一级种子罐，若需继续扩大培养种子，可将一级种子罐的种子移种到体积和装量更大的二级种子罐，由此类推还有三级种子罐。用一级、二级、三级种子罐的种子移种到发酵罐所进行发酵分别称为二级发酵、三级发酵、四级发酵。抗生素发酵多采用三级发酵，少数生长缓慢的放线菌采用四级发酵。种子培养基要求采用玉米浆等一些易于被产生菌迅速利用、生长因子丰富的营养物质，以适合种子培养的需要。

（3）发酵 种子移种到发酵罐以后，在发酵罐内的发酵过程可分为三个阶段：菌体生长阶段、抗生素产物合成阶段、菌体自溶阶段。抗生素发酵的目的是获得抗生素产量，因此需选择合适的发酵培养基和培养条件缩短菌体生长阶段，使菌体代谢转入抗生素合成代谢。进入抗生素合成阶段后，需采用加糖、补料等方式延长抗生素合成期，以获得较高的产量。随着营养物质消耗、代谢产物积累，发酵将不可避免地进入菌体自溶期。此时应及时终止发酵，以避免发酵产物损失和给提取带来困难。

3. 抗生素发酵过程应控制的因素

（1）防止杂菌污染 在抗生素发酵过程中污染杂菌的主要原因有培养基和发酵设备灭菌不彻底、种子带有杂菌、空气过滤系统被污染、发酵设备渗漏、操作不慎等，在移种、取样等过程中应进行严格的无菌操作，并根据需要多次取样进行无菌检查。

（2）营养物质的控制 发酵培养基应适当丰富，要满足菌体生长和产物合成两个方面的需要。其原材料应尽可能价廉且来源广泛。为了延长抗生素合成期，抗生素发酵工业中广泛采用中间补料工艺。

（3）pH 的控制 pH 是一项综合生物化学指标。菌体生长阶段和产物合成阶段各有其不同的最适 pH 的范围。控制发酵过程的 pH，可通过在发酵培养基中加入一些缓冲物质如碳酸钙等，使发酵过程的 pH 保持相对稳定；还可通过中间补料的方式，补入一些生理酸性物质或生理碱性物质，来调节发酵过程的 pH 变化。例如，在青霉素发酵过程中采用葡萄糖流加工艺，葡萄糖是生理酸性的碳源，既补充了青霉素发酵所需的碳源，又调节了发酵液的 pH。这种调节控制发酵液 pH 的方式，具有良好的生产效果。在发酵过程中还可直接加酸或碱来控制 pH，但由于其生产效果较差，很少使用该方法。

（4）温度的控制 菌体生长和产物合成各有其最适温度。这是因为菌体生长和产物合成所需的酶不同，不同的酶有不同的最适反应温度。菌体生长所需的最适温度通常高于抗生素合成所需的最适温度，因此抗生素发酵多采用变温发酵。变温发酵通常采用高－低－高模式。发酵早期属于菌体生长阶段，高一点的发酵温度有利于菌体生长，使之尽快进入产物合成期。进入产物合成期后，适当降低一点发酵温度，有利于防止菌体衰老，延长产物合成期。在放罐前再次升高一点发酵温度有利于剩余的营养物质消耗。微生物发酵会产生大量的发酵热，可通过包围发酵罐的夹套或蛇形管导入冷水或热水控制发酵温度。

（5）前体的调控作用 前体是能直接参与抗生素分子的组成而自身结构无显著变化的物质。采用添加前体进行发酵的方式，可控制抗生素合成的方向，并增加抗生素的产量。例如，青霉素 G 的发酵生产以苯乙酰胺作为前体，红霉素的发酵生产以丙醇为前体，均获得良好的生产效果。上述前体对产生菌有一定毒性，使用时应分批少量加入。

（6）通气、搅拌及消沫 抗生素发酵是需氧发酵。通过空气过滤系统为发酵罐内输入无菌空气，空气中的氧分子溶入发酵液中供产生菌利用。同时，在发酵罐内设置搅拌和挡板以增加通气效果。发酵液中所含有的蛋白质是良好的发泡物质。产生菌对这类物质的代谢将导致发酵过程的某些阶段产生大量泡沫，搅拌和通气更加剧了泡沫的产生。大量泡沫会造成发酵罐逃液（泡沫使发酵液液面上升以致发酵液随着泡沫从排气管道排出发酵罐），并且易导致染菌。因此，发酵中必须消沫。消沫可采用消沫剂、消沫浆等多种方式。目前的发酵以采用消沫剂消沫方式为主。

（7）发酵终点的判断 随着发酵过程的进行，营养物质被消耗，代谢物在发酵液中积累，发酵进入菌体自溶期。此时应终止发酵。发酵进入发酵终点有下列表现：抗生素产量增加不显著（甚至有所下降）；菌体形态出现自溶；氨基氮含量上升；发酵液黏度升高；pH 值不正常等。

（二）发酵液预处理及提取阶段

1. 发酵液预处理

对发酵液进行预处理的目的是除去发酵液中的重金属离子、蛋白质、菌体，以利于以后的提取操作。预处理的方法包括加热方法使蛋白质凝固，加入草酸、磷酸、黄血盐除去钙、镁、铁等高价离子。调节发酵液 pH 和加热以利于蛋白质和某些盐类的沉淀。当重金属离子、蛋白质等形成沉淀后，采用过滤或离心等方法除去重金属离子、蛋白质、菌体，获得过滤液。

2. 提取

常用的提取方法主要有以下四类。

（1）溶剂萃取法 抗生素在不同 pH 条件下以不同的化学状态（游离酸、碱或盐）存在，在水及有机溶剂中溶解度不同，分子态的抗生素游离酸或碱易溶于有机溶剂（非极性溶剂），而离子态的抗生素盐类易溶于水（极性溶剂）。这样可以通过调节 pH 的方法将抗生素从水相转移至有机溶剂相，或将抗生素从有机溶剂相转移至水相，达到浓缩和纯化的目的。采用溶剂萃取法，所选用的溶剂与水应是互不相溶或仅有小部分互溶，溶剂还应该对抗生素有较大的溶解度和选择性，这样才能用少量的溶剂使抗生素提取完全，并分离去掉一部分杂质。

（2）离子交换法 离子交换法是应用离子交换树脂进行分离提取的方法。利用某些抗生素能解离为阳离子或阴离子的特性，使其与离子交换树脂进行交换，将抗生素吸附在树脂上，然后再以适当的条件将抗生素从树脂上洗脱下来，达到分离、浓缩、纯化的目的。此方法具有成本低、设备简单、操作方便等优点，应用较为广泛。

（3）沉淀法 是利用抗生素在等电点时，或与酸、碱、金属盐类形成不溶性或溶解度极小的复盐时，沉淀出抗生素。

（4）吸附法 是利用适当的吸附剂，在一定 pH 条件下，使发酵液中的抗生素被吸附剂吸附，然后再以适当的洗脱剂将抗生素从吸附剂上洗脱下来，达到浓缩和纯化的目的。常用的吸附剂有活性炭、氧化铝、硅胶、大网格聚合物等。

上述四种提取方法的操作均需要调节 pH 使抗生素的性质适应提取的需要。经提取获得抗生素粗品后，还需要对抗生素粗品进一步精制以提高抗生素产品的纯度。上述四种提取方法均可用于精制。此外，还有一些新的提取技术如双水相萃取技术、超滤技术、亲和色谱技术等。

四、抗生素的生物合成

（一）次级代谢产物的特点

次级代谢产物是指那些由微生物合成的，但对微生物自身的生长、繁殖无显著功能的各种代谢产物，如抗生素、色素、毒素等。次级代谢产物一般具有以下特点。

1. 对微生物自身的生长、繁殖无显著功能

初级代谢产物是微生物生长、繁殖所必需的小分子有机物。如维生素、氨基酸、嘌呤、嘧啶等。初级代谢产物通过代谢最终合成微生物生长、繁殖所需的多种组成。而次级代谢产物如抗生素、色素等对微生物的生长、繁殖无显著功能。

2. 与初级代谢紧密相连

次级代谢是在初级代谢基础上形成的。先有初级代谢，而后才有次级代谢。当环境中营养物质充足时，微生物首先进行初级代谢，进行生长、繁殖。但当营养环境发生了变化，某些营养因素受到限制时，微生物的代谢转向次级代谢，一些受到初级代谢分解代谢物阻抑的次级代谢物合成酶开始合成，由某些初级代谢中间代谢物或初级代谢产物转向合成次级代谢产物。这样，微生物就能在营养环境发生变化，不再适合微生物生长、繁殖，而某些初级代谢又不能及时"刹车"的情况下，通过将初级代谢转向次级代谢，避免某些初级代谢产物合成受到限制时，另一些初级代谢产物过量合成所造成的不平衡生长。不平衡生长会造成微生物的死亡。从这种意义上来说，次级代谢是一种有利于微生物物种生存的代谢类型。

3. 在一定条件下能大量合成

初级代谢产物合成普遍受到严格的终产物反馈调节，一般不能大量合成。而次级代谢产物合成一般不受终产物反馈调节，在一定条件下能大量合成。和次级代谢产物大量合成有关的条件主要有微生物的生长速率、分解代谢物调节、初级代谢基础等。

（二）抗生素生物合成的代谢途径

1. 抗生素合成的基本过程

抗生素合成的基本过程如下：营养物摄入细胞→形成初级代谢中间产物（或初级代谢产物）→合成抗生素前体→抗生素前修饰、重排等→进入各抗生素所特有的合成途径→聚合或装配，合成抗生素。

2. 抗生素合成有关的主要代谢途径

用各种突变株以及放射性核素示踪技术研究表明，抗生素合成的前体物质主要来自下列途径：①脂肪酸代谢（如乙酸盐、丙酸盐等）；②氨基酸代谢；③糖代谢；④嘌呤及嘧啶代谢；⑤芳香族生物合成（莽草酸途径）；⑥一碳基团转移（甲基库）。多数抗生素的前体物质并不是由单一途径而来，而是经多条代谢途径合成的。

3. 抗生素生物合成的调节与控制机制

由于抗生素产生菌的不同以及抗生素种类的不同，抗生素生物合成的调节与控制的方式各不相同。但是，抗生素作为一种次级代谢产物，抗生素生物合成（发酵生产）的调节与控制有明显的共性。抗生素生物合成的调节与控制机制主要表现在如下三个方面。

（1）受产生菌生长速率的调节　大量合成抗生素的时期是微生物生长曲线的稳定期。此时产生菌不生长或稍有生长。在抗生素产生菌迅速生长时期，抗生素不能合成或只有很少量的合成。在发酵过程中的菌体生长阶段，抗生素发酵产量是很低的，随着菌体生长进入稳定期，才有抗生素的大量合成。抗生素发酵工业中通常采用加糖、补料等方式来延长菌体生长的稳定期，以提高抗生素的发酵产量。在抗生素合成阶段，若加入一定量的磷酸盐，会恢复产生菌的迅速生长，使次级代谢转向初级代谢，导致抗生素发酵产量降低。

抗生素发酵要控制好产生菌的生长速率，将其控制在稳定期，有利于抗生素的生物合成。

（2）受分解代谢物调节　分解代谢物调节最常见的例子是"葡萄糖效应"。"葡萄糖效应"是指在发酵过程中，随着大量葡萄糖被迅速分解利用所产生的对发酵产物合成的抑制作用。"葡萄糖效应"的本质是一种碳源分解代谢物调节作用，是指能够被迅速或优先利用的碳源（如葡萄糖）及其分解代谢物对其他多种代谢酶的调节作用，调节作用包括分解代谢物阻遏和分解代谢物抑制这两种方式。调节作用的强弱程度与该碳源（葡萄糖）分解代谢速率有关。分解代谢物调节不仅有碳源分解代谢物调节，还有氮源分解代谢物调节，如"铵效应"。

例如，在青霉素发酵生产中有"葡萄糖效应"现象，当葡萄糖被产生菌迅速利用时，会抑制青霉素的生物合成。"葡萄糖效应"不仅抑制青霉素的合成，还抑制其他多种抗生素的合成以及乳糖的分解利用等。

分解代谢物调节对次级代谢产物生物合成的作用较大，作用范围较为广泛，作用方式多种多样。对其作用效果的控制，主要是通过控制营养物质的代谢速率。例如，青霉素发酵生产采用葡萄糖流加工艺控制葡萄糖的代谢速率，有效地避免了"葡萄糖效应"。

抗生素发酵要控制好营养物质的代谢速率，避免分解代谢物调节对抗生素生物合成的抑制作用。

（3）需要合适的初级代谢基础　抗生素生物合成是在初级代谢基础上形成的，在菌体生长阶段，通过初级代谢不仅为抗生素生物合成提供合适的菌体量，还需要菌体生长得比较健壮，处于比较适合抗生素合成的状态。高质量的种子和合适的培养条件是达到此目的的关键。在抗生素合成阶段，需要初级代谢为抗生素合成提供代谢能量和有机碳骨架。此阶段的初级代谢应控制在合适的水平，既要维持菌体细胞合成抗生素的活力，又要防止产生菌大量生长，不利抗生素的生物合成。

抗生素发酵需要合适的营养供应以保持抗生素产生菌的菌体活力和抗生素生物合成所需的物质和能量。

五、抗生素的主要作用机制

抗生素作为一类主要由微生物产生的次级代谢产物，其生物学作用是多种多样的。临床上主要应用了抗生素的抑菌或杀菌作用，抗生素作为一类抗菌药物使用较为常见。抗生素抗菌作用的主要作用机制可大致分为抑制细胞壁合成、抑制蛋白质合成、破坏细胞膜功能、抑制核酸合成这四大类。

（一）抑制细胞壁合成

细菌的细胞壁是细菌细胞膜外的一层坚韧有弹性的结构，对细菌具有保护作用，失去细胞壁将导致细菌在低渗透压环境下膨胀、破裂、死亡。以抑制细菌细胞壁合成以这种方式作用的抗生素主要是 β - 内酰胺类抗生素，此外，还有万古霉素、环丝氨酸、杆菌肽等。

目前抑制细胞壁合成的抗生素主要与抑制肽聚糖的合成有关。肽聚糖的生物合成步骤大致上可分为三步：①在细胞质通过一些酶促反应合成双糖五肽（肽聚糖合成的前体物质）；②通过脂质载体将双糖五肽转运至细胞膜外；③在细胞膜外的一些与肽聚糖合成有关的酶的作用下合成肽聚糖。β - 内酰胺类抗生素主要作用于肽聚糖合成步骤三，这些抗生素作用靶位是 PBP（青霉素结合蛋白：在细胞膜外的一些与肽聚糖合成有关的酶），抑制肽聚糖的交联；环丝氨酸作为丙氨酸结构类似物抑制肽聚糖合成步骤一，抑制双糖五肽的形成；杆菌肽抑制脂质载体的再生，抑制肽聚糖合成步骤二。万古霉素抑制双糖五肽与胞壁受体的结合，抑制肽聚糖链的延伸与交联。

（二）抑制蛋白质的合成

细菌核糖体是细菌蛋白质合成场所，由 30S 亚基和 50S 亚基构成。氨基糖苷类抗生素、四环素类抗生素、大环内酯类抗生素、氯霉素等抗生素与细菌核糖体或其反应底物（如 tRNA、mRNA）相互作用，抑制细菌的蛋白质合成而发挥抗菌作用。

（三）破坏细胞膜功能

细胞膜是物质主动运输进出细胞的主要屏障结构，多黏菌素和短杆菌肽等抗生素与细菌细胞膜相互作用，使细胞膜功能受损，增强细菌细胞膜的通透性，让细菌胞浆内容物漏出导致菌体死亡。

（四）抑制核酸合成

某些抗生素可抑制核苷或核酸的生物合成发挥抑菌、杀菌、抗肿瘤等作用。阿霉素可导致 DNA 双螺旋的扭曲，使 DNA 螺旋解链后，双链完整性不能恢复，而破坏 DNA 结构，发挥抗肿瘤作用；利福霉素对原核细胞 RNA 合成有选择性抑制作用，可治疗结核分枝杆菌的感染；新生霉素抑制 DNA 聚合酶，阻止 DNA 复制而发挥抗菌作用。

学习抗生素抗菌作用机制的目的是合理用药和开发更有效的药物。抑制细胞壁合成的 β－内酰胺类抗生素在临床应用较为广泛。其应用特点是哺乳动物的细胞没有细胞壁，该类药物对人体组织细胞的毒力较小。同时根据其作用机制的理解，该类药物对处于生长状态的细菌较为有效，对处于静止状态的细菌效果要差一些。该类药物的作用靶位主要是 PBP，细菌 PBP 与药物亲和力的变化对该药物作用的效果有重要影响。研究在细胞质合成双糖五肽的各个步骤和可能的药物作用靶位，有可能帮助我们开发新型的抗菌药物。

六、抗药性

（一）抗药性的基本概念

抗药性（drug resistance）又称耐药性，是指微生物细胞或肿瘤细胞对于抗菌药物作用的耐受性。抗药性一旦产生，药物的抗菌作用就明显下降。抗药性根据其发生原因可分为获得抗药性（某些原本对药物敏感的微生物通过遗传变异获得抗药性）和天然抗药性（某些为微生物天然对药物不敏感）。目前认为获得抗药性是产生耐药菌的主要原因。

细菌抗药性问题已成为全球关注的公共卫生问题的热点。细菌的抗药性不断增强，抗药菌株逐年增多，使临床医生的抗感染治疗难以奏效。了解细菌抗药机制的研究状况，对一些常见的抗药菌株进行监控和研究，对耐药菌实施综合防治，对预防细菌抗药性产生和有效抗感染治疗将具有重要意义。

（二）细菌产生获得抗药性的生物化学机制

1. 产生钝化酶

钝化酶最常见的例子有 β－内酰胺酶，该酶可水解青霉素或头孢菌素的 β－内酰胺环，使抗生素失去抗菌活性。又如乙酰转移酶、磷酸转移酶、核苷转移酶等可以对氨基糖苷类抗生素进行化学修饰作用，使氨基糖苷类抗生素不能与细菌体内的核蛋白体结合，从而引起抗药性。

2. 改变细胞膜通透性

细菌可通过各种途径使抗菌药物不易进入菌体，或将药物通过主动外排机制将药物泵出菌体。细胞膜具有选择性运输物质进出细胞的功能，这种功能与细菌的通道蛋白（channel protein）以及主动外排机制有关，主动外排机制由三种蛋白质参与，即转运子（efflux transporter）、附加蛋白（accessory protein）和外膜蛋白（outer membrane channel），三者缺一不可，又称三联外排系统。外膜蛋白类似于通道蛋白，是药物被泵出细胞的外膜通道。附加蛋白位于转运子与外膜蛋白之间，起连接作用，转运子位于胞浆膜，它起着泵的作用。主动外排需要消耗代谢能量。

细菌可以通过遗传变异改变通道蛋白或主动外排机制的性质和数量来降低细菌的膜通透性而产生获得抗药性。如某些耐药菌体内存在能将四环素、β-内酰胺抗生素和喹诺酮类药物从胞内排出胞外的主动外排机制。

3. 药物作用靶位改变

细菌可以通过遗传变异或药物的诱导作用，改变药物作用靶位，使之与药物的亲和力降低或增加药物作用靶位的数量而获得抗药性。例如：①链霉素的药物作用靶位是细菌核糖体 30S 亚基上的 S12 蛋白，若 S12 蛋白的构型改变，使链霉素不能与其结合而产生抗药性；②红霉素的药物作用靶部位是细菌核糖体 50S 亚基的 L4 或 L12 蛋白，当染色体上的基因突变，使 L4 或 L12 蛋白构型改变，便会出现对红霉素的抗药性；③利福平作用靶位是 RNA 聚合酶的 β 基因，当其突变时，就产生了抗药性；④青霉素作用靶位是存在于细胞壁的青霉素结合蛋白（PBP），PBP 具有肽聚糖合成酶的活性，参与细胞壁的合成，是 β-内酰胺类抗生素的作用靶位，细菌改变了 PBP 的结构，降低了与青霉素类抗生素结合的亲和力，可导致细菌对青霉素类药物的抗药性；⑤喹诺酮类药物作用靶部位是 DNA 解旋酶，当基因突变引起酶结构改变，阻止喹诺酮类药物进入靶位，可造成细菌对所有喹诺酮类药物的抗药性；⑥磺胺药的靶位是二氢叶酸合成酶，细菌改变二氢叶酸合成酶构型，与磺胺药的亲和力下降 100 倍，敏感菌转变为耐药菌。

4. 形成生物被膜

近代研究发现，细菌对抗生素的抗药性不仅与耐药菌株的大量产生有关，亦与致病菌在体内形成生物被膜有关。病原菌在人或动物体内有两种存在状态：游离菌和形成生物被膜。处于生物被膜状态的病原菌对抗生素和杀菌消毒剂的抵抗力比游离菌的抵抗力强 100 ~ 1000 倍。例如白假丝酵母菌生物膜对氟康唑的抗药性是游离菌状态的 100 多倍，对两性霉素 B 的抗药性是悬浮状态的 20 ~ 30 倍。

生物被膜抗药的原因大致上有以下两个：①药物渗透屏障；②处于缓慢生长状态。一般情况下，生长缓慢的细菌对抗生素相对不敏感。

我们选择药物剂量时，应考虑生物被膜的抗药情况，以确保药物治疗效果。现已经有许多学者重视生物被膜形成的研究，细菌群体感应信号与生物被膜形成的关系是其中一个热点问题。

（三）获得抗药性产生的遗传学机制

1. 自发突变产生原始的抗药基因

遗传学研究表明，细菌原始的抗药基因来自基因的自发突变，该突变是随机发生的，导致相应的抗药性。所以原始的抗药基因是自发突变的结果，与药物使用没有关系。在没有药物使用的情况下，具有抗药基因的耐药菌没有生长优势，相对敏感菌而言，耐药菌还具有一定的遗传负担，生长上处于劣势。因此采用抗生素轮休（即在某一段时间和某区域停止使用某种抗生素）的方法，有助于遏制耐药菌泛滥的势头，帮助敏感菌恢复。

2. 抗药基因的转移使抗药性在微生物群体中传播

抗药基因一旦形成，和其他微生物基因一样可以以多种微生物遗传物质转移方式在微生物群体中传播，如接合、转化、转导等等方式。不同种类的微生物其基因转移方式

345

有所不同。由于基因的整合作用，一些抗药基因可以整合在一起进行转移，大大加快了微生物抗药性的传播速度。

3. 药物选择作用使抗药的病原菌增多

虽然原始抗药基因的产生与药物使用无关，但是在抗菌药物大量使用，大面积使用，特别是一些不合理使用的条件下大大增加了耐药菌的生存机会，使耐药菌数量剧增，覆盖范围广泛。一种药物是有使用寿命的，特别是那些一线抗菌药物，随着大量使用、广泛使用、不合理使用，必然会产生耐药菌增多的结果，最后导致其治疗效果下降而被其他药物取代。

（四）抗药性的综合防治

细菌抗药性机制复杂，形势严峻。为尽可能防止细菌抗药性的产生，可采取如下综合防治措施。

1. 合理使用抗生素

抗生素滥用是导致细菌耐药菌逐年迅速上升的重要原因。合理使用抗生素主要包括以下几个方面。

（1）正确选择抗生素　在使用抗生素之前，原则上除危重患者外，应分离致病菌并做药敏试验，以利于选择有效的抗生素治疗。因此，加强医院临床微生物实验室建设，提高对感染病患者病原微生物的诊断水平非常重要。

（2）建立抗生素的分级应用制度　严格掌握抗生素的局部用药、预防用药和联合用药，控制新型抗生素的应用。

（3）采取合适的剂量和疗程　用药剂量既要及时杀灭病原菌，又要避免剂量过大引发副作用。在保证治疗效果的前提下，尽量缩短疗程，及时停药。

（4）实施抗生素的"轮休"　当某一地区长期大量使用某一种抗生素，使得该地区对该抗生素耐药菌株的检出率处于较高水平时，可以在该地区一段时期内停止使用该抗生素，用其他抗生素取代。这样用助于该地区敏感菌株的恢复，使得该地区耐药菌株的检出率下降。

（5）减少抗生素在食品和畜禽养殖业中的使用　在食品和动物中形成的抗药性病原菌进入食物链后会影响人和动物的健康，因此应制定适合动物使用的用药指南，减少抗生素在食用动物中的滥用和误用。

2. 加强药政管理

严格控制审批标准，加强质量监督，控制使用管理，严格执行农业部公布的在动物中禁用的药物的相关规定。

3. 严格执行消毒隔离制度

医院要建立一支感染控制队伍，加强医院消毒隔离措施，防止耐药菌的交叉感染和爆发流行。医院医生、护士、护工等与患者密切接触的人员，要有个人消毒、防护、体检制度。对某些较为严重的耐药菌感染患者要有隔离措施，防止耐药菌扩散。对于免疫力低下的易感人群要实施隔离保护。

4. 建立细菌抗药性监控体系

要加强国际和地区合作交流，构建细菌抗药性全球网络。掌握重要的常见致病菌对抗生素抗药性的变迁，为临床提供参考。目前，对耐药菌的监测重点是：耐甲氧西林的金黄色葡萄球菌（MRSA）、耐甲氧西林的凝固酶阴性葡萄球菌（MRCNS）、耐青霉素的肺炎链球菌（PRSP）、耐万古霉素肠球菌（VRE）、产生超广谱 β－内酰胺酶（ES-BL）耐药细菌等；对各科室治疗室、换药室和 ICU（重症监护室）的空气、物品要重点监控；对医护人员的手要重点监控；对癌症患者、器官移植者、烧伤患者等易感人群要重点监控。

5. 研制开发新型抗菌药物和新的抗感染方法

开发传统抗生素以外的药物，这些药物的有效新靶位可能是基因或细胞分裂、蛋白质合成、代谢物转运和毒力作用过程的基因产物。开发人类天然抵抗感染的抗微生物肽，如抗菌肽、防卫素等。研制和开发新的抗菌药物，如钝化酶抑制剂、膜通透剂、外排泵抑制剂、细菌生物被膜抑制剂。开展细菌耐药性质粒消除剂的研究。

采用新的抗感染方法，如中药、微生态制剂、疫苗、免疫制剂等等。

七、抗生素的含量测定

（一）抗生素的效价单位

抗生素是一种生理活性物质，可以利用抗生素对微生物所起的作用强弱来判定抗生素的含量。含量通常用效价或单位表示。有时二者合一统称为效价单位。效价（potency）指在同一条件下比较抗生素的检品和标准品的抗菌活性，从而得出检品的效价。也就是说，效价是检品的抗菌活性与标准品的抗菌活性之比值，常用百分数表示。

$$效价 = \frac{检品的抗菌活性}{标准品的抗菌活性} \times 100\%$$

单位（unit，U）是衡量抗生素有效成分的具体尺度。各种抗生素单位的含义可以各不相同，大致有以下几种。

1. 重量单位

以抗生素的生物活性部分的重量作为单位，一般 $1\mu g$ 定义为 1U，则 1mg 为 1000U。用这种表示方法，对于不同盐类的同一抗生素而言，只要它们的单位相同，即使盐类重量不同，其实际有效含量是一致的。如链霉素硫酸盐、土霉素盐酸盐、红霉素乳糖酸盐、新生霉素钠（钾）盐等抗生素，均以重量单位表示。

2. 类似重量单位

是以特定的抗生素盐类纯品的重量为单位，包括非活性部分的重量。例如纯金霉素盐酸盐及四环素盐酸盐，$1\mu g = 1U$，即为类似重量单位。

3. 重量折算单位

与原始的生物活性单位相当的纯抗生素实际重量为 1U 加以折算。以青霉素为例，最初定一个青霉素单位系指在 50ml 肉汤培养基内完全抑制金黄色葡萄球菌生长的最小青霉素量为 1U。青霉素纯化后，这个量相当于青霉素 G 钠盐 $0.5988\mu g$，因而国际上一致规定 $0.5988\mu g$ 为 1U，则 1mg－1670U。

4. 特定单位

以特定的一批抗生素样品的某一重量作为一定单位，经有关的国家机构认可而定。

如特定的一批杆菌肽 1g＝55U；制霉菌素 1mg＝3000U 等。标准品是指与商品同质的、纯度较高的抗生素，每毫克含有一定量的单位，可用作效价测定的标准。每种抗生素都有它自己的标准品。国际单位（international unit，IU）是指经国际协议，每毫克含一定单位的标准品称为国际标准品，其单位即为国际单位（IU）。抗生素的国际标准品是在联合国世界卫生组织的生物检定专家委员会的主持下，委托指定的机构（主要是英国国立生物标准检定所，National Institute for Biological Standardsand Control）组织标定、保管和分发。由于国际标准品供应有限，各国通常由国家监制一批同样的标准品，与国际标准品比较，标定其效价单位后，分发各地使用，作为国家标准品。我国的国家标准品由中国食品药品检定研究院标定和分发。

5. 标示量

指抗生素制剂标签上所标示的抗生素含量。标示量原则上以重量表示（指重量单位），但少数成分不清的抗生素（如制霉菌素），或照顾用药习惯（如青霉素），仍沿用单位表示。

（二）抗生素效价的微生物学测定法

抗生素的效价测定可分为物理、化学及微生物学方法，但大多数抗生素应用微生物学测定法。微生物学测定法是一种利用抗生素对一定的微生物具有抗菌活性的特点来测定抗生素效价的方法。微生物法可以反映该抗生素的抗菌活性，与临床使用有平行关系，且灵敏度高，检品用量少。但本法也存在一些缺点，如操作繁杂、出结果时间较长（18～24h），误差也较大（±5%～10%），不及理化测定方法简便。《中国药典》（2010 年版）规定绝大多数抗生素的效价测定采用微生物学方法。抗生素效价的微生物学测定法主要有稀释法、比浊法和琼脂扩散法。最常用的是琼脂扩散法中的管碟法。以下介绍管碟法的原理、效价的计算公式的推导及简要的操作方法。

1. 管碟法设计原理

管碟法（cylinder plate method）是法定的抗生素效价测定法。该方法是利用抗生素在琼脂平板培养基中的扩散渗透作用，比较标准品和检品两者对试验菌的抑菌圈大小，以决定供试品效价的一种方法。管碟法的基本原理是在含有高度敏感性试验菌的琼脂平板上放置小钢管（内径 6.0mm±0.1mm，外径 8.0mm±0.1mm，高 10mm±0.1mm），管内放入标准品和检品的溶液，经过培养，当抗生素扩散至有效范围内就产生透明的无菌生长范围，常呈圆形，称为抑菌圈。不同浓度的抗生素其抑菌圈直径大小不同。比较标准品与检品的抑菌圈大小，利用不同的推算原理就可计算出抗生素的效价。

抗生素在一定浓度范围内，其浓度和抑菌圈直径呈曲线关系，如果把抗生素浓度改为对数浓度，就能得到一条直线。抑菌圈的直径与抗生素浓度的对数之间的关系，可以用斜截式的直线方程式来表示：

$$y = a + bx$$

式中，y 为抑菌圈直径；b 为斜率；a 为截距；x 为抗生素浓度的对数。

2. 抗生素效价测定方法

（1）一剂量法　又称为标准曲线法，是用已知含量的标准品溶液先制备出标准曲线，并在同样条件下测出供试品溶液的抑菌圈直径平均值，再求出它与标准品溶液的抑菌圈直径平均值之差，即可在标准曲线上直接查得供试品溶液的浓度，换算成效价。由于试验时供试品和标准品都只用一个浓度量，故称一剂量法。用于对比的标准曲线应取其直线部分。标准曲线制备及效价测定所得数据均应按《中国药典》（2010 年版）规定进行统计处理。由于一剂量法操作较繁杂，不易规范化，故未收载进入《中国药典》（2010 年版）。

　　（2）二剂量法　最常用方法，又称四点法。可抵消斜率和截距的影响，以标准品和供试品分别作出的直线互相平行，所以又称平行线法，是一种相对效价的计算法（图 13 - 1）。

　　本法系将抗生素标准品和供试品各稀释成一定比例（2∶1 或 4∶1）的两种剂量，在同一平板上比较其抗药活性，再根据抗生素浓度对数和抑菌圈直径呈直线关系的原理来计算供试品效价。

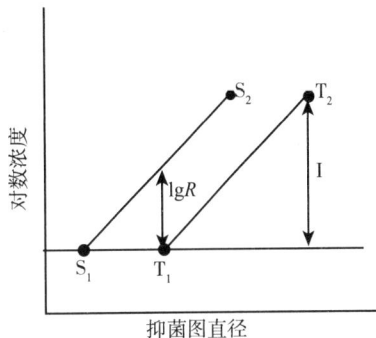

图 13 - 1　抗生素标准品与供试品间
平行直线关系图
S. 标准品　T. 供试品

　　操作时，取含菌层的双层平板培养基每一供试品的平板数不少于 4 个，每个平板表面放置 4 个小钢管，管内分别放入检品高、低剂量和标准品高、低剂量溶液，经培养 16 ~ 18h 后，在小钢管周围出现无菌生长的抑菌圈，量取直径，按公式计算，得出检品的效价。

　　先测量出四点的抑菌圈直径，计算时按下列步骤进行。

　　①求出 W 和 V：

$$W = (S_H + U_H) - (S_L + U_L)$$
$$V = (U_H + U_L) - (S_H + S_L)$$

　　式中，U_H 为供试品高剂量之抑菌圈直径；U_L 为供试品低剂量之抑菌圈直径；S_H 为标准品高剂量之抑菌圈直径；S_L 为标准品低剂量之抑菌圈直径。

349

　　②求 θ：W、V 代入公式

$$\theta = D \text{ antilg } (IV/W)$$

　　式中，θ 为供试品和标准品的效价比；D 为标准品高剂量与供试品高剂量之比，一般为 1；I 为高低剂量之比的对数，即 lg2 或 lg4。目前二剂量法中常为 lg2。

　　③求 Pr，将 θ 代入

$$Pr = Ar \times \theta$$

　　式中，Pr 为供试品实际单位数；Ar 为供试品标示量或估计单位。

　　此外，有时为了节省效价测定的计算时间，并便于核对，二剂量法也可利用放线图，查出抗生素的效价。放线图系根据效价计算公式（$\theta = D \text{ antilg } (IV/W)$）推导而制得的，只要求得 W、V 值后，查放线图即可得 θ 值。放线图如图 13 - 2。

　　微生物学测定法存在生物差异，会影响结果的精确度，必须借助生物统计方法来处理，观察生物差异对测定结果的影响程度，并用它来控制实验误差的允许范围，使微生物测定法结果达到一定的精确程度。《中国药典》（2010 年版）规定，凡应用生物检定法测定效价的品种都必须遵照生物检定统计法计算误差项、可靠性测验和可信限。在可靠性测验证明实验结果成立之后方可进行抗生素效价的计算，并同时计算可信限和可信

限率，以期测知该结果的精确度。

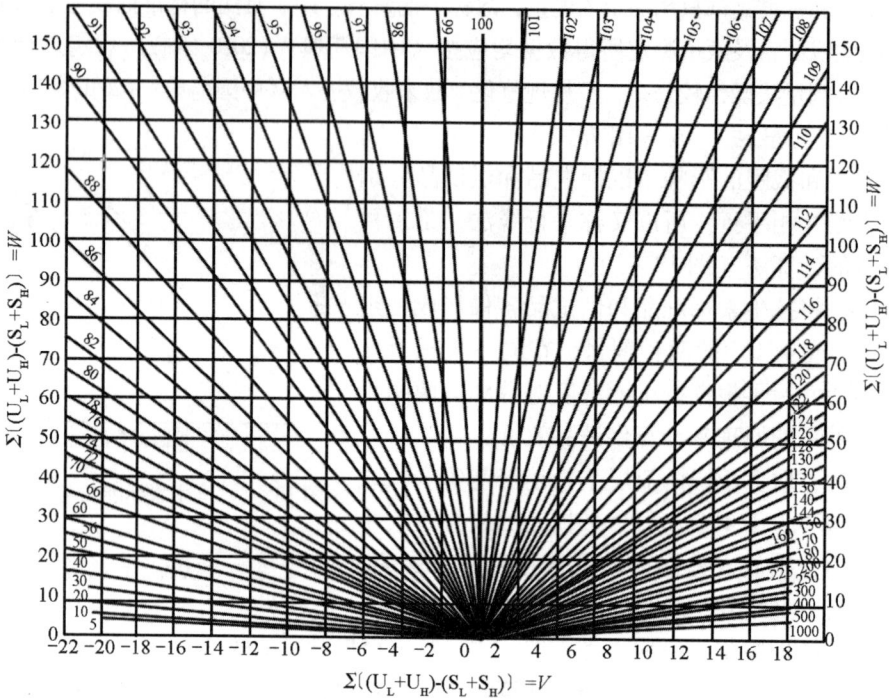

图 13 - 2 二剂量法效价计算放线图 （H: L = 2: 1）

3. 三剂量法

原理和方法基本同二剂量法。不同之处在于标准品和检品各设高、中、低三组剂量，每个平板放置 6 个小钢管，故又称 6 点法。计算效价前同样要做生物统计处理。三剂量法不常采用，只用于标定标准品或仲裁检品等特殊情况。

4. 管碟法测定抗生素效价的影响因素

用管碟法进行抗生素效价测定的原理是以抗生素在琼脂平板中的扩散动力学为基础的，因此，只要能影响扩散的因素都能影响测定结果的准确性。影响因素主要有：抑菌圈直径、扩散系数、扩散时间、培养基厚度、小钢管中抗生素总量以及抗生素的最小抑菌浓度等。这些因素不仅影响抑菌圈的大小，也影响抑菌圈的清晰度。

第二节 微生物在其他药物生产中的应用

一、氨基酸

氨基酸（amino acid）是构成蛋白质的基本单位，是人体及动物的重要营养物质，具有重要的生理作用。因此氨基酸的生产和应用受到人们重视。目前，构成蛋白质的大部分氨基酸均可用发酵方法生产。1973 年用固定化菌体进行天冬氨酸的工业规模的生产，为酶法生产氨基酸显示了光明前景。利用基因工程技术将氨基酸合成酶基因克隆是提高氨基酸产量的有效途径。目前，几乎所有的氨基酸合成酶基因都可以在不同系统中克隆与表达。氨基酸主要应用于以下几个方面。

（1）食品工业　小麦、玉米、稻米等植物蛋白质缺少赖氨酸、苏氨酸和色氨酸，适量添加这些氨基酸于食品中，可提高食品的营养价值。某些氨基酸具有调味作用，具有鲜味的氨基酸有谷氨酸和天冬氨酸，具有甜味的有甘氨酸、丙氨酸、L–天冬氨酰苯丙氨酸甲酯等。

（2）饲料工业　一般饲料中缺乏赖氨酸和甲硫氨酸，适量添加这两种氨基酸可提高饲料的营养价值，促进鸡多产蛋与猪的生长。

（3）医药工业　在医药上用量最大的是氨基酸输液。手术后或烧伤等患者需大量补充蛋白质营养，可注射各种氨基酸混合液，即氨基酸输液。此外，许多氨基酸及其衍生物可用来治疗多种疾病。

（4）化学工业　用谷氨酸可制备对皮肤无刺激性的洗涤剂（十二烷酰基谷氨酸钠肥皂）、能保持皮肤湿润的润肤剂（焦谷氨酸钠）、质量接近天然皮革的聚谷氨酸人造革以及人造纤维和涂料。

（5）农业　利用氨基酸可以制造具有特殊作用的农药。使用 N–月桂酰–L–异戊氨酸，能防止稻瘟病，又能提高稻米的蛋白质含量。氨基酸烷基脂及 N–长链酰基氨基酸能提高农作物对病害的抵抗力，具有和一般杀菌剂一样的效果。氨基酸农药可被微生物分解，是一种无公害农药。

氨基酸的生产方法可分为：①抽提法；②直接发酵法；③添加中间产物的发酵法；④酶法；⑤合成法。

以上五种氨基酸生产方法各有特点，其中酶法能得到 L 型氨基酸，产物浓度高，易于提取。采用固定化菌体或固定化酶，其优点更突出。由化学合成方法得到合适的中间体，配合酶法制造氨基酸是氨基酸生产的一个重要发展方向。

351

（一）氨基酸代谢控制育种与发酵技术

1. 氨基酸代谢控制育种技术

氨基酸产生菌最初是由自然环境中筛选得到的。但是，氨基酸作为微生物细胞中的基本组分，其生物合成受到严格的代谢调节控制，一般不能满足工业上大量生产氨基酸的需要。为了大量生产氨基酸，必须采取种种措施，以打破微生物对氨基酸生物合成代谢的调节控制。在氨基酸产生菌的菌种选育工作中常采用营养缺陷型突变株、抗氨基酸结构类似物突变株、细胞透性改变的突变株来消除或减弱终产物反馈调节，使产生菌的代谢朝着有利于大量合成某种人们所需要的氨基酸方向发展。

（1）氨基酸营养缺陷型突变株的选育　以下简要介绍青霉素富集法和影印接种法分离营养缺陷型的技术。①将诱变处理后的菌液接种完全培养基中进行培养，使营养缺陷型突变株充分表达。②再将培养液离心分离得到菌体。③所得菌体经洗涤除去多余的营养物质后，转入含有青霉素（100U/ml）的基本培养基中富集营养缺陷型。没有发生营养缺陷型突变的野生型菌株可在基本培养基上生长，发生细胞分裂。但由于新生成的细胞不能合成细胞壁而破裂死亡。而营养缺陷型突变株由于在基本培养基上不能生长，因此青霉素不能将其杀死，得以保存下来。④将上述经过青霉素富集的培养液（营养缺陷型约占1%），用完全培养基平板进行培养。⑤所得菌落分别影印接种于基本培养基平板和完全培养基平板进行培养，找出在基本培养基上不能生长的菌落（营养缺陷型突变株）进行营养要求的测定。其简明操作流程为：诱变→接种完全培养基→离心和洗涤菌体→接种含青霉素的基础培养基→接种完全培养基平板→影印培养→选择营养缺陷型→营养要求测定鉴定营养缺陷型。

（2）抗氨基酸结构类似物突变株的选育　将菌种诱变处理，接种于含抑制浓度的氨基酸结构类似物的培养基中，由于此种培养条件下正常菌株不能生长，而抗氨基酸反馈调节的突变株能够生长，因此可筛选出抗氨基酸结构类似物突变株。例如，采用 S - （2 - 氨基乙基）-L - 半胱氨酸（AEC）作为赖氨酸的结构类似物，选育抗 AEC 突变株用于生产赖氨酸。

（3）细胞透性改变的突变株的选育　细胞凭借有透性酶参与的主动运输系统摄取或排出某一化合物。正常情况下，这种摄取或排出的效率是不同的。一般来说，透性酶在细胞内与氨基酸的亲和力较低，在细胞外与氨基酸的亲和力较高。这样使氨基酸在细胞内的代谢库中逐步累积。如果透性酶发生突变，使透性酶在细胞外与氨基酸的亲和力变低，以致突变株能将此种氨基酸顺利排出细胞外，这样可以大大提高这种氨基酸的产量。例如，大肠埃希菌抗 AEC 的抗性突变株能产生大量赖氨酸，其生产能力提高并非由于打破天冬氨酸激酶和二氢吡啶二羧酸的反馈调节，而是由于改变了赖氨酸主动运输系统，使菌体在细胞外赖氨酸浓度比细胞内浓度高 5 倍的情况下，仍能继续排出细胞内合成的赖氨酸，从而获得赖氨酸的高产。

由细胞透性改变突变株增产氨基酸的另一个例子，是谷氨酸棒杆菌的生物素营养缺陷型增产谷氨酸，由于该突变株不能合成生物素，在生物素限量供应的条件下，该菌株的细胞膜合成有缺陷，细胞透性增大，使谷氨酸更容易透出细胞，避免了细胞内谷氨酸终产物反馈调节，从而增产谷氨酸。与此类似，谷氨酸棒杆菌的油酸缺陷型或甘油缺陷型均能增产谷氨酸。

筛选细胞膜透性改变的突变株，除了上述筛选抗氨基酸结构类似物突变株和营养缺陷性突变株的方法外，一般用筛选抗作用于细胞膜的抗生素或表面活性剂的抗性突变株来获得。

2. 氨基酸发酵的代谢控制

用氨基酸生产菌种发酵生产氨基酸的关键是控制发酵条件和保持生产菌种在大规模发酵过程中的稳定。

（1）发酵条件的控制　菌种选育使得菌种具有某些遗传特性而有利于某种氨基酸的大量生成，但是菌种的遗传特性必须在适宜的培养条件下才能表现出来。例如，以糖质为发酵原料，用谷氨酸棒杆菌的生物素营养缺陷型生产谷氨酸，谷氨酸的生物合成途径如图 13 - 3。

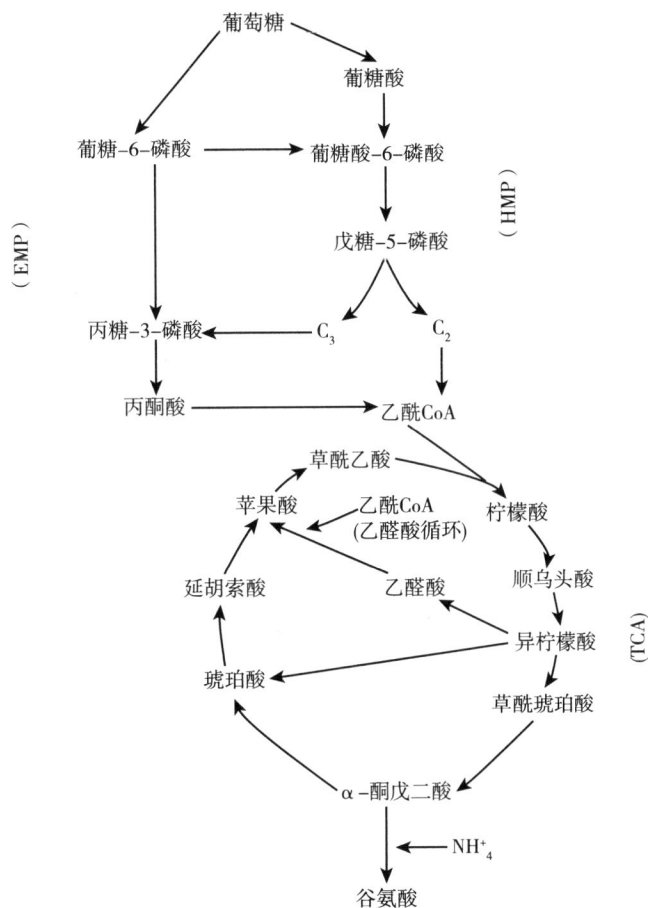

图 13-3 谷氨酸棒杆菌的谷氨酸合成途径

谷氨酸棒杆菌的 α-酮戊二酸脱氢酶活力低，尤其当生物素缺乏时，三羧酸循环（TCA）到生成 α-酮戊二酸时，即受到阻挡。在铵离子存在的条件下，α-酮戊二酸受高活力的谷氨酸脱氢酶作用，转变成谷氨酸。谷氨酸棒杆菌发酵生产谷氨酸主要需控制如下的培养条件：①氧，通气量不足，发酵产物为乳酸或琥珀酸。通气量充足，发酵产物为谷氨酸。②铵离子，铵离子浓度低，发酵产物为 α-酮戊二酸。铵离子浓度适量，发酵产物为谷氨酸。铵离子浓度过高，发酵产物为谷氨酰胺。③pH，酸性易生成 N-乙酰谷氨酰胺。中性或偏碱性易生成谷氨酸。④磷酸盐，高浓度磷酸盐易导致生成缬氨酸。适量浓度磷酸盐有利生成谷氨酸。⑤生物素，生物素过量易生成乳酸或琥珀酸。生物素限量有利生成谷氨酸。

培养条件不同，将导致发酵产物不同，控制适量的磷酸盐浓度、生物素浓度、通气培养，以流加尿素的方式调节 pH 和提供适量的铵离子，可以使谷氨酸发酵得以顺利进行。

（2）控制生产菌株稳定的方法 氨基酸生产菌株常采用营养缺陷型或渗漏营养缺陷型以及抗氨基酸结构类似物突变株，其目的就是要阻断或减弱其他支路的代谢，避免反馈调节，使生产菌株的代谢处于不平衡状态，有利于基质的代谢朝着生产需要的氨基

353

酸合成方向发展，从而生产出大量生产需要的氨基酸。但是，在大规模的发酵生产中生产菌种的代谢不平衡使得生产菌种处于不稳定状态，容易发生回复突变。由于回复突变株往往比代谢不平衡的生产菌种具有更快的生长速率（但却是低发酵产量的菌株，可形象地把这些回复突变株比喻为"光吃饭不干活的家伙"），随着发酵培养时间的延长和菌的生长繁殖，回复突变株大量出现于发酵中、后期的培养液中，严重威胁正常发酵的进行。因此，在发酵生产中，如何使生产菌种保持稳定，减少回复突变菌株的数量，是氨基酸发酵产量稳定和高产的关键。这也是基因工程菌以及许多经过重大遗传学改造的工业生产菌株发酵的关键技术。

为了防止工业生产菌株在发酵培养时发生回复突变，使发酵产量下降甚至导致发酵失败，主要可采取如下措施保持生产菌株的稳定：①定向增加菌种的遗传标记；②选育遗传上稳定的菌株；③菌种保存培养基和种子培养基应营养充分；④添加药物抑制回复突变株的生长。下面以谷氨酸棒杆菌高丝氨酸缺陷型菌株发酵生产赖氨酸为例，说明防止回复突变，保持生产菌株稳定的一般方法。图 13-4 为该菌的赖氨酸合成途径。

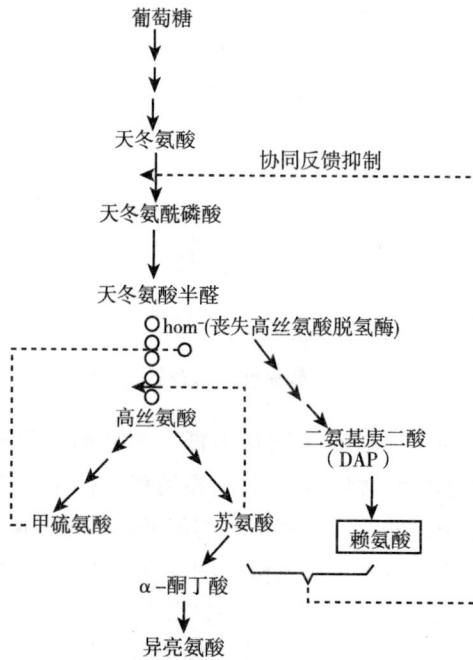

图 13-4 谷氨酸棒杆菌赖氨酸生物合成途径

①定向增加菌种的遗传标记 如增加苏氨酸缺陷型（thr^-）或甲硫氨酸缺陷型（met^-），育成 $hom^- + thr^-$ 或 $hom^- + met^-$ 双重营养缺陷型，双重营养缺陷型同时发生回复突变的概率远远低于单个营养缺陷型发生回复突变的概率，可以抵抗发酵过程中的回复突变，使生产稳定，增加赖氨酸发酵产量。

②选育遗传上稳定的菌株 从容易出现回复突变的培养物中，选育不易发生回复突变的菌株。例如对生产菌株定期纯化，检查遗传标记，尽可能采用遗传标记明显、回复率低的菌株。

③保存培养基和种子培养基应营养充分 由于赖氨酸生产菌株是高丝氨酸营养缺陷型，菌种保存培养基和种子培养基中的高丝氨酸或甲硫氨酸和苏氨酸尤其要充足，以减弱回复突变株在培养基中可能出现的生长优势。如果该菌株同时具有抗 AEC（赖氨酸结构类似物）的特性，则应在上述培养基中加入适量的 AEC，以防止该抗性发生回复突变。

④添加药物抑制回复突变株的生长 赖氨酸生产菌株对抗生素的敏感性低于回复突变株（一般生长迅速的回复突变株对抗生素更敏感），在发酵培养的第16、第39、第61小时分别加入 $1.5\mu g/ml$ 的红霉素于发酵培养物中，可有效地防止回复突变株的生长，提高赖氨酸发酵产量。

（二）赖氨酸发酵代谢控制机制

赖氨酸是人类和动物的必需氨基酸之一，对机体生长发育的影响较大。小麦、玉米、稻米等植物蛋白质缺乏赖氨酸，因此赖氨酸适合作为食品和饲料的添加剂，以强化食品和饲料的营养。婴儿的成长期，妇女妊娠、哺乳期，老年，病后恢复期等特别需要大量的赖氨酸。

赖氨酸产生菌是谷氨酸棒杆菌、黄色短杆菌，或乳糖发酵短杆菌等谷氨酸产生菌的高丝氨酸营养缺陷型兼抗 AEC 突变株，这是人为地解除了赖氨酸生物合成的反馈调节，从而能够大量生产赖氨酸。赖氨酸的生物合成途径和代谢控制机制见图13-4。采用高丝氨酸营养缺陷型突变株，则天冬氨酸-β-半醛不再进一步合成苏氨酸和甲硫氨酸，而是集中用于合成赖氨酸。同时，由于苏氨酸和赖氨酸对赖氨酸合成途径中的关键酶（天冬氨酸激酶）的协同反馈抑制作用被解除，就能发酵生产大量的赖氨酸。

二、维生素

维生素（vitamin）是人和动物维持生命活动所必需的一类营养物质，也是一类重要的药物。维生素主要以酶类的辅酶或辅基形式参与生物体内的各种生化代谢反应。维生素还是防治由于维生素缺乏引起的各种疾病的首选药物。

维生素可采用化学合成，动、植物提取和微生物发酵等方法生产。目前采用微生物发酵方法生产的维生素有维生素 C、维生素 B_2、维生素 B_{12} 等，其中以维生素 C 的发酵生产规模最大。

（一）维生素 C

维生素 C 又被称为抗坏血酸，能参与人体内多种代谢过程，是人体必需的营养成分。此外，它具有较强的还原能力，可作为抗氧剂，已在医药、食品工业等方面获得广泛应用。

利用微生物发酵生产维生素 C 的方法有半合成法、两步发酵法（包括两种不同的方法）、重组菌一步发酵法等几种。

1. 半合成法

一般指莱氏法（Reichstein）（图13-5）。其工艺流程大致为：D 葡萄糖 →D-山梨醇→L-山梨糖→双丙酮-L-山梨糖→2-酮基-L-古龙酸→L-抗坏血酸（维生素C）。半合成法指的是化学合成中的由 D-山梨醇转化 L-山梨糖的反应采用弱氧化醋杆菌（*Acetobacter suboxydans*）或产黑醋杆菌（*Acetobacter melanogenum*）发酵完成，其他反应仍采用化学合成法。

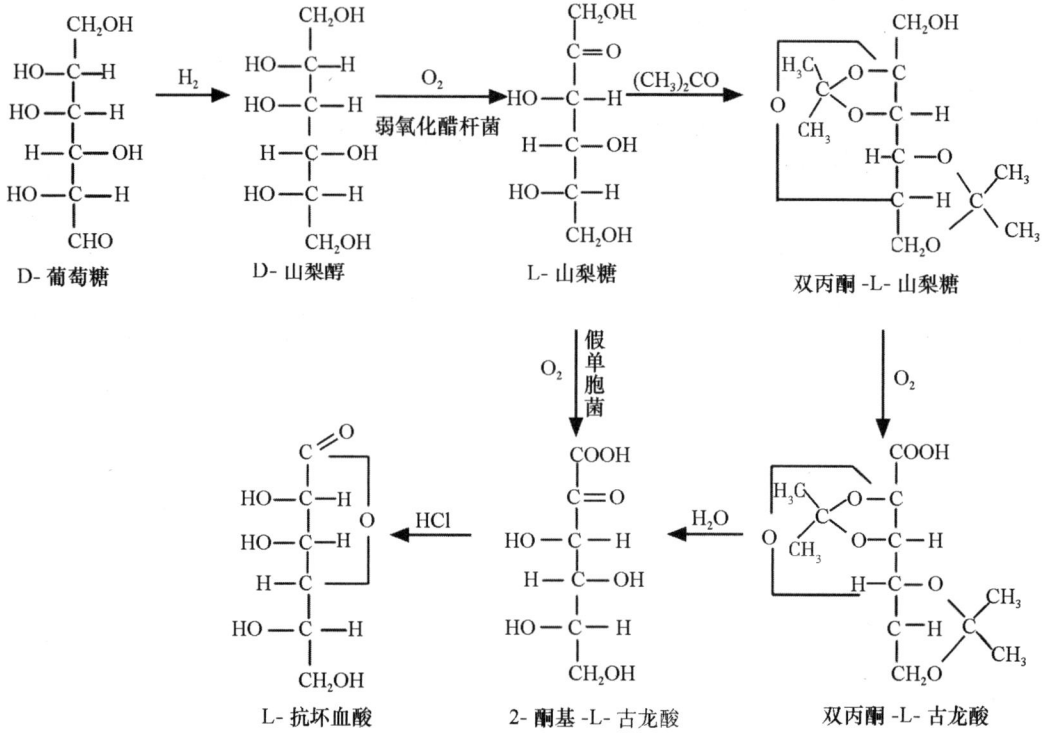

图 13 - 5　维生素 C 两步发酵法及半合成法

2. 两步发酵法

有两种：一种是我国发明的两步发酵法，采用两种不同的微生物进行两步生物转化，先采用弱氧化醋杆菌进行将 D - 山梨醇转化为 L - 山梨糖的发酵，在此基础上再采用假单胞菌（*Pseudomonas* sp.）进行将 L - 山梨醇转化为 2 - 酮基 - L - 古龙酸的发酵。2 - 酮基 - L - 古龙酸再经盐酸转化可生成维生素 C。该种方法与半合成法比较具有所需设备少、成本低、"三废"减少等优点。目前不仅在国内推广使用，而且已向国外转让该技术。1991 年，瑞典一家药厂以 550 万元人民币买走上海三维制药公司维生素 C 两步发酵法专利，创造了我国医药史上第一项软技术出口的记录。

另一种两步发酵法也是采用两种微生物进行两步生物转化，先采用欧文菌（*Erwinia* sp.）将 D - 葡萄糖转化成 2，5 - 二酮 - D - 葡糖酸，再采用棒状杆菌（*Corynebacterium* sp.）将 2，5 - 二酮 - D - 葡糖酸转化成 2 - 酮基 - L - 古龙酸。此种二步发酵法与目前维生素 C 生产中使用的莱氏法和我国发明的两步发酵法相比，不占有优势，因而未投入工业生产。但其研究工作为重组菌一步发酵法提供了基础。

3. 重组菌一步发酵法

是将棒状杆菌的 2，5 - 二酮 - D - 葡萄糖酸还原酶基因克隆到欧文氏菌体内，构建基因工程菌来完成从 D - 葡萄糖直接转化成 2 - 酮基 - L - 古龙酸的一步发酵法（图 13 - 6）。这种发酵法采用了现代生物技术，其应用前景很好。

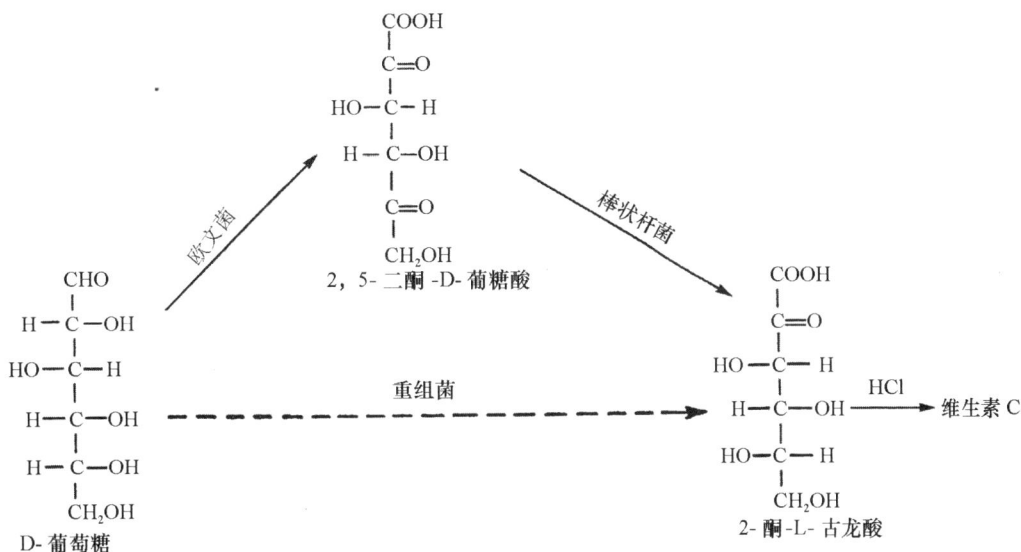

图 13 - 6　维生素 C 的二步发酵法及重组菌发酵

（二）维生素 B_2

维生素 B_2 又称核黄素，在自然界多数与蛋白质相结合而存在，又被称为核黄素蛋白。维生素 B_2 是动物发育和许多微生物生长的必需营养因子，是治疗眼角膜炎、白内障、结膜炎等的主要药物之一。

能生物合成维生素 B_2 的微生物有某些细菌、酵母和霉菌。目前工业生产中最常用的生产菌种为棉病囊霉（*Ashbya gossypii*）和阿氏假囊酵母（*Eremothecium ashbyii*）。目前生产维生素 B_2 的方法主要是发酵法。但值得注意的是维生素 B_2 属于初级代谢产物，初级代谢产物的积累通常受到较为严格的终产物反馈调节控制，不能大量积累。因此，为了打破发酵生产中的终产物反馈调节控制，生产此类发酵产物的工业菌株通常是代谢上有缺陷的经过人工诱变处理筛选的突变菌株。此类突变菌株通常是与产物合成相关的营养缺陷型、产物结构类似物抗性突变株、细胞透性改变的突变株。采用此类突变株进行产物的发酵生产，往往会遇到发酵生产时生产菌株不稳定的难题。因为在发酵培养过程中生产菌株的回复突变，将导致生长处于优势的回复突变株取代生产菌株，使发酵归于失败。如何采取措施保持生产菌株的稳定对于维生素 B_2 的发酵至关重要，其方法参见本章氨基酸一节中"控制生产菌株稳定的方法"。维生素 B_2 的发酵通常采用二级发酵，这不同于抗生素通常采用的三级或四级发酵，二级发酵与三级或四级相比较，是比较有利于生产菌株稳定的。

（三）维生素 B_{12}

维生素 B_{12} 是含钴的有机物，简称钴维素。钴维素及其类似物参与机体内许多代谢反应，是维持机体正常生长和造血作用最重要的一种维生素，是治疗儿童恶性贫血的首选药物。

357

维生素 B_{12} 目前主要用微生物来生产。能产生维生素 B_{12} 的微生物有细菌和放线菌，酵母和霉菌不能产生维生素 B_{12}。用微生物生产维生素 B_{12} 有两种方法：一种是从链霉素、庆大霉素等发酵后的废菌体中提取。为了提高维生素 B_{12} 的产量，需要在发酵培养基中加入适量的钴盐。即使如此维生素 B_{12} 的发酵产量仍然很低，一般每毫升只有数微克。此法属于抗生素生产中的综合利用。另外一种生产方法是用薛氏丙酸杆菌（*Propionbactetium shermanu*）等微生物来直接发酵生产。此法每毫升发酵液中的维生素 B_{12} 可达数十微克。

三、辅酶 Q_{10}

辅酶 Q（Ubiquinone，泛醌）结构式见图 13 – 7。

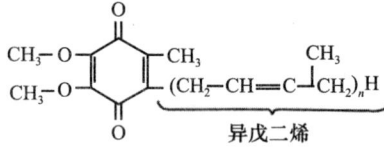

图 13 – 7　辅酶 Q 结构式

辅酶 Q 存在于线粒体中，动物组织中的辅酶，$Q_n = 10$，故称动物辅酶 Q 为辅酶 Q_{10}。辅酶 Q 可被还原成氢醌，其自身可成一氧化还原体系，作为电子受体起电子传递作用。这种作用是所有生命形式必不可少的，也是形成 ATP 的关键。辅酶 Q 是细胞自身产生的代谢激活剂、天然抗氧化剂，具有保护生物膜的结构完整性，增强免疫反应等功能。临床上可用于癌症、心力衰竭、冠心病、高血压、帕金森综合征等疾病的辅助治疗。辅酶 Q_{10} 在医药、食品添加剂、保健等领域有着广泛的应用。

辅酶 Q_{10} 的生产有四种方法：动、植物组织提取法，植物细胞培养法，化学合成法，微生物发酵法。利用微生物发酵生产辅酶 Q_{10} 有以下几个优点：①发酵产物生物活性好；②发酵原料廉价易得；③便于组织工业化生产。选育性能优良的菌种、优化发酵工艺，辅酶 Q_{10} 的发酵生产成本就会大幅度下降，微生物发酵法生产辅酶 Q_{10} 具有良好的发展前景。

（一）辅酶 Q_{10} 生产菌种的选择

至今为止，国内外报道的辅酶 Q_{10} 产生菌主要有酵母菌和细菌，如热带假丝酵母（*Candida tropcalis*）、掷孢酵母（*Sporobolomyces roseus*）、土壤杆菌（*Agrobacterium*）、荚膜红细菌（*Rhodopseudomonas capsulata*）、混球红细菌（*Rhodopseudomonas sphaeroides*）等。其中红螺菌科的细菌（荚膜红细菌、混球红细菌等）辅酶 Q_{10} 的产量较高。

（二）辅酶 Q_{10} 的生物合成机制

辅酶 Q_{10} 的生物合成途径（图 13 – 8）可分为两大部分：异戊二烯侧链和芳香环的合成。异戊二烯侧链基团来自甲瓦龙酸，芳香环来自酪氨酸，甲基由 S – 腺苷甲硫氨酸供给，对羟基苯甲酸是重要的前体物质。辅酶 Q_{10} 合成有多个调节位点，其中 HMG – CoA（β – 羟 – β – 甲基戊二酸单酰辅酶 A）裂解酶催化的甲瓦龙酸合成是一步限速反应；类胡萝卜素与辅酶 Q 均以聚异戊二烯为前体物质进行合成代谢，减少类胡萝卜素的生成量可能会促进辅酶 Q 的合成代谢。

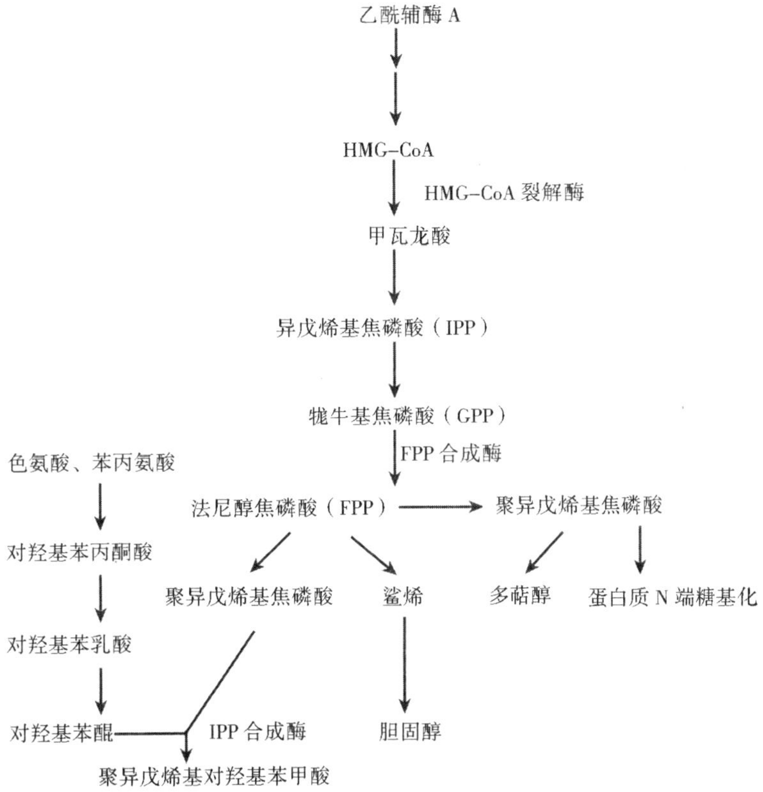

乙酰辅酶 A

↓

HMG–CoA

HMG–CoA 裂解酶

甲瓦龙酸

↓

异戊烯基焦磷酸（IPP）

↓

牻牛基焦磷酸（GPP）

FPP 合成酶

色氨酸、苯丙氨酸　　　　法尼醇焦磷酸（FPP）───→　聚异戊烯基焦磷酸

↓

对羟基苯丙酮酸　　聚异戊烯基焦磷酸　　鲨烯　　　多萜醇　　蛋白质 N 端糖基化

↓

对羟基苯乳酸

↓

对羟基苯醌──　IPP 合成酶　　　胆固醇

聚异戊烯基对羟基苯甲酸

图 13 – 8　辅酶 Q 生物合成途径

（三）辅酶 Q_{10} 生产菌种的选育

359

野生型菌株辅酶 Q_{10} 的产量低，不能满足工业化生产的需求，有必要对野生型菌株进行遗传学改造。

1. 选育营养缺陷型突变株

辅酶 Q_{10} 的生物合成途径中有许多分支代谢，如果减弱这些支路代谢，就有可能提高辅酶 Q_{10} 的产量。因此，筛选酪氨酸营养缺陷型，酪氨酸、天冬氨酸双重营养缺陷型，类胡萝卜素营养缺陷型均有可能提高辅酶 Q_{10} 的发酵产量。

2. 选育代谢拮抗物抗性突变株

选育代谢拮抗物抗性突变株可能使突变株建立更适合生产辅酶 Q_{10} 的代谢调控机制，因此选育抗前体物质、抑制物及其结构类似物突变株的方法是一种常用的育种手段。选育乙基硫氨酸、L – 甲硫氨酸、甲基萘醌、柔红霉素等抗代谢物的抗性突变株可能提高辅酶 Q_{10} 的发酵产量。

3. 构建基因工程菌

利用分子生物学技术找到辅酶 Q_{10} 生产菌株的关键酶基因，通过重组 DNA 技术将该基因导入受体菌株，使关键酶基因高效表达，提高辅酶 Q_{10} 发酵能力。不同生物细胞内辅酶 Q 生物合成的限速步骤均为对羟基苯甲酸聚戊二烯焦磷酸转移酶催化的对羟基苯甲酸与聚戊二烯的缩合反应。该酶具有较为广泛的专一性。根据这一机制，克隆大肠杆

菌中 *ubiA* 基因并将其导入红螺菌，以期获得高产菌株。但红螺菌并不是一个成熟的基因工程受体菌，故转向寻找以大肠杆菌为受体菌的代谢途径。但辅酶 Q 侧链长度是受基因控制的，大肠杆菌的辅酶 Q 为辅酶 Q_8，因此设想从红螺菌克隆控制侧链长度的基因，导入大肠杆菌，同时灭活大肠埃希菌自身的辅酶 Q_8 侧链控制基因，使大肠杆菌高效生产辅酶 Q_{10}。

（四）辅酶 Q_{10} 的发酵

不同的生产菌种有不同的发酵条件需求，可供生产辅酶 Q_{10} 的菌种种类很多，有如下大致规律可供研究借鉴。

1. 碳源和氮源

碳源选择蔗糖或葡萄糖较好，氮源选择酵母膏、玉米浆、蛋白胨较好。

2. 溶解氧

辅酶 Q_{10} 发酵属于好氧发酵，需要较大的通气量，通气量不足会使得产生 NADPH 的 HMP 途径受阻而使得 EMP 途径增强，不利于辅酶 Q_{10} 的积累。

3. 前体

普遍认为对羟基苯甲酸、酪氨酸、甲羟戊烯焦磷酸是辅酶 Q_{10} 的前体。此外，β - 胡萝卜素、豆油、豆粉、胡萝卜汁、西红柿汁、烟叶汁、橘子皮汁等富含辅酶 Q_{10} 和 β - 胡萝卜素的前体物质，可提高辅酶 Q_{10} 的发酵产量。这些物质可能是辅酶 Q_{10} 的前体起作用，也可能是抑制了 β - 胡萝卜素的合成而促进酶 Q_{10} 的合成。

4. 培养时间

发酵 24～120h 不等，辅酶 Q_{10} 有最大产量。

四、甾体化合物

甾体化合物（steroid）又称为类固醇，是一类含有环戊烷多氢菲核（甾体化合物的母核，见图 13 - 9）的化合物。

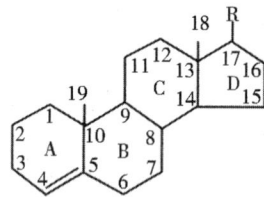

图 13 - 9　甾体化合物的母核

甾体化合物广泛存在于动、植物的组织中。比较重要的甾体化合物有胆甾醇、胆酸、肾上腺皮质激素、孕激素、性激素、植物皂素等。甾体化合物尤其是甾体激素对机体有重要的调节作用，因此在医疗上应用十分广泛。例如，肾上腺皮质激素具有抗炎症、抗超敏反应、抗休克等多方面的作用，临床上被广泛用于治疗或缓解类风湿关节炎、支气管哮喘、过敏性皮炎、胶原性疾病、过敏性休克、艾迪生病等疾病。各种性激素是医治雄性器官衰退和某些妇科疾病的主要药物，也是口服避孕药的主要成分。此外，还有蛋白质同化激素及螺内酯等甾体药物，分别用以改善蛋白质代谢，恢复和增强体力，利尿降压等作用。

　　甾体激素类药物的工业生产通常以天然甾体化合物（如薯芋皂苷）为出发原料，一般以化学合成法为主，其中有一些用化学合成方法难以解决的关键反应需采用微生物转化方法来进行生产。甾体化合物的微生物转化具有专一性、产量高、反应条件温和等优点，在甾体激素药物的生产中被广泛应用。

（一）微生物转化工艺

1. 微生物转化工艺的两个阶段

　　用微生物转化方法生产甾体化合物往往是化学合成路线中的某一步或两步，转化工艺一般可分为两个阶段：第一阶段为菌体生长阶段，第二阶段为转化阶段。

　　（1）菌体生长阶段　菌种经孢子制备、种子制备后移种至发酵罐培养，力求微生物细胞良好的生长、繁殖。

　　（2）转化阶段　是将用于微生物转化的基质（甾体激素药物化学合成的中间产物）加入到培养好的微生物培养物中，用微生物将基质转化。许多种基质对微生物具有毒性，加入有毒基质的浓度一般为 0.01% ~ 0.08%。为了提高产量，可采用流加的方式加入基质，以防达到有毒的浓度。对于无毒的基质可一次性投料。基质浓度可达到3% ~ 4%，基质一般难溶于水，所以在添加基质时有种种加入方法，最常用的方法是将基质溶解于丙酮、乙醇、甲醇、二甲基甲酰胺等溶媒和水混合的溶剂中，再加入到微生物培养物中进行微生物转化。

2. 微生物转化的三种类型

　　按照微生物培养物使用时的状态，可将微生物转化方法分为三种类型。

　　（1）生长细胞转化法　将基质加入到微生物培养液中进行微生物转化。

　　（2）静息细胞转化法　先从微生物培养液中分离出菌体细胞，再制备成细胞悬液或干细胞，将基质加入到菌体细胞悬液中进行微生物转化。这种方法的优点是可以减少转化产物中的杂质和任意调节菌体和基质的比例。

　　（3）固定化细胞与固定化酶转化法　将培养好的菌体制备成固定化细胞或固定化酶用于对基质进行转化。

（二）微生物转化的反应类型

　　用微生物对甾体化合物进行微生物转化的反应类型很多，其中包括氧化、还原、水解、酰化、异构化等等反应类型。每一反应类型有许多种不同的反应。在生产中最常用的有羟化反应、脱氢反应、侧链降解反应等。

1. 羟化反应

　　羟化反应是微生物转化反应中最重要和最常用的一种。利用各种微生物可以在甾体化合物母核的不同位置进行各种羟化反应，得到一些有意义的产物，如可的松、氢化可的松等。能使甾体母核 11α 位发生羟化反应的微生物有黑根霉、曲霉等，利用该微生物转化反应和化学合成方法相结合成功地解决了人工合成皮质激素的生产问题。利用微生物使孕酮在 11α 位羟化形成 11α - 羟基孕酮，再经四步化学反应就能形成可的松（图13 - 10）。如果不利用微生物进行羟化，由孕酮化学全合成可的松需 30 多步化学反应。能使甾体母核 11β 位发生羟化反应的微生物有弗氏链霉菌、蓝色犁头霉、新月弯孢霉等。该反应可使莱氏化合物转化成氢化可的松（图13-11）。

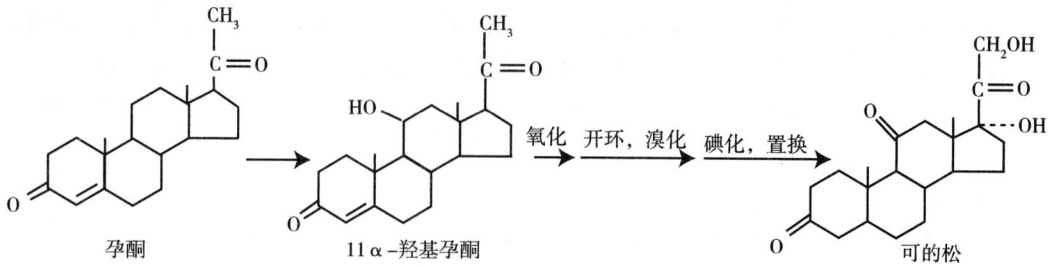

图13-10 11α羟化反应

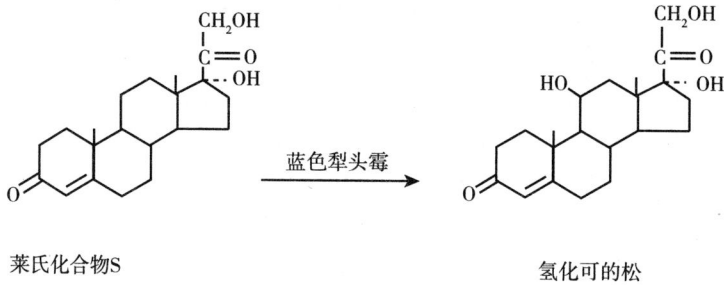

图13-11 11β羟化反应

2. 脱氢反应

微生物在甾体母核C-1位和C-2位的脱氢作用是工业生产去氢可的松及去氢氢化可的松很有价值的一种反应（图13-12）。在C-1位和C-2位之间形成双键后，其生物活性较其母体增强数倍。不同微生物的脱氢能力不同，一般以细菌的脱氢能力最强，其中尤其以棒状杆菌属和分枝杆菌属的某些菌株的脱氢活力最大。

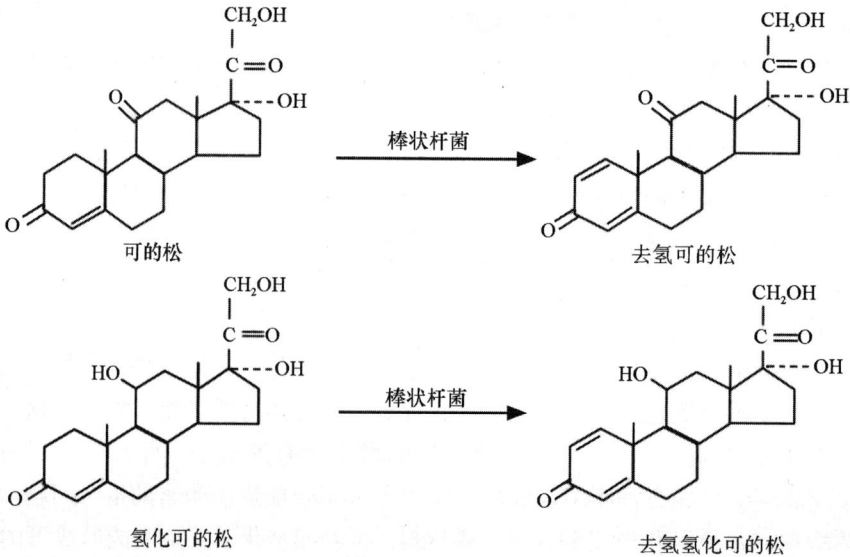

图13-12 脱氢反应

3. 侧链降解反应

具有生理活性的甾体类药物的基本母核来自动、植物的天然甾体化合物，它们需经侧链降解后得到。微生物具有降解甾醇类化合物侧链的作用，开发了合成甾体类药物的天然原料。由胆甾醇（Ⅰ）或豆甾醇（Ⅱ）经微生物降解侧链得到雄甾烷－1，4 二烯－3，17－二酮（ADD）（Ⅲ），其产率接近 100%。以 ADD 为原料可合成多种性激素、避孕药及利尿剂等。从 ADD 出发用化学方法制造的雌酮（Ⅳ），由此制造多种黄体激素和卵泡激素的重要中间体。侧链降解及甾体化合物的合成见图 13 - 13。能降解甾体化合物侧链的微生物有诺卡氏菌、简单节杆菌、牝牛分枝杆菌、分枝杆菌等。上述微生物转化法生产 ADD 比用薯蓣皂配基以化学方法制造 ADD 要减少十几步。

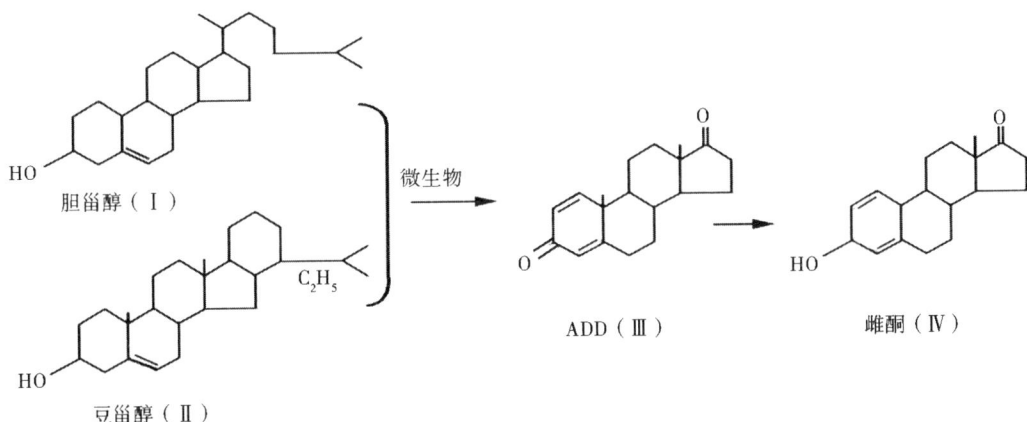

图 13 - 13　侧链降解反应

五、酶制剂与酶抑制剂

（一）酶制剂

酶（enzyme）是生物产生的具有催化能力的蛋白质，生物体的新陈代谢过程都是在酶的参与下进行的，并受到酶的控制和调节。酶在生命活动中具有特殊的功能。随着某些疾病的发病原因与酶反应的关系逐渐为人们所认识，酶作为一类药物用来治疗某些疾病，同时酶也可用作临床诊断试剂以及用来筛选某些新药物。

1. 临床上常用的微生物酶

（1）链激酶与链道酶　主要由乙型溶血性链球菌的某些菌株所产生。链激酶可使纤维蛋白溶酶原活化成为纤维蛋白溶解酶，纤维蛋白溶解酶可使血液凝块溶解。因此在临床上可用链激酶治疗脑血栓及溶解其他部位的血凝块。链道酶是一种脱氧核糖核酸酶，可使脓液中的脱氧核糖核酸核蛋白和 DNA 分解，因而降低了脓液的黏度，在临床上用于治疗脓胸。

（2）透明质酸酶　透明质酸酶是一种糖蛋白，又称为扩散因子。广泛存在于动物血浆、组织液等体液及蛇毒、蝎毒等动物毒液中，产生透明质酸酶的微生物有化脓性链球菌、产气荚膜梭菌等。透明质酸能分解组织基质中的透明质酸，使组织之间出现间隙，从而使局部的积液加快扩散。因此，将它与其他注射剂同时应用，可使皮下注射的药物加速扩散，因而有利于药物吸收。如果用于手术后的肿胀及外伤性血肿，可使肿胀与血肿消退，减轻疼痛。

（3）天冬酰胺酶 多种细菌均可产生天冬酰胺酶。目前用大肠杆菌来进行生产。其主要作用是水解天冬酰胺生成天冬氨酸和氨。由于某些肿瘤细胞需要依赖正常细胞供应天冬酰胺，用天冬酰胺酶后可消耗肿瘤细胞所需的天冬酰胺，从而抑制肿瘤细胞的生长。在临床上可用于治疗白血病和某些肿瘤。

（4）青霉素酶 青霉素酶是一种 β - 内酰胺酶，其主要作用是水解青霉素的 β - 内酰胺环，使青霉素失活。许多细菌都能产生青霉素酶，该酶可用于含青霉素制剂的无菌检验中。

2. 工业上常用的微生物酶

工业上常用的微生物酶主要有淀粉酶、蛋白酶及青霉素酰化酶等。淀粉酶是发酵产量最大的一类酶制剂，广泛应用于食品、造纸、纺织、发酵等行业。蛋白酶是催化蛋白质和多肽水解的一群酶类。蛋白酶具有广泛的用途，其用途涉及食品加工、皮革制造、加酶洗涤剂和医药等方面。在医药方面，蛋白酶可作为消化剂、消炎剂和化痰止咳药物等。青霉素酰化酶能将青霉素水解为 6 - 氨基青霉烷酸（简称 6 - APA）和侧链羧酸，也能催化相反的反应，在半合成青霉素的生产中具有重要作用。

3. 微生物酶的发酵生产

微生物酶的发酵方法与其他发酵工业相类似。为了利用微生物生产某种酶，首先必须选择合适的产酶菌种，然后采用适当的培养基和适当的培养条件进行发酵，使微生物生长繁殖并合成、积累大量的酶，最后将酶分离纯化，制成一定形式的制剂供使用。

（1）产酶菌种的筛选 菌种的产酶性能可通过两种培养方法来确定：①固体培养法，把菌种接入固体培养基中，保温培养数天，用水或缓冲液将酶抽提出来后测定酶活力。此法主要适合霉菌的筛选。②液体培养法，将菌种接种入液体培养基后，静置或摇床上培养一定时间，再测定培养物的酶活力。

筛选产酶菌种需要找到一种简便快速的方法。对于筛选某些胞外酶（水解酶）的产酶菌种，将酶的底物与培养基混合一起制成平板，然后涂布菌液，根据菌落周围对底物水解圈的大小，初步判断该菌株的产酶能力。例如，蛋白酶和淀粉酶菌种的筛选采用此法。

对于产生胞内酶的菌种难以在培养平板直接测定其产酶性能，因此只能将分离的菌种逐个进行摇瓶试验分别测定产酶情况。

（2）酶的发酵生产 酶的发酵生产受到诱导调节、酶作用的终产物阻抑调节、分解代谢物调节等多种调节作用，在酶的发酵生产时，应考虑这些因素。

①添加合适的诱导剂 大多数酶类的发酵生产受底物诱导和酶作用的终产物阻抑的双重调节作用，为了提高酶产量，应向发酵培养基中添加适量的诱导剂，并尽量减少阻抑物的浓度。一般认为底物是酶的诱导剂，但最有效的诱导剂往往不是诱导剂的底物，而是底物的结构类似物。高浓度的底物诱导剂如果被利用太快，会引起分解代谢物阻抑，而不利于酶的生成。因此，许多胞外分解酶以高浓度底物作为诱导剂时，酶产量反而不高。生产上常用能被菌缓慢利用的或不被利用的底物结构类似物代替底物作为诱导

剂。例如利用蔗糖单棕榈酸酯代替蔗糖作为诱导剂，由于底物的棕榈酸酯被缓慢利用，避免了分解代谢物阻抑，使得转化酶的产量提高了80倍。

②添加产酶促进剂　当添加某种少量的物质，就能够显著增加酶的产量时，这类被添加的物质通常被称为产酶促进剂。产酶促进剂多数为酶的诱导剂或表面活性剂，还有些是酶的稳定剂或激活剂、生长因子、金属离子的螯合剂等。它们的作用机制并不相同。酶的发酵生产常使用非离子表面活性剂，它们对发酵产酶的促进作用尚不很清楚，一般认为它们的作用在于改善细胞的透性，使更多的酶从细胞内透过细胞膜进入发酵液中，这样有利于打破细胞内酶合成的反馈调节，提高发酵液中酶的产量。表面活性剂还可能通过改善通气效果或增强酶的稳定性和催化能力而起到提高酶产量的作用。常用的产酶促进剂有吐温80 、洗净剂LS（脂肪酰胺磺酸钠）、聚乙烯醇、糖脂、乙二胺四乙酸等。

③避免分解代谢物调节作用　分解代谢物调节最常见的例子是"葡萄糖效应"，所以在产酶发酵时应避免采用过于营养丰富和复杂的培养基，可采用利用多少，添加多少，少量多次或流加工艺来补充营养物质，控制营养物质的代谢速率，避免分解代谢物调节对产酶发酵的抑制作用。

4. 蛋白酶

蛋白酶的种类很多，尚无统一的分类原则。根据来源分类可分为动物蛋白酶、植物蛋白酶和微生物蛋白酶。按照蛋白酶作用的最适pH分类可分为碱性蛋白酶（pH9～11）、中性蛋白酶（pH6～8）和酸性蛋白酶（pH2～5）。此外，还有种种的分类方法。

（1）产酶菌种　碱性蛋白酶的产生菌主要有短小芽孢杆菌、地衣芽孢杆菌、枯草芽孢杆菌、嗜碱性芽孢杆菌和灰色链霉菌、米曲霉等；中性蛋白酶的产生菌主要有枯草芽孢杆菌、栖土曲霉、微紫青霉、米曲霉、灰色链霉菌等；酸性蛋白酶的产生菌主要有黑曲霉、斋藤曲霉、中华根霉等。

（2）产酶菌种的筛选　从自然界筛选产生蛋白酶的菌种时，为了高产菌株，可在一小块园土中拌入蛋白质原料，使在一定pH或温度条件下任微生物繁殖一段时间后再进行分离和筛选。

（3）环境因子对产酶的影响

①pH　培养基的pH可以影响霉菌产蛋白酶的类型。产酶的pH通常和酶反应最适pH接近。

②通气量　多数微生物合成蛋白酶的深层培养需要强烈地通气搅拌，但也有报道，过大的通气量会抑制巨大芽孢杆菌生成蛋白酶。

③温度　芽孢杆菌生产蛋白酶常采用30～37℃培养，霉菌、放线菌为28～30℃，一种于20℃生长的低温细菌，其蛋白酶在低温下形成最多，嗜热性的微生物在50℃左右培养产酶量最大。

（4）培养基对产酶的影响

①氮源的诱导与阻抑　生产蛋白酶的碳氮比一般比较低。作为氮源蛋白质优于蛋白质水解物。其原因可能是蛋白质对蛋白酶有诱导作用，或者是蛋白质的水解物阻抑蛋白酶的生成。

365

②碳源的分解代谢物阻抑　高浓度的葡萄糖、蔗糖等代谢迅速的碳源对蛋白酶的生产有分解代谢物阻抑作用。因此，在蛋白酶生产中可采用代谢缓慢的碳源或者降低糖的浓度，也可以采用糖连续流加的方法来避免分解代谢物阻抑。

③无机盐　磷酸盐对蛋白酶的生产很重要，添加 0.2% ~ 2% 无机磷酸盐，可提高蛋白酶产量，钙离子有利于蛋白酶的稳定而增产蛋白酶，微量的镁、锌、锰等金属离子对蛋白酶的生成有刺激作用。

④产酶促进剂　已有报道的产酶促进剂有：大豆的乙醇提取物、植酸钙镁、植酸钙、乙醇、甘油、乙二醇、米糠油、活性炭、焙焦蛋白质、聚甲醛、食盐、环氧化磷酸酯、洗净剂 LS、乳化剂 FM（三乙醇胺油酸）等。

5. 青霉素酰化酶

根据底物专一性，可将青霉素酰化酶分成两大类：一类存在于霉菌、酵母及放线菌之中，对苯氧甲基青霉素（青霉素 V）的裂解能力较强，这类酶几乎均为胞外酶，其裂解最适 pH 及温度均较高（pH1.0，50℃）；另一类为细菌（绝大多数为革兰阴性菌）产生的酶，多数为胞内酶，对苄青霉素（青霉素 G）的裂解能力很强，裂解的最适 pH 及温度均较低（pH8，40℃）。

（1）产酶菌种　苄青霉素酰化酶的产酶菌种有大肠杆菌、假单胞杆菌、微球菌、巨大芽孢杆菌、短杆菌、棒杆菌、节杆菌、气杆菌以及链霉菌和粗糙脉胞菌中的某些种类；苯氧甲酸青霉素酰化酶的产酶菌种有产黄青霉、头孢霉、曲霉、镰刀霉和某些酵母以及假单胞菌、微球菌、欧文菌、节杆菌、链霉菌等。

（2）产酶菌种的筛选　许多产青霉素酰化酶的微生物也产生青霉素酶，因此在筛选产生青霉素酰化酶的菌种时，使用的方法要合理，以筛选出青霉素酰化酶活性高而不产生青霉素酶或青霉素酶活性很低的菌种。在大量筛选时，采用 NIPAB（3 - 苯乙酰胺 -6 - 硝基苯甲酸）法测定青霉素酰化酶的活性是比较常用的方法。

青霉素酰化酶是诱导酶，筛选培养基中加入苯乙酸或苯氧乙酸作为诱导剂是必要的。

（3）青霉素酰化酶的生产　青霉素酰化酶生产中通常采用大肠杆菌为生产菌种，常用的培养基含有蛋白胨 1%、玉米浆 0.3%、苯乙酸（或苯乙酰胺）0.2%、NaCl 10.5%，pH 7.0 ~ 7.2。苯乙酸既是碳源又是产酶的诱导剂。酶形成的最高速率在菌生长的对数生长期，对数期结束时酶活力达到最高峰。产酶的温度一般为 28 ~ 30℃，产酶一般需要较大的通气量。

为了提高青霉素酰化酶的发酵产量，人们采用遗传工程手段克隆青霉素酰化酶基因已获得成功。我国也获得了高产青霉素酰化酶的基因工程菌，已用于工业化生产。

（二）酶抑制剂

酶抑制剂（enzyme inhibitor）主要是微生物产生的一类小分子生理活性物质，它们能够特异性抑制某些酶的活性而被筛选出来。来源于微生物的酶抑制剂，具有低毒性、小分子量、结构新颖以及结构多种多样性等特点，是研究生物功能和疾病过程有用的工具。在医药方面，酶抑制剂已被用于增强免疫、生理功能调节、疾病治疗、治疗抗药菌感染等多个方面。

酶抑制剂的筛选方法是采用和抗生素筛选类似的方法。由于各种类别的酶具有各自反应的特殊性，酶抑制剂的筛选模型要更多样化一些。建立一个合适的筛选模型是研究开发酶抑制剂的基础工作。

酶抑制剂在医药领域的应用是多方面的，已越来越受到人们的重视。以下简要介绍一些酶抑制剂。

1. 蛋白酶抑制剂

蛋白酶与炎症、受精、癌症、免疫以及肌肉萎缩等多种疑难疾病有密切关系，因此蛋白酶抑制剂可用于治疗急性胰腺炎、烧伤、胃溃疡、肌肉萎缩等疾病。蛋白酶抑制剂还具有提高免疫的功能，对腹水瘤、淋巴肉瘤有一定疗效。在生殖生化方面试图将其用作避孕药。

微生物来源的蛋白酶抑制剂有亮肽剂（Leupeptin）、抗肽剂（Antipain）、抑糜酶剂（Chymostatin）、抑胃酶剂（Pepstatin）、弹性肽醇（Elastainal）等。

2. 细胞膜表面酶抑制剂

细胞膜表面酶属于肽链端解酶和脂酶，它们与免疫功能、炎症反应、肿瘤的发生、病毒感染等细胞的多种功能有密切关系，因此细胞膜表面酶抑制剂可用于与上述细胞功能有关的疾病的治疗。

微生物来源的细胞膜表面酶抑制剂有抑氨肽酶 B（Bestatin）、抑氨肽酶 A（Amastatin）、抑脂酶剂（Esterastin）等。

3. 糖苷酶及淀粉酶抑制剂

各种各样的炎症、癌症、免疫现象、病毒感染等都和细胞表面的复合糖质有密切关系，因此以在细胞功能上起重要作用的糖蛋白为筛选目标，去探索糖水解酶的抑制剂，用于治疗相关的疾病。淀粉酶抑制剂是通过防碍食物中糖类的消化作用来防止和治疗肥胖症、动脉硬化症、高血压、糖尿病等。

微生物来源的糖苷酶及淀粉酶抑制剂有泛涎菌素（Panosialin）、异黄酮鼠李糖苷（Isoflavonoid）、抑唾液酶剂（Siastatin）、抑淀粉酶剂（Amylostatin）等。

4. 肾上腺素合成酶抑制剂

肾上腺素是交感神经的传导体，与肾上腺素合成有关的酶包括酪氨酸羟化酶、多巴胺 - β - 羟化酶等。这些酶的抑制剂有可能成为降血压药物。

微生物来源的肾上腺素合成酶抑制剂有小奥德蘑酮（Oudenone）、镰孢菌酸（Fusaric acid）等。

5. β - 内酰胺酶抑制剂

某些细菌对 β - 内酰胺类抗生素抗药主要是这些细菌产生 β - 内酰胺酶，能够水解 β - 内酰胺类抗生素的 β - 内酰胺环，使抗生素失去抗菌活性。β - 内酰胺酶抑制剂可用于治疗产生 β - 内酰胺酶的抗药菌感染。

微生物来源的 β - 内酰胺酶抑制剂有棒酸（Clavulanic acid）、硫霉素（Thianamycin）等。

酶抑制剂的研究与应用尚处于起始阶段，其种类非常多，随着更进一步的研究，其应用前景将会非常广阔。

来自微生物的产品种类非常多，本章涉及的微生物药物制剂仅仅是其中的一部分。微生物资源极其丰富，有许多尚未开发的资源有待人们去开发。

▼

抗菌药物的体内外药效学

第一节 体外抗菌试验

体外抗菌试验是在体外测定微生物对药物敏感程度的实验,已广泛地应用于科研、生产和临床,如抗菌药物的筛选、提取过程中的追踪、抗菌谱的测定、药物含量的测定、药物浓度的测定、指导临床用药的药敏实验等。

抗菌实验包括抑菌实验和杀菌实验。

(1)抑菌 即抑制微生物的生长繁殖,但不能杀死微生物,在药物除去后微生物又能生长。

(2)杀菌 即能杀死微生物,当药物除去后,微生物也不能再生长繁殖。

两者并非绝对,只是在一定条件下相对而言。

一、常用体外抑菌试验

体外抑菌实验是最常用的抗菌实验,方法简便,需时短,用药量少,不需要动物和特殊设备,一般在玻璃器皿中进行。

常用的方法有连续稀释法和琼脂扩散法。

(一)连续稀释法

连续稀释法(serial dilution test)可用于测定药物的最低抑菌浓度(MIC)和最低杀菌浓度(MBC)。可以用液体培养基,也可用固体培养基。

1. 液体培养基连续稀释法

在一系列试管中,将液体培养基按一定的倍数稀释药物,获得药物浓度递减的系列试管,然后在每一管中加入定量实验菌,经培养一定时间后,肉眼观察试管混浊情况,记录抑制实验菌生长的最低浓度(即 MIC)。(图 14-1)

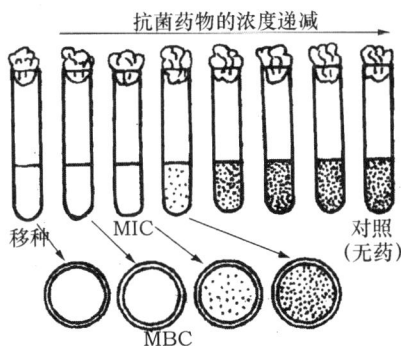

图 14 - 1 液体培养基连续稀释法

2. 固体培养基连续稀释法

（1）平板法 可同时测定大批实验菌株的 MIC，且不受药物颜色及浑浊度的影响，适于中药制剂或评价新药的药效学（药物的体外抗菌活性测定）实验。

将系列浓度的药物混入琼脂培养基，制成一批药物浓度呈系列递减的平板，然后将含有一定细胞数的实验菌液（通常为 10^4 左右）以点接种法接种于平板上，可以逐个点种，也可采用多点接种器接种；同时设无药空白平板对照。培养后观察结果。

（2）斜面法 是固体培养基上连续稀释法的一种，是将系列浓度的各药分别混入固体培养基中制成斜面，在斜面上接种一定量的实验菌，然后观察是否有菌生长，判断MIC 值。

（二）琼脂扩散法

琼脂扩散法（agar diffusion test）是利用药物可以在琼脂培养基中扩散，在药物有效浓度的范围内形成抑菌圈或抑菌距离，以抑菌圈直径或抑菌距离的大小来评价药物抗菌作用强弱的原理设计而成，具有各种不同的方法。常用的有以下几种。

1. 滤纸片法

是琼脂扩散法中最常用方法，适用于新药的初筛实验（初步判断药物是否有抗药作用）及临床的药敏实验（细菌对药物的敏感性实验，以便选择用药），可进行多种药物或一种药物不同浓度对同一种实验菌的抗菌实验。

首先将实验菌均匀混入琼脂培养基，制成含菌平板，然后将一定大小的滤纸片蘸取药液置于平板上，培养后即可观察结果。根据抑菌圈直径的大小，评价药物抗菌作用的强弱。

世界卫生组织于 1981 年曾推荐 Kirby - Bauer 法（K - B 法）作为标准化的药敏实验。K - B 法基本原理是滤纸片法，但需用统一的培养基、菌液浓度、纸片质量、纸片含药量以及其他实验条件。结果判断以卡尺精确量取，根据抑菌圈的直径大小判断该菌对药物是抗药还是中等敏感或敏感。

2. 打孔法

在含琼脂平板上打孔，孔内加入药液，经培养后可产生一定大小的抑菌圈。适于药物血药浓度的监测，血清用量少，敏感性高，操作简便。

369

3. 挖沟法

先制备琼脂平板，在平板上挖沟，沟的两边垂直划线接种各种实验菌，再在沟内加入药液。培养后根据沟两边所生长的实验菌离沟的抑菌距离来判断对这些菌的抗菌效力。适用于在一个平板上实验一种药物对几种实验菌的抗菌作用。

二、杀菌试验

1. 最低杀菌浓度或最低致死浓度的测定

杀菌实验用以评价药物对微生物的致死活性。

最低杀菌浓度指该药物能杀死细菌的最低浓度。从对微生物广义而言，也可称之为最低致死浓度（MLC）。一般是将待检药物先以合适的液体培养基在试管内进行连续稀释，每管内再加入一定量的试验菌液，培养后可得该药物的 MIC，取 MIC 终点以上未长菌的各管培养液，分别移种于另一无菌平板上，培养后凡平板上无菌生长的药物最低浓度即为该药物的 MBC（或 MLC）。

MBC（或 MLC）的含义也可定义为在一定条件下，使绝大多数微生物被杀死，但允许有最少量微生物存活的药物最低浓度。

据此进行实验时，采用肉汤倍比稀释活菌计数法，即在倍比稀释的药物溶液中加入一定浓度的菌液，混合后于 37℃ 恒温培养 16 ~ 18h，先测出 MIC 值，再依次将未见细菌生长的澄清的各管培养物分别吸出 0.1ml，进行平板活菌计数，其中菌落数少于 5 个的平板所对应的最低药物浓度即为该药物的 MBC 值。MBC 值越小，试验药物的体外杀菌效果越好。

2. 活菌计数法

活菌计数法（viable counting method）是在一定浓度的定量药物内加入定量的实验菌，作用一定时间后，取样进行活菌计数，从存活的微生物数计算出药物对微生物的致死率。

活菌计数的方法：一般是取实验菌与药物作用后的混合液，经稀释后取定量混入琼脂培养基，倾注成平板。培养后计数长出的菌落数或菌落形成单位（CFU），再乘以稀释倍数，即可得药物稀释后每毫升内存活的细菌数或 CFU。如果药物作用后，存活菌数很少，也可采用微孔滤膜过滤法测定。

3. 石炭酸系数测定法

石炭酸系数测定法（phenol coefficient）又称酚系数法，是以石炭酸为标准，在规定的实验条件下，作用一定时间，将待测的化学消毒剂与石炭酸对伤寒沙门菌或金黄色葡萄球菌的杀菌效力相比较，所得杀菌效力的比值。石炭酸系数是了解消毒剂杀菌效力的一种方法。

石炭酸系数 = 消毒剂的杀菌稀释度/石炭酸的杀菌稀释度

石炭酸系数大于或等于 2 为合格。

4. 杀菌曲线

采用 4 倍于 MIC 的药物浓度，将一定浓度的菌悬液与药物混合，使其浓度为 10^5 CFU/ml 左右，于 37℃ 恒温培养，定时取样进行平板活菌计数，肺炎链球菌采用血平板活菌计数。以细菌浓度对数为纵坐标，培养时间为横坐标，绘制杀菌曲线（KCS）。实验应包括空白对照和阳性对照。药物的杀菌效果越好，细菌浓度随培养时间下降的越快，药效越好。

三、联合抗菌试验

在药学中，常需要检查两种抗菌药物在联合应用时的相互作用以及抗菌药物与不同pH值或不同离子溶液的相互影响。

加强药物抗菌作用的为协同（synergism）；减弱药物作用的为拮抗（antagonism）；互相无影响的为无关（indifference）；作用二者之和为累加（addition）。

1. 纸条试验

即在已接种实验菌的平板表面垂直放置两条浸有一种药液的滤纸条，培养后根据抑菌区的加强、减弱或无影响来判断它们在联合应用时的效应。图 14 - 2 是纸条实验（paper strip test）的示意图。

2. 梯度平板纸条试验

梯度平板纸条试验（paper strip-gradient plate test）需先制备含药的梯度平板。梯度平板的制备是先将琼脂培养基倒入平皿，平皿斜置待凝，再将平板放置水平，加入含抗菌药物的琼脂培养基。在重叠的双层平板中含有梯度浓度的抗菌药物，自高浓度（＋）至低浓度（－）依次递减。要求其抑菌浓度的位置约处于平板的一半。将实验菌悬液涂布于平板表面，取滤纸条浸透另一待检药液，按梯度平板中药物浓度递减的方向置于平板表面。培养后，如待检药液对平板的药物有加强作用，则可见纸条两端的抑菌区被扩大。（图 14 -3）

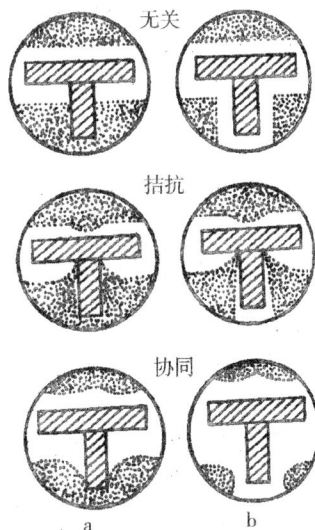

图 14 - 2　联合作用的纸条试验

a. 两纸条中只有一条含有抗菌药物，另一条不含抗菌药物　b. 两纸条均含有抗菌药物

371

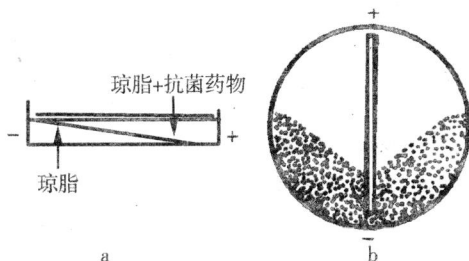

图 14 - 3　纸条梯度平板试验

a. 梯度平板制备　b. 加强作用

3. 棋盘格法

棋盘格法（check board test）是由于在试验时，含两种不同浓度药物的试管排列呈棋盘状而得名，用以评价两种药物同时用不同浓度进行联合试验时的抗菌活性。实验时排列 6 排试管，每排 6 管，共 36 管使成方块，A 及 B 药各以液体培养基进行稀释，A 药各稀释度纵行定量加入各管，B 药各稀释定量按横排加入，两药同时做单独抗菌实验对照，然后加入定量菌液，经培养后观察结果。

四、体外抗菌试验的影响因素

1. 试验菌

一般应用标准菌株。标准菌株来自专门的供应机构。我国由中国医学细菌保藏管理中心供应。在特定条件下，有时需用临床新分离菌株。试验菌加以合理的保藏，使用前应加以纯化及进行必要的生物学特征鉴定。

2. 培养基

原料、成品的外观及性能应符合要求。

3. 抗菌药物

药物的浓度和总量直接影响抗菌试验的结果，需要精确配制。固体药物应配制成溶液使用，有些不溶于水的药物需用少量有机溶剂或碱先行溶解，再稀释成合适浓度，如氯霉素及红霉素需用少量乙醇溶解。药液的 pH 应尽量接近中性，使能保持药物的稳定性而又不致影响试验菌的生长。

中药制剂中含有鞣酸，且具有特殊色泽，影响结果判断。

4. 对照实验

（1）试验菌对照　在无药情况下，应能在培养基内正常生长。

（2）已知药物对照　已知的抗菌药物对标准的敏感菌株应出现预期的抗菌效应，对已知的抗药菌应不出现抗菌效应。

（3）溶剂及稀释液对照　抗菌药物配制时所用的溶剂及稀释液应无抗菌作用。

第二节　体内抗菌试验

一、体内感染模型

抗生素的体内抗菌试验是以动物如小鼠、豚鼠等作为感染动物的实验模型。动物感染细菌等致病菌后，观察给药（抗生素）对动物的保护作用，以半数有效剂量 ED_{50} 表示。

1. 感染动物

选用有实验动物合格证的动物房提供的健康小鼠，体重 $18 \sim 22g$，雌、雄各半，随机分组，每组动物至少 10 只。

2. 感染细菌

根据所试验药物的抗菌作用特点，选择不同菌株进行试验，包括革兰阳性菌和革兰阴性菌。常用的致病菌有金黄色葡萄球菌、肺炎链球菌、大肠埃希菌、肺炎克雷伯菌、变形杆菌、痢疾杆菌、伤寒杆菌和铜绿假单胞菌等。测定广谱抗生素时，试验菌株应包括金黄色葡萄球菌与革兰阴性菌各1~2株。测定创新药时，革兰阳性菌和革兰阴性菌均需试验2种以上，同时包括临床分离的致病菌。

接种的细菌需来自新鲜的斜面，并接种至肉汤培养基培养恒温（细菌一般为37℃）一定时间，离心除去培养基后可得到试验用菌体，菌体可用0.9%氯化钠溶液洗涤和离心，以除去吸附于细菌细胞表面培养基和细菌毒素等。细菌用含5%胃膜素（或干酵母）的0.9%氯化钠溶液稀释至所需浓度，如10^6、10^7、10^8、10^9、10^{10} CFU/ml 等浓度。细菌浓度测定可采用活菌计数或$BaSO_4$标准比浊管法（表14-1）。

表14-1　硫酸钡标准比浊管法

管号	1% BaCl（ml）	1% H_2SO_4（ml）	细菌浓度（$\times 10^6$）
0.5	0.05	9.95	100
1	0.1	9.9	300
2	0.2	9.8	600
3	0.3	9.7	900
4	0.4	9.6	1 200
5	0.5	9.5	1 500
6	0.6	9.4	1 800
7	0.7	9.3	2 100
8	0.8	9.2	2 400
9	0.9	9.1	2 700
10	1.0	9.0	3 000

373

3. 感染过程

以不同浓度的细菌感染实验动物，测出所试验菌株对动物小鼠致死的最低浓度，即100%最小致死量（100% MLD），作为感染菌量。

将小鼠随机分组，总数不少于5组，每组10只。以相当于100%最小致死量的菌液感染小鼠。药物稀释至一定浓度后按等比例，一般于感染后即刻和感染后6h，口服、尾静脉注射或皮下注射等方法给药，连续观察试验小鼠感染细菌和给药后的状况，记录动物死亡数。

试验需设感染相同菌量而不给药的动物阴性对照组，即给等容积的氯化钠溶液。同时与同类抗菌药物作对比研究，即设阳性药物对照组。

二、药物的体内药效评价

细菌感染和给药后注意观察动物反应，连续观察7d，记录动物死亡数，按Bliss法计算各感染菌的药物半数有效剂量（ED_{50}）及95%可信限。药物的ED_{50}越小，体内药效越高。

▼

药物的微生物检查

第一节 微生物与药物变质

一、药品生产与微生物生态学

微生物与药学有着非常密切的关系。在医药工业中,药物的生产如抗生素、维生素、甾体激素、氨基酸、酶制剂、酵母等都是利用微生物发酵制成的,微生物是很重要的药物资源。微生物制药有着越来越广阔的前景。

药物生产和保藏中的一个重要问题是微生物污染造成药物变质的问题。在药物制备过程中,大多数制剂都含有微生物。空气、水、操作人员、药物原料、制药设备、包装容器、厂房环境均可造成药物的微生物污染。即使经过灭菌或除菌处理的注射剂也可能因为热原存在而引起发热反应。

药品的微生物污染除受到外界环境和原料质量的影响外,在药物制剂的生产和保藏过程中也都存在微生物污染的可能。那些污染药品的微生物如果遇到适宜的环境就能生长繁殖,一方面可能促使药物变质,影响药品的质量,甚至失去疗效;另一方面对患者可引起不良反应,或因是病原性微生物而引起感染,甚至危及生命。所以在药物生产中一定要十分重视这方面的问题,同时在药物的质量管理中必须严格进行药物的微生物检验,以保证药物制剂达到卫生学标准。

1. 空气中的微生物

空气虽不是微生物生长繁殖的良好环境,但是一般的大气环境仍含有数量不少的细菌、霉菌和酵母菌等。空气中的微生物种类与数量随条件不同有很大的变化,如有活跃人群之处比人少的地方微生物多,不洁的房间比清洁的房间多。当人们讲话、咳嗽、打喷嚏时,可大大增加空气中的微生物数量。

由于空气中含有微生物,因此在药物制剂的生产过程中,如果不采取适当的措施,这些微生物就会进入药物中,使药物制剂发生污染。污染的程度与空气中的含菌量有关。根据药物制剂的类型不同，对生产场所的空气中所含有的微生物数量的限度亦不相同。如生产注射剂或眼科用药的操作区的空气，微生物的含量必须非常低，即通常所谓的无菌操作区（每 1000L 空气中不得含有 10 个以上的细菌）；如在生产口服及外用药物的操作区，仅要求洁净。

2. 水中的微生物

水在制药工业中至关重要，因除在配制各类制剂时需要用水外，在洗涤及冷却过程中均涉及到水。水也是药物中微生物的重要来源。水中微生物数量主要决定于水的来源、处理方法以及供水系统（包括管道、阀门等）的状况等因素。水中常见的微生物有假单胞菌、产碱杆菌、黄杆菌、产色细菌和沙雷菌等。如果受到粪便污染时，则可有大肠埃希菌、变形杆菌和其他肠道细菌等。因此，用于生产的水必须符合水质的卫生标准。我国卫生标准时每毫升饮水中细菌总数不可超过 100 个，每 1000ml 饮水中大肠菌群数不能超过 3 个。大肠菌群是指一群 37℃、24h 能发酵乳糖，产酸、产气和需氧或兼性厌氧的革兰阴性菌。

3. 人体中的微生物

自然界广泛存在着微生物，人与自然界相接触，因此人的体表与外界相通的腔道如口腔、鼻咽腔、肠道、眼结膜、泌尿生殖道都存在不同种类和数量的微生物。其中有些微生物可长期寄居于人或动物的体表及与外界相通的黏膜上，当人体免疫功能正常时，它们和宿主以及环境之间保持动态平衡，有益于宿主的健康，构成相互依赖、相互制约的生态学体系，为人体正常微生物群，通称人体"正常菌群"（表 15 - 1）。正常菌群与宿主间的生态平衡在下列情况下可被打破，造成生态失调而导致疾病。这样，原来在正常情况下不致病的正常菌群就成了条件致病菌：① 寄居部位的改变，例如大肠埃希菌从原寄居的肠道进入泌尿道，或手术时通过切口进入腹腔、血流等。② 免疫力低下时，由于应用抗肿瘤药物、大剂量皮质激素或放射治疗等，可造成免疫功能低下，从而使一些正常菌群从寄居原位穿过黏膜等屏障，进入组织或血流，出现各种病证，严重的可导致败血症而死亡。③ 菌群失调，是宿主某部位正常菌群中各菌种间的比例发生较大幅度变化而超出正常范围的状态，由此产生的病证称为"菌群失调症"。菌群失调时，往往可引起二重感染，即在抗菌药物治疗原感染性疾病过程中，发生了另一种新致病菌引起的感染。菌群失调的原因是长期应用抗菌药物（尤其是广谱抗生素）后，大多数正常菌群被杀灭或被抑制，而原处于少数劣势的菌群或外来抗药菌乘机大量繁殖而致病。从上可以看出，"正常菌群"既是人体健康所必需的，但也能成为条件致病菌而引起感染，同时也是医药工业微生物污染的重要来源之一。

微生物可以从操作人员传递给药物制剂，因此必须注意操作人员的个人卫生，不得是带菌者。在制药过程中要求带口罩，清洗和消毒双手，穿上专用工作衣帽才能进行操作，以减少微生物污染。

表 15-1　人体常见的正常菌群

部位	常见的微生物
皮肤	葡萄球菌、类白喉棒状杆菌、铜绿假单胞菌、丙酸杆菌、白假丝酵母菌、非致病性分枝杆菌
口腔	葡萄球菌、甲型和丙型链球菌、肺炎链球菌、奈瑟菌、乳酸杆菌、类白喉棒状杆菌、放线菌、螺旋体、白假丝酵母菌、梭菌
鼻咽腔	葡萄球菌、甲型和丙型链球菌、肺炎链球菌、奈瑟菌、类杆菌
外耳道	葡萄球菌、类白喉棒状杆菌、铜绿假单胞菌、非致病性分枝杆菌
眼结膜	葡萄球菌、干燥棒状杆菌、奈瑟菌
胃	一般无菌
肠道	大肠埃希菌、产气肠杆菌、变形杆菌、铜绿假单胞菌、葡萄球菌、肠球菌、类杆菌、产气荚膜梭菌、破伤风梭菌、双歧杆菌、真细菌、乳杆菌、白假丝酵母菌
尿道	葡萄球菌、类白喉棒状杆菌、非致病性分枝杆菌
阴道	乳杆菌、大肠埃希菌、类白喉棒状杆菌、白假丝酵母菌

4. 土壤中的微生物

土壤中含微生物最多。土壤中有丰富的营养、适宜的酸碱度、温度和水分，因此是微生物繁殖的良好环境，有天然培养基之美称。

土壤中的微生物有细菌、放线菌、真菌等。病原微生物也可随着人和动、植物的尸体及排泄物污染土壤。带芽孢的细菌能够在土壤中长期存活。植物药材（特别是根类），常带有土壤微生物。用晾晒、烘烤的方法使药材充分干燥可减少微生物的繁殖生长。

5. 原料和包装物的微生物

天然来源的未经处理的原料，常含有各种各样的微生物，如动物来源的明胶、脏器，植物来源的阿拉伯胶、琼脂和中药药材等。事先或制药过程中加以消毒处理（加热煎煮、过滤、照射、有机溶剂提取、加防腐剂）可得到减少微生物的满意结果。如制成糖浆剂可造成高渗环境，防止微生物生长；酊剂、浸膏制剂则利用乙醇的杀菌作用以减少微生物的污染。原料的储藏环境以干燥为好，因减少药材的湿度可防止微生物的繁殖。

包装材料包括包装用的容器、包装纸、运输纸箱等应按不同要求考虑是否需要消毒和如何合理封装。原则是尽量减少微生物污染。

6. 厂房建筑和制药设备的微生物

生产部门所有房屋包括厂房、车间、库房、实验室都必须清洁和整齐。建筑物的结构和表面应不透水，表面平坦均匀，便于清洗，要使微生物的生长处于最低限度。设备、管道均应易于拆卸，便于清洁和消毒。

二、药物变质与防护

存在于药物中的微生物如遇到适宜的条件就能生长繁殖，使药物发生变化，这种变化可引起药物变质失效。

1. 药物变质的判断

根据下列情况可判断药物是否已发生变质。

（1）有病原微生物的存在。

（2）微生物已死亡或已被排除，但其毒性代谢产物仍然存在。

（3）产品发生可被觉察的物理或化学的变化。

（4）口服及外用药物的微生物总数超过规定的数量。

（5）无菌制剂中发现有微生物的存在。

2. 药物变质的外在表现

药物变质，一般需要很高的污染程度或微生物大量繁殖才出现明显的变质现象。主要表现为药物产生使人讨厌的味道和气体，产生微生物色素，黏稠剂和悬浮剂的解聚使黏度下降，悬浮物沉淀；在糖质的药品中可形成聚合性的黏稠丝，变质的乳剂有团块或沙粒感，累积的代谢物改变药物的 pH，代谢产生的气体在黏稠的成品中积累引起塑料包装鼓胀。

3. 药物变质的结果

由于微生物的污染而引起的药物变质，主要决定于被污染药物本身的一些特点，如化学结构、物理性质等以及微生物的污染量。其结果大致有如下几种。

（1）变质的药品引起感染　无菌制剂（如注射剂）不合格或使用时污染，可引起感染或败血症。如铜绿假单胞菌污染的滴眼剂可引起严重的眼部感染或使病情加重甚至失明，被污染的软膏和乳剂能引起皮肤病和烧伤患者的感染，消毒不彻底的冲洗液能引起尿路感染等。

（2）药物理化性质的改变而引起药物失效　微生物降解能力具有多样性，因此许多药物可被微生物作用后发生降解，失去疗效。如阿司匹林可被降解为有刺激性的水杨酸，青霉素、氯霉素可被产生钝化酶的微生物（抗药菌）降解为无活性的产物。

377

（3）药物中的微生物产生有毒的代谢产物　药物中含有易受微生物侵染的组分，如许多表面活性剂、湿润剂、混悬剂、甜味剂、香味剂、有效的化疗药物等，它们均是微生物容易作用的底物，因此易被降解利用而产生一些有毒的代谢产物，而且微生物在生长繁殖中本身也可产生毒性。如大型输液中由于存在热原可引起急性发热性休克，有些药品原来只残存少量微生物，但在储存和运输过程中大量繁殖并形成有毒代谢产物，导致用药后出现不良反应。

三、药品生产中的防止微生物污染的措施

微生物可能通过药物生产中的多种渠道引起药物污染，如原料、环境、工作人员卫生状况、操作方法、厂房建筑、包装材料等均与药物变质有重大关系。另外，不当的药物储存、运输和使用方式，也可能引起微生物的污染。因此，防止微生物污染药物的措施大致有以下几方面。

1. 加强药品生产管理

为了在药品生产的全过程中把各种污染的可能性降至最低程度，目前我国和世界上一些较先进的国家都已开始实施药品 GMP 制度。药品 GMP（Good Manufacturing Practice），是《药品生产质量管理规范》的简称，是药品全面质量管理的重要组成部分。

2. 进行微生物学检验

在生产过程中，应按规定不断进行各项微生物学指标检验。如对灭菌制剂进行无菌检查，对非无菌制剂进行细菌和真菌的活菌数测定和病原菌的限制性检查。对注射剂做热原测定等。通过各项测定来评价药物被微生物污染与损害的程度，控制药品的卫生质量。

3. 使用合适的防腐剂

加入防腐剂来保存药物，以抑制药品中微生物的生长繁殖，同时减少微生物对药物的损坏作用。一种理想的防腐剂应有良好的抗菌活性，对人没有毒性或刺激性，具有良好的稳定性，不受处方其他成分的影响。实际上现有的防腐剂均不是很理想，常用的防腐剂有尼泊金、苯甲酸、山梨酸、季铵盐、洗必泰等。

此外，还应有合格的包装材料和合理的储存方法。总之，微生物与药物质量有很大的关系。目前还有一些药物变质的问题尚未获得有效解决，需要药学专业工作者进行不断地研究和探索，以提高药物的质量，保障人民的身体健康。

第二节　灭菌制剂的无菌检查和细菌内毒素检查

无菌检查法是检查药品与辅料是否无菌的一种方法，各种注射剂、输液、手术眼科制剂都必须保证无菌，符合《中国药典》相关规定。药物的无菌检查法包括直接接种法和膜过滤法。

一、培养基及其适用性检查

1. 培养基

无菌检查所用的培养基应按《中国药典》规定使用，培养需氧菌、厌气菌的硫乙醇酸盐液体培养基，培养真菌的真菌培养基等。

培养基可按以下处方制备，亦可使用按该处方生产的符合规定的脱水培养基。配制后应采用验证合格的灭菌程序灭菌。制备好的培养基应保存在 2~25℃、避光的环境，若保存于非密闭容器中，一般在 3 周内使用；若保存于密闭容器中，一般可在 1 年内使用。

（1）硫乙醇酸盐流体培养基

酪胨（胰酶水解）15.0g	酵母浸出粉 5.0g
葡萄糖 5.0g	氯化钠 2.5g
L－胱氨酸 0.5g	新配制的 0.1% 刃天青溶液 1.0ml
硫乙醇酸钠 0.5g	琼脂 0.75g
（或硫乙醇酸）（0.3ml）	水 1000ml

除葡萄糖和刃天青溶液外，取上述成分混合，微温溶解，调节 pH 为弱碱性，煮沸，滤清，加入葡萄糖和刃天青溶液，摇匀，调节 pH 值使灭菌后为 7.1 ± 0.2。分装至适宜的容器中，其装量与容器高度的比例应符合培养结束后培养基氧化层（粉红色）不超过培养基深度的 1/2。灭菌。在供试品接种前，培养基氧化层的高度不得超过培养

基深度的 1/5，否则，必须经 100℃ 水浴加热至粉红色消失（不超过 20min），迅速冷却，只限加热一次，并防止被污染。

硫乙醇酸盐流体培养基置 30～35℃ 培养。

（2）改良马丁培养基

蛋白胨 5.0g　　磷酸氢二钾 1.0g　　硫酸镁 0.5g　　葡萄糖 20.0g

酵母浸出粉 2.0g　　水 1000ml

除葡萄糖外，取上述成分混合，微温溶解，调节 pH 值约为 6.8，煮沸，加入葡萄糖溶解后，摇匀，滤清，调节 pH 值使灭菌后为 6.4±0.2，分装，灭菌。

改良马丁培养基置 23～28℃ 培养。

2. 适用性检查

无菌检查用的硫乙醇酸盐流体培养基及改良马丁培养基等应符合培养基的无菌性检查及灵敏度检查的要求。本检查可在供试品的无菌检查前或与供试品的无菌检查同时进行。

（1）无菌性检查　每批培养基随机取不少于 5 支（瓶），培养 14d，应无菌生长。

（2）灵敏度检查　取每管装量为 12ml 的硫乙醇酸盐流体培养基 9 支，分别接种小于 100CFU 的金黄色葡萄球菌、铜绿假单胞菌、枯草芽孢杆菌、生孢梭菌各 2 支，另一支不接种作为空白对照，培养 3d；取每管装量为 9ml 的改良马丁培养基 5 支，分别接种小于 100CFU 的白色念珠菌、黑曲霉各 2 支，另一支不接种作为空白对照，培养 5d。逐日观察结果。

（3）结果判定　空白对照管应无菌生长，若加菌的培养基管均生长良好，判该培养基的灵敏度检查符合规定。

二、微生物试验菌株及其制备

对培养基质量和培养过程监控应使用阳性对照用试验菌液，其中包括以下几种。

（1）金黄色葡萄球菌〔*Staphylococcus aureus*，CMCC（B）26003〕菌液　取金黄色葡萄球菌的营养琼脂斜面新鲜培养物 1 白金耳环，接种至需氧菌、厌气菌培养基内，30～35℃ 培养 16～18h 后，用灭菌 0.9% 氯化钠溶液稀释成 10^{-6}。

（2）生孢梭菌〔*Clostridium sporogenes*，CMCC（B）64941〕菌液　取生孢梭菌的需氧菌、厌气菌培养基新鲜培养物 1 白金耳环，再接种至相同培养基内，30～35℃ 培养 18～24h 后，用灭菌 0.9% 氯化钠溶液稀释成 10^{-5}。

（3）白假丝酵母菌〔*Candida albicans*，CMCC（F）98001〕菌液　取白假丝酵母菌的真菌琼脂培养基斜面新鲜培养物 1 白金耳环，接种至真菌培养基内，20～25℃ 培养 24h 后，用灭菌 0.9% 氯化钠溶液稀释成 10^{-5}。

三、稀释液、冲洗液及其制备方法

稀释液、冲洗液配制后应采用验证合格的灭菌程序灭菌。

（1）0.1% 蛋白胨水溶液　取蛋白胨 1.0g，加水 1000ml，微温溶解，滤清，调节 pH 值至 7.1±0.2，分装，灭菌。

（2）pH 7.0 氯化钠 - 蛋白胨缓冲液　取磷酸二氢钾 3.56g，磷酸氢二钠 7.23g，氯化钠 4.30g，蛋白胨 1.0g，加水 1000ml，微温溶解，滤清，分装，灭菌。

（3）根据供试品的特性，可选用其他经验证过的适宜的溶液作为稀释液、冲洗液。如需要，可在上述稀释液或冲洗液的灭菌前或灭菌后加入表面活性剂或中和剂等。

四、无菌检查方法验证

当建立产品的无菌检查法时，应进行方法的验证，以证明所采用的方法适合于该产品的无菌检查。若该产品的组分或原检验条件发生改变时，检查方法应重新验证。

验证时，按"供试品的无菌检查"的规定及下列要求进行操作。对每一试验菌应逐一进行验证。

菌种及菌液制备除大肠埃希菌（*Escherichia coli*）〔CMCC（B）44102〕外，金黄色葡萄球菌、枯草芽孢杆菌、生孢梭菌、白色念珠菌、黑曲霉同培养基灵敏度检查。大肠埃希菌的菌液制备同金黄色葡萄球菌。

1. 薄膜过滤法

取每种培养基规定接种的供试品总量按薄膜过滤法过滤，冲洗，在最后一次的冲洗液中加入小于 100CFU 的试验菌，过滤。取出滤膜接种至硫乙醇酸盐流体培养基或改良马丁培养基中，或将培养基加至滤筒内。另取一装有同体积培养基的容器，加入等量试验菌，作为对照。置规定温度培养 3～5d，各试验菌同法操作。

2. 直接接种法

取符合直接接种法培养基用量要求的硫乙醇酸盐流体培养基 8 管，分别接入小于100CFU 的金黄色葡萄球菌、大肠埃希菌、枯草芽孢杆菌、生孢梭菌各 2 管，取符合直接接种法培养基用量要求的改良马丁培养基 4 管，分别接入小于 100CFU 的白色念珠菌、黑曲霉各 2 管。其中 1 管接入每支培养基规定量的供试品量，另 1 管作为对照，按置规定的温度培养 3～5d。

3. 结果判断

与对照管比较，如含供试品各容器中的试验菌均生长良好，则说明供试品的该检验量在该检验条件下无抑菌作用或其抑菌作用可以忽略不计，照此检查方法和检查条件进行供试品的无菌检查。如含供试品的任一容器中的试验菌生长微弱、缓慢或不生长，则说明供试品的该检验量在该检验条件下有抑菌作用，可采用增加冲洗量、增加培养基的用量、使用中和剂或灭活剂、更换滤膜品种等方法，消除供试品的抑菌作用，并重新进行方法验证试验。

验证试验也可与供试品的无菌检查同时进行。

五、供试品的无菌检查

无菌检查法包括薄膜过滤法和直接接种法。只要供试品性状允许，应采用薄膜过滤法。供试品无菌检查所采用的检查方法和检验条件应与验证的方法相同。

操作时，用适宜的消毒液对供试品容器表面进行彻底消毒，如果供试品容器内有一定的真空度，可用适宜的无菌器材（如带有除菌过滤器的针头）向容器内导入无菌空气，再按无菌操作起开容器，取出内容物。

（一）直接接种法

直接接种法使用于注射液、供角膜创伤及手术用的滴眼剂或灭菌溶液。任取供试品2支（瓶）以上，用适当消毒液清洁供试品容器的外表面后，以无菌操作吸取规定接种量的供试品溶液，分别接种于需氧菌、厌氧菌培养基5管，其中1管接种对照用菌液1ml，供作阳性对照；取1支需氧菌、厌氧菌培养基管作阴性对照，另接种于真菌培养基2管，供试品溶液的每管接种量与培养基的分装量，应根据供试品的装量，按表15-2规定取用。

表 15-2　接种量与培养基装量

供试品装量	每管接种量（ml）	培养基分装量（ml）
≤1ml	全量	15
2~5ml	半量	15
5~20ml	2	15
20~50ml 以上	5	40

接种后轻轻摇动，使匀。需氧菌、厌氧菌培养基在30~35℃培养5d，真菌培养基在20~25℃培养7d，抗生素类药品均培养7d，放射性药品培养5~7d。培养期间应逐日检查是否有菌生长（阳性对照在24h内应有细菌生长）；如在加入供试品溶液后，培养基出现浑浊或沉淀，经培养后不能从外观上判断时，可取该培养液转种入另1支相同的培养基中或斜面培养基上，培养48~72h后，观察是否浑浊或在斜面上有无菌落生长，并在转种的同时，取培养液少量，涂片制成染色标本，用显微镜观察是否有菌生长。

381

1. 供试品为注射用灭菌粉末或无菌冻干品

照该药品项下的规定或按该药品剂量项下的溶剂用量，加入灭菌水或0.9%灭菌氯化钠溶液，使内溶物溶解成均匀的供试品溶液，取规定接种量的供试品溶液，接种于上述培养基中。

2. 供试品为供直接分装成注射用无菌粉末的原料药

按各药品项下的规定制成溶液，依法接种于培养基中。

（1）供试品为外科敷料　取供试品2个包装，以无菌操作拆开包装，于不同部位剪取约1cm×3cm的样品，分别接种于40ml培养基中。

（2）供试品有抑菌作用或含有抑菌物质时　选用适宜的培养基，或种入较大量的培养基中，使该供试品稀释至不具有抑菌作用的浓度；或照下述"薄膜过滤法"处理并接种于培养基中。

（3）供试品为抗生素药品　取该品种正文中最大规格量的供试品不少于2瓶（支）。原料药按制剂规格项下，取最大规格量2份，分别加入足够使抗生素灭活的无菌的酶溶液，如青霉素可采用青霉素酶溶液处理，摇匀，分别等量接种于每管装量为40ml的培养基中。

（4）供试品为放射性药品　取供试品1瓶（支），以每管接种量为0.2ml，接种于每管装量为 7.5ml 的培养基中。

（二）薄膜过滤法

1. 供试品为抗生素药品

取该品种正文中最大规格量的供试品不少于 2 瓶（支）。原料药按制剂规格项下取最大规格量 2 份，分别按该药品项下规定的方法处理后，加入 0.1% 蛋白胨水溶液至少 100ml 或其他适宜的溶剂中，摇匀，以无菌操作加入装有直径约 50mm、孔径不大于 0.45μm ± 0.02μm 微孔滤膜的薄膜过滤器内，减压抽干后，用 0.1% 蛋白胨水溶液或其他适宜的溶剂冲洗滤膜 3 次，每次至少 100ml；取出滤膜，分成 4 片，取 3 片分别放在 3 管各 15ml 需氧菌、厌氧菌培养基中，其中 1 管接种生孢梭菌对照用菌液 1ml，供作阳性对照，另 1 片放在真菌培养基管中。取 1 支需氧菌、厌氧菌培养基管作阴性对照。

2. 供试品为抗厌氧菌药品

取规定量的供试品，按上述方法经薄膜过滤器处理后，取出滤膜，分成 4 片，其中 3 片放在 3 管需氧菌、厌氧菌培养基管中，其中 1 管接种生孢梭菌对照用菌液 1ml，供作阳性对照，另 1 片放在真菌培养基管中。取 1 支需氧菌、厌氧菌培养基管作阴性对照。

3. 供试品如为抗真菌药品

取规定量的供试品，按上述方法经薄膜过滤器处理后，取出滤膜，分成 4 片，取 2 片分别放在 2 管需氧菌、厌氧菌培养基管中；2 片分别放在 2 管真菌培养基管中，其中 1 管接种白假丝酵母菌对照用菌液 1ml，供作阳性对照。取 1 支需氧菌、厌氧菌培养基管作阴性对照。

六、细菌内毒素检查

细菌内毒素检查法系用鲎试剂与细菌内毒素产生凝集反应的机制，判断供试品中细菌内毒素的限量是否符合规定的一种方法。细菌内毒素的量用内毒素单位（EU）表示。

细菌内毒素国家标准品系自大肠埃希菌提取精制得到的内毒素。以细菌内毒素国际标准品为基准，经过协作标定，使其与国际标准品单位含义一致。细菌内毒素国家标准品用于标定细菌内毒素工作标准品和标定、仲裁鲎试剂灵敏度。

细菌内毒素工作标准品系以细菌内毒素国家标准品为基准进行标定，确定其重量的相当效价。每 1ng 工作标准品效价应不小于 2EU，不大于 50EU，并具备均一性和稳定性的实验数据。细菌内毒素工作标准品用于鲎试剂灵敏度测定及试验中的阳性对照。

1. 试验准备

试验所用器皿，需经处理，除去可能存在的外源性内毒素，常用的方法是 250℃ 或 180℃ 干烤适当的时间，也可用其他适宜的方法。试验操作过程应防止微生物的污染。

2. 鲎试剂灵敏度复核

根据鲎试剂灵敏度的标示值（λ），将细菌内毒素国家标准品或工作标准品用细菌内毒素检查用水溶解，在旋涡混合器上混合 15min，然后制备成合适的 2 倍稀释浓度，即 2λ、λ、0.5λ 和 0.25λ 备用，每稀释一步均应在旋涡混合器上混合 30s，按"检查法"项下试验，每一稀释液平行做 4 管，如最大浓度 4 管均为阳性，最低浓度 4 管均为阴性，按下式计算鲎试剂灵敏度测定值（λ_c）。

$$\lambda_c = \text{antilg}\ (\ \sum X/4\ )$$

式中，X 为反应终点细菌内毒素浓度的对数值。

当 λ_c 在 $0.5 \sim 2.0\lambda$（包括 0.5λ 和 2.0λ）时，方可用于细菌内毒素检查并以 λ 为该批鲎试剂的灵敏度。每批新的鲎试剂在用于试验前都要进行灵敏度的复核。

3. 供试品干扰试验

按"鲎试剂灵敏度复核"项下试验，用供试品的最大有效稀释液将细菌内毒素国家标准品或工作标准品制成 2.0λ、λ、0.5λ、0.25λ 浓度稀释液。供试品的最大有效稀释倍数（D）按下式计算：

$$D = L/\lambda$$

式中，L 为供试品的细菌内毒素限值，EU/ml。

如果有供试品和无供试品测得的鲎试剂灵敏度（λ_c）在 $0.5 \sim 2.0\lambda$（包括 0.5λ 和 2.0λ）时，则认为供试品在该浓度下不干扰试验，否则需进行适当处理后重复本试验。使用更灵敏的鲎试剂，对供试品进行更大倍数稀释，是排除干扰因素的简单有效方法。

4. 检查法

取装有 0.1ml 鲎试剂溶液的 10mm × 75mm 试管（或 0.1ml/支规格的鲎试剂原安瓿）4 支，其中 2 支加入 0.1ml 供试品作为供试品管，1 支加入 2λ 细菌内毒素工作标准品溶液 0.1ml 作为阳性对照管，1 支加入细菌内毒素检查用水 0.1ml 作为阴性对照管。将试管中溶液轻轻混匀后，封闭管口，垂直放入 37℃ ±1℃ 水浴中，保温 60min ±2min。保温和拿取试管过程应避免受到振动造成假阴性结果。

5. 结果判断

将试管从水浴中轻轻取出，缓缓倒转 180° 时，管内凝胶不变形，不从管壁滑脱者为阳性，记录为（+）；凝胶不能保持完整并从管壁滑脱者为阴性，记录为（-）。供试品两管均为（-），应认为符合规定；如两管均为（+），应认为不符合规定；如 2 管中 1 管为（+），1 管为（-），按上述方法另取 4 支供试品管复试，4 管中有 1 管为（+），即认为不符合规定。阳性对照为（-）或阴性对照为（+），试验无效。

第三节　非灭菌制剂的微生物限度检查

对外用和口服药物来说，不需要达到完全无菌的要求，按《中国药典》规定只需限制性控制微生物的数量和种类。如细菌总数检查、霉菌和酵母总数检查，大肠埃希菌、沙门菌、金黄色葡萄球菌、铜绿假单孢菌、破伤风杆菌等病原菌检查和活螨的检验。

药物的微生物限度标准如表 15-3 所示。细菌和霉菌总数的测定可采用平板活菌计数法，可根据细菌的形态结构和生理生化特性来检查病原菌的存在，活螨可用显微镜检法。另外，还需对药物进行有关控制菌的检查。

表 15-3 微生物限度标准（个/g 或个/ml）*

剂型	细菌数	霉菌、酵母菌数	大肠埃希菌	金黄色葡萄球菌	铜绿假单胞菌
片剂	1000	100	-		
酊剂	100	100	-		
栓剂	100	10		-	-
胶囊剂	1000	100	-		
软膏剂	100	100		-	-
一般眼膏剂	100	-		-	-
一般滴眼剂	100	-		-	-
丸剂（滴丸、糖丸等）	1000	100	-		
气雾剂	100	10			
糖浆剂	100	100	-		
膜剂	100/10cm²	10/10cm²	-	-	-
颗粒剂	1000	100	-		
口服溶液剂、混悬剂、乳剂	100	100	-		
散剂	1000	100	-		
外用散剂	100	100		-	-
滴耳剂	100	10		-	-
滴鼻剂	100	10		-	-
洗剂	100	100		-	-
搽剂	100	100		-	-
凝胶剂	100	100	-	-	-

注：*"-"为每 1g 或 1ml 中不得检出。

一、供试液的制备

根据供试品的理化特性与生物学特性，采取适宜的方法制备供试液。供试液制备若需加温时，应均匀加热，且温度不应超过 45℃。供试液从制备至加入检验用培养基，不得超过 1h。

除另有规定外，常用的供试液制备方法如下。

（一）液体供试品

取供试品 10ml，加 pH 7.0 无菌氯化钠－蛋白胨缓冲液至 100ml，混匀，作为 1:10 的供试液。油剂可加入适量的无菌聚山梨酯 80 使供试品分散均匀。水溶性液体制剂也可用混合的供试品原液作为供试液。

（二）固体、半固体或黏稠性供试品

取供试品 10g，加 pH 7.0 无菌氯化钠－蛋白胨缓冲液至 100ml，用匀浆仪或其他适宜的方法混匀，作为 1:10 的供试液。必要时加适量的无菌聚山梨酯 80，并置水浴中适当加温使供试品分散均匀。

（三）需用特殊方法制备供试液的供试品

1. 非水溶性供试品

方法 1 取供试品 5g（或 5ml），加至含熔化的（温度不超过 45℃）5g 司盘 80、3g 单硬脂酸甘油酯、10g 聚山梨酯 80 无菌混合物的烧杯中，用无菌玻棒搅拌成团后，慢慢加入 45℃ 的 pH 7.0 无菌氯化钠 - 蛋白胨缓冲液至 100ml，边加边搅拌，使供试品充分乳化，作为 1∶20 的供试液。

方法 2 取供试品 10g，加至含 20ml 无菌十四烷酸异丙酯和无菌玻璃珠的适宜容器中，必要时可增加十四烷酸异丙酯的用量，充分振摇，使供试品溶解。然后加入 45℃ 的 pH 7.0 无菌氯化钠 - 蛋白胨缓冲液 100ml，振摇 5~10min，萃取，静置，使油、水明显分层，取其水层作为 1∶10 的供试液。

2. 膜剂供试品

取供试品 100cm²，剪碎，加 100ml 的 pH 7.0 无菌氯化钠 - 蛋白胨缓冲液（必要时可增加稀释液），浸泡，振摇，作为 1∶10 的供试液。

3. 肠溶及结肠溶制剂供试品

取供试品 10g，加 pH 6.8 无菌磷酸盐缓冲液（用于肠溶制剂）或 pH 7.6 无菌磷酸盐缓冲液（用于结肠溶制剂）至 100ml，置 45℃ 水浴中，振摇，使溶解，作为 1∶10 的供试液。

4. 气雾剂、喷雾剂供试品

取规定量供试品，置冰冻室冷冻约 1h，取出，迅速消毒供试品开启部位，用无菌钢锥在该部位钻一小孔，放至室温，并轻轻转动容器，使抛射剂缓缓全部释出。用无菌注射器吸出全部药液，加至适量的 pH 7.0 无菌氯化钠 - 蛋白胨缓冲液（若含非水溶性成分，加适量的无菌聚山梨酯 80）中，混匀，取相当于 10g 或 10ml 的供试品，再稀释成 1∶10 的供试液。

5. 贴膏剂供试品

取规定量供试品，去掉贴膏剂的保护层，放置在无菌玻璃或塑料片上，粘贴面朝上。用适宜的无菌多孔材料（如无菌纱布）覆盖贴剂的粘贴面，以避免贴剂粘贴在一起，然后将其置于适宜体积并含有表面活性剂（如聚山梨酯 80 或卵磷脂）的稀释剂中，用力振荡至少 30min，制成供试液。贴膏剂也可以其他适宜的方法制备成供试液。

6. 具抑菌活性的供试品

当供试品有抑菌活性时，采用下列方法进行处理，以消除供试液的抑菌活性，再依法检查。常用的方法如下。

（1）培养基稀释法 取规定量的供试液，至较大量的培养基中，使单位体积内的供试品含量减少，至不含抑菌作用。测定细菌、霉菌及酵母菌的菌数时，取同稀释级的供试液 2ml，每 1ml 供试液可等量分注多个平皿，倾注琼脂培养基，混匀，凝固，培养，计数。每 1ml 供试液所注的平皿中生长的菌数之和即为 1ml 的菌落数，计算每 1ml 供试液的平均菌落数，按平皿法计数规则报告菌数；控制菌检查时，可加入增菌培养基的用量。

（2）离心沉淀法 取一定量的供试液，500r/min 离心 3min，取全部上清液混合，用于细菌检查。

（3）薄膜过滤法　见细菌、霉菌及酵母菌计数项下的"薄膜过滤法"。

（4）中和法　凡含汞、砷或防腐剂等具有抑菌作用的供试品，可用适宜的中和剂或灭活剂消除其抑菌成分。中和剂或灭活剂可加在所用的稀释液或培养基中。

二、细菌、霉菌及酵母菌计数方法验证试验

当建立产品的微生物限度检查法时，应进行细菌、霉菌及酵母菌计数方法的验证，以确认所采用的方法适合于该产品的细菌、霉菌及酵母菌数的测定。若产品的组分或原检验条件发生改变可能影响检验结果时，计数方法应重新验证。

验证时，按供试液的制备和细菌、霉菌及酵母菌计数所规定的方法及下列要求进行。对各试验菌的回收率应逐一进行验证。

（一）菌种及菌液制备

1. 菌种

试验用菌株的传代次数不得超过 5 代（从菌种保存中心获得的冷冻干燥菌种为第 0 代），并采用适宜的菌种保藏技术进行保存，以保证试验菌株的生物学特性。

大肠埃希菌（*Escherichia coli*）〔CMCC（B）44102〕

金黄色葡萄球菌（*Staphylococcus aureus*）〔CMCC（B）26003〕

枯草芽孢杆菌（*Bacillus subtilis*）〔CMCC（B）63501〕

白色念珠菌（*Candida albicans*）〔CMCC（F）98001〕

黑曲霉（*Aspergillus niger*）〔CMCC（F）98003〕

2. 菌液制备

接种大肠埃希菌、金黄色葡萄球菌、枯草芽孢杆菌的新鲜培养物至营养肉汤培养基或营养琼脂培养基中，培养 18~24h；接种白色念珠菌的新鲜培养物至改良马丁培养基或改良马丁琼脂培养基中，培养 24~48h。上述培养物用 0.9% 无菌氯化钠溶液制成每 1ml 含菌数为 50~100CFU 的菌悬液。接种黑曲霉的新鲜培养物至改良马丁琼脂斜面培养基中，培养 5~7d，加入 3~5ml 含 0.05%（ml/ml）聚山梨酯 80 的 0.9% 无菌氯化钠溶液，将孢子洗脱。然后，用适宜方法吸出孢子悬液至无菌试管内，用含 0.05%（ml/ml）聚山梨酯 80 的 0.9% 无菌氯化钠溶液制成每 1ml 含孢子数 50~100CFU 的孢子悬液。

菌液制备后若在室温下放置，应在 2h 内使用，若保存在 2~8℃可在 24h 内使用。黑曲霉孢子悬液可保存在 2~8℃，在验证过的贮存期内使用。

（二）验证方法

验证试验至少应进行 3 次独立的平行试验，并分别计算各试验菌每次试验的回收率。

（1）试验组　平皿法计数时，取试验可能用的最低稀释级供试液 1ml 和 50~100CFU 试验菌，分别注入平皿中，立即倾注琼脂培养基，每株试验菌平行制备 2 个平皿，按平皿法测定其菌数。薄膜过滤法计数时，取规定量试验可能用的最低稀释级供试液，过滤，冲洗，在最后一次的冲洗液中加入 50~100CFU 试验菌，过滤，按薄膜过滤

386

法测定其菌数。

（2）菌液组　测定所加的试验菌数。

（3）供试品对照组　取规定量供试液，按菌落计数方法测定供试品本底菌数。

（4）稀释剂对照组　若供试液制备需要分散、乳化、中和、离心或薄膜过滤等特殊处理时，应增加稀释剂对照组，以考查供试液制备过程中微生物受影响的程度。试验时，可用相应的稀释液替代供试品，加入试验菌，使最终菌浓度为1ml供试液含50～100CFU，按试验组的供试液制备方法和菌落计数方法测定其菌数。

（三）结果判断

在3次独立的平行试验中，稀释剂对照组的菌回收率（稀释剂对照组的平均菌落数占菌液组的平均菌落数的百分率）应均不低于70%。若试验组的菌数回收率（试验组的平均菌落数减去供试品对照组的平均菌落数的值占菌液组的平均菌落数的百分率）均不低于70%，照该供试液制备方法和计数法测定供试品的细菌、霉菌及酵母菌数；若任一次试验中试验组的菌回收率低于70%，应采用培养基稀释法、离心沉淀法、薄膜过滤法、中和法等方法或联合使用这些方法消除供试品的抑菌活性，并重新进行方法验证。

验证试验也可与供试品的细菌、霉菌及酵母菌计数同时进行。

三、药品微生物限度检查法

计数方法包括平皿法和薄膜过滤法。检查时，按已验证的计数方法进行供试品的细菌、霉菌及酵母菌菌数的测定。

按计数方法的验证试验确认的程序进行供试液制备。用稀释液稀释成1∶10、1∶10^2、1∶10^{3}等稀释级的供试液。

（一）平皿法

根据菌数报告法规则取相应稀释级的供试液1ml，置直径90mm的无菌平皿中，注入15～20ml温度不超过45℃的熔化的营养琼脂培养基或玫瑰红钠琼脂培养基或酵母浸出粉胨葡萄糖琼脂培养基，混匀，凝固，倒置培养。每稀释级每种培养基至少制备2个平板。

1. 阴性对照试验

取试验用的稀释液1ml，置无菌平皿中，注入培养基，凝固，倒置培养。每种计数用的培养基各制备2个平板，均不得有菌生长。

2. 培养和计数

除另有规定外，细菌培养3d，霉菌、酵母菌培养5d。逐日观察菌落生长情况；点计菌落数。必要时，可适当延长培养时间至7d进行菌落计数并报告。菌落蔓延生长成片的平板不宜计数。点计菌落数后，计算各稀释级供试液的平均菌落数，按菌数报告规则报告菌数。若同稀释级两个平板的菌落平均数不小于15，则两个平板的菌落数不能相差1倍或以上。

一般营养琼脂培养基用于细菌计数；玫瑰红钠琼脂培养基用于霉菌及酵母菌计数；酵母浸出粉胨葡萄糖琼脂培养基用于酵母菌计数。在特殊情况下，若营养琼脂培养基上长有霉菌和酵母菌、玫瑰红钠琼脂培养基上长有细菌，则应分别点计霉菌和酵母菌、细菌菌落数。然后将营养琼脂培养基上的霉菌和酵母菌数或玫瑰红钠琼脂培养基上的细菌数，与玫瑰红钠琼脂培养基中的霉菌和酵母菌数或营养琼脂培养基中的细菌数进行比较，以菌落数高的培养基中的菌数为计数结果。

含蜂蜜、王浆的液体制剂，用玫瑰红钠琼脂培养基测定霉菌数，用酵母浸出粉胨葡萄糖琼脂培养基测定酵母菌数，合并计数。

3. 菌数报告规则

细菌、酵母菌宜选取平均菌落数小于300CFU、霉菌宜选取平均菌落数小于100CFU的稀释级，作为菌数报告（取两位有效数字）的依据。以最高的平均菌落数乘以稀释倍数的值报告1g、1ml或10cm² 供试品中所含的菌数。

如各稀释级的平板均无菌落生长，或仅最低稀释级的平板有菌落生长，但平均菌落数小于1时，以<1乘以最低稀释倍数的值报告菌数。

（二）薄膜过滤法

采用薄膜过滤法，滤膜孔径应不大于0.45μm，直径一般为50mm，若采用其他直径的滤膜，冲洗量应进行相应的调整。选择滤膜材质时应保证供试品及其溶剂不影响微生物的充分被截留。滤器及滤膜使用前应采用适宜的方法灭菌。使用时，应保证滤膜在过滤前后的完整性。水溶性供试液过滤前先将少量的冲洗液过滤，以润湿滤膜。油类供试品，其滤膜和过滤器在使用前应充分干燥。为发挥滤膜的最大过滤效率，应注意保持供试品溶液及冲洗液覆盖整个滤膜表面。供试液经薄膜过滤后，若需要用冲洗液冲洗滤膜，每张滤膜每次冲洗量为100ml。总冲洗量不得超过1000ml，以避免滤膜上的微生物受损伤。

取相当于每张滤膜含1g、1ml或10cm² 供试品的供试液，加至适量的稀释剂中，混匀，过滤；若供试品每1g、1ml或10cm² 所含的菌数较多时，可取适宜稀释级的供试液1ml进行试验。用pH 7.0 无菌氯化钠－蛋白胨缓冲液或其他适宜的冲洗液冲洗滤膜。冲洗后取出滤膜，菌面朝上贴于营养琼脂培养基或玫瑰红钠琼脂培养基或酵母浸出粉胨葡萄糖琼脂培养基平板上培养。每种培养基至少制备一张滤膜。

1. 阴性对照试验

取试验用的稀释液1ml照上述薄膜过滤法操作，作为阴性对照。阴性对照不得有菌生长。

2. 培养和计数

培养条件和计数方法同平皿法，每片滤膜上的菌落数应不超过100CFU。

3. 菌数报告规则

以相当于1g、1ml或10cm² 供试品的菌落数报告菌数；若滤膜上无菌落生长，以<1报告菌数（每张滤膜过滤1g、1ml或10cm² 供试品），或<1乘以最低稀释倍数的值报告菌数。

四、控制菌检查

除另有规定外，取供试液10ml（相当供试品1g、1ml、10cm²），直接或处理后接种，经增菌分离培养后，进行革兰染色、生化试验与血清凝集试验等项检查。

（一）大肠埃希菌

取胆盐乳糖培养基 3 份，每份各 100ml，2 份分别加入规定量的供试液，其中 1 份加入对照菌液作阳性对照，第 3 份加入与供试液等量的稀释剂作空白对照。培养 18 ~ 24h（必要可延至 48h）。空白对照应无菌生长。其余 2 份培养物划线接种于曙红亚甲蓝琼脂平板或麦康凯琼脂平板，培养 18 ~ 24 h。当阳性对照的平板呈现阳性菌落时，供试品的平板无菌落生长，或有菌落但不同于表 15 – 4 所列的特征，可判为未检出大肠埃希菌。

表 15 – 4　大肠埃希菌菌落形态特征

培养基	菌落形态
曙红亚甲蓝琼脂	呈紫黑色、浅紫色、蓝紫色或粉红色，菌落中心深紫色或无明显暗色中心，圆形，稍凸起，边缘整齐，表面光滑，湿润，常有金属光泽
麦康凯琼脂	鲜桃红色或微红色，菌落中心深桃红色，圆型，扁平，边缘整齐，表面光滑，湿润

如生长菌落与表 15 – 4 所列特征相符或疑似者，应挑选 2 ~ 3 个菌落分别接种于营养琼脂培养基斜面，培养 18h，做以下检查。

（1）革兰染色　取上述斜面培养物，涂片，固定。以结晶紫染液染色 1min，水洗。革兰碘液媒染 1min，水洗，滤纸吸干余水。以 95% 乙醇脱色 20 ~ 30s，水洗。滴加沙黄染液复染 1min，待干后镜检。

（2）乳糖发酵试验　取上述斜面培养物，接种于乳糖发酵管，培养 24 ~ 48h，观察产酸（培养基变色）、产气（杜氏管内有气泡）。

（3）靛基质试验　取上述斜面培养物，接种于蛋白胨水培养基中，培养 48h ± 2h，沿管壁加入靛基质试液 0.3 ~ 0.5ml，液面呈玫瑰红色为阳性，呈试剂本色为阴性。

（4）甲基红试验　取上述斜面培养物，接种于磷酸盐葡萄糖胨水培养基中，培养 48h ± 2h，于每 1ml 培养液中加入甲基红指示剂 1 滴，立即观察，呈鲜红色或橘红色为阳性，呈黄色为阴性。

（5）乙酰甲基甲醇生成试验（V – P 试验）　取上述斜面培养物，接种于磷酸盐葡萄糖胨水培养基，培养 48h ± 2h，于每 2ml 培养液中加入 α – 萘酚乙醇试液 1ml，混匀，再加 40% 氢氧化钾溶液 0.4ml，充分振摇，出现红色为阳性。加试剂，4h 内，如出现红色亦应判为阳性，无红色反应为阴性。

（6）枸橼酸盐利用试验　取上述斜面培养物，接种于枸橼酸盐培养基的斜面上，培养 48h ± 2h，培养基斜面有菌苔生长，培养基由绿色变为蓝色时为阳性，培养基颜色无改变时为阴性。

当空白对照试验呈阴性，供试品检查为革兰阴性无芽孢杆菌；乳糖发酵产酸、产气或产酸不产气；IMViC 试验为阳性、阳性、阴性、阴性或阴性、阳性、阴性、阴性，判为检出大肠埃希菌。对可疑反应的菌株，应重新分离培养后，再作生化试验证实。

（二）沙门菌

取营养肉汤培养基 3 份，每份各 100ml，2 份分别加入规定量的供试液，其中 1 份

389

加入对照菌液作阳性对照，第3份加入与供试液等量的稀释剂作空白对照。培养18～24h，空白对照应无菌生长。取其余2份培养液各1ml，分别接种于四硫磺酸钠亮绿培养基10ml中，培养18～24h。分别划线接种于胆盐硫乳琼脂（或沙门、志贺菌属琼脂）培养基和麦康凯琼脂（或曙红亚甲蓝琼脂）培养基的平板上，培养18～24h或延至40～48h。当阳性对照的平板呈现阳性菌落时，供试品的平板无菌落生长，或有菌落但不同于表15－5所列特征时，可判为未检出沙门菌。

如供试品平板生长的菌落特征有与表15－5所列菌落形态特征相符或疑似者，均应挑选2～3个菌落分别接种于三糖铁琼脂培养斜面上，阳性对照同时接种，培养18～24h后，阳性对照的斜面应为红色，底层为黄色，硫化氢阳性，而供试品疑似菌斜面未见红色、底层未见黄色，可判为未检出沙门菌。否则，应继续做革兰染色、生化试验、动力检查与血清凝集试验。

表15－5 沙门菌菌落形态特征

培养基	菌落形态
胆盐硫乳琼脂	无色至浅橙色，半透明，菌落中心带黑色或全部黑色或无黑色
沙门、志贺菌属琼脂	无色至浅红色，半透明或不透明，菌落中心有时带黑褐色
曙红亚甲蓝琼脂	无色至浅橙色，透明或半透明，光滑湿润的圆形菌落
麦康凯琼脂	无色至浅橙色，透明或半透明，菌落中心有时为暗色

（1）革兰染色 照大肠埃希菌项下方法操作，镜检。

（2）靛基质试验 照大肠埃希菌项下操作并判断结果。

（3）尿素酶试验 取疑似菌斜面培养物接种于尿素琼脂培养基斜面上，培养24h，斜面变为红色为阳性，不变色为阴性。

（4）氰化钾试验 取培养20～24h疑似菌株营养肉汤培养液，分别用白金耳沾取1环，接种至对照培养基及氰化钾培养基内，立即以橡胶塞塞紧，培养24～48h，对照管应有菌生长，试验管有菌生长者为阳性，无菌生长者为阴性。

（5）赖氨酸脱羧酶试验 取疑似菌斜面培养物分别接种于赖氨酸脱羧酶培养基及对照培养基上。培养24～48h，对照管应为黄色，试验管呈紫色为阳性，呈黄色为阴性。

（6）动力检查 取疑似菌斜面培养物穿刺接种于半固体营养琼脂培养基管中，培养24h，细菌沿穿刺线外周扩散生长，为动力阳性，否则为阴性。阴性培养物，应在室温保留2～3d后，再判断。

（7）血清凝集试验 在洁净载玻片一端，以白金耳沾取沙门菌属A～F"O"多价血清2～3环，再取斜面上部的培养物少许，与血清混合，将玻片前后移动，如出现凝集现象，应以0.9%氯化钠溶液与同株培养物做对照试验，无凝集现象时判为血清凝集阳性。时有反应迟缓，需将玻片与湿棉球置平皿内，约过20min，再观察。仍未出现凝集时，应取斜面培养物，置含少量0.9%氯化钠溶液的试管中，制成浓菌悬液，在100℃水浴中保温30min，待冷，再做凝集试验。如出现凝集，应判为阳性，否则为阴性。

390

上述各项试验反应，一般应为硫化氢试验阳性（或阴性），靛基质试验阴性，尿素酶试验阴性，氰化钾试验阴性，赖氨酸脱羧酶试验阳性，动力检查阳性，A～F"0"多价血清凝集试验阳性。各鉴定结果按表15-6判定。

表15-6 沙门菌检查结果判定

	血清凝集试验（A～F"0"血清）			生化试验	结果
	凝集反应	100℃ 30min凝集反应	0.9%氯化钠溶液对照		
1	阳性		阴性	符合	检出沙门菌
2	阴性	阳性	阴性	符合	检出沙门菌
3	阴性	阴性		不符合	未检出沙门菌

上述各项试验任何一项不符合或有可疑反应的培养物，均应进一步鉴定后作出结论。

（三）铜绿假单胞菌

取胆盐乳糖培养基3份，每份各100ml，2份分别加入规定量的供试液，其中1份加入对照菌液作为阳性对照，第3份加入与供试液等量的稀释剂作空白对照。培养18～24h，空白对照应无菌生长，其余2份培养基划线接种于十六烷三甲基溴化铵琼脂培养基平板上，培养18～24h。当阳性对照的平板呈现阳性菌落时，供试品的平板无菌落或无疑似菌落生长，可判为未检出铜绿假单胞菌。

铜绿假单胞菌典型菌落呈扁平、无定形、周边扩散，表面湿润，灰白色，周围时有蓝绿色素扩散。如生长菌落具有上述特征或疑似者，应挑选2～3个菌落，分别接种于营养琼脂培养基斜面上，培养18～24h，取培养物革兰染色，并做氧化酶试验。

（1）氧化酶试验 取洁净滤纸片置于平皿内，用无菌玻璃棒取营养琼脂培养物涂于滤纸片上，再滴加新配制的1%二甲基对苯二胺盐酸盐试液，在30s内呈粉红色逐渐变为紫红色为氧化酶试验阳性，否则为阴性。

如证实为非革兰阴性无芽孢杆菌或氧化酶试验阴性，均可判为未检出铜绿假单胞菌。否则，应进行绿脓菌素试验。

（2）绿脓菌素试验 取上述琼脂斜面培养物，接种于绿脓菌素测定用培养基斜面上，培养24h后，在试管内加三氯甲烷3～5ml，搅碎培养基并充分振摇。静置片刻，将三氯甲烷移至另一试管中，加入1mol/L盐酸溶液约1ml，振摇后，静置片刻，如在盐酸溶液层内出现粉红色，即为绿脓菌素阳性。试验同时应有空白对照试验。

当空白对照试验呈阴性时，供试品检查为革兰阴性杆菌、氧化酶试验阳性及绿脓菌素阳性，可判定为检出铜绿假单胞菌。

绿脓菌素阴性的培养物，应继续以下试验。

（3）硝酸盐还原产气试验 取营养琼脂培养基斜面培养物，接种于硝酸盐胨水培养基中，培养24h，如在培养基的杜氏小管中有气体产生，即为阳性。

（4）42℃生长试验 营养琼脂培养基斜面培养物于0.9%无菌氯化钠溶液中，制成菌悬液，再将菌悬液接种于营养琼脂培养基斜面上，立即置41℃±1℃水浴中培养24～48h，有菌苔生长者为阳性，否则为阴性。

391

（5）明胶液化试验 以接种针沾取营养琼脂培养基斜面培养物，穿刺于明胶培养基内，培养24h，取出置冰箱内10～30min。如培养基仍呈溶液状，为阳性。

当革兰阴性杆菌、氧化酶试验阳性、绿脓菌素试验为阳性，其硝酸盐还原产气试验、42℃生长试验及明胶液化试验均为阳性，应判为检出铜绿假单胞菌。

（四）金黄色葡萄球菌

取亚碲酸钠肉汤（或营养肉汤）培养基3份，每份各100ml，2份分别加入规定量的供试液，其中1份加入对照菌液作为阳性对照，第3份加入于供试液等量的稀释剂作为空白对照。均培养18～24h（必要时可延至48h）。空白对照应无菌生长。取其余2份培养液划线接种于卵黄高盐琼脂培养基平板或甘露醇高盐琼脂培养基平板上，培养24～72h。当阳性对照的平板呈现阳性菌落时，供试品的平板如无菌落生长，或有菌落但不同于表15－7所列特征，可判为未检出金黄色葡萄球菌。

表15－7 金黄色葡萄球菌菌落形态特征

培养基	菌落形态
卵黄高盐琼脂	金黄色，圆形凸起，边缘整齐，外围有卵磷脂分解的乳浊圈，菌落直径1～2mm
甘露醇高盐琼脂	金黄色，圆形凸起，边缘整齐，外围有黄色环，菌落直径0.7～1mm

如有菌落生长并于表15－7所列特征相符或疑似时，应挑选2～3个菌落，分别接种于营养琼脂培养基斜面上，培养18～24h，取其培养物革兰染色，并做血浆凝固酶试验。

血浆凝固酶试验 取灭菌小试管3支，各加入血浆－无菌水（1∶1）0.5ml，1支加入被检菌株的营养肉汤培养液（或浓菌悬液）0.5ml，其余2支作对照管；1支加入金黄色葡萄球菌的营养肉汤培养液或菌悬液0.5ml作阳性对照；另1支加入营养肉汤或0.9%氯化钠溶液0.5ml作空白对照。将3管同时培养。3h后开始检查，以后适当时间逐次观察直至24h。空白对照管的血浆流动自如，阳性对照管血浆凝固，试验管血浆凝固者为阳性；阳性对照管和空白对照管任何一管不符合要求时，应另制备血浆，重新试验。

当空白对照管和阳性对照管符合要求，供试品的菌株为革兰阳性球菌、血浆凝固酶试验阳性时，判定为检出金黄色葡萄球菌。

参 考 文 献

[1] 周长林.微生物学 [M].2 版.北京：中国医药科技出版社，2009.

[2] 周长林.微生物学与基础免疫学 [M].2 版.南京：东南大学出版社，2008.

[3] 周德庆.微生物学教程 [M].3 版.北京：高等教育出版社，2011.

[4] 李阜棣，胡正嘉.微生物学 [M].6 版.北京：中国农业出版社，2011.

[5] 国家药典委员会.中华人民共和国药典（2010 年版）[M].北京：中国医药科技出版社，2009.

[6] 沈萍.微生物学 [M].3 版.北京：高等教育出版社，2009.

[7] 沈关心.微生物学与免疫学 [M].7 版.北京：人民卫生出版社，2011.

[8] 盛祖嘉.微生物遗传学 [M].3 版.北京：科学出版社，2010.

[9] 戴灼华，王亚馥，粟翼玟.遗传学 [M].北京：高等教育出版社，2008.

[10] 陈三凤，刘德龙.现代微生物遗传学 [M].2 版.北京：化学工业出版社，2011.

[11] 金伯泉.医学免疫学 [M].5 版.北京：人民卫生出版社，2008.

[12] 刘辉.免疫学检验 [M].3 版.北京：人民卫生出版社，2010.

[13] 高晓明.免疫学教程 [M].北京：高等教育出版社，2006.

[14] Charles A. Janeway，等，钱旻，马瑞主译.免疫生物学 [M].5 版.北京：科学出版社，2008.

[15] Michael T. Madigan. Brock Biology of Microorganisms [M].13th Ed. Upper Saddle River，New Jersey：Pearson Educacion，2011.

[16] Geo. F. Brooks. Medical Microbiology [M].25nd Ed. New York：McGraw - Hill，2010.

[17] David Male，Jonathan Brostoff，David Roth，et al. Immunology [M].7th Ed. Maryland Heights，Missouri：Mosby，2006.

[18] Kenneth Murphy，Paul Travers，Mark Walport. Janeway's Immunobiology [M].8th Ed. New York：Garland Publishing Inc，2011.